Clinical
Techniques
for fertility protection and preservation

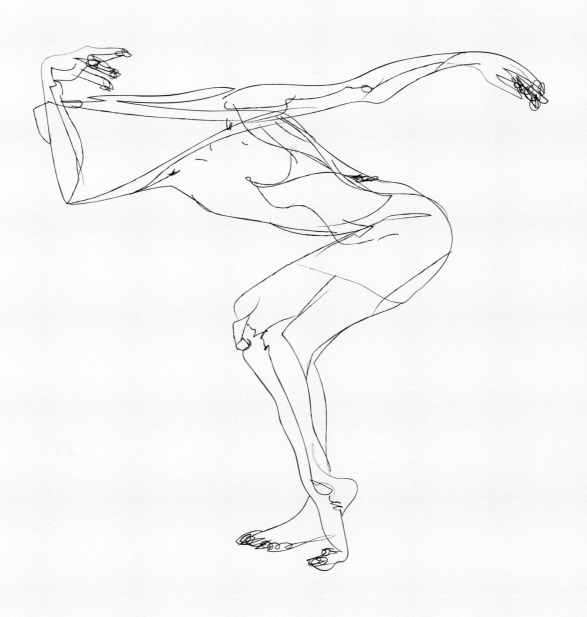

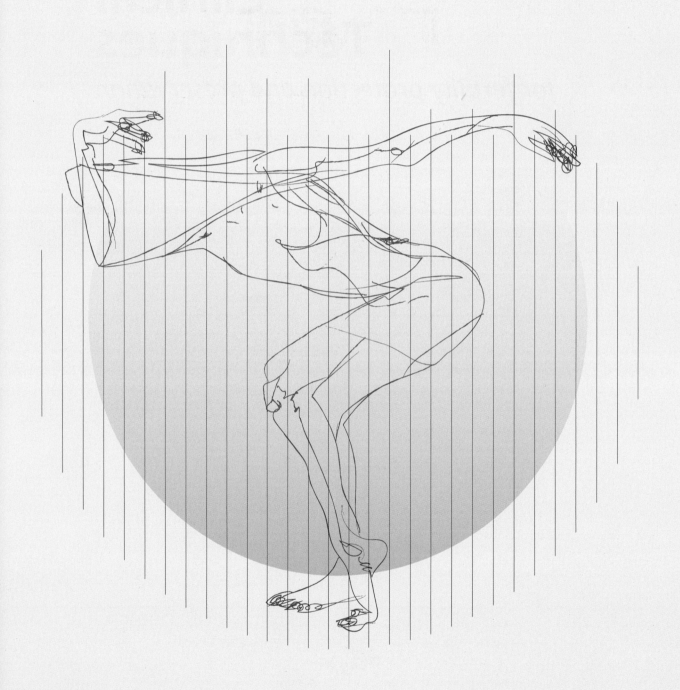

生育力保护及保存临床技术

Clinical Techniques

for fertility protection and preservation

主编 梁晓燕

副主编 方丛 李晶洁 曾海涛 刘贵华

人民卫生出版社
·北京·

图书在版编目（CIP）数据

生育力保护及保存临床技术 / 梁晓燕主编. -- 北京 ：
人民卫生出版社， 2024. 7. -- ISBN 978-7-117-36507-9

Ⅰ．R339.2

中国国家版本馆CIP数据核字第20245TF891号

人卫智网	www.ipmph.com	医学教育、学术、考试、健康，购书智慧智能综合服务平台
人卫官网	www.pmph.com	人卫官方资讯发布平台

生育力保护及保存临床技术

Shengyuli Baohu ji Baocun Linchuang Jishu

主　　编：梁晓燕

出版发行：人民卫生出版社（中继线010-59780011）

地　　址：北京市朝阳区潘家园南里 19 号

邮　　编：100021

E - mail：pmph @ pmph.com

购书热线：010-59787592　010-59787584　010-65264830

印　　刷：廊坊一二〇六印刷厂

经　　销：新华书店

开　　本：889×1194　1/16　印张：23

字　　数：791千字

版　　次：2024 年 7 月第 1 版

印　　次：2024 年 10 月第 1 次印刷

标准书号：ISBN 978-7-117-36507-9

定　　价：358.00元

编者
名单（按姓氏笔画排序）

马　飞　中国医学科学院肿瘤医院

王　波　中山大学附属第六医院

方　丛　中山大学附属第六医院

任　姿　中山大学附属第六医院

刘　姗　中山大学肿瘤防治中心

刘贵华　中山大学附属第六医院

刘盈莹　中山大学附属第六医院

孙　鹏　中山大学附属第六医院

孙德娟　中山大学附属第六医院

苏　畅　中山大学附属第一医院

苏文龙　中山大学附属第六医院

李小兰　中山大学附属第六医院

李玉洁　中山大学附属第六医院

李志铭　中山大学肿瘤防治中心

李俐琳　中山大学附属第六医院

李晶洁　中山大学附属第六医院

李婷婷　中山大学附属第六医院

李满超　中山大学附属第六医院

杨　星　中山大学附属第六医院

陈伟熙　中山大学附属第六医院

陈淑琴　中山大学附属第六医院

陈攀宇　中山大学附属第六医院

金　波　北京中医药大学深圳医院

郑雅露　中山大学附属第六医院

赵伟娥　中山大学附属第六医院

赵鲁刚　中山大学附属第六医院

段丽丽　中山大学附属第六医院

贾　磊　中山大学附属第六医院

郭映纯　中山大学附属第六医院

黄　睿　中山大学附属第六医院

常亚杰　中山大学附属第六医院

梁晓燕　中山大学附属第六医院

彭金涛　中山大学附属第六医院

曾　智　中山大学附属第六医院

曾海涛　中山大学附属第六医院

管秀雯　中国医学科学院肿瘤医院

廖建云　东莞台心医院

潘慧玲　中山大学附属第六医院

前言

作为这本书的主编，我的目标是汇集最新的临床实践、进展以及生育力保护和保存领域的现有问题，促进不同专业人士之间的信息交流和讨论。随着肿瘤和其他可能影响生殖功能疾病的发病率上升，生育力保护日益重要。然而，在临床管理实际操作和现有理论之间仍存在显著差距。通过这本书，我希望总结生育力保护和保存技术的"cutting edge"知识，识别需要进一步研究的领域，并提出建议，促进标准化和扩大生育力保护选择的覆盖面。

本书从生理学和临床两个层面全面涵盖生育力保护相关主题。前几章建立了理论基础，定义了关键术语，回顾了生殖细胞的发育过程，评估了各类疾病和治疗对生殖细胞的影响。同时还探讨了生育力评估与保护指征。随后几章重点介绍了不同类型肿瘤的生物学和流行病学特点，概述了乳腺癌、血液肿瘤和妇科肿瘤等肿瘤的生育力保护策略。

鉴于生育力保护的多学科性质，不同专业的医疗人员必须通力协作。本书不仅有针对成人癌症患者的研究，还包括儿科患者、非恶性疾病患者的生育力保护技术和方案，以及手术方面的考虑。同时，探讨了体外成熟技术和早期胚胎遗传学检查等新兴技术、中医应用及围手术期护理模式，以支持患者全过程的需求。

另外，建立协调一致的多学科团队网络也至关重要，有利于优化信息共享。本书专门介绍了如何构建生育力保护计划及各方的职责定位。在选择患者的生育方式时必须遵循伦理指导原则；同时，针对癌症存活人数日益增长的现状，重点讨论治疗后患者的生殖健康管理。

目前在生育力保护领域已取得长足进步，但仍需要持续研究。如不同冷藏技术和移植手术的长期疗效、体外成熟的优化，以及保护服务覆盖范围的扩大；不同中心的方案对比有助于找出最佳实践方案；中医应用也需要更系统的科学验证。

总之，只有通过开放合作和知识共享，生育力保护才能惠及更广泛的人群。希望本书成为一本全面而实用的参考书，辅助临床医生、科研人员、护士和其他从业人员，共同实现癌症患者和高危人群的生育力保护和保存目标。

本书出版之际，恳切希望广大读者在阅读过程中不吝赐教，欢迎发送邮件至邮箱renweifuer@pmph.com，或扫描下方二维码，关注"人卫妇产科学"，对我们的工作予以批评指正，以期再版修订时进一步完善，更好地为大家服务。

2024年7月25日

目 录

01   第 1 章   生育力保护及保存概述

43   第 2 章   生育力评估与生育力保存指征

79   第 3 章   肿瘤患者的生育力保护

107   第 4 章   肿瘤患者的生育力保存

133   第 5 章   非肿瘤患者的生育力保存

145   第 6 章   体外成熟培养在生育力保存中的应用

167   第 7 章   男性患者的生育力保存

191   第 8 章   儿童患者的生育力保存

201   第 9 章   胚胎植入前遗传学检测在生育力保存中的应用

215   第 10 章   低温生物学在生育力保存中的应用

251　　第 11 章　　生育力保护及保存相关生殖外科手术

269　　第 12 章　　生育力保存协作网络

277　　第 13 章　　中医学在生育力保护及保存中的应用

289　　第 14 章　　生育力保存相关的规范及伦理

295　　第 15 章　　肿瘤幸存者的生殖健康管理

319　　第 16 章　　生育力保护及保存护理

347　　第 17 章　　中国生育力保护及保存的现状与展望

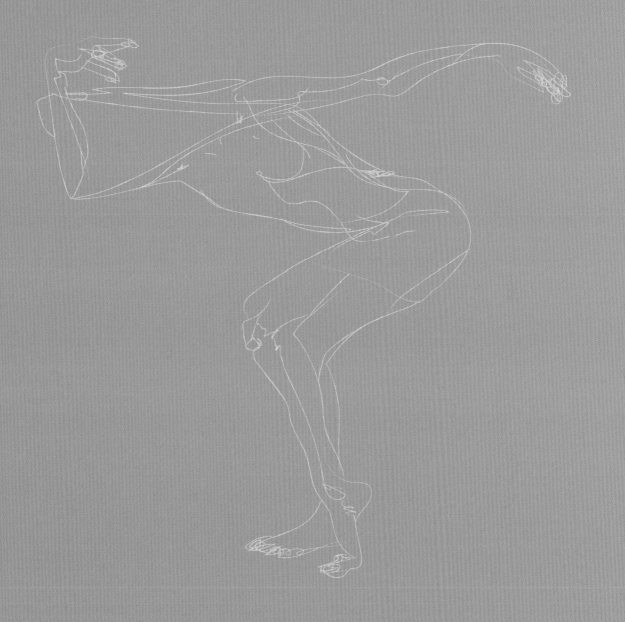

第1章

生育力保护及保存概述

生育力保护及保存的定义

生育力的定义

生育力保护及保存的概念

女性生育力保存的实施
胚胎冷冻
卵母细胞冷冻
卵巢组织冷冻及移植
生育力保存的临床实施策略

男性生育力保存的实施
精子冷冻保存
睾丸组织冻存和移植

生育力保存有效性评价
女性生育力保存有效性评价
男性生育力保存有效性评价

生殖细胞(配子)的发育与储备形成的特点

生殖器官的正常发育

性腺发育异常

生殖道畸形

生殖细胞储备的形式及特点
卵母细胞
精子

各种疾病及相关治疗对生殖细胞损伤的评估

肿瘤治疗对性腺的影响
化疗对生殖细胞损失的影响及机制
放疗导致生殖细胞损失的机制
免疫疗法和其他靶向治疗
造血干细胞移植的放化疗损伤卵巢储备

非肿瘤疾病治疗对生育能力的影响
风湿免疫疾病及其治疗
手术损伤
特纳综合征
子宫内膜异位症
地中海贫血

卵巢功能减退（衰老）与膳食补充剂

OS参与卵巢功能下降的机制

可能抑制OS水平的膳食补充剂及其机制

生育力保护及保存的展望

卵巢组织原始卵泡激活

卵泡体外培养

人造卵巢

人工配子

生育力保护及保存概述

生育力保护及保存的定义

生育力的定义

生育力（fertility）指成年男性或女性所具有的生育子女的生理能力。女性的生育力自约15岁开始历时30年，高峰年龄在25岁。生育力随年龄增长自然下降，35岁生育力下降50%，38岁减少到25%，40岁以上时不足高峰年龄的5%，随着绝经的到来女性生育力终止。同样，男性的生育力也随着年龄的增长而下降，美国医学遗传学与基因组学学会将男性高龄定义为配偶受孕时男性年龄 > 40岁。研究表明，1年中30岁以下的男性其配偶受孕率高于40岁以上的男性。也有研究报道，35岁以下男性的配偶自然受孕率比35岁以上男性配偶自然受孕率高1.26倍。

生育力保护及保存的概念

生育力保护（fertility protection）是指使用手术、药物或实验室措施为有不孕或不育风险的成人或儿童提供帮助，保证其产生遗传学后代的能力。这些不孕或不育风险主要包括医疗过程中或环境中的生殖腺毒性药物或物质和累及生殖器官的疾病。

生育力保存（fertility preservation）是指将卵母细胞、卵巢组织、精子、睾丸组织或胚胎冷冻保存起来，并借助人类辅助生殖技术助孕达到生育目的的技术和方法。

生育力保护的概念范围更广，除了生育力保存之外，还应该包括生活方式调整、补充生育相关维生素、放射治疗过程中的性腺保护和化学治疗过程中通过药物如促性腺激素释放激素类似物进行性腺保护等。

女性生育力保存的实施

女性生育力保存的对象主要包括：①恶性肿瘤患者：育龄期、育龄前期女性及儿童发病率较高的恶性肿瘤包括乳腺癌、宫颈癌、肾癌、骨肉瘤及白血病等，需要进行对生育功能有损伤的手术、放射治疗及化学治疗等治疗方法，同时有较高的生存机会；②严重的自身免疫性疾病：严重的系统性红斑狼疮、克罗恩病等；③需要进行造血干细胞移植的相关疾病：重型 β - 地中海贫血、重型再生障碍性贫血等；④有早发性卵巢功能不全倾向的疾病：嵌合型特纳综合征、手术后复发的双侧卵巢子宫内膜异位囊肿等。

女性生育力保存相关技术主要涉及卵子冷冻、胚胎冷冻、卵巢组织冷冻及相关衍生技术，如卵母细胞体外成熟、卵泡培养等。目前公认的首选方案为胚胎或卵子冷冻。

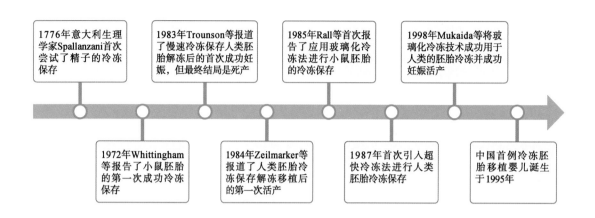

图 1-1-1 胚胎冷冻发展史

胚胎冷冻

胚胎冷冻的发展史

文献记载的首次生物样本的冷冻保存发生在 1776 年，意大利生理学家 Spallanzani 首次尝试了精子的冷冻保存。从精子冷冻成功到胚胎冷冻成功经过了长时间的探索，直到 1972 年 Whittingham 等报道了小鼠胚胎的第一次成功冷冻保存。胚胎冷冻的早期研究大部分是在小鼠胚胎上。在随后的几年中逐步完成了牛、兔、羊、马等其他物种的胚胎冷冻保存。1983 年 Trounson 等报道了慢速冷冻保存人类胚胎解冻后的首次成功妊娠，但最终结局是死产。1984 年 Zeilmarker 等报道了人类胚胎冷冻保存解冻移植后的第一次活产。1985 年 Rall 等首次报道了应用玻璃化冷冻法进行小鼠胚胎的冷冻保存。1987 年首次引入超快冷冻法进行人类胚胎冷冻保存。1998 年 Mukaida 等将玻璃化冷冻技术成功用于人类的胚胎冷冻并成功妊娠活产。1995 年 2 月 6 日中国首例冷冻胚胎移植婴儿诞生［图 1-1-1］。目前，冷冻胚胎的复苏率大于 95%，囊胚解冻的活产率超过新鲜胚胎。

胚胎冷冻的适用人群及时机

胚胎冷冻是一种成熟的生育力保存技术，冷冻胚胎移植后的着床率和临床妊娠率不低于同等质量的新鲜胚胎移植，是已婚育龄期女性进行生育力保存的有效方法。

胚胎冷冻适应证：已婚女性、年龄 < 50 岁（卵巢储备功能正常，有强烈的生育意愿）、患有各种需要放化疗治疗的恶性肿瘤或其他疾病、早发性卵巢功能不全（premature ovarian insufficiency，POI）、重度和复发的卵巢子宫内膜异位囊肿等、距离盆腔放疗或化疗前 2 周以上。

禁忌证：全身疾病无法耐受经阴道穿刺取卵、肿瘤原发病无法推迟治疗时间、妇科恶性肿瘤经专科评估提示冷冻胚胎相关操作可能影响肿瘤预后、已接受放化疗的患者经专科评估提示冷冻胚胎无法达到生育力保存效果。

卵母细胞冷冻

卵母细胞冷冻的发展史

自 1977 年 Whittingham 首次报道利用液氮低温冷冻保存小鼠卵母细胞并成功妊娠产仔以来，众多学者对冻存卵母细胞进行了大量的观察研究，并参考了成熟的胚胎冷冻方法。1986 年 Chen 采用慢速程序冷冻人类卵母细胞成功妊娠，但由于较低的成功率，在接下来的 10 年中仅见 5 例卵母细胞冷冻的婴儿出生报道。1997 年，卵胞质内单精子注射（intracytoplasmic sperm injection，ICSI）技术第一次被用于解决冻融后的卵母细胞透明带硬化的问题。1999 年，首例卵母细胞玻璃化冷冻保存的婴儿出生。虽然 ICSI 技术有助

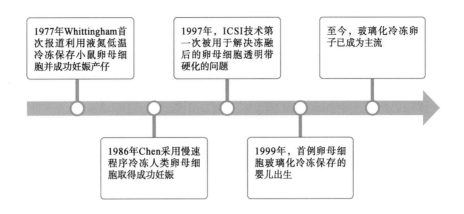

图 1-1-2 卵母细胞冷冻发展史

于提高冻融后卵母细胞的受精率，但是卵母细胞冷冻保存的进一步优化又经历了另一个十年，Yoon 等以乙烯乙二醇为冷冻保护剂，用玻璃化冷冻方法成功冻存了人卵母细胞，并有健康婴儿成功出生［图 1-1-2］。近年来，因操作简单、结果稳定，卵母细胞的玻璃化冷冻法成为临床应用方法。卵母细胞的冷冻保存技术已成为生育力保存的重要手段之一。

卵母细胞冷冻保存的适用人群

卵母细胞冷冻保存和胚胎冷冻保存一样，是生育力保存的一线治疗方案。2021 年《生育力保存中国专家共识》提出卵母细胞的冷冻适应证包括已婚育龄女性，年龄 < 40 岁（对于卵巢储备功能正常、有强烈生育意愿的患者限制在 < 42 岁），距离盆腔放疗或化疗前 2 周以上。

禁忌证：因全身性疾病无法耐受经阴道穿刺取卵、肿瘤原发病无法推迟治疗时间、妇科恶性肿瘤经专科评估提示冷冻卵母细胞相关操作可能影响肿瘤预后、已接受放化疗后的患者经专科评估提示冷冻卵母细胞无法达到生育力保存效果。

卵母细胞冷冻的有效性

2021 年一项系统评价指出，新鲜周期获取 12 ~ 18 个卵母细胞（一般建议 15 个）对应最高活产率（live birth rate,

LBR），若获取更多卵母细胞，可能导致卵巢过度刺激综合征的发生率过高；若采用卵母细胞 / 胚胎玻璃化冷冻后移植，则卵母细胞数量与累积活产率（cumulative live birth rate，CLBR）呈持续正相关。由于卵母细胞的质量随着女性年龄的增加将逐渐下降，因此卵母细胞数量与 LBR、CLBR 之间的关系在不同年龄段可能不同。2021 年 Zhang 等人对 256 643 个新鲜周期卵母细胞的回顾性队列研究发现，新鲜周期卵母细胞的最高 LBR 对应的最佳取卵数具体取决于女性年龄。< 30 岁为 6 ~ 11 个卵母细胞（LBR：31% ~ 34%）；30 ~ 34 岁为 11 ~ 16 个卵母细胞（LBR：29% ~ 30%）；35 ~ 39 岁为 9 ~ 17 个卵母细胞（LBR：21% ~ 24%）；40 ~ 44 岁为 15 ~ 17 个卵母细胞（LBR：11% ~ 12%）。卵巢过度刺激综合征的发生率随取卵数量的增加而显著增加，从 15 个卵母细胞的 1.2% 增加到 30 个及以上卵母细胞的 9.3%（$P < 0.001$）。

卵巢组织冷冻及移植

卵巢组织冷冻及移植发展史

目前人体唯一可以体外冻存后移植回体内并恢复功能的器官就是卵巢。卵巢皮质很薄，仅 1mm 厚，却包含了绝大多数休眠的原始卵泡，因此可以耐受冷冻，效果较好。卵

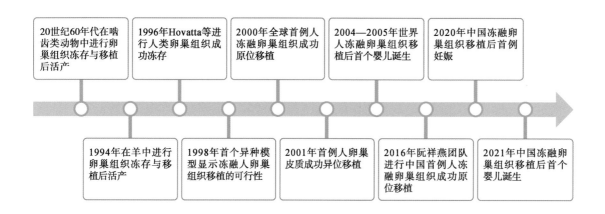

图 1-1-3 卵巢组织冷冻及移植发展史

巢冷冻与移植的探索早在 20 世纪 60 年代便在啮齿类动物中成功实现卵巢组织冻存与移植后活产；1994 年在羊中进行卵巢组织冻存与移植后活产；1996 年 Hovatta 等成功进行人类卵巢组织冻存；1998 年首个异种模型显示冻融人卵巢组织移植的可行性；2000 年全球首例人冻融卵巢组织成功原位移植；2001 年首例人卵巢皮质成功异位移植；2004—2005 年世界首个人冻融卵巢移植后孕育的婴儿诞生。2012 年笔者团队成功开展我国第一例单卵双胎姐妹卵巢组织原位移植术并获得成功。2016 年阮祥燕团队成功进行中国首例人自体冻融卵巢组织原位移植；2020 年完成中国冻融卵巢组织移植后首例妊娠；2021 年中国首个冻融卵巢移植后婴儿诞生。2022 年国内首例青春期前重型地中海贫血患儿骨髓移植后，自体冻融卵巢组织盆腔内移植成功，重建内分泌功能，启动青春期，是国内最小年龄的自体卵巢组织冷冻后解冻移植病例［图 1-1-3］。

卵巢组织冷冻及移植的适用人群及有效性

卵巢组织的冷冻、解冻、移植是癌症患者接受治疗后恢复生育力与内分泌功能切实有效的方法。2019 年美国生殖医学会（American Society for Reproductive Medicine，ASRM）专家共识提出卵巢组织冷冻是一项可用于临床的合法有效的技术手段。卵巢组织冷冻目前有慢速冷冻和玻璃化冷冻 2 种保存方式。卵巢组织移植部位可在卵巢原位，也可在异位。原位移植通常可选择在输卵管伞端附近的腹膜或卵

巢原位。原位移植的优势是患者有自然妊娠的概率，也可通过后穹窿穿刺获取卵母细胞完成辅助生殖。何种部位移植的妊娠率最高，目前数据资料不足。异位移植可移植于皮下，主要是为恢复生殖内分泌激素的产生和月经，如仍有生育需求的患者不建议进行盆腔外异位卵巢组织移植。2022 年欧洲 Hajra K 等的一项关于卵巢组织移植后的生殖结局荟萃分析纳入了 18 项研究，包含 547 名女性，其中 184 名女性至少妊娠一次，卵巢组织冷冻移植的妊娠率为 37%，新鲜移植的妊娠率为 52%；卵巢组织冷冻移植的活产率为 28%，新鲜移植的活产率为 45%；月经恢复率 72%。有趣的是，2021 年 Marie-Madeleine 等汇总了 5 个欧洲中心共 285 名女性卵巢组织移植的数据发现，卵巢组织冷冻前化疗并不会降低其移植后怀孕的概率，而高剂量骨盆放疗将大大降低移植后成功怀孕的可能性（0），且很可能是禁忌证。这可能与放疗对子宫平滑肌及内膜的损伤有关。

卵母细胞体外成熟后的冻存

卵母细胞体外成熟培养（in vitro maturation，IVM）技术即不应用或仅应用少量促性腺激素后，从卵巢中获取未成熟卵子并经适宜的条件进行体外培养，使卵子成熟并具备受精能力的技术。卵母细胞体外成熟技术被广泛应用于女性生育力保存且操作灵活，既可针对卵巢功能正常的急需紧急生育力保存的女性患者，也可与卵巢组织冷冻结合，体外获取卵巢组织中未成熟的卵子，同时保存患者的卵巢组织

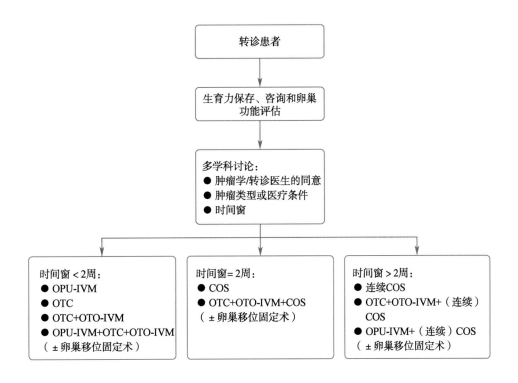

图 1-1-4　生育力保存咨询决策树
OPU-IVM. 经阴道取卵后行卵母细胞体外成熟培养；OTC. 卵巢组织冷冻保存；
OTO-IVM. 体外取自卵巢组织的卵母细胞体外成熟培养；COS. 控制性卵巢刺激。
[资料来源：DELATTRE S, SEGERS I, VAN MOER E, et al. Combining fertility preservation procedures to spread the eggs across different baskets: a feasibility study. Hum Reprod, 2020, 35(11):2524-2536.]

· 生育力保护及保存的定义

及成熟卵母细胞或胚胎。IVM 技术也适用于雌激素敏感性肿瘤患者的常规生育力保存操作。如雌激素受体阳性的乳腺癌患者，避免促排卵对肿瘤的刺激，并满足患者的生育诉求。目前，IVM 周期的活产率约等于传统体外受精（in vitro fertilization，IVF）周期活产率的 1/2。因此，在无禁忌证的前提下，首选卵母细胞体内成熟后的冷冻保存卵子或胚胎。

卵泡体外培养

现阶段人类卵泡体外培养研究主要分为原始卵泡激活和窦前卵泡培养至成熟卵母细胞两部分，利用激活的原始卵泡进行培养并达到成熟卵母细胞的完整培养系统仍较少。体外培养卵泡的成熟率仍显著低于体内发育的卵泡，尚未见临床活产病例报道（仅有小鼠研究获得后代的报道）。因此，人卵泡体外培养技术仍处于试验阶段，培养效率仍需进一步提高以适应临床需求；且人卵泡体外培养系统耗

时较长，但相较于体内卵泡生长发育明显缩短，其卵泡的功能及后代安全性仍有待考察。

生育力保存的临床实施策略

主要取决于患者的年龄以及放化疗前可用的时间窗［图 1-1-4］。

2020 年欧洲人类生殖和胚胎学协会（European Society for Human Reproduction and Embryology，ESHRE）女性生育力保存指南指出，应向肿瘤患者提供合适的生育力保存咨询；卵子、胚胎冷冻保存已成为生育力保存一项成熟技术；卵巢组织冷冻保存不再是实验性技术，对于接受对性腺有中/高风险毒性治疗的患者，当卵子、胚胎冷冻保存不适用时，应向患者推荐行卵巢组织冷冻保存；卵巢组织冷冻保存不

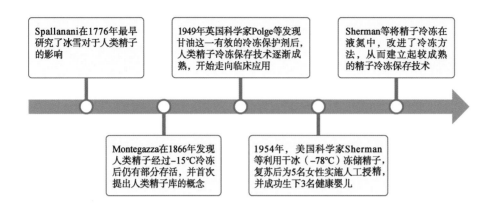

图 1-1-5　精子冷冻保存的发展史

推荐用于卵巢低储备或年龄 > 36 岁者；卵母细胞体外成熟是一项创新性技术，体外取自卵巢组织的卵母细胞体外成熟仍在实验性阶段。

男性生育力保存的实施

男性生育力保存的对象主要包括以下 2 种。

肿瘤相关适应证

①所有影响精子质量的肿瘤患者；②需要接受手术或放化疗，可能暂时或永久伤害生育力的肿瘤患者。

非肿瘤性疾病适应证

①自身免疫性疾病：疾病自身影响精子质量或需要使用烷化剂治疗者；②接受造血干细胞移植的患者；③影响生育力的男性遗传性疾病如克兰费尔特综合征；④睾丸损伤影响生育力者；⑤从事高危行业，如长期接触射线、高温或有毒有害物质等的人群。

男性生育力保存的主要方法包括外周精子、睾丸和附睾穿刺获得微量精子以及睾丸组织超低温冷冻保存。男性成人首选精子冷冻保存。有遗精史和睾丸体积 > 10 ~ 12ml 的

青春期少年可能已有精子发生过程，也应首先考虑精子冷冻保存。可采用手淫取精获取精液（精子），手淫取精失败可行阴茎振动刺激或电刺激射精等辅助方法获取精液（精子）。不能获得精液（精子）的患者，可通过外科附睾或睾丸取精术获得附睾或睾丸精子行冷冻保存。对于青春期前儿童或未开始精子发生过程的青春期少年，可以冷冻保存通过手术获取的未成熟睾丸组织。目前，精子冷冻是一项成熟的男性生育力保存技术，但未成熟睾丸组织冷冻保存仍是一项实验性技术。

精子冷冻保存

精子冷冻保存的发展史

1776 年 Spallanani 最早研究了冰雪对于人类精子的影响；1866 年 Montegazza 发现人类精子经过 –15℃冷冻后仍有部分存活，并首次提出人类精子库的概念；1949 年英国科学家 Polge 等发现甘油这一有效的冷冻保护剂后人类精子冷冻保存技术逐渐成熟，开始走向临床应用；1954 年美国科学家 Sherman 等利用干冰（–78℃）冻存精子，复苏后为 5 名女性实施人工授精，并成功生下 3 名健康婴儿；其后 Sherman 等将精子冷冻在液氮中，改进了冷冻方法，从而建立起较成熟的精子冷冻保存技术［图 1-1-5］。

近年来，精子冷冻保存技术在精子冷冻保存的各个阶段都在不断进步，如精子冷冻前准备、冷冻保护剂、新式冷冻

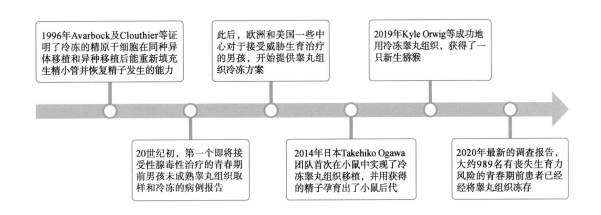

图 1-1-6　睾丸组织冻存和移植发展史

包装技术以及解冻后的处理等。精子冷冻保存技术的主要进展在于对于稀少精子甚至单个精子都能进行冷冻保存。

精子冷冻保存的适用人群

精液（精子）冷冻方法可根据其常规质量指标而定。指标正常或轻中度异常的精液（精子）可以采用常规精子冷冻保存方法。重度指标异常的精液可以采用微量精子冷冻方法。外科获取的附睾精子可以行常规精子冷冻或微量精子冷冻方法。外科获取的睾丸组织需要碾磨后确定是否有睾丸精子，最好采用微量精子冷冻方法。

睾丸组织冻存和移植

睾丸组织冻存和移植发展史

1996 年 Avarbock 及 Clouthier 等证明了冷冻的精原干细胞在同种异体移植和异种移植后能重新填充生精小管并恢复精子发生的能力。2000 年初报道了第一个即将接受性腺毒性治疗的青春期前男孩未成熟睾丸组织取样和冷冻的病例。此后，欧洲和美国的一些中心对接受威胁生育力治疗的男孩开始提供睾丸组织冷冻方案。2020 年最新的调查报告大约 989 名有丧失生育力风险的青春期前患者已经将睾丸组织冻存，但未有移植病例报道。动物模型实验中，2014 年日本 Takehiko O 团队首次在小鼠中实现了冷冻睾丸组织移植，并同样用获得的精子孕育出了小

鼠后代。2019 年 Kyle O 等成功地用冷冻睾丸组织获得了一只新生猕猴 [图 1-1-6]。

睾丸组织冻存和移植的适用人群

未成熟睾丸组织可通过睾丸活检或睾丸切除获得。常用的冷冻方法是采用慢速程序冷冻法冷冻睾丸组织后切片或制备成的细胞悬液。未成熟睾丸组织存在精原细胞，可通过冷冻保存。一项研究表明，137 个未成熟睾丸组织冷冻标本复苏后有 132 个仍存在精原细胞，提示了将来采用这些精原细胞恢复生育力的可能性。未成熟睾丸组织中的精原干细胞可通过体内或体外成熟的方法生成精子。未成熟睾丸组织冷冻复苏后行自体移植是获得体内精子成熟的途径，但迄今未见临床应用报道。这一方法目前仅在动物上成功恢复了生育力。

生育力保存有效性评价

女性生育力保存有效性评价

胚胎冷冻保存对于癌症患者的生育力保存作用已经确立。对癌症患者的 15 年随访发现，胚胎冷冻移植患者的活产率为 22%，并且没有强有力的证据表明储存时间长短会影响胚胎存活率和累积活产率。胚胎冷冻保存的许多缺点与卵

母细胞冷冻保存一致。两者都需要延迟抗癌治疗以进行卵巢刺激。自从在冷冻保存的卵母细胞中引入玻璃化冷冻技术以来，胚胎冷冻移植和卵母细胞冷冻存活率显著增加。

2022 年一项荟萃分析比较了癌症患者在癌症治疗前使用卵母细胞、胚胎或卵巢组织冷冻保存这 3 种不同的生育力保存技术的产科结局，评价指标包括临床妊娠、活产和流产总数，结果显示卵母细胞、胚胎和卵巢组织冷冻保存的临床妊娠率分别为 34.9%、49.0% 和 43.8%，各组间未发现显著差异。卵母细胞、胚胎和卵巢组织冷冻保存的活产率分别为 25.8%、35.3% 和 32.3%，各组间无显著差异。卵母细胞、胚胎和卵巢组织冷冻保存的流产率分别为 9.2%、16.9% 和 7.5%，卵巢组织冷冻保存发生的流产明显少于胚胎冷冻保存。

男性生育力保存有效性评价

目前有效保留成年或青少年男性癌症患者生殖潜力的唯一方法仍然是精子冷冻保存。精子冷冻保存是一种保持生育潜力的简单而有效的方法，即使在精液特征较差的癌症患者中也是如此。据报道，在冷冻保存后，只有少数患者实际使用冷冻精子进行辅助生殖技术。

2016 年 Stefania F 报道了精子库计划对癌症患者的可使用性和有效性，纳入了 30 项研究，共 11 798 名患者，冷冻保存精液的总使用率为 8%。11 项研究报道了患者丢弃冷冻样本的比率，总比率为 16%；19 项研究报道了使用冷冻精液并达活产的患者比率为 49%。

2021 年意大利 Linfomi 基金会综述了霍奇金淋巴瘤和弥漫大 B 细胞淋巴瘤的成年患者的生育力受损风险，研究结果表明男性患者大部分进行了精子冷冻保存，配偶妊娠率为 33% ~ 61%。

2014 年一项研究收集了从 1995 年 10 月至 2012 年 12 月底 523 名睾丸癌男性患者冷冻保存的精液，34 名返回进行不孕症治疗，结果显示 34 名睾丸癌男性接受了 46 个冷冻保存精子的治疗周期后，共实现 16 次妊娠，即 34.8% 的妊娠率。

（梁晓燕）

生殖细胞（配子）的发育与储备形成的特点

生育力保护与保存，其根本就是保护生殖器官，保护与保存生殖细胞（配子）。了解生殖器官的正常和异常的发生、发展过程，生殖细胞的发育过程，生殖储备如何形成及不同时期生殖细胞的特点，对选择恰当的方式保护与保存生育力具有重要的意义。

生殖器官的正常发育

从妊娠第 4 周开始，在人胚胎原肠背壁中线的两侧，即背肠系膜的两侧形成尿生殖嵴。第 5 周时，尿生殖嵴的体腔上皮细胞增殖，中胚层中部出现一条纵沟，将其分为内、外两部分。其中外侧分化为中肾，内侧部分的间质不断增殖，向腹膜腔突出，形成 2 条生殖嵴（genital ridge），也称为性腺原基（gonadal primordium）[图 1-2-1]。当体腔上皮增殖和扩张时，上皮下的基底膜解体，从而允许体腔上皮细胞进入以形成性腺。体腔上皮细胞经历不对称的细胞分裂，其中一个子细胞保留在上皮中，而另一个子细胞进入性腺。来自体腔上皮的子细胞在性腺中产生两个主要的体细胞谱系，即支持细胞和间质细胞。同时，来源于卵黄囊的原始生殖细胞，经后肠迁移到生殖嵴，开始有丝分裂。

妊娠第 7 周，性腺结束性别未分化状态，启动性别决定过程。Y 染色体中的 *SRY* 基因在支持细胞中开始表达，触发睾丸关键基因 *SOX9* 的直接上调，后者充当睾丸分化途径的转录激活因子。支持细胞迅速增殖发育，形成管状结构，并包裹生殖细胞，形成睾丸索或精索结构。而携带 XX 染色体的支持细胞由于无法表达 *SRY* 基因，便分化为卵巢的颗粒细胞，继而表达颗粒细胞特异基因 *FOXL2*。原始生殖细胞从卵黄囊经后肠迁移到生殖嵴，性腺开始分化为卵巢 [图 1-2-2]。

性别决定完成后，生殖细胞的有丝分裂过程被抑制，不再进一步增殖。性腺中存在大量的视黄酸，这会触发生殖细胞进入减数分裂。女性生殖细胞在性别决定完成后即开始减数分裂，并停滞于第一次减数分裂前期，直到青春期开始后随着卵泡的成熟和受精完成减数分裂。而男性的支持

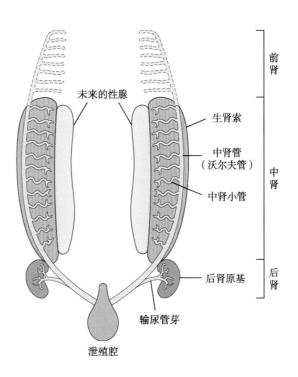

图 1-2-1　泌尿生殖嵴示意图

[资料来源：WILHELM D, YANG J X, THOMAS P. Mammalian sex determination and gonad development. Curr Top Dev Biol, 2013, 106:89-121.]

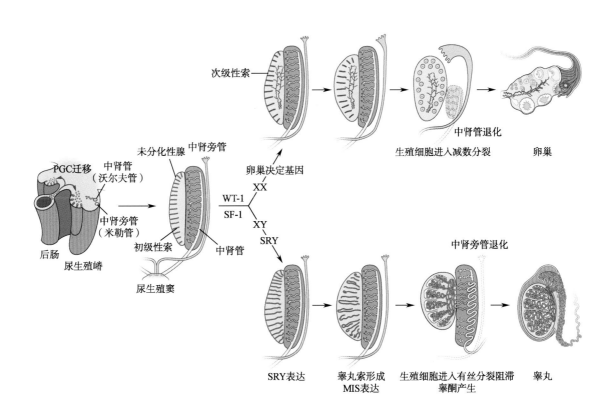

图 1-2-2　性腺发育过程示意图

[资料来源：NORDQVIST K. Sex differentiation - gonadogenesis and novel genes. Int J Dev Biol, 1995, 39(5):727-736.]

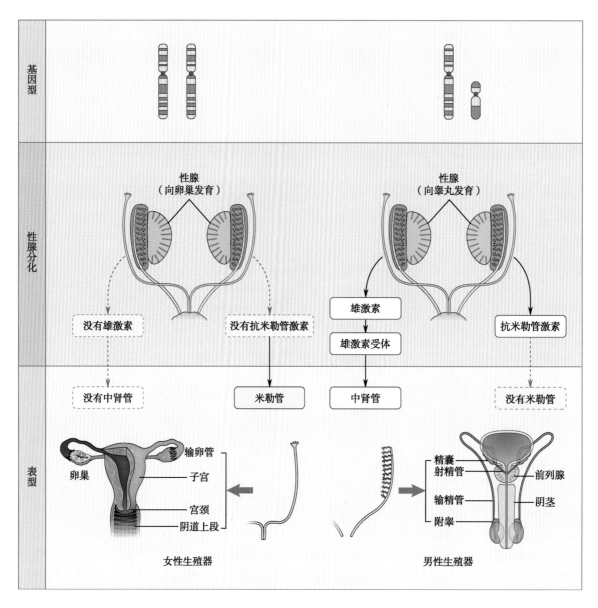

图 1-2-3　生殖道的发育示意图

[资料来源: COUTIFARIS C, KILCOYNE A, FELDMAN A S, et al. Case 29-2018: a 31-year-old woman with infertility. N Engl J Med, 2018, 379(12):1162-1172.]

细胞分泌的 CYP26b1 能降解视黄酸。因此在睾丸中，来自视黄酸的减数分裂诱导信号被迅速分解代谢，以防止其到达生殖细胞。生殖细胞反而在有丝分裂 G_0 期停滞，直至出生后才启动减数分裂，从而保留了它们在成熟性腺中的增殖潜力。

在男性中，睾丸产生睾酮，刺激中肾管（Wolffian duct，又称沃尔夫管）分化成附睾、输精管和精囊。而米勒管抑制物质（Müllerian inhibiting substance，MIS）由睾丸支持细胞分泌并消融米勒管（Müllerian duct）。女性在没有 MIS 的情况下，体腔内皮内陷形成的米勒管发育为子宫、子宫颈、阴道上 1/3 和输卵管。体腔内皮作为卵巢的内膜持续存在。中肾管由于缺乏其发育所必需的睾酮而发生萎缩 [图 1-2-3]。

在生殖系统的发育过程中，若受到遗传因素（如染色体数量或结构异常、基因突变）或环境因素（如药物、食品添加剂等化学因素，温度、辐射等物理因素，细菌、病毒感染等生物因素，营养因素等）等各种原因的影响，发育则可能停滞在不同阶段，导致生殖系统异常。了解生殖系统发育异常的对应机制及其解决方案也是生育力保护与保存的重要组成部分。

性腺发育异常

腺发育异常的患者需结合其具体的染色体核型与发病机制，判断其有无生殖细胞存在的可能。若有正常生殖细胞

表1-2-1　性腺发育异常的特征及生育力保存的选择

类型	核型	性腺	性别	生育力保存
特纳综合征	45,X 45,X/46,XX 45,X/47,XXX 45,X/46,XX/47,XXX	条索状卵巢	女性	卵巢组织冷冻 卵母细胞 / 胚胎冷冻
克兰费尔特综合征	47,XXY 48,XXXY 48,XXYY 49,XXXXY 46,XY/47,XXY	睾丸	男性	睾丸组织冷冻 TESE+ICSI
混合型性腺发育不全	45,X/46,XY	卵巢和睾丸 / 卵睾	男性 / 女性	卵巢组织冷冻 卵母细胞 / 胚胎冷冻 睾丸组织冷冻 TESE+ICSI
卵睾型性发育异常	46,XX 46,XY 46,XX/46,XY	卵巢和睾丸	男性 / 女性	卵巢组织冷冻 卵母细胞 / 胚胎冷冻
46,XX 单纯性卵巢发育不全	46,XX	条索状卵巢	男性 / 女性	卵巢组织冷冻 卵母细胞 / 胚胎冷冻
46,XY 完全型性腺发育不全	46,XY	条索状性腺	女性	无
46,XY 部分型性腺发育不全	46,XY	睾丸	男性	睾丸组织冷冻 TESE+ICSI

注: TESE. 睾丸精子提取; ICSI. 卵胞质内单精子注射。

生殖细胞（配子）的发育与储备形成的特点

存在，其数目往往有限，故需尽早考虑生育力保存。青春期前的患者可考虑卵巢组织冷冻 / 睾丸组织冷冻；青春期后女性患者可考虑卵巢刺激后卵子或胚胎冷冻，男性患者可采取睾丸精子提取（testicular sperm extraction，TESE）和 ICSI 以帮助配偶成功怀孕 [表 1-2-1]。

先天性卵巢发育不全由 Turner 于 1938 年首次描述，故又名特纳综合征（Turner syndrome）。该病 60% 的染色体核型为 45,X，25% 为嵌合型，如 45,X/46,XX、45,X/47,XXX、45,X/46,XX/47,XXX 等。嵌合型的临床症状较轻。特纳综合征由于其性腺发育不全，大多会出现卵母细胞过早丧失和原发性卵巢功能衰竭。此外，尽管大多数年轻的特纳综合征病例的卵巢中存在卵泡，但卵泡形态往往是异常的，这表明这些卵母细胞的功能可能受损。因此，对于特纳综合征患者，需尽早诊断并考虑生育力保存。对于青春期后的患者，可以进行卵巢刺激后卵子或胚胎冷冻；而青春期前的患者可考虑卵巢冷冻。

克兰费尔特综合征（Klinefelter syndrome，KS）主要是由先天性染色体数量异常引起的，约 80% 病例的染色体核型为 47,XXY，其余 20% 的染色体核型为 48,XXXY、48,XXYY、49,XXXXY、46,XY/47,XXY 嵌合体或结构异常的 X 染色体。其临床特征是男性乳房发育、睾丸小而硬、性腺功能减退、高水平的卵泡刺激素和黄体生成素。KS 患者从青春期前即发生精原干细胞进行性丧失，青春期和成年患者发生睾丸纤维化。大多数 KS 患者能正常射精，但仅不到一半的患者精液中可见精子。因此，为求生育力保存，青春期前的 KS 患者可考虑睾丸组织冷冻；青春期后的患者需及时进行 TESE 和 ICSI。

混合型性腺发育不全（mix gonadal dysgenesis，MGD）最常见的染色体核型为 45,X/46,XY，表现为一侧睾丸发育不良或正常，另一侧为未分化的呈条索状的性腺或缺如。其外观表型包括从 45,X（特纳综合征）女性到男性表型。虽然一般认为 45,X/46,XY 的个体不育，但在部分男性患者中

表 1-2-2 子宫畸形的 ESHRE/ESGE 分类

类型	描述	亚型
U0	正常子宫	—
U1	子宫形态异常	a. T 形子宫 b. 幼稚子宫 c. 其他子宫发育不良
U2	纵隔子宫	a. 部分纵隔子宫（宫底内陷 < 宫壁厚度的 50% 且宫腔内隔厚度 > 宫壁厚度的 50%） b. 完全纵隔子宫（宫底内陷 < 宫壁厚度的 50%）
U3	双角子宫	a. 部分双角子宫（宫底内陷 > 宫壁厚度的 50%） b. 完全双角子宫 c. 双角纵隔子宫（宫底内陷 > 宫壁厚度的 50% 且宫腔内隔厚度 > 宫壁厚度的 150%）
U4	单角子宫	a. 对侧伴有宫腔的残角子宫（与单角子宫相通或不相通） b. 对侧为无宫腔残角子宫或缺如
U5	发育不良	a. 有宫腔始基子宫（双侧或单侧） b. 无宫腔始基子宫（双侧或一侧子宫残基，或无子宫）
U6	未分类畸形	—

[资料来源：GRIMBIZIS G F, GORDTS S, DI SPIEZIO SARDO A, et al. The ESHRE/ESGE consensus on the classification of female genital tract congenital anomalies. Hum Reprod, 2013, 28(8):2032-2044.]

可发现少量活性精子，也有孤立女性患者可自发妊娠。值得注意的是，45,X/46,XY 患者性腺发生恶性肿瘤的概率大大增加，可能需要进行性腺切除术，故尽早尝试对其进行生育力保存非常重要。

卵睾型性发育异常（ovotesticular disorder of sex development），也称真两性畸形，指患者体内同时存在卵巢和睾丸两种性腺。性腺类型多样：一侧卵巢，另一侧睾丸；一侧卵巢或睾丸，另一侧卵睾；两侧卵睾；一侧卵睾，另一侧无性腺。其染色体核型可为 46,XX、46,XY 或 46,XX/46,XY。具体的生育力在很大程度上取决于其性腺病理学，性腺的卵巢成分往往具有相对正常的组织学，而睾丸成分通常是遗传不良的。

46,XX 单纯性卵巢发育不全多数是由于 21- 羟化酶引起先天性肾上腺皮质增生症（congenital adrenal hyperplasia, CAH），使患者长期处于高水平雄激素状态。患者体格发育基本正常，但第二性征发育差，子宫发育不良，卵巢呈条索状，常为原发性闭经。若在胎儿期或儿童期早期干预，使用糖皮质激素治疗可抑制肾上腺雄激素过度分泌，进而使垂体 - 卵巢轴正常化，改善患者卵巢发育。但若效果不佳，应及时考虑卵巢冷冻以保护其生育力。

XY 单纯性腺发育不全于 1955 年由 Swyer 首次报道，又称斯威伊尔综合征（Swyer syndrome）。患者染色体核型以 46,XY 为主，为睾丸决定基因——*SRY* 基因突变或其他与性分化有关的基因突变而消除 *SRY* 基因的功能所致。46,XY 完全型性腺发育不全患者虽有 Y 染色体但因基因缺陷，睾丸已停止发育，故不能分泌 MIS 及睾酮，而呈女性生殖道表型。此类患者由于没有生殖细胞，无法进行生育力保存，仅能通过赠卵实现生育。46,XY 部分型腺发育不全的患者表现为可变的模糊生殖器类型和不同程度的睾丸发育不良。此类患者若性腺发育异常程度较轻，存在生殖细胞，可考虑生育力保存。

生殖道畸形

女性生殖道异常通常是由于米勒管形成、分化过程中发生障碍或停止发育。米勒管发育不良可导致子宫、阴道未发育；泌尿生殖窦发育不良可导致阴道闭锁；米勒管融合障碍可导致子宫、阴道的形态异常 [表 1-2-2、表 1-2-3]。

过去生殖道畸形的治疗专注于缓解症状。如今，随着诊断

表 1-2-3　宫颈及阴道畸形的 ESHRE/ESGE 分类

类型	描述
宫颈畸形	
C0	正常宫颈
C1	纵隔宫颈
C2	双（正常）宫颈
C3	一侧宫颈发育不良
C4	（单个）宫颈发育不良 宫颈未发育 宫颈完全闭锁 宫颈外口闭塞 条索状宫颈 宫颈残迹
阴道畸形	
V0	正常阴道
V1	非梗阻性阴道纵隔
V2	梗阻性阴道纵隔
V3	阴道横隔和 / 或处女膜闭锁
V4	阴道闭锁

[资料来源：GRIMBIZIS G F, GORDTS S, DI SPIEZIO SARDO A, et al. The ESHRE/ESGE consensus on the classification of female genital tract congenital anomalies. Hum Reprod, 2013, 28(8):2032-2044.]

生殖细胞（配子）的发育与储备形成的特点

技术的提高和手术选择的增加，保留或改善生殖潜力成为了主要目标。应及时利用超声、磁共振成像、宫腹腔镜联合术等手段对盆腔疼痛、月经紊乱、不孕或复发性流产患者进行检查，发现并诊断生殖道畸形。宫腹腔镜手术还可在检查的同时针对具体的畸形类型进行整形矫正治疗。

生殖细胞储备的形式及特点

卵母细胞

卵母细胞的发育过程

妊娠第 7 周，原始生殖细胞迁移到生殖嵴后，卵原细胞开始有丝分裂并迅速增殖，至妊娠第 20 周时达到最大值

即 700 万个细胞。自妊娠（胚胎）第 11 ~ 12 周开始，卵原细胞便启动减数分裂，先后经历细线期、偶线期和粗线期，最终停滞于第一次减数分裂前期的双线期，转化为卵母细胞。出生时，卵巢包含许多原始卵泡（primordial follicle），其形态特点为单层梭形前颗粒细胞围绕卵母细胞，并通过一层基底膜与周围基质分隔开，是生殖细胞的基本储存形式。后续的减数分裂过程将在排卵前恢复，直至受精时完成 [图 1-2-4]。

自母亲妊娠中后期开始，卵母细胞储备开始下降，各级卵母细胞发生大量凋亡而逐渐减少，在出生时卵母细胞数量下降到 100 万 ~ 200 万个，青春期时下降为 30 万 ~ 40 万个。进入育龄期后，卵巢每个月均有一批原始卵泡激活，进入发育池，经过募集、选择，最终一般只有 1 个卵泡历经初级卵泡、次级卵泡、三级卵泡发育成熟后成功排卵，其余卵泡通过凋亡途径而闭锁。育龄期女性每个月约损失 1 000 个原始卵泡，并在 37 岁后加速消耗。当可用的原始卵泡池

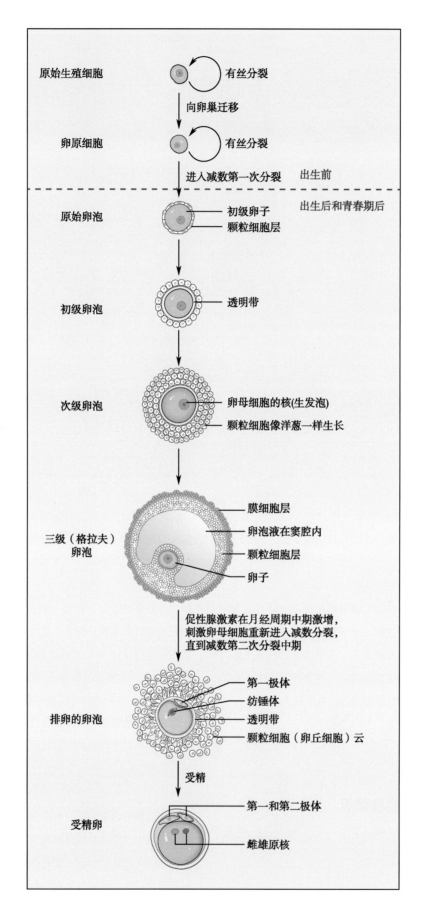

图 1-2-4 卵母细胞发育过程

[资料来源: GOSDEN R, LEE B. Portrait of an oocyte: our obscure origin. J Clin Invest, 2010, 120(4):973-983.]

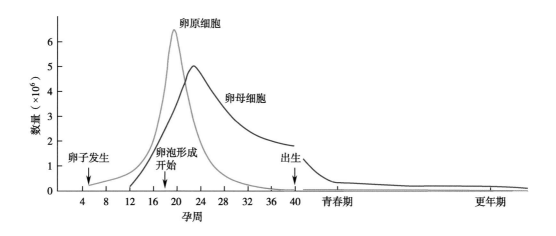

图 1-2-5　卵巢储备随年龄的变化

[资料来源: 梁晓燕.辅助生殖临床技术实践与提高.北京: 人民卫生出版社,2018.]

生殖细胞（配子）的发育与储备形成的特点

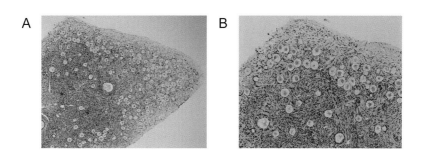

图 1-2-6　4 岁女性卵巢 HE 染色图

A.×100; B.×200。

耗尽时,生殖储备耗竭,女性进入更年期。在女性的一生中,大约只有 400~500 个卵泡可发育成熟并排卵 [图 1-2-5]。

值得注意的是,在青春期前后,卵泡数量不仅发生了明显的变化,卵母细胞质量也有很大的区别。青春期前儿童的卵母细胞数量很多,但在体外培养时,却很难达到成人卵母细胞的成熟率。了解不同时期卵母细胞的特点,对生育力保存临床实践具有重要意义。

青春期前卵母细胞特点

青春期前的卵巢中,卵泡数量明显多于育龄期女性的卵巢,但有大量卵母细胞表现为生发泡模糊、核仁缺失的异常形态。相比育龄期的卵巢,青春期前卵巢的原始卵泡和初级卵泡周围可检测到较高的胶原蛋白水平和较低的弹性蛋白含量,因此卵泡的机械应力水平较高。这种僵硬的细胞外

基质环境不利于卵泡的激活和生长,故青春期前卵母细胞更倾向于静止状态 [图 1-2-6]。

青春期前大量卵泡闭锁的原因是凋亡（apoptosis）和自噬（autophagy）的发生。一方面,卵母细胞周围的颗粒细胞发生凋亡和自噬,引起卵母细胞发育所需的生长因子、细胞周期蛋白等缺乏,导致卵母细胞发育障碍。另一方面,凋亡和自噬也可直接发生于卵母细胞,导致卵巢储备降低 [图 1-2-7]。有趣的是,凋亡和自噬可相互调节,抑制自噬会增加细胞凋亡,而抑制细胞凋亡可导致自噬。

青春期前儿童的生育力保存方法主要为卵巢组织冷冻与移植。在卵巢组织冷冻前,收集到小窦卵泡中的卵丘–卵母细胞复合物（cumulus-oocyte complexes,COC）,可利用 IVM 培养和玻璃化冷冻技术进行保存。尽管青春期前卵巢

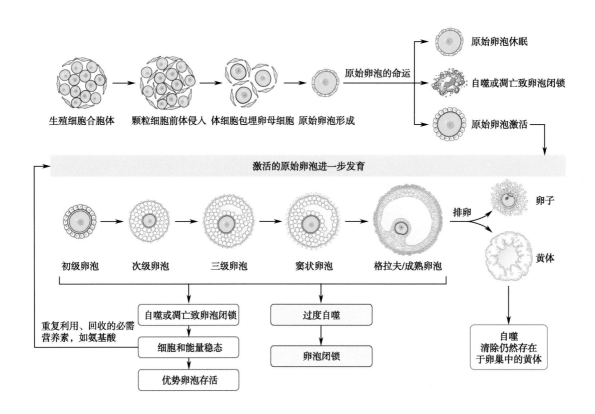

图 1-2-7　凋亡和自噬介导卵泡闭锁

[资料来源：BHARDWAJ J K, PALIWAL A, SARAF P, et al. Role of autophagy in follicular development and maintenance of primordial follicular pool in the ovary. J Cell Physiol, 2022, 237(2):1157-1170.]

表 1-2-4　电镜下青春期前和成人卵泡形态

项目	青春期前卵泡	成人卵泡
颗粒细胞	无差异	无差异
卵母细胞核	巴氏小体缺失	巴氏小体
线粒体组织	成簇、不均匀的分散	与核紧密相连
线粒体形状	细长	圆形
线粒体嵴	纵向或指纹状	外周拱状
线粒体基质	致密	浅

[资料来源：MASCIANGELO R, CHITI M C, CAMBONI A, et al. Mitochondrial content, activity, and morphology in prepubertal and adult human ovaries. J Assist Reprod Genet, 2021, 38(10):2581-2590.]

能获取更多的 COC，但其 IVM 体外成熟率明显低于育龄期卵母细胞。

科学家 Marie-Madeleine D 发现，青春期前的人卵母细胞线粒体含量明显高于成人卵母细胞，但青春期前卵母细胞中无活性或功能失调的线粒体所占比例更高，且形态上异质性更高 [表 1-2-4]。研究者提出，自噬可能是去除无活性或功能失调的线粒体的机制，而在青春期前的线粒体中观察到的超微结构变化很可能是功能性线粒体逃避自噬降解的反应。而在小鼠中，青春期前小鼠窦状卵泡直径较小，

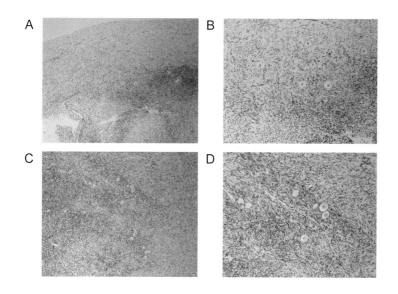

图 1-2-8　青春期及育龄期女性卵巢 HE 染色图
A.15 岁女性卵巢（×100）；B.15 岁女性卵巢（×200）；C.26 岁女性卵巢（×100）；D.26 岁女性卵巢（×200）。

颗粒细胞层数较少，经 IVM 后卵母细胞成熟率低，纺锤体异常率高。对应的转录本提示，青春期前卵母细胞中磷脂酰肌醇 3 激酶（phosphoinositide 3-kinase，PI3K）、哺乳动物雷帕霉素靶蛋白（mammalian target of rapamycin，mTOR）等参与细胞生长的信号通路明显下调。人青春期前卵母细胞是否具有相同的生物学特点尚有待验证，针对相关通路进行干预或可提高青春期前卵母细胞的体外成熟率，以更好地保存青春期前儿童生育力。

育龄期卵母细胞的特点

与青春期前卵巢相比，青春期和成年期卵巢形态更为相似[图 1-2-8]。月经周期建立以后，除了卵巢组织冷冻与移植，还可通过控制性卵巢刺激后，获取更多的卵母细胞进行卵母细胞冷冻或进一步的胚胎冷冻。但值得注意的是，35 岁以后，卵子老化的影响将显著增加，而卵子老化将导致妊娠率降低、流产率增加、后代先天性疾病发生率增加等。因此，亟须了解卵母细胞老化的影响及机制，寻找改善卵子老化的方法。

卵母细胞自然老化的特点

（1）线粒体数量和质量异常：线粒体是卵母细胞胞质中含量最丰富的细胞器。它们不仅为卵母细胞成熟、受精和胚胎发育提供能量，还调节钙离子稳态、细胞凋亡、自噬、转录和翻译等生命活动。线粒体协调了许多代谢、表观遗传、氧化还原和钙信号转导过程，这些过程对细胞功能至关重要，新的研究结果均强调线粒体功能障碍是卵母细胞衰老的关键因素。父系线粒体在精子进入卵母细胞后即被降解，因此卵母细胞中线粒体的质量是决定发育中胚胎质量的关键。2020 年 Yang 等人分析了 ≤ 30 岁和 ≥ 38 岁女性的卵母细胞，发现 ≥ 38 岁组卵母细胞中的线粒体 DNA（mitochondrial DNA，mtDNA）点突变更多，并利用小鼠模型证实了 mtDNA 突变的积累可通过损害卵母细胞的 NADH/NAD 氧化还原状态来降低女性生育力，这可以通过添加烟酰胺单核苷酸治疗来挽救。2022 年，Jin 等人研究发现，老年小鼠卵母细胞中 PINK1 和 PRKN 蛋白发生年龄相关性累积，并伴随着 RAB7 的表达显著降低。这导致线粒体自噬途径激活，减数分裂进展在中期 I 期被阻断，故老年卵母细胞质量降低。

（2）纺锤体异常：卵母细胞减数分裂期间的染色体分离错误是高龄女性不孕和妊娠丢失的主要原因，表现为卵子非整倍体率升高。一方面，随着年龄的增长，着丝粒内聚力会减弱，导致第一次减数分裂时同源染色体不分离或姐妹染色单体过早分离。另一方面，40 岁以上女性的卵母细胞具有很高的减数分裂纺锤体畸变发生率，而高龄女性中纺锤体组装检查点蛋白表达水平降低，故当纺锤体微管

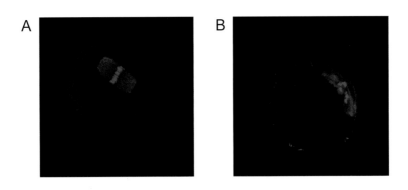

图 1-2-9　MII 卵母细胞纺锤体形态
A. 正常纺锤体；B. 异常纺锤体。红色为纺锤丝，蓝色为染色体。

组装错误时无法及时自我纠正。染色体在分离的过程中对纺锤体形成的时间或生化方面的微小变化都非常敏感，因此卵母细胞减数分裂时纺锤体的异常可导致染色体分离紊乱，从而引起胚胎的非整倍性，进而发生流产或后代先天性缺陷 [图 1-2-9]。

（3）表观遗传改变：在衰老过程中，生殖细胞中的 DNA 会发生不正确的表观遗传修饰，包括异常的 DNA 甲基化、组蛋白修饰和非编码 RNA 调节的修饰。这些表观遗传修饰在卵母细胞衰老的调节中起着独特的作用。Yu 等人的一项研究通过对年轻和中年女性的颗粒细胞甲基化测序和转录组测序发现，DNA 高甲基化位点随着年龄的增加甲基化程度进一步升高，而 DNA 低甲基化位点随着年龄的增加甲基化程度进一步降低。这种全基因组与年龄相关的向更 "极端" 甲基化水平的漂移，导致了许多与卵巢功能相关的基因表达水平降低，如抗米勒管激素（anti-Müllerian hormone, AMH）。卵母细胞组蛋白和非组蛋白的乙酰化、甲基化、泛素化修饰的失调也陆续被证实与减数分裂障碍相关。2022 年 Wu 等人提出，由于负责组蛋白 H3K4 三甲基化（H3K4me3）修饰积累的表观遗传因子减少，高龄人的和鼠卵母细胞中 H3K4me3 水平明显降低。其中，CXXC 锌指蛋白 1（CXXC finger protein-1, CXXC1）（甲基转移酶 SETD1 的 DNA 结合亚基）在 H3K4me3 网络中非常关键。CXXC1 表达水平降低可导致卵母细胞胞质中的母体 mRNA 翻译和降解受损，加速卵母细胞衰老。

（4）卵巢基质纤维化：近年来，卵巢基质改变对卵巢老化的影响逐渐被重视。2020 年 Farners 等人发现，哺乳动物卵巢的硬度随着年龄的增长而增加，卵巢基质成分中相应的最关键改变为胶原蛋白的增加和透明质酸的减少。令人振奋的是，2022 年 Takashi 等人利用抗纤维化药物吡非尼酮消除了高龄和肥胖小鼠卵巢中的纤维化胶原蛋白并使其恢复排卵，这是第一个成功逆转卵巢纤维化从而延长小鼠生殖年龄的报道。

（5）遗传：2021 年 Katherine 等人对 201 323 名欧洲女性的全基因组阵列数据进行分析，筛选出 290 个与自然绝经年龄密切相关的基因。2022 年 Abdelkader 等人在 70 个家庭共 375 个 POI 患者中进行了致病 / 可能致病变异基因的靶向或全外显子测序，其中 29.3% 的患者可用临床基因检测的方式进行病因学诊断。此外，他们还发现了 9 个新的 POI 致病基因。针对以上基因进行筛查，有望及时发现可能存在卵巢早衰风险的女性，提前进行卵巢冷冻或卵母细胞 / 胚胎冷冻，以保护其生育力。

（6）改善高龄女性卵母细胞的尝试：针对卵母细胞老化的特点，各类研究尝试了多种方法提高高龄女性卵母细胞的质量，如使用 β- 烟酰胺单核苷酸、烟酰胺核苷辅助提高线粒体代谢，辅酶 Q$_{10}$、褪黑素抗氧化，西罗莫司、二甲双胍抑制 mTOR 信号通路等。近期也有研究通过局部注射间充质干细胞和自体血小板生长因子（platelet-derived growth factor, PDGF）改善卵巢微环境进而延缓衰老。但目前这些方法尚处于研究阶段，其效果还需更多大型多中心随机临床对照研究的证实。

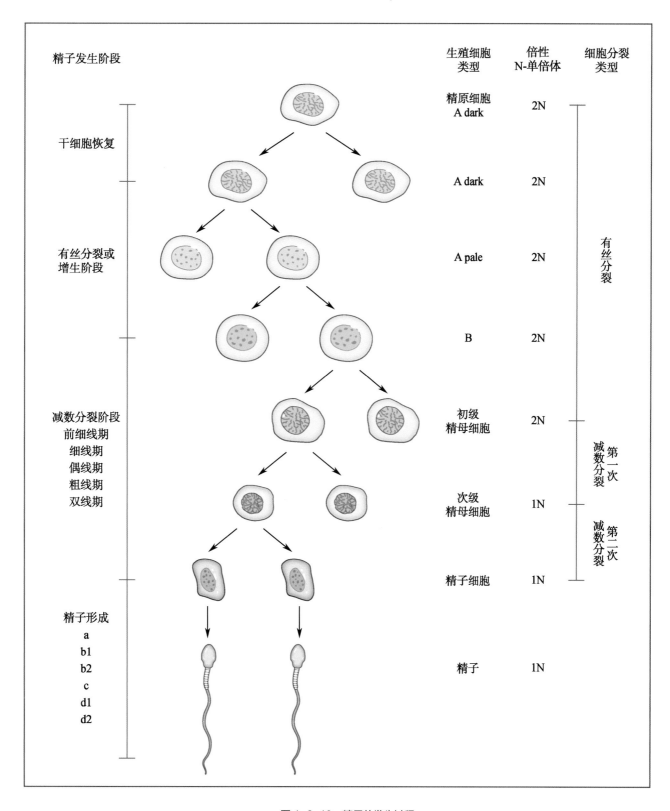

图 1-2-10　精子的发生过程

• 生殖细胞（配子）的发育与储备形成的特点

精子

精子的发育过程

在性别决定过程完成后，男性生殖母细胞不会进入减数分裂，而是停滞于有丝分裂 G_0 期，直至出生后才启动减数分裂，因此保留了它们在成熟性腺中的增殖潜力。在

出生后到 6 个月之间，生殖母细胞逐渐分化成精原细胞（spermatogonium），直到 5～7 岁时它们都保持增殖静止状态，然后通过有丝分裂增加数量。从青春期开始，与增殖过程并行，精原细胞开始向精子分化。精原细胞根据其形态可分为 3 种类型：深色型 A 型精原细胞、淡色型 A 型精原细胞和 B 型精原细胞。其中深色型 A 型精原细胞

和淡色型 A 型精原细胞具有干细胞特性，也被称为精原干细胞（spermatogonial stem cell，SSC），一方面进行有丝分裂维持数量，另一方面分化为 B 型精原细胞，进一步减数分裂产生初级精母细胞。精原细胞经历有丝分裂到减数分裂产生初级精母细胞，该过程可分为 5 个阶段：细线期、合线期、粗线期、双线期和终变期。初级精母细胞移入生精管的侧室，在其中发生减数分裂和精子发生。初级精母细胞经过第一次减数分裂形成次级精母细胞，后者经过第二次减数分裂产生单倍体精子细胞 [图 1-2-10]。

睾丸储备特点及其生育力保护思路

目前针对成年男性生育力保存采用精子冻存技术。通过手淫取精、阴茎振动刺激或电刺激射精等方法获取精液及精子，特殊情况下也可通过外科手术从附睾或睾丸获得附睾或睾丸精子行冷冻保存。但青春期前儿童由于尚未启动精子发生过程，不合适精子冷冻保存技术。目前，已在临床开展特殊儿童的生育力保存，即睾丸组织冷冻。

睾丸储备区别于卵巢储备的最大特点是睾丸中存在具有干细胞特性的精原干细胞。因此，如能冷冻睾丸组织以保存睾丸中的精原干细胞，在患儿身体条件合适的时机将冷冻的睾丸组织移植回体内，即使在此过程中损耗了部分精原干细胞，剩余的精原干细胞也有望通过有丝分裂和减数分裂恢复至正常的睾丸储备，进而恢复生育力。Fayomi 等人将青春期前雄性恒河猴睾丸组织冷冻保存后移植于自体背部或阴囊皮下，移植的睾丸组织可产生睾酮，并进行完整的精子发生过程，产生成熟精子，最终可通过 ICSI 产下健康的后代。另一种思路是通过诱导精原干细胞体外成熟从而获取精子，保存生育力；通过三维培养系统培养化疗前的青春期前癌症男性的睾丸组织产生精子样细胞，但仍需要更多的研究来验证其效率和遗传稳定性。

（梁晓燕）

各种疾病及相关治疗对生殖细胞损伤的评估

在过去的几十年里，对某些血液系统恶性肿瘤以及年轻患者实体肿瘤的治疗取得了重大改进，如霍奇金淋巴瘤的 5 年生存率从 50% 提高到近 90%，急性淋巴细胞白血病的 5 年生存率从 4% 提高到 67%，肾母细胞瘤的 5 年生存率从 33% 提高到 77%。由于生存率的提高，临床注意力已从单纯的肿瘤治疗转向治疗后长期身体和心理后遗症管理。卵巢损伤和生育力丧失是常见于长期化疗和放疗的副作用。

影响性腺功能的高危肿瘤及治疗包括所有急性淋巴细胞白血病（acute lymphoblastic leukemia，ALL）、急性髓系白血病（acute myeloid leukemia，AML）、中枢神经系统肿瘤、环磷酰胺（cyclophosphamide，CYP）、生殖细胞肿瘤、霍奇金淋巴瘤（Hodgkin lymphoma，HL）、造血干细胞移植、淋巴母细胞性淋巴瘤（lymphoblastic lymphoma，LBL）、非霍奇金淋巴瘤（non-Hodgkin lymphoma，NKL）、原发纵隔大 B 细胞淋巴瘤（primary mediastinal large B-cell lymphoma，PMBL）、原始神经外胚层肿瘤（primary neuroectodermal tumor，PNET）、横纹肌肉瘤（rhabdomyosarcoma，RMS）、放射治疗及创伤性脑损伤全身照射等。

肿瘤治疗对性腺的影响

化疗对生殖细胞损失的影响及机制

由于在不同化疗方案中，每种药物可能的单独作用和致卵巢衰竭风险的数据有限，6 个化疗药物家族（烷基化剂、顺铂、植物生物碱、抗代谢药、抗生素及其他类），根据其对卵巢损伤的影响分为高危、中危、低危和不明类 [表 1-3-1]。不同肿瘤化疗后卵巢损伤的程度也存在不同，化疗后卵巢早衰发生率最高的疾病为乳腺癌和 NKL [图 1-3-1]。因此，临床中需要综合判断肿瘤类型、化疗药物使用剂量、化疗方案等对卵巢的影响。

化疗诱导生殖细胞损失、卵巢功能衰竭的具体机制尚不清楚，目前的研究提示化疗可能从以下 3 个方面导致生殖细胞的损失。

表 1-3-1　化疗药物的卵巢损伤分级

分级	治疗方案
高危（ > 80% ）	造血干细胞移植联合环磷酰胺 / 全身放疗或环磷酰胺 / 白消安 外照射累及卵巢 40 岁以上女性行 CMF、CEF、CAF×6 个周期
中危（20% ~ 80%）	30 ~ 39 岁女性行 CMF、CEF、CAF×6 个周期 40 岁以上女性行 AC×4 个周期
低危（< 20%）	ABVD CHOP×（4 ~ 6）个周期 CVP 急性髓细胞白血病治疗（蒽环类 / 阿糖胞苷） 急性淋巴细胞白血病治疗（多种药物） 女性小于 30 岁行 CMF、CEF、CAF×6 个周期 女性小于 40 岁行 AC×4 个周期
极低危或无风险	长春新碱 甲氨蝶呤 氟尿嘧啶
不明	紫杉类 奥沙利铂 伊立替康 单克隆抗体 酪氨酸酶抑制剂

注：CMF. 环磷酰胺 + 甲氨蝶呤 + 氟尿嘧啶；CEF. 环磷酰胺 + 表柔比星 + 氟尿嘧啶；CAF. 环磷酰胺 + 多柔比星 + 氟尿嘧啶；AC. 多柔比星 + 环磷酰胺；ABVD. 多柔比星 + 博来霉素 + 长春新碱 + 达卡巴嗪；CHOP. 环磷酰胺 + 多柔比星 + 长春新碱 + 泼尼松；CVP. 环磷酰胺 + 长春新碱 + 泼尼松。

[资料来源：MICHALCZYK K, CYMBALUK-PŁOSKA A. Fertility preservation and long-term monitoring of gonadotoxicity in girls, adolescents and young adults undergoing cancer treatment. Cancers (Basel), 2021, 13(2):202.]

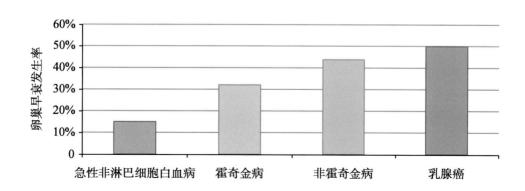

图 1-3-1　不同肿瘤化疗后卵巢早衰发生率

直接诱导DNA双链断裂致凋亡相关途径激活的细胞凋亡

此为卵母细胞死亡的主要原因，是导致生殖细胞丢失和卵巢早衰的主要机制。细胞抑制药物会对卵母细胞DNA造成损伤，其中双链DNA断裂是最有害的损伤类型，原始卵泡对DNA损伤更为敏感。在体外和人卵巢异种移植模型中，多柔比星和环磷酰胺诱导原始卵泡中的DNA双链断裂，极易导致细胞凋亡。烷化剂和拓扑异构酶抑制剂可损伤原始卵泡卵母细胞，永久性损伤卵巢储备。部分化疗药物还可产生氧化代谢产物或消耗体内的抗氧化酶，从而增加氧化应激而触发卵巢细胞凋亡。

卵巢微血管网络损伤导致原始卵泡减少

化疗导致卵巢微血管网络损伤并影响后续血供。血供减少引起组织缺血、营养不足、缺氧等应激反应，导致DNA损伤和细胞凋亡。如多柔比星给药后，通过对体内血流监测，可发现卵巢血容量急剧减少，卵巢小血管痉挛。此外，血管损伤和卵巢皮质局灶性纤维化也是化疗引起卵巢损伤的机制，一些研究已经证明化疗可能导致间质纤维化和卵巢血管异常。

原始卵泡过度激活

一项研究对化疗引起的卵巢损伤提出了一个新的假设：化疗导致卵泡募集增加，使卵巢储备减少，从而导致卵巢功能衰竭。当卵巢暴露于化疗药物时，由于发育中的卵泡受损，原始卵泡抑制物分泌减少，加速了原始卵泡的募集和卵巢储备的减少，从而产生"倦怠"效应。这一理论得到了一项研究的进一步支持，在环磷酰胺治疗后12~72小时，由于生长卵泡的丢失，AMH的表达水平下降到低于对照组的水平。但在不同研究中，该理论也存在争议，有学者提出之所以出现了生长卵泡与原始卵泡的比率增加，是由于休眠卵泡显著丢失而生长卵泡的数量保持不变。

放疗导致生殖细胞损失的机制

放疗对卵巢功能的影响不依赖于细胞周期或快速分裂的细胞。放疗对卵巢功能的损害程度取决于患者的年龄、辐射剂量和照射范围。随着患者年龄的增加，较小剂量的辐射也会导致卵巢功能衰竭。放疗对卵子的毒性是直接的，无论卵泡处于哪个发育阶段，2Gy剂量的射线均会导致约50%的卵泡丢失。全身、腹部或盆腔照射还会造成子宫损伤，使不孕及不良妊娠结局风险显著增加。卵母细胞对辐射损伤敏感，任何剂量的卵巢辐射都会增加卵巢早衰的风险，且其发生率呈剂量依赖性。追踪儿童期肿瘤的成年幸存者，发现当卵巢暴露的辐射剂量＜500Gy，卵巢早衰的发生风险是其正常同胞姐妹的3倍，当辐射剂量≥500Gy时，发生风险增加至8倍。大剂量（≥10Gy）的卵巢照射以及全身照射会导致急性卵巢衰竭，头颅部的放疗会损害下丘脑 – 垂体 – 卵巢轴（hypothalamic–pituitary–ovarian axis，HPO轴）。卵巢或子宫曾暴露于5~10Gy的辐射，成年后妊娠的概率降低至56%，如果＞10Gy则急剧降低至18%。患者年龄越小，卵巢对放疗的耐受性越高，导致不孕的盆腔或全腹部放疗剂量在出生时、10岁、20岁、30岁女性中分别为20.3Gy、18.4Gy、16.5Gy和14.3Gy。放疗还会损害子宫的内膜、肌层和血管，增加自然流产、胎儿生长受限、妊娠期高血压疾病、早产的发生风险。

放疗导致卵巢损伤的机制有以下 3 种。

卵母细胞具有放疗敏感性

卵母细胞具有高度的辐射敏感性，在照射后的几个小时内就可以观察到明显的细胞死亡。在人类中，一半卵泡丢失（LD50）的估计剂量是2Gy，每增加0.12Gy的辐射剂量，单个卵母细胞将更加敏感（生存曲线指数区域斜率的倒数）。卵母细胞的放射敏感性因其生长阶段而不同，静止的卵泡通常比成熟的大卵泡更耐辐射，放射治疗诱导的卵巢损伤也发生于间质和血管，导致组织萎缩和纤维化。

线能量转移

肿瘤的生物学效应也受到线能量转移（linear energy transfer，LET）的影响。LET辐射通过将物理能量或辐射沉积到恶性细胞中，产生稳定的自由基，并通过直接电离细胞大分子（如DNA、RNA、脂质和蛋白质）诱导细胞损伤，从而产生抗癌效应。高LET辐射导致性腺DNA损伤，导致DNA螺旋旋转内的多个损伤，这被称为"直接"损伤。

氧化应激导致DNA损伤

放射治疗还可导致癌细胞因水辐射溶解而产生活性氧（reactive oxygen species，ROS），诱导氧化应激和抗氧化防御机制的减少，这也可能影响健康的正常组织，包括卵巢组织。自由基和氧化自由基之间的失衡可能在放射治疗诱导的促性腺毒性的病因学中起作用，ROS水平的增加通过DNA损伤导致卵泡的快速丢失和女性不育，被称为"间接"

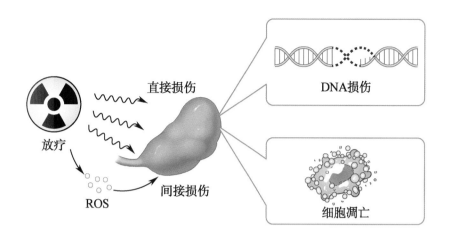

图 1-3-2   放疗对卵巢的损伤

损伤［图 1-3-2］。ROS 可诱导细胞凋亡，导致细胞大分子发生氧化应激，最终通过 p53 激活细胞凋亡的内在线粒体通路，导致细胞色素 C 释放，半胱天冬酶激活，活化的半胱天冬酶可裂解 DNA 损伤修复酶，阻断细胞 DNA 修复，增强细胞凋亡。另一项研究也发现，在辐射诱导的 GC 细胞凋亡中，MAPK 信号通路的活性增加。

放疗前卵巢组织异位移植是一种可行的卵巢保护方法，卵巢移位可以借助腹腔镜轻松完成，通常将卵巢固定到前外侧腹壁，肚脐上方 3 ~ 5cm 处。应小心移动卵巢血管以确保卵巢的血液供应不受伤。由于盆腔放射前接受卵巢移位的女性术后发生卵巢早衰的风险仍有 15% ~ 40%，建议在进行卵巢移位的同时取大块卵巢活检组织进行冷冻保存。

免疫疗法和其他靶向治疗

关于生物药物治疗相关的不孕症风险的现有数据很少且很大异质性。有研究显示，伊马替尼不会导致男性或女性不孕，尼洛替尼和达沙替尼不影响性腺功能。然而，来自产品特性总结和临床试验的数据一致认为，在妊娠期间使用酪氨酸激酶抑制剂（tyrosine kinase inhibitor，TKI）是禁忌的。血管生成在性腺发育中起着至关重要的作用，但

临床前研究表明，舒尼替尼和其他具有抗血管生成活性的 TKI，如索拉非尼或帕唑帕尼可能对男性和女性的生育力只有适度的影响。奥拉帕尼（PARP）单独治疗时会消耗原始卵泡卵母细胞，但 PARP 不会加剧化疗介导的小鼠卵巢卵泡丢失。PARP 为靶向治疗的代表，抑制 DNA 损伤修复，卵巢原始卵泡 DNA 受损后修复受影响，可能为其影响卵巢储备的原因。

目前还无贝伐珠单抗对生育效果影响的临床前研究。一项在结肠癌辅助化疗中加入贝伐珠单抗的临床试验发现，未使用贝伐珠单抗时，绝经前女性卵巢功能衰竭的发生率为 3%，使用时卵巢功能衰竭的发生率为 39%；然而，在贝伐珠单抗治疗结束时，86% 的患者恢复了卵巢功能。曲妥珠单抗和拉帕替尼并不会增加化疗后不孕症的风险。在动物临床前研究中，厄洛替尼和吉非替尼治疗的动物出现生殖参数的下降。唯一的吉非替尼临床研究显示，其对男性和女性的雄激素水平均有抑制作用。

关于人体免疫调节药物的性腺毒性的证据很少，包括免疫检查点抑制剂，如伊匹单抗、尼鲁单抗、帕博利珠单抗、阿替珠单抗、阿维单抗和度伐利尤单抗。2022 年 Winship 等人使用荷瘤和无肿瘤小鼠模型评估了免疫检查点抑制剂阻断细胞程序性死亡配体 1（programmed death ligand 1，PD-L1）对卵巢的影响。实验发现，PD-L1 可降低卵巢卵

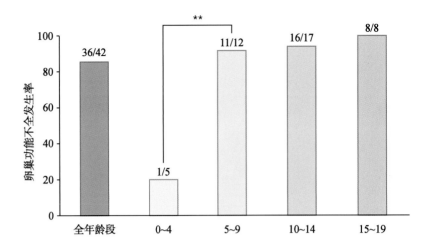

图 1-3-3　不同年龄段接受 HSCT 后卵巢功能不全发生率
[资料来源: KAWANO M, KOMURA H, KAWAGUCHI H, et al. Ovarian insufficiency following allogeneic hematopoietic stem cell transplantation. Gynecol Endocrinol, 2017, 33(2):156-159.]

泡储备并损害卵母细胞成熟和排卵的能力。此外，一些患者在治疗过程中会出现免疫相关的不良事件，如甲状腺功能减退或垂体炎，也可能导致卵巢功能衰竭和睾酮水平下降。因此，免疫检查点抑制剂的性腺毒性风险仍然需警惕，接受免疫治疗的女性肿瘤患者仍需优先考虑提前进行生育力保存。

造血干细胞移植的放化疗损伤卵巢储备

造血干细胞移植（hematopoietic stem cell transplantation，HSCT）是通过超大剂量的放疗或化疗，清除体内的肿瘤细胞和异常克隆细胞，同时摧毁受者的免疫系统，减少或消除受者对供者造血干细胞的排斥反应，然后再回输自身（自体）或他人（异基因）的造血干细胞。HSCT 已成为一些肿瘤性和非肿瘤性全身性疾病的重要治疗手段，据报道，在接受 HSCT 的女性患者中，卵巢功能不全的患病率超过 90%，这是因为 HSCT 需要积极的化疗和放疗来破坏预先存在的骨髓功能。HSCT 时年龄较小是有利因素，这与已知的随年龄增长卵巢储备下降相一致 [图 1-3-3]。HSCT 预处理中的放疗和烷基化疗使卵泡耗尽，是导致治疗后卵巢储备减少的主要原因，故 HSCT 预处理前对女童进行生育力保护非常重要。

非肿瘤疾病治疗对生育能力的影响

风湿免疫疾病及其治疗

系统性自身免疫性疾病也是引起卵巢损伤的重要因素之一。在卵巢早衰的患者中，5% 的患者有自身免疫性卵巢炎，10% ~ 30% 的卵巢早衰患者合并有其他自身免疫性疾病尤其是自身免疫性甲状腺炎和 1 型糖尿病。因异常自身抗体靶向攻击卵巢组织造成损伤，导致自身免疫性卵巢炎。机制为活化的 T 淋巴细胞增加后，细胞表达 Ⅱ 类主要组织相容性复合体(major histocompatibility complex class Ⅱ，MHC Ⅱ) 分子，从而产生白细胞介素 -1（interleukin-1，IL-1），进而活化卵巢上的吞噬细胞，分泌细胞因子，参与生长卵泡的闭锁过程。MHC Ⅱ 类分子异常表达，又激活淋巴细胞攻击卵巢，造成损伤。

除了卵巢炎，自身免疫性疾病的药物治疗也对卵巢产生不良反应。如环磷酰胺作为一种烷化剂，常用于治疗系统性红斑狼疮，对卵巢损伤属高危负面影响。患有慢性自身免疫性疾病的女性，其 POI 和雌激素缺乏的发病风险明显增加。

手术损伤

无论是传统的开腹手术还是腹腔镜下微创手术，都有卵巢功能损伤的风险。此外，手术方式和手术操作器械选择的不同也会影响术后卵巢功能的恢复。在行卵巢肿物剥除时，不同类型的肿物剥除后对卵巢功能的影响亦不同，以卵巢巧克力囊肿剥除术对卵巢储备功能影响最大。如卵巢子宫内膜异位囊肿剥除术，术中手术剥离层次不当、手术方法不适宜可能会额外切除较多的卵巢组织或产生局部炎症，引起自身免疫反应，对残余卵巢造成损害。双侧卵巢巧克力囊肿剥除相较于单侧对卵巢储备功能的影响更大，血清 AMH 水平下降程度分别为 63% *vs.* 25%。

输卵管切除术是否影响卵巢功能尚存在争议。若切除输卵管后卵巢和输卵管共享的血供被切断，将导致卵巢功能下降和更年期提前。有研究表明，与输卵管及子宫切除手术前相比，术后 4～6 周及 6 个月时，AMH、促性腺激素水平和卵巢大小无明显差异，提示输卵管切除术并不影响卵巢血供，对卵巢功能并无短中期影响。为谨慎起见，对于不孕合并输卵管积水的患者，若准备切除双侧输卵管，为避免损伤输卵管和卵巢的共享血管，有学者采取抽芯法，即切开输卵管表面的浆膜，将输卵管芯切除，如此对卵巢功能影响最小。输卵管切除术对卵巢功能的长期影响尚需大样本前瞻性随机对照研究证实。

不同的手术范围对卵巢功能的影响程度不同。如单纯子宫肌瘤切除术不损伤子宫动脉，一般不影响卵巢功能（特殊部位肌瘤除外）；而在全子宫切除时，需要切除双侧的子宫动脉，切断子宫动脉上行支，减少了卵巢的血供，将加速卵巢功能衰竭。相比于传统的开腹手术，腹腔镜微创手术广泛使用单极、双极、超声刀、血管闭合器等能量器械，随之而来的电损伤、热辐射可能会损伤卵巢组织，对卵巢储备功能造成不可逆的伤害。其中热辐射造成的创伤较为隐匿，术中不易发现，往往在术后 2 周左右出现相应症状。子宫动脉栓塞术常用作保留子宫、控制子宫平滑肌瘤出血症状的替代治疗，栓塞剂可通过子宫和卵巢动脉的吻合支进入卵巢血管，导致卵巢血供减少甚至功能衰竭。

特纳综合征

在特纳综合征（Turner syndrome，TS）中，X 染色体的部分

或完全缺失会导致原始卵泡储备的加速丢失。在绝大多数病例中，在没有 46,XX 镶嵌现象的情况下，卵巢储备将在患儿 10 岁之前就被耗尽，并且即使卵泡被保留，整倍体胚胎生成的可能性也将有限，因为至少有一半的第二次减数分裂中期卵母细胞将缺乏 X 染色体；与 TS 相关的心脏和泌尿生殖系统异常可使妊娠复杂化或禁忌。患有完全性 TS 的女性患儿面临着更具挑战性的生殖过程，因此即使对完全性 TS（45,XO）患儿早期干预，其保留生育力的前景也可能严重受限。嵌合型 TS 往往较少有加速卵泡损失，这取决于整倍体镶嵌存在的水平。目前卵巢组织冷冻和移植存在局限性，卵巢中健康卵泡储备较低这一问题在 TS 患儿中可能更加严重。若 46,XX 镶嵌程度较高，实施生育力保存技术，包括卵子冷冻、卵巢组织冷冻后移植可能有更高的成功率。

子宫内膜异位症

子宫内膜异位症（endometriosis，EMT）是一种雌激素依赖性的慢性疾病，指具有正常功能的子宫内膜组织出现在子宫腔以外的部位，影响着 6%～10% 的育龄期女性，主要引起痛经、慢性盆腔痛、深部性交痛、不孕等症状。EMT 主要依靠药物和手术治疗，虽然是一种良性疾病，但其具有侵袭性和复发性，随着疾病的进展，健康卵巢组织逐渐减少，卵巢储备功能将不断下降；异位囊肿的体积大、双侧、反复手术以及不恰当的手术治疗也可能造成卵巢储备功能的破坏，进而影响育龄期女性的生育力甚至造成卵巢功能衰竭。

EMT 的病理特征包括炎症和纤维化，在卵巢子宫内膜异位囊肿形成的过程中，炎症反应可引起周围正常卵巢皮质组织纤维化，卵巢组织纤维化和氧化应激反应可使卵泡衰竭，EMT 患者腹腔液中的炎症因子（如 IL-6 等）表达水平升高。IL-6 水平升高能够干扰盆腔免疫微环境，不利于卵母细胞的发育，进而影响卵巢储备。卵巢颗粒细胞凋亡率升高、血管内皮生长因子表达下降，导致对卵子的营养支持减弱，也会影响卵子的发育及成熟。

笔者团队前期描绘了卵巢 EMT 患者颗粒细胞的 mRNA、lncRNA 和 circRNA 表达谱，构建了 lncRNA-miRNA-mRNA ceRNA 网络和 circRNA-miRNA-mRNA ceRNA 网络，其中 *TGFBR1*、*NFKB1* 和 *EZH2* 是 3 个主要的失调基因，这 3 个基因在既往的研究中已被证实与颗粒细胞的自噬和凋亡有

关。与输卵管因素不孕患者的颗粒细胞相比，卵巢 EMT 患者颗粒细胞中表达上调的基因主要参与对脂质的响应、细胞分化的调控、细胞周期和 RNA 生物合成过程的负调控、MAPK 信号通路、FoxO 信号通路和 Th17 细胞分化通路。这些基因和通路的变化可能导致颗粒细胞的衰老和凋亡，并对卵泡生成和卵母细胞成熟过程产生不利影响。

地中海贫血

重型地中海贫血在我国南部地区包括云南、四川、广东、广西、福建、海南等地发病率较高。临床上需要长期慢性输血作为对症治疗，也可选择造血干细胞移植作为根本性治疗。

长期慢性输血会导致患者体内铁过载，过量铁沉积不仅会对肝脏、心脏和内分泌系统产生损伤，还会导致女性出现低促性腺激素性性腺功能减退，表现为 AMH 水平降低、窦状卵泡数量减少。机制为铁过载通过干扰卵巢微环境和抑制 WNT 通路来抑制卵巢功能。若选择造血干细胞移植，需要做移植前的放化疗预处理，对卵巢功能的影响极大。因此，及时地为地中海贫血患儿实施生育力保存技术非常必要。

（梁晓燕 李婷婷）

卵巢功能减退（衰老）与膳食补充剂

女性的生育力在 35 岁后急剧下降，45 岁时几乎丧失了生育力。随着现代医疗水平的进步，在过去的一个世纪中，女性的预期寿命延长了 30 岁，而在同一时期，女性绝经年龄仅增加了 3~4 岁，女性的生殖寿命在总体寿命范围内相对变短，如何延缓女性卵巢功能减退成为研究热点。研究表明，随着年龄的增长，哺乳动物卵巢中氧化应激

（oxidative stress，OS）水平逐渐升高，而 OS 会影响卵母细胞质量和早期胚胎发育，引起女性生育力下降，因此改善 OS 水平对女性生殖健康至关重要。

良好的营养状态对于女性生育力的维持发挥着重要的作用，然而饮食对于女性生育力的影响尚不明确。目前已有研究发现，一些营养素及膳食补充剂可以改善 OS 水平、减少活性氧（reactive oxygen species，ROS）的堆积，膳食补充剂的摄入或许可以为延缓卵巢衰老提供新的途径。

OS 参与卵巢功能下降的机制

OS 参与卵巢功能下降的可能机制见图 1-4-1。

OS 导致线粒体功能障碍

线粒体是卵母细胞中数量最多的细胞器，其提供足够的能量维持受精和胚胎发育。线粒体参与卵母细胞减数分裂过程中的重要环节，包括纺锤体组装、染色体分离和细胞成熟。因此，线粒体的数量、分布及 mtDNA 序列的改变与卵母细胞的质量密切相关，对胚胎发育具有重要影响。颗粒细胞是卵巢中最大的细胞群，其生长、增殖和分裂需要丰富而稳定的线粒体来提供能量。过量的 ROS 不仅会诱导 mtDNA 突变，导致电子传递链（electron transfer chain，ETC）表达效率低下，而且会介导异常的 mtDNA– 蛋白质交联，从而以多种方式导致线粒体功能障碍。线粒体功能障碍进一步加剧了 ROS 从 ETC 的泄漏，从而加剧了细胞内的 OS 损伤。最终，这种级联放大的损伤会对卵巢功能产生严重的不利影响。

OS 诱导异常卵泡凋亡和闭锁

卵泡闭锁是一个严格调控的过程，其特征是颗粒细胞最初迅速消失，而膜细胞缓慢消失。OS 可诱导颗粒细胞凋亡，促使卵泡闭锁，导致卵巢储备功能减退。

OS 引起卵母细胞减数分裂受损

从卵原细胞发育到成熟卵子直至受精，卵母细胞减数分裂经历了几个时期。促成熟因子（maturation promoting factor，MPF）是一种控制生发泡期卵子减数分裂恢复的重

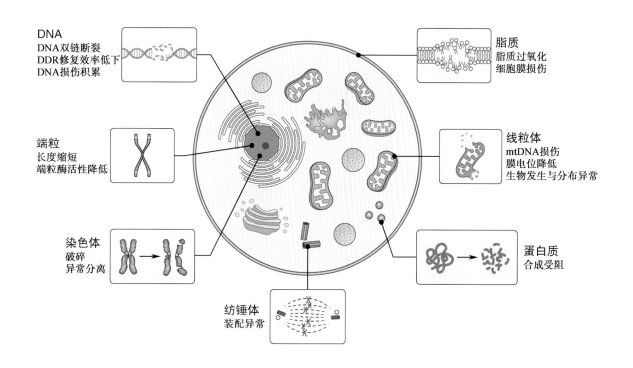

图 1-4-1　细胞内氧化应激的致病机制

[资料来源：YAN F, ZHAO Q, LI Y, et al. The role of oxidative stress in ovarian aging: a review. J Ovarian Res, 2022, 15(1):100.]

要细胞周期因子，ROS 能够抑制 MPF 抑制蛋白，导致卵母细胞 MPF 水平升高，最终诱发卵母细胞减数分裂异常。

另外，OS 不仅影响正常减数分裂，还干扰减数分裂结构的正确组装。由 H_2O_2 驱动的氧化反应产生的 OS 严重破坏了减数分裂卵母细胞的纺锤体形态和染色体运动。同样，在 ROS 水平升高的卵母细胞中检测到纺锤体缺陷和染色体错位的频率更高。此外，ROS 作用于微管，使其错误地附着在动点上。同时，ROS 水平升高可使卵母细胞纺锤体微管改变，促使纺锤体微管蛋白发生紊乱，破坏微管结构和染色体排列，进而导致染色体错位、异常极体和非整倍体。

OS 引起端粒缩短

端粒是染色体末端的 DNA- 蛋白质复合体，作为染色体的"保护帽"，随着细胞分裂次数的增加而逐渐缩短，因此被认为与人体衰老程度密切相关。临床研究发现，POI 患者的颗粒细胞中端粒长度明显缩短，端粒酶活性明显降低。在自然衰老的卵巢细胞中也可观察到端粒损伤。端粒缺乏

保护性蛋白质，因此对 ROS 尤其敏感，过量的 ROS 会引起端粒的缩短。

可能抑制 OS 水平的膳食补充剂及其机制

维生素

维生素 C（又称抗坏血酸）是人体内一种强大的水溶性抗氧化剂，其他主要抗氧化剂是维生素 E 和抗氧化酶。

研究表明，维生素 C 可以通过上调超氧化物歧化酶（superoxide dismutase，SOD）、过氧化氢酶（catalase，CAT）和谷胱甘肽过氧化物酶（glutathione peroxidase，GSH-Px）的表达以及减少脂质过氧化，保护卵巢免受氟化钠和三氧化二砷等有害化合物的伤害。此外，维生素 C 可以调节细胞增殖、分化和类固醇生成，促进卵泡生长和调节内分泌激素，最终改善卵巢衰老。

维生素 E 是一种重要的脂溶性抗氧化剂。一项临床研究发现，维生素 E 联合补硒显著改善了隐匿性卵巢功能不全患者的 AMH 水平、窦状卵泡计数和平均卵巢体积。研究发现，维生素 E 干预可以增强卵巢组织的抗氧化能力，调节内分泌激素，逆转卵泡闭锁，恢复卵巢组织的正常血管分布。维生素 E 也被证实作为必需辅助因子参与 GSH-Px1 的正常抗氧化功能。

微量元素（锌、硒）

锌作为过氧化物歧化酶 Zn-SOD 的一部分直接参与自由基的消除，其可抑制不饱和脂肪酸的氧化，调节血浆中维生素 A 的浓度，并且为卵巢中镉和铅的拮抗剂。而硒作为抗突变剂，可防止正常细胞的恶性转化，硒的这些保护作用可能与它存在于 GSH-Px 和硫氧还蛋白还原酶中有关，进而发挥保护 DNA 和细胞的作用。

褪黑素

褪黑素是一种主要在松果体中产生的强效抗氧化剂。褪黑素可直接中和自由基和增加抗氧化酶如超氧化物歧化酶和谷胱甘肽过氧化物酶的活性，具有良好的抗氧化作用。除了降低 OS，褪黑素还可通过增加端粒长度、上调 SIRT 信号通路和减少炎症来防止卵巢衰老。作为一种重要的内源性抗氧化剂，其抗氧化性能优于维生素 C 和维生素 E 等传统抗氧化剂。

研究发现，褪黑素还可通过诱导 SOD、GPx4 和 CAT 启动子区去甲基化，上调抗氧化酶的表达，从而增强卵丘细胞的抗氧化能力。褪黑素可激活 ErbB1 和 ErbB4 基因表达，促进胚胎着床和囊胚生长，保护胚胎免受 OS 的侵袭。此外，在体外成熟技术中发现，褪黑素可降低未成熟人类卵母细胞过量的 Ca^{2+} 水平，维持线粒体膜电位稳定，从而避免进一步产生 ROS。

辅酶 Q₁₀

辅酶 Q_{10} 是体内大多数细胞膜的天然成分，也是线粒体功能的有效刺激物和电子传递链的组成部分。还原形式的辅酶 Q_{10} 可增强体内的抗氧化系统并直接抑制脂质过氧化及蛋白质和 DNA 的氧化。

卵母细胞内辅酶 Q_{10} 的合成似乎随年龄增长而减少，这与卵母细胞质量和总体生育力下降相符。辅酶 Q_{10} 还可促进功能失调的卵母细胞线粒体的修复，并降低卵巢中 8- 羟基脱氧鸟苷的表达，进而促使局部 OS 水平下降。一项纳入卵巢功能储备减少的年轻女性的临床研究表明，使用辅酶 Q_{10} 进行预处理可有效改善 IVF-ICSI 期间卵巢对刺激的反应，并且提高卵母细胞和胚胎质量。

谷胱甘肽

由半胱氨酸、谷氨酸和甘氨酸形成的谷胱甘肽是卵母细胞和胚胎中主要的非酶抗氧化剂。氧化环境会导致蛋白质巯基快速氧化修饰，伴随亚硫酸和硫基生成，部分氧化产物与谷胱甘肽反应，形成 S- 谷胱甘肽化蛋白，通过谷胱甘肽循环进一步还原，以恢复蛋白巯基。谷胱甘肽不仅是体外卵母细胞或胚胎发育的抗氧化剂，也是治疗多囊卵巢综合征（polycystic ovary syndrome，PCOS）的药物添加剂。

N- 乙酰半胱氨酸

N- 乙酰半胱氨酸（N-acetyl-L-cysteine，NAC）是由人工合成的、促进谷胱甘肽合成的抗氧化剂，可减少 OS 诱导的卵巢中端粒缩短、端粒融合和染色体不稳定，从而提高妊娠率。一项小鼠研究表明，NAC 可以防止 DNA 氧化损伤，并显著提高 SIRT1 和 SIRT2 的表达。然而，凋亡相关基因 BCL2 和 BAX 以及 DNA 损伤修复基因 Mlh1 的表达水平并没有随着 NAC 的治疗而改变。关于 NAC 治疗对生殖衰老影响的研究很少。

ω-3 脂肪酸

ω-3 脂肪酸包括二十碳五烯酸（eicosapentaenoic acid, EPA）、二十二碳六烯酸（docosahexenoic acid, DHA）等，这些成分在亚麻籽油、鱼油中含量丰富。ω-3 脂肪酸必须通过膳食获得。在动物模型研究中显示，补充 ω-3 脂肪酸可以调节前列腺素的合成，影响激素合成、卵泡形成和成熟、排卵、胚胎种植，提高高龄小鼠卵母细胞的质量。对人类女性的研究发现，30～44 岁的育龄期女性口服含 ω-3 脂肪酸的补充剂可以更快地获得妊娠，妊娠率可达未口服者的 1.5 倍。综上所述，尽管尚需理想的随机对照试验来评估 ω-3 脂肪酸对于高龄女性生育力的益处，但 ω-3 脂肪酸可能是一种可行且廉价的改善生育力的膳食补充剂。

烟酰胺腺嘌呤二核苷酸前体物质

烟酰胺腺嘌呤二核苷酸(nicotinamide adenine dinucleotide, NAD)作为氧化还原反应的辅酶及非氧化还原酶的底物，参与几乎所有生命过程，对能量代谢、DNA 修复等发挥至关重要的作用。研究显示，随着人年龄的增长，在人体骨骼肌、肝脏、大脑等的组织细胞中会出现NAD⁺水平的下降，而通过补充烟酰胺单核苷酸（nicotinamide mononucleotide，NMN）或烟酰胺核苷（nicotinamide riboside，NR）等NAD⁺前体物质，可以在一定程度上延缓衰老，对于维持生命健康具有重要意义。因为人类女性卵母细胞研究样本的稀缺性，目前尚无女性卵母细胞NAD⁺水平随年龄变化的报道。但已有多个研究团队在高龄小鼠模型中证实卵母细胞NAD⁺水平随小鼠年龄增长而降低，并且补充NMN或NR可以提高高龄小鼠卵母细胞NAD⁺水平，增加获卵数，提高活产率。基于以上研究结论，目前补充NAD⁺前体物质如NMN、NR等来改善高龄或卵巢低储备女性生育力已成为研究热点，多项临床试验正在开展。

综上所述，膳食补充剂改善卵巢衰老在实践中已得到认可，动物实验和体外试验中也获得了较好的结果，但仍然缺乏临床随机对照研究的验证，未来仍需要高质量的临床随机对照研究证实其对于改善卵巢衰老的价值。

（梁晓燕）

生育力保护及保存的展望

目前应用于临床的卵母细胞冷冻、胚胎冷冻、卵巢组织冷冻技术发展迅速，但对于儿童或青春期前、患激素敏感肿瘤、原发或可疑继发卵巢肿瘤的患者，上述技术仍无法充分满足她们的生育需求。对于这些患者而言，由于窦状卵泡的数目或成熟率受限制，成熟卵母细胞的数目尚不足以保障"抱婴回家"的目的；此外，目前无创检测卵巢组织肿瘤细胞种植的技术尚未成熟，罹患原发性卵巢肿瘤或其他无法排除的继发性卵巢肿瘤（如血液系统恶性肿瘤）的患者在冻存卵巢组织后，也面临着卵巢移植后肿瘤细胞再植的风险。现有技术的适用范围、应用效率及安全性仍有待提高。针对这些不足，国内外研究团队也致力于开发新型的生育力保存技术，如卵巢组织原始卵泡激活、卵泡体外培养、人造卵巢、人工配子等。

卵巢组织原始卵泡激活

原始卵泡是卵巢组织中包含卵母细胞数目最多的早期卵泡阶段。目前临床上应用的冻存卵巢皮质中，存活下来可以得到保存的卵泡大部分也是代谢相对不活跃的原始卵泡。因此，如何在皮质移植至体内或体外培养卵巢组织时控制原始卵泡的激活及后续发育是提高女性卵巢生育力保存效率的关键问题。在每个生殖周期中，一批原始卵泡激活形成初级卵泡，而哪些卵泡会被激活、通过什么机制激活，目前并不明确，这也成为体外激活的难题。

在卵巢皮质片移植后约48小时内，新生血管尚未完全形成，皮质组织处于缺血缺氧状态，而占皮质卵泡绝大部分的原始卵泡由于机械切割、缺血缺氧等刺激部分激活，由相对静止的状态转变为更为活跃的代谢状态，对缺血缺氧的耐受更差。研究表明，在此阶段，移植的皮质组织中有约70%卵泡出现闭锁。除了尝试促进移植组织的血管生成，尽量缩短缺血缺氧期，既往研究也着眼于抑制此阶段原始卵泡的激活，使其保持在代谢相对静止的状态，为血运重建后的卵泡发育保留更多的存活卵泡，延长卵巢皮质片在体内的有效期。有研究表明，在卵巢皮质片移植前添加PTEN激动剂培养可抑制原始卵泡激活，或可延缓卵泡的闭锁。

而对于有肿瘤细胞卵巢再植可能的患者，在未能排除再植可能前，可考虑应用卵巢组织体外培养，将卵巢皮质中的原始卵泡激活，培养至生长阶段卵泡，再结合卵泡体外培养技术获得成熟卵母细胞，达到保存患者的生育力的同时避免肿瘤复发的目的。目前大部分学者们认为颗粒细胞及皮质内环境对卵泡的激活起重要作用，因此原始卵泡的体外激活试验大多选择体外培养卵巢皮质，在皮质中激活原始卵泡，或通过生物物理材料保持卵泡间、内环境与卵泡的联系。研究主要通过对卵巢组织的物理刺激、体外添加或抑制相关假设通路及因子来促进原始卵泡的激活，但效率不高，对后续卵泡发育的安全性影响不明。PTEN-mTOR-PI3K-AKt是卵泡激活的重要通路。*PTEN*基因编码的磷酸酶受抑制后，颗粒细胞中的mTOR信

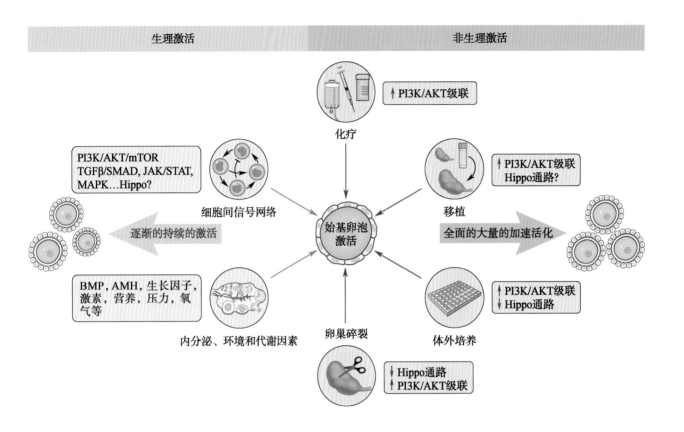

生理激活   非生理激活

↑ PI3K/AKT级联

化疗

PI3K/AKT/mTOR
TGFβ/SMAD, JAK/STAT,
MAPK…Hippo?

细胞间信号网络

↑ PI3K/AKT级联
Hippo通路?

移植

逐渐的持续的激活

始基卵泡
激活

全面的大量的加速活化

BMP, AMH, 生长因子,
激素, 营养, 压力, 氧
气等

↑ PI3K/AKT级联
↓ Hippo通路

内分泌、环境和代谢因素   卵巢碎裂   体外培养

↓ Hippo通路
↑ PI3K/AKT级联

图 1-5-1　原始卵泡激活机制

[资料来源: GROSBOIS J, DEVOS M, DEMEESTERE I. Implications of nonphysiological ovarian primordial follicle activation for fertility preservation. Endocr Rev, 2020, 41(6):bnaa020.]

号通路可被激活，分泌 KIT 配体，后者作用于卵母细胞表面的 KIT 受体，导致下游的卵母细胞内 PI3K/AKt 信号通路被激活，卵母细胞作出相应的反应，影响卵泡的发育，如分泌卵母细胞因子生长分化因子 9（growth differentiation factor 9，GDF9）、骨形态发生蛋白 15（bone morphogenetic protein 15，BMP15），反作用于周围的颗粒细胞，激活其 SMAD 通路，后者促进了颗粒细胞生长及增殖。有少数几个研究应用 PTEN 抑制剂及 PI3K 激活剂处理人类早衰的卵巢实现剩余卵泡的激活并获得活产，将其应用于体外卵巢激活过程中也可部分促进卵泡的激活，但也有研究发现该药物可能对后续卵泡的类固醇激素分泌功能造成不利影响，从而影响生长卵泡的发育。此外，已知该通路的下游因子如 GDF9、BMP15 等促成熟因子对人卵母细胞及卵泡的生长发育起重要的调节作用。有研究者在牛、羊等家畜类卵巢组织体外培养过程中添加 GDF9 或 BMP15，发现实验组有更多的卵泡得到激活并进入生长卵泡发育阶段，但也有学者得到不同的结论。最新研究通过单纯机械处理人卵巢皮质片，干扰 Hippo 信号通路诱导体外培养的皮质片中原始卵泡的激活，最终在体外培养获得成熟卵母细胞［图 1-5-1］。

卵泡体外培养

经阴道取卵或在体外经卵巢表面抽取的卵母细胞均来源于已形成窦腔的窦状卵泡。而窦状卵泡作为卵泡发育的最终阶段，经历筛选及闭锁，其数量级是最小的。在卵巢组织中，还有更早期阶段的、数量级更大的原始卵泡、初级卵泡及次级卵泡通过目前常规保存技术未得到充分利用及保存。如上述，原始卵泡可在卵巢中激活形成单层立方上皮颗粒细胞包绕卵母细胞结构的初级卵泡，初级卵泡的颗粒细胞继续增殖至多层结构，即发育至次级卵泡阶段。目前的观点认为，次级卵泡在卵巢组织中的发育受到组织结构的物理压力限制及周围卵泡的相互抑制，体外培养时将其

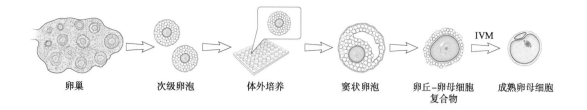

图 1-5-2　人次级卵泡体外培养流程

从皮质中分离出来单独培养，可在一定程度上减少卵泡发育的阻力。既往研究多在体外培养卵巢组织碎片的周边而不是中央观察到发育卵泡，也支持了上述观点，在碎片周边的组织压力较小，卵泡在体外发育的过程也趋向于周边生长。因此，将卵巢中的次级卵泡分离后体外培养至成熟［图 1-5-2］，可提高卵巢的配子保存效率，同时避免肿瘤细胞再植的风险，但目前还处于研究阶段。

目前国内外研究主要集中于啮齿类动物、家畜及非人类的灵长类动物等不同物种的卵泡培养系统，对于人类卵泡体外培养的研究尚少。啮齿类动物系统已完成了从原始卵泡培养到成熟卵母细胞的过程，已有的家畜类动物达到妊娠结局的成功案例较少，多集中于窦状卵泡体外成熟，更早期的卵泡阶段体外培养暂未有妊娠结局。尽管组织来源少，但由于灵长类动物卵巢组织卵泡形态特点、发育的阶段性、月经周期长度与人类相似度高，也是实验室研究的方向。Xu 的实验室团队对灵长类动物体系有较多的研究，已建立较成熟的猕猴卵泡凝胶培养系统，同时探索了培养系统中 O_2、雌激素、孕激素、雄激素浓度对卵泡发育的影响。目前该凝胶系统可将非人类灵长类动物的次级卵泡培养至窦状卵泡，成熟的卵母细胞受精后发育至桑葚胚阶段。

而目前世界上只有 3 例从人卵泡体外培养体系中成功获得成熟卵母细胞的报道。主要限制因素包括人卵巢标本的稀缺性难以支持前期研究体系的构建；卵泡在体外培养中的动态支撑强度需求无法得到满足；对体内发育卵泡与体外培养卵泡的差异认识不足使模拟体内环境优化体外培养体系成为困难；成功体外培养体系的稀缺导致应用安全性尚未能评估。成功获得成熟卵母细胞的报道可达到的窦状卵

泡直径（248～676μm）远小于体内发育的早期窦状卵泡（890～4 000μm），卵母细胞体外成熟率（10.3%～21.0%）也低于体内发育卵泡的平均体外成熟水平，其中 1 篇报道获得的成熟卵母细胞出现形态异常。相关培养液及培养方法还需不断深入研究。目前关于提高培养体系效率的研究有两个主要的关注点，其一是构建卵泡生长所需的 3D 支撑结构，其二是模拟体内环境补充卵泡发育所需因素。3D 支撑结构的常用材料有海藻酸盐凝胶、水凝胶和琼脂基质，还有研究利用成纤维细胞的生物活性制作脱细胞的异种卵巢骨架。目前这些系统可以维持人卵泡在体外存活 2～4 周，但单独应用尚无法获得成熟卵母细胞。卵泡在体内发育所对应的组织密度及压力逐渐变小，而固定结构无法适应卵泡生长。因此，研发可伴随卵泡生长提供动态组织密度或支撑力的材料或许是后续研究重点关注的方向。也有研究应用低黏度锥底培养平台，在重力作用下，沉底的卵泡随着直径的增大可以在锥底的不同位置得到相应的支撑，保持卵泡自身基底膜的完整，且对卵泡直径的增长没有限制，取得了成熟卵母细胞的培养结局。但卵泡发育所需的不仅仅是物理支撑，体系效率的提高也需进一步明确早期阶段卵泡的体外发育调控机制及其与体内发育的差异，这也是相关研究关注的另一方面，模拟体内环境补充卵泡发育所需的因素。从体内卵泡本身分泌或周围结缔组织旁分泌理论出发，既往研究在人卵泡体外培养液中添加卵泡刺激素（follicle stimulating hormone，FSH）、AMH、成纤维细胞生长因子（fibroblast growth factor，FGF）、胰岛素样生长因子（insulin like growth factor，IGF）、抑制素 B、激活素 A 等因子，观察到对卵泡直径增长有促进作用。除了卵泡本身的旁分泌、近分泌及自分泌调节作用，在体外培养过程中 HPO 轴等神经内分泌调节也是缺失的。笔者团队通过小鼠模型

对比体内外发育卵泡的卵母细胞转录组差异基因，筛选出神经营养因子4（neurotrophin-4，NT4）作为卵泡体外培养液的优化因子，并验证了NT4可促进人和小鼠次级卵泡的体外生长、类固醇激素的分泌，可提高体外培养小鼠次级卵泡的体外成熟率，相关培养液已申请国家发明专利。

人造卵巢

在卵泡体外培养的过程中，2D培养平台存在体细胞贴壁情况，体细胞与卵母细胞相互作用减弱，而3D培养环境更能模拟体内环境；此外，对于有肿瘤细胞再植风险的患者，将镜下分离的无瘤卵泡包裹于天然或人工材料中，维持细胞与细胞、细胞与基质的相互作用，形成人造卵巢（engineered ovary），再移植至患者体内，有望通过卵泡在体内的发育部分恢复患者的内分泌及生育功能，同时避免肿瘤细胞再植。但人造卵巢技术仍未成熟，处于初步研究阶段。

选用卵巢组织工程的生物材料时，与自然器官或组织相似的机械性能是至关重要的。正常人类卵巢的剪切刚度（G'）约为1.0～2.5kPa，当卵泡的直径增加，其受到的压力随之变化。例如，当小鼠次级卵泡的直径从120μm生长到400μm，体积增加了37倍。这种体积变化在人类身上更为明显，次级卵泡（120μm）发育至排卵前卵泡（20mm），体积增加了470万倍。因此选用的材料必须有适当的弹性，适应球状卵泡生长过程的扩张。人造卵巢的3D构造主要应用人工或天然生物材料：聚乙二醇（polyethylene glycol，PEG）、聚ε-己内酯（polyepsilon-caprolactone，PCL）、合成聚合物（SFX-1）、脱细胞的细胞外基质（decellularized extracellular matrix，DCEM）、凝胶、纤维蛋白、胶原蛋白、血浆凝块等单独或混合应用。应用不同弹性的生物材料包埋卵泡可能为卵泡发育提供更多调节空间。Luyckx等使用2种纤维蛋白作为配方包裹小鼠次级卵泡后自体移植，卵泡在体内成功存活并发育至窦状卵泡阶段，但同样的配方应用于人次级卵泡时仅有2%的存活率。Paulini等人增加了纤维蛋白原和凝血酶浓度，获得较硬的纤维蛋白基质，应用于人次级卵泡包裹及移植，在异种移植1周后22%的卵泡存活。此外，通过在基质材料中添加生物活性因子，可增强人工卵巢的生物活性。例如，血管内皮生长因子（vascular endothelial growth factor，

VEGF）填充于纤维蛋白构造的人工卵巢，可使其中的小鼠次级卵泡在移植后继续发育，并使接受移植的小鼠恢复动情周期，获得活产。使用自体血浆包裹次级卵泡后移植也可使接受移植的小鼠获得活产。天然材料如纤维蛋白等因体内降解存在不稳定性，通过结合人工材料或者添加酶抑制剂可提高其稳定性。例如，Xu等人将含50mg/ml纤维蛋白原、50IU/ml凝血酶、0.5%藻酸盐和基底胶的结构用于体外培养狒狒次级卵泡，最终获得了成熟卵母细胞。还有一种特殊的天然材料是通过脱细胞的方式获得无细胞器官骨架。Laronda等用巯基硫酸钠将牛及人卵巢去细胞化，并用原代卵巢细胞填充，可保存卵巢微结构且在体外培养环境中提供雌二醇激素。但该技术的难点在于不同物种的胶原纤维可诱导过敏反应，而应用人类卵巢制备支架存在来源少、降解快的问题，通过优化脱细胞技术可能得到一定程度的改进。

无论应用何种天然或人工材料，如何精确再现自然组织的特殊3D结构，构建具有高度控制性的复杂仿生结构，维持细胞与间质、细胞与细胞间的沟通，并拥有适合的力学性能，都是传统人工卵巢制造的一大挑战。随着组织工程的进展，3D打印和卵巢芯片技术有可能成为精确化构建人工卵巢的突破口，在物理结构、血管化、分子和细胞方面再现正常组织空间分布。喷墨3D打印机分为热和压电装置，分别使用热和机械刺激生成液滴。基于挤压的3D打印机使用气动、活塞或螺杆点胶系统挤压生物墨水；在基于激光的3D打印机中，激光脉冲聚焦于涂有吸收层的载片，产生蒸气泡将生物液滴喷射到收集基板上。Laronda等人开发了一种3D打印的人工卵巢来支持卵泡体外培养，并评估了孔的几何形状对卵泡活力的影响，发现支架和卵泡之间的相互作用数量与存活率存在正相关关系；将卵泡植入3D打印的凝胶中再移植于小鼠体内，可促进移植物的血管形成，并部分恢复手术绝育小鼠的卵巢内分泌功能，分娩健康后代。尽管如此，由于人卵泡长期培养的需要及卵泡生长过程中体积的指数增长、代谢条件复杂，该技术应用于人工卵巢仍需要更多研究投入。

使用动态系统的创新型卵巢芯片可能会克服上述部分困难。Xiao等人采用微型流感技术的器官芯片平台构建小鼠人工卵巢，能够维持卵巢内分泌功能约100天。卵巢芯片除了可模拟并重建卵巢皮质与髓质的力学及结构异质性，动态培养体系还可部分改善常规3D结构的常见问题——氧及营养物质渗透。研究表明，超过200μm的距离即影响氧与营养物质的渗透，除了构建更薄的微组织

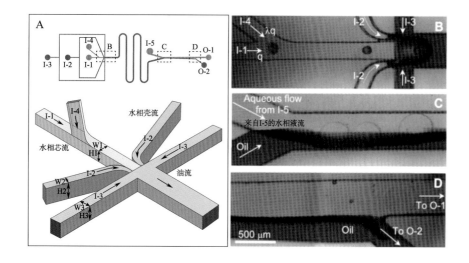

图 1-5-3　微流体卵巢芯片

［资料来源：CHOI J K, AGARWAL P, HUANG H, et al. The crucial role of mechanical heterogeneity in regulating follicle development and ovulation with engineered ovarian microtissue. Biomaterials, 2014, 35(19):5122-5128.］

外，应用微流体技术制作卵巢芯片也是解决方法之一。由微流体构建的卵巢芯片是一个微通道网络，可控制微流体的加载、放置、扩散和渗透［图 1-5-3］。Choi 等人通过使用 2 种不同的水凝胶模拟卵巢皮质与髓质（海藻酸盐位于外层、胶原蛋白位于内层），构建微流体包裹小鼠次级卵泡，体外培养 9 天后可获得窦状卵泡。然而，由于生物材料、试剂、动物源性培养基和支架的不同微结构的批次差异，人类来源的分离细胞的质量和数量的差异，无论是 3D 卵巢还是卵巢芯片都存在一定的不稳定性，需要进一步的研究改进。在改善氧及营养物质渗透方面，将血管生成因子如 VEGF、碱性成纤维细胞生长因子（basic fibroblast growth factor，BFGF）和表皮生长因子（epidermal growth factor，EGF）添加到支架上以促进新生血管在组织内部形成，或者在组织内部 3D 打印血管网络结构也可能改善组织内部缺氧及营养不足的情况。

人工配子

人工配子（artificial gametes）的形成有以下基本细胞类型：生殖干细胞（germ stem cell, GSC）、胚胎干细胞（embryonic stem cell，ESC）、诱导多能干细胞（induced pluripotent stem cell，iPSC）、体细胞核转移到胚胎干细胞（somatic cell nuclear transfer，SCNT）和 SCNT 到供体卵母细胞［图 1-5-4、图 1-5-5］。将人工配子体外培养至成熟配子，或包裹制备

人工卵巢后移植至患者体内，理论上有望恢复患者的内分泌或生育力。在动物中，由 GSC、ESC 和 iPSC 产生的人工精子和人工卵母细胞已经可以产生有活力的后代；通过 SCNT 及 SCNT 移植到去核供体卵母细胞形成的单倍体也可形成具备受精能力的人工卵母细胞；单倍体小鼠精子样细胞能够产生有活力的、有生育力的后代。从小鼠模型中得到的经验可能对人工配子形成有启发，但因为物种差异，这仅是经验的借鉴，仍存在限制，仍需更多高级哺乳动物如非人类灵长类动物的研究支持。

在人类中，人造精子是由 ESC 和 iPSC 产生的。人造人类卵母细胞已经从 GSC、ESC 和体细胞中产生，通过将体细胞核移植到去核供体卵母细胞中实现单倍体化后的人工卵母细胞也可成功受精。White 等报道人卵原干细胞（oogonial stem cell，OSC）体外培养后移植到小鼠的卵巢组织中可形成人工卵母细胞。人类的生殖系干细胞鉴定尚存在争议，且有限数目是限制该技术的主要问题。而人类胚胎干细胞不存在数目问题，但要在体外形成人工配子是一个具有挑战性的过程，涉及胚胎细胞的体外分化。清华大学纪家葵教授团队发现多种骨形态发生蛋白（bone morphogenetic protein，BMP）可在体外诱导人胚胎干细胞分化为生殖细胞；RNA 结合蛋白 DAZL 通过增强 miRNA 处理来调节人原始生殖细胞的增殖，而密切相关的基因 *DAZ* 和 *BOULE* 可促进减数分裂后期和单倍体配子的发育。人类羊膜干细胞也被成功地用于人工配子的形成。此外，体外诱导人类肝细胞系可形成卵泡样结构及囊胚样结构，在长时间培养

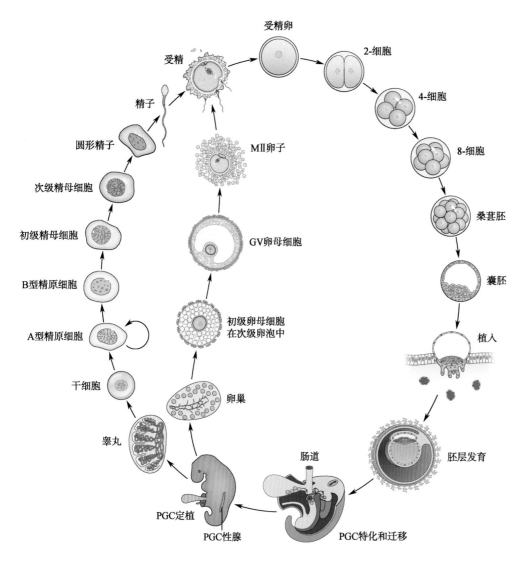

图 1-5-4　人配子发生及胚胎发育周期

[资料来源：ZHANG P Y, FAN Y, TAN T, et al. Generation of artificial gamete and embryo from stem cells in reproductive medicine. Front Bioeng Biotechnol, 2020, 22,8:781.]

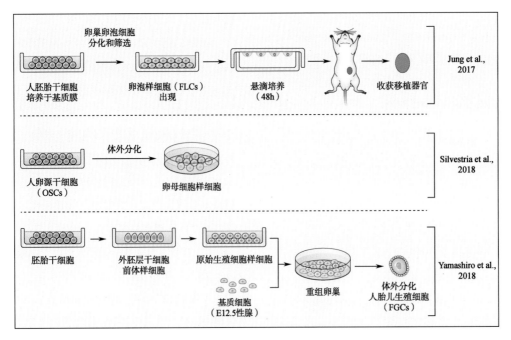

图 1-5-5　人工配子研究进展

[资料来源：ZHANG P Y, FAN Y, TAN T, et al. Generation of artificial gamete and embryo from stem cells in reproductive medicine. Front Bioeng Biotechnol, 2020, 8:781.]

后最终形成生殖细胞及胚胎肿瘤。迅猛发展的高通量测序技术或许可为人类配子发生发育、细胞命运、细胞亚型之间的复杂关系、参与胚胎发育的分子研究提供更多数据支持，但目前人类人工配子的发育潜力、表观遗传和遗传稳定性、后代安全性未得到研究，在考虑进入临床应用之前，安全性问题及伦理问题的深入探究是不可避免的。

（梁晓燕 郭映纯）

参考文献

1. 中华医学会生殖医学分会 . 生育力保存中国专家共识 . 生殖医学杂志 , 2021, 30(9):1129−1134.

2. 中国男性生育力保存专家共识编写组 . 中国男性生育力保护专家共识 . 中华生殖与避孕杂志 , 2021, 41(3):191−198.

3. 梁晓燕 , 李晶洁 . 女性生育力保存技术 . 中国实用妇科与产科杂志 , 2022, 38(6):596−599.

4. LAW Y J, ZHANG N, KOLIBIANAKIS E M, et al. Is there an optimal number of oocytes retrieved at which live birth rates or cumulative live birth rates per aspiration are maximized after ART? A systematic review. Reprod Biomed Online, 2021, 42(1):83−104.

5. ZHANG N, LAW Y J, VENETIS C A, et al. Female age is associated with the optimal number of oocytes to maximize fresh live birth rates: an analysis of 256,643 fresh ART cycles. Reprod Biomed Online, 2021, 42(3):669−678.

6. WYNS C, KANBAR M, GIUDICE M G, et al. Fertility preservation for prepubertal boys: lessons learned from the past and update on remaining challenges towards clinical translation. Hum Reprod Update, 2021, 27(3):433−459.

7. NÍ DHONNABHÁIN B, ELFAKI N, FRASER K P, et al. A comparison of fertility preservation outcomes in patients who froze oocytes, embryos, or ovarian tissue for medically indicated circumstances: a systematic review and meta−analysis. Fertil Steril, 2022, 117(6):1266−1276.

8. DOLMANS M M, VON WOLFF M, POIROT C, et al. Transplantation of cryopreserved ovarian tissue in a series of 285 women: a review of five leading European centers. Fertil Steril, 2021, 115(5):1102−1115.

9. TRENTI A, TEDESCO S, BOSCARO C, et al. Estrogen, angiogenesis, immunity and cell metabolism: solving the puzzle. Int J Mol Sci, 2018, 19(3):859.

10. VIVIANI S, CACCAVARI V, GERARDI C, et al. Male and female fertility: prevention and monitoring hodgkin' lymphoma and diffuse large B−cell lymphoma adult survivors. A systematic review by the Fondazione Italiana Linfomi. Cancers (Basel), 2021, 13(12):2881.

11. YAO S, LOPEZ−TELLO J, SFERRUZZI−PERRI A N. Developmental programming of the female reproductive system−a review. Biol Reprod, 2021, 104(4):745−770.

12. GOMES N L, CHETTY T, JORGENSEN A, et al. Disorders of sex development−novel regulators, impacts on fertility, and options for fertility preservation. Int J Mol Sci, 2020, 21(7):2282.

13. OUNI E, BOUZIN C, DOLMANS M M, et al. Spatiotemporal changes in mechanical matrisome components of the human ovary from prepuberty to menopause. Hum Reprod, 2020, 35(6):1391−1410.

14. VAN DER REEST J, NARDINI CECCHINO G, HAIGIS M C, et al. Mitochondria: their relevance during oocyte ageing. Ageing Res Rev, 2021, 70:101378.

15. WU Y W, LI S, ZHENG W, et al. Dynamic mRNA degradome analyses indicate a role of histone H3K4 trimethylation in association with meiosis−coupled mRNA decay in oocyte aging. Nat Commun, 2022, 13(1):3191.

16. RUTH K S, DAY F R, HUSSAIN J, et al. Genetic insights into biological mechanisms governing human ovarian ageing. Nature, 2021, 596(7872):393−397.

17. AMARGANT F, MANUEL S L, TU Q, et al. Ovarian stiffness increases with age in the mammalian ovary and depends on collagen and hyaluronan matrices. Aging Cell, 2020, 19(11):e13259.

18. UMEHARA T, WINSTANLEY Y E, ANDREAS E, et al. Female reproductive life span is extended by targeted removal of fibrotic collagen from the mouse ovary. Sci Adv, 2022, 8(24):eabn4564.

19. SECOMANDI L, BORGHESAN M, VELARDE M, et al. The role of cellular senescence in female reproductive aging and the potential for senotherapeutic interventions. Hum Reprod Update, 2022, 28(2):172−189.

20. WEN L, LIU Q, XU J, et al. Recent advances in mammalian reproductive biology. Sci China Life Sci, 2020, 63(1):18−58.

21. DAS M, SHEHATA F, SON W Y, et al. Ovarianreserve and response to IVF and in vitro maturation treatmentfollowing chemotherapy. Human Rroduction, 2012, 27(8):2509−2514.

22. FLEISCHER R T, VOLLENHOVEN B J, WESTON G C. The effects of chemotherapy and radiotherapy on fertility in premenopausal women. Obstet Gynecol Surv, 2011, 66(4):248−254.

23. KIRCHHOFF A C, YI J, WRIGHT J, et al. Marriage and divorce among young adult cancer survivors. J Cancer Surviv, 2012, 6(4):441−450.

24. WALLACE W H B, THOMSON A B, KELSEY T W. The radiosensitivity of the human oocyte. Hum Reprod, 2003, 18(1):117−121.

25. GHADJAR P, BUDACH V, KÖHLER C, et al. Modern radiation therapy and potential fertility preservation strategies in patients with cervical cancer undergoing chemoradiation. Radiat Oncol, 2015, 10:50.

26. SILVA C A, YAMAKAMI L Y S, AIKAWA N E, et al. Autoimmune primary ovarian insufficiency. Autoimmun Rev, 2014, 13(4/5):427−430.

27. WINSHIP A L, ALESI L R, SANT S, et al. Checkpoint inhibitor immunotherapy diminishes oocyte number and quality in mice. Nat Cancer, 2022, 3(8):1−13.

28. YAN F, ZHAO Q, LI Y, et al. The role of oxidative stress in ovarian aging: a review. J Ovarian Res, 2022, 15(1):100.

29. SASAKI H, HAMATANI T, KAMIJO S, et al. Impact of oxidative stress on age−associated decline in oocyte developmental competence. Front Endocrinol (Lausanne), 2019, 10:811.

30. HAN L, WANG H, LI L, et al. Melatonin protects against maternal obesity−associated oxidative stress and meiotic defects in oocytes via the SIRT3−SOD2−dependent pathway. J Pineal Res, 2017, 63(3).

31. XU X, CHEN X, ZHANG X, et al. Impaired telomere length and telomerase activity in peripheral blood leukocytes and granulosa cells in patients with biochemical primary ovarian insufficiency. Hum Reprod, 2017, 32(1):201−207.

32. SAFIYEH F D, MOJGAN M, PARVIZ S, et al. The effect of selenium and vitamin E supplementation on anti−Mullerian hormone and antral follicle count in infertile women with occult premature ovarian insufficiency: a randomized controlled clinical trial. Complement Ther Med, 2021, 56:102533.

33. BEN−MEIR A, BURSTEIN E, BORREGO−ALVAREZ A, et al. Coenzyme Q10 restores oocyte mitochondrial function and fertility during reproductive aging. Aging Cell, 2015, 14(5):887−895.

参
考
文
献

34. LIU J, LIU M, YE X, et al. Delay in oocyte aging in mice by the antioxidant N−acetyl−L−cysteine (NAC). Hum Reprod, 2012, 27(5):1411−1420.

35. STANHISER J, JUKIC A M Z, MCCONNAUGHEY D R, et al.Omega−3 fatty acid supplementation and fecundability. Hum Reprod, 2022, 37(5):1037−1046.

36. COVARRUBIAS A J, PERRONE R, GROZIO A, et al. NAD(+) metabolism and its roles in cellular processes during ageing. Nat Rev Mol Cell Bio, 2021, 22(2):119−141.

37. BERTOLDO M J, LISTIJONO D R, HO W J, et al. NAD(+) repletion rescues female fertility during reproductive aging. Cell Rep, 2020, 30(6):1670−1681.

38. XU F, LAWSON M S, BEAN Y, et al. Matrix−free 3D culture supports human follicular development from the unilaminar to the antral stage in vitro yielding morphologically normal metaphase Ⅱ oocytes. Hum Reprod, 2021, 36(5):1326−1338.

39. MCLAUGHLIN M, ALBERTINI D F, WALLACE W, et al. Metaphase Ⅱ oocytes from human unilaminar follicles grown in a multi−step culture system. Mol Hum Reprod, 2018, 24(3):135−142.

40. WU Y, SUN Z, WANG Y, et al. Human dermal fibroblasts support the development of human primordial/primary follicles in a 3−dimensional alginate matrix culture system. Ann Transl Med, 2021, 9(10):868.

41. XIAO S, ZHANG J, ROMERO M M, et al. In vitro follicle growth supports human oocyte meiotic maturation. Sci Rep, 2015, 5:17323.

42. DADASHZADEH A., MOGHASSEMI S., SHAVANDI A., et al. A review on biomaterials for ovarian tissue engineering. Acta Biomater, 2021, 135:48−63.

43. CHOI Y S, KIM ID, SEOL YJ, et al. MP38−04 bioprinted ovary−on−a−chip platform as a model of ovarian physiology and disease. J Urol, 2020, 203(Supplement 4):e570.

44. GROSBOIS J, DEVOS M, DEMEESTERE I. Implications of non−physiological ovarian primordial follicle activation for fertility preservation. Endocr Rev, 2020, 41(6):bnaa020.

45. YAN A, XIONG J, ZHU J, et al. DAZL regulates proliferation of human primordial germ cells by direct binding to precursor miRNAs and enhances DICER processing activity. Nucleic Acids Res, 2022, 50(19):11255−11272.

46. GUO Y, CHEN P, LI T, et al. Single−cell transcriptome and cell−specific network analysis reveal the reparative effect of neurotrophin−4 in preantral follicles grown in vitro. Reprod Biol Endocrinol, 2021, 19(1):133.

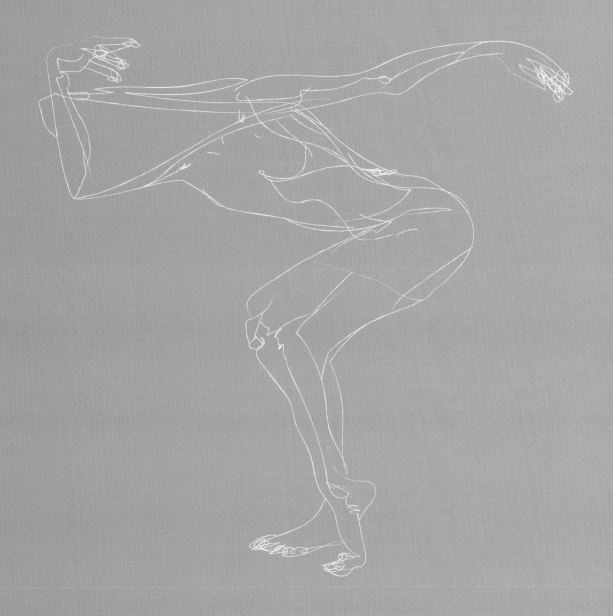

第2章

生育力评估与生育力保存指征

生育力评估

女性生育力的变化

女性生育力评估
卵巢储备功能评估
生殖道结构与功能评估
全身因素评估

放化疗对生育力的影响及其保护措施

放疗与生育力
放疗对卵巢的影响
放疗对子宫的影响
放疗对下丘脑-垂体的影响
放疗过程中的生育力保护措施

化疗与生育力
化疗对卵巢的影响
化疗对子宫的影响
保护措施——化疗保护剂

生物治疗与生育力

生育力保存的临床指征

不同生育力保存手段比较

生育力保存指征与建议

控制性卵巢刺激与生育力保存

联合生育力保存方案

生育力评估与生育力保存指征

生育力评估

女性生育力的变化

人类生育力（fertility）是人类繁衍生息、社会文明得以延续的基本推动力，是推动人类社会进步和经济发展的基本保障。生育力又称可育性、生殖力，是指男女伴侣双方能够生育活产婴儿的生理能力。对女性而言，生育力是指女性产生卵母细胞并孕育胎儿的能力。女性在青春期启动、月经来潮并产生排卵后，开始具有生育的能力，在随后的一生中，生育力随着年龄增加，呈倒"U"形改变［图 2-1-1］，直至绝经后失去生育力。一般来说，女性的生育力自 15 岁开始历时 30 年，最佳生育年龄为 22～28 岁，生育力的高峰年龄为 25 岁，30 岁之后女性生育力随年龄增长自然下降，其中 37 岁以后女性生育力的下降会更加迅速，该现象也被称为"折棍效应"。根据文献报道，女性 35 岁时生育力下降 50%，38 岁时减少到 25%，40 岁之后则不足高峰年龄生育力的 5%，随着绝经的到来女性生育力终止。年龄是影响女性生育力的不可逆的最重要的因素，因此，在评估女性生育力时，无论使用何种指标，都必须结合患者的年龄来综合判断。

同样，男性的生育力也随着年龄的增长而下降。美国医学遗传学与基因组学学会将男性生育高龄定义为超过 40 岁。研究表明，高龄男性配偶受孕所需时间延长，妊娠率降低。

40 岁以上男性的伴侣在 1 年内受孕的概率比 30 岁以下者低 30% 以上，也有研究报道，35 岁以下男性的伴侣自然受孕率比 35 岁以上男性伴侣自然受孕率高 1.26 倍。同时，年龄较大男性的伴侣更容易发生自然流产。

女性生育力评估

生育力评估（fertility evaluation）也称医学生育能力评估，用于评价患者自然生育的能力。根据生育力评估的结果，医生将制订不同的诊治策略。经过全面检查后，对于符合生育条件的夫妇，医生可以科学指导其如何选择最佳生育年龄和受孕时机，并进行孕前和孕期指导；当发现生育力低下或不孕不育的情况时，医生可以针对影响生育力的因素进行对症指导与治疗，以提高生育的概率。

女性生育力评估主要包括三个方面：卵巢储备功能、生殖道结构和功能以及全身因素。其中，卵巢储备功能的评估是生育力评估最重要的一环。

卵巢储备功能评估

患者的年龄是客观、易获取的指标，且与生育力密切相关，因此，在评价卵巢储备功能时首先要考虑患者的年龄。卵巢储备（ovarian reserve，OR）指卵巢中剩余的卵母细胞

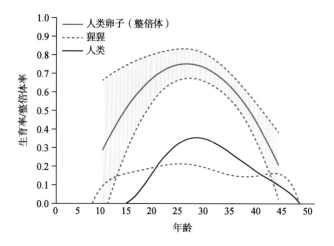

图 2-1-1　女性生育力水平及染色体整倍体率与年龄的关系

[资料来源：GRUHN J R, ZIELINSKA A P, SHUKLA V, et al. Chromosome errors in human eggs shape natural fertility over reproductive life span. Science, 2019, 365(6460):1466-1469.]

数量。原始卵泡是女性生育力储存的基本单位，也是卵母细胞储备的唯一形式，出生时的原始卵泡的数量代表了女性一生中的卵巢储备。随着年龄增加，女性的卵巢功能会发生不可逆的衰退，包括卵母细胞数量减少与卵子质量下降，导致不良妊娠结局增加，相关机制包括异常血管生成、线粒体功能异常、氧化应激、炎症老化等。但在临床实际中，由于个体异质性、疾病、环境、遗传、手术史等因素的影响，女性的生理年龄有时与卵巢的"生物学年龄"并不完全相符，卵母细胞的数量与质量改变也可能不完全平行。因此，在临床实际中生理年龄只能作为评估生育力的一项粗略指标，需同时结合其他具体指标对卵巢的"生物学年龄"进行综合评估，才能更加准确地判断患者的卵巢储备功能是否出现了异常。

目前临床上尚无直接可以测算原始卵泡数量的方法与指标，因此临床上常用从原始卵泡池中招募的卵泡数量即生长卵泡的数量来反映卵巢储备，严格来说，生长卵泡数量代表的是卵巢储备（ovarian reserve）。

目前卵巢储备的评价指标包括血清激素水平和卵巢的超声测量特征，通过这些指标可以间接反应卵巢储备，并预测患者通过控制性卵巢刺激（controlled ovarian stimulation，COS）后可获取的卵母细胞数。可用于评估卵巢储备的指标包括抗米勒管激素（anti-Müllerian hormone，AMH）、窦状卵泡计数（antral follicle count，AFC）、基础 FSH、雌二醇（estradiol，E_2）、抑制素 B（inhibin-B，INH-B）、卵巢体积等。在辅助生殖领域，血清 AMH 浓度和经阴道超声测定 AFC 是评估卵巢储备功能最重要的临床指标。

AMH

AMH 是一种同源二聚体糖蛋白，属于转化因子 β 家族，由 2 个相同的 70kDa 的亚基通过二硫键链接形成，相对分子质量为 140kDa。其基因定位于染色体 19p13.3，含 5 个外显子。在女性中，AMH 主要由直径 ≤ 8mm 的生长卵泡的颗粒细胞分泌，相关基因在妊娠 36 周的胎儿卵巢颗粒细胞中即开始表达。一般来说，原始卵泡中无 AMH 表达，原始卵泡激活成为初级卵泡后，AMH 开始在其颗粒细胞层中表达，其表达水平随卵泡发育阶段而改变［图 2-1-2］。研究表明，AMH 在 74% 的初级卵泡的颗粒细胞中弱表达，在次级卵泡、窦前卵泡和直径 ≤ 4mm 的小窦状卵泡颗粒细胞中强表达，此后，AMH 的表达水平随着卵泡的进一步发育而逐渐降低。经过 FSH 依赖性的卵泡选择后，卵泡颗粒细胞中的 AMH 表达基本消失，但有时在排卵前卵泡的卵丘细胞中仍可检测到少量 AMH 的表达。闭锁卵泡和黄体中则无 AMH 的表达。

AMH 在卵巢局部通过旁分泌和自分泌的途径，主要与靶细胞表面的 Ⅱ 型受体 AMHR2 结合而发挥作用。AMH 主要通过调控卵泡发育的"两次募集"，即起始募集和周期募集，调节卵巢储备，表现在：①调控起始募集：抑制原始卵泡激活。正常的 AMH 水平可以阻止原始卵泡的过度激活，控制原始卵泡进入生长卵泡池的速度，维持卵巢储备的稳定变化。②调控周期募集：抑制窦状卵泡的 FSH 依赖性的生长发育及优势卵泡的选择。AMH 通过降低卵泡对 FSH 的敏感性，使窦前卵泡和小窦状卵泡的生长受到抑制，不能生长至排卵前卵泡的阶段，即不能成长为优势

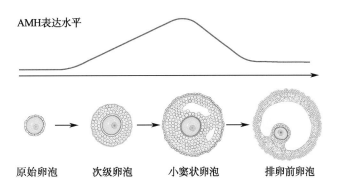

图 2-1-2　不同阶段卵泡颗粒细胞的 AMH 表达水平

[资料来源: MOOLHUIJSEN L M E, VISSER J A. Anti-müllerian hormone and ovarian reserve: update on assessing ovarian function. J Clin Endocrinol Metab, 2020, 105(11):3361-3373.]

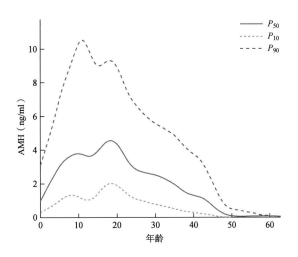

图 2-1-3　AMH 水平随女性年龄的变化

[资料来源: CUI L, QIN Y, GAO X, et al. Antimüllerian hormone: correlation with age and androgenic and metabolic factors in women from birth to postmenopause. Fertil Steril, 2016, 105(2):481-485.]

卵泡。随着卵泡的生长，AMH 表达水平下降，对 FSH 的抑制作用降低，进而出现优势卵泡的选择与排卵。AMH 通过这两方面的作用，可防止过多、过快的卵泡消耗，以实现卵巢储备的保留，防止卵泡池的过早耗竭。

近 20 年来的研究表明，血清 AMH 水平与生长卵泡的数量密切相关，两者都随着年龄的增长而变化，间接反映了女性一生中生育力的改变 [图 2-1-3、表 2-1-1]。根据 AMH 水平，女性从出生到衰老可以分为 4 个阶段。

（1）儿童期（0～10 岁）：卵泡储备功能增加明显，AMH 均值为（3.09±2.91）ng/ml 并随年龄增加而升高。

（2）青少年期（11～18 岁）：卵巢储备功能达高峰，AMH 均值为（5.02±3.35）ng/ml。

（3）育龄期（19～49 岁）：卵巢储备功能逐渐下降，AMH 均值为（2.95±2.50）ng/ml，并随年龄增加而降低。

（4）耗竭期（≥ 50 岁）：AMH 均值为（0.22±0.36）ng/ml，不再随年龄而发生变化。

在评价卵巢的储备功能上，AMH 相较于其他指标具有以下优点。首先，AMH 的表达不受下丘脑 - 垂体 - 卵巢轴的调控，因此可以最大限度地避免其他激素、月经及妊娠的影响，准确性较高，且 AMH 的测定不受时间约束，可于月经周期的任何一天检测；其次，AMH 相较于 FSH、E₂、INH-B 和 AFC 能更早地反映卵巢储备随年龄下降的趋势。及时检测女性血清 AMH 值可以及时发现卵巢储备减少，从而有机会尽早采用合适的助孕手段，最大限度地提高妊娠率。

表 2-1-1　不同年龄女性的 AMH 水平

单位：ng/ml

年龄	中位数	Q_{25}	Q_{75}	平均数	标准差
0	0.72	0.10	1.68	1.30	1.94
1	1.73	1.11	2.60	2.10	1.96
2	1.97	1.13	3.24	2.39	1.64
3	1.92	0.71	4.00	2.54	2.33
4	2.48	1.18	4.11	2.85	2.10
5	3.13	1.59	5.25	3.88	3.24
6	3.84	2.32	6.24	4.74	3.22
7	3.09	1.85	5.88	4.11	3.32
8	3.48	1.75	5.51	3.99	2.73
9	4.04	2.77	6.83	4.98	3.03
10	3.89	1.96	7.90	5.21	4.19
11	4.30	2.31	6.28	5.32	4.58
12	3.39	1.71	8.24	5.28	4.41
13	3.03	1.74	4.50	4.02	3.86
14	3.54	1.55	5.38	3.76	2.82
15	3.77	2.53	6.36	4.64	3.30
16	4.21	2.85	6.46	4.91	2.84
17	4.49	3.19	6.68	5.22	2.75
18	5.12	3.15	7.59	5.74	3.48
19	4.67	3.12	7.03	5.50	3.43
20	4.38	3.12	6.28	5.18	3.25
21	4.41	2.78	6.50	4.90	2.94
22	3.41	2.17	5.21	4.09	3.10
23	2.87	1.76	4.78	3.54	2.50
24	2.75	1.70	4.61	3.52	2.62
25	2.81	1.87	4.20	3.37	2.37
26	2.84	1.93	4.51	3.46	2.20
27	2.73	1.69	4.30	3.45	2.75
28	2.73	1.55	4.20	3.30	2.64
29	2.39	1.40	3.85	2.88	2.00
30	2.54	1.55	3.87	3.01	2.18
31	2.59	1.45	4.05	3.06	2.29
32	2.38	1.39	3.56	2.83	2.16
33	1.97	1.12	3.20	2.42	1.92
34	2.04	1.16	3.44	2.60	2.20
35	2.25	1.17	3.80	2.74	2.25
36	1.79	0.98	2.87	2.37	2.17
37	1.42	0.69	2.48	1.76	1.44
38	1.34	0.61	2.49	1.84	1.82
39	1.30	0.75	2.23	1.73	1.74
40	1.17	0.54	2.11	1.74	2.42
41	1.29	0.72	2.48	1.83	1.85
42	1.26	0.46	2.22	1.78	2.04
43	1.34	0.43	1.81	1.50	1.52
44	0.95	0.50	1.70	1.29	1.18
45	0.45	0.14	1.01	0.77	0.85
46	0.41	0.13	0.95	0.61	0.61

（续表）

年龄	中位数	Q_{25}	Q_{75}	平均数	标准差
47	0.35	0.07	0.65	0.39	0.36
48	0.03	0.00	0.18	0.10	0.15
49	0.12	0.01	0.30	0.28	0.52
50	0.09	0.01	0.18	0.15	0.19
≥ 51	0.08	0.00	0.28	0.22	0.36

注：Q_{25}. 第 25 百分位数，第一四分位数；Q_{75}. 第 75 百分位数，第三四分位数。

[资料来源：CUI L, QIN Y, GAO X, et al. Antimüllerian hormone: correlation with age and androgenic and metabolic factors in women from birth to postmenopause. Fertil Steril, 2016, 105(2):481-485.]

一般情况下，AMH 可以较为准确、稳定地反映卵巢储备功能，但其水平并非一成不变，任何影响窦状卵泡池生长环境的因素都会不同程度地影响血清 AMH 水平，包括某些药物导致的 AMH 水平短期波动和不同疾病导致的"长期"改变，导致 AMH 对卵巢真实储备功能的判断出现误差。

尽管机制不够明确，但越来越多的临床研究表明，某些药物的使用可能在短期内干扰血清 AMH 水平，最常见的影响药物包括避孕药和促性腺激素释放激素激动剂（GnRH-a），这些药物的使用会干扰 AMH 作为卵巢储备功能指标的准确性，常需要在停药一段时间后进行测定以保证结果的可靠性。

（1）避孕药具（contraceptive）：一般包括复方口服避孕药（combined oral contraceptive，COC）、纯孕激素避孕药（progestin-only pill，POP）、注射用长效醋酸甲羟孕酮（depot medroxyprogesterone acetate，DMPA）、依托孕烯炔雌醇阴道避孕环、依托孕烯皮下埋植剂、左炔诺孕酮宫内缓释节育系统（levonorgestrel-releasing intrauterine system，LNG-IUD）等，目前应用最多、研究最多的仍然是 COC。研究发现，正在使用 COC 的女性，AMH 水平明显降低，而既往使用过 COC 的女性血清 AMH 水平和未使用者无明显差别。使用 COC 可引起 FSH、LH 水平降低，抑制卵泡的生长发育，使卵泡池中小窦状卵泡（< 4mm）的比例增加，这些小窦状卵泡的 AMH 分泌能力较大窦状卵泡弱，这可能是血清 AMH 的水平降低的原因。在停用 COC 后，研究人员观察到卵巢内直径 5 ~ 7mm 的卵泡数量增加，AMH 水平可能在数月内恢复。目前的研究一般建议在停用 COC 2 ~ 3 个月后进行 AMH 水平测定。而当长期使用 COC（1 年以上）时，女性卵巢体积变小，血管指数降低，FSH、LH、E_2 水平降低、直径 ≥ 6mm 的窦状卵泡显著减少，但两组血清 AMH 水平的差异无统计学意义，这可能与卵泡颗粒细胞对长期的 FSH 下调产生了适应有关。不同的避孕药具对 AMH 的影响程度不同，在下降水平上，COC 可使 AMH 水平下降 24%，皮下埋植剂为23%，阴道避孕环为 22%，POP 为 15%，宫内节育器仅为 7%；在持续时间上，使用 COC 的女性，AMH 水平在停药后可能更快地恢复到基线水平，而 DMPA 对 AMH 的影响时间超过 1 年，并且有可能是不可逆的。这些研究结果尚需进一步的临床验证。

（2）GnRH-a：GnRH-a 对 AMH 的影响比较复杂，注射 GnRH-a 30 分钟内血清 AMH 水平即降低，同时 FSH 和 LH 水平平行增加；7 天后 AMH 水平较治疗前平均下降24%；而第 14 天和第 30 天时，AMH 水平较治疗前分别增加 13% 和 32%。GnRH-a 治疗早期 AMH 水平的下降可能与颗粒细胞 GnRH 受体上调介导的凋亡作用有关，AMH 短期下降随之促进了分泌 AMH 的窦前卵泡和窦状卵泡数量增加，导致随后 AMH 水平升高，但 AMH 水平的这种变化与 Gn、E_2 和 P 的变化均无关。这提示在 GnRH-a 治疗期间 AMH 可能不是卵巢储备功能的一个可靠指标。

（3）枸橼酸氯米芬（clomifene citrate，CC）与来曲唑（letrozole，LE）：CC 和 LE 是目前常用的促排卵药物，通过拮抗内源性雌激素对下丘脑 - 垂体轴的负反馈促进卵泡发育，与 CC 相比，使用 LE 促排卵可能具有更高的排卵率、妊娠率、累积活产率和较低的多胎妊娠率。目前的研究发现，PCOS 患者在使用 CC 后，AMH 水平会出现短期下降，且在非肥胖患者中 AMH 的下降更加明显，但使用 LE 对血清 AMH 水平没有显著影响。

在某些病因或表型较为复杂的疾病中，AMH 的水平在不同亚型之间可能有明显的差异，并且这种差异往往与其他激素的变化（FSH、E_2、INH-B 等）或 AFC 结果不一致，

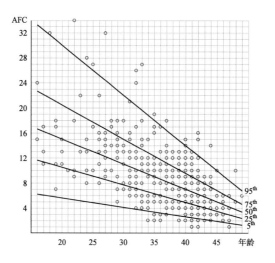

图 2-1-4　AFC 与女性年龄的关系
[资料来源：LA MARCA A, SPADA E, SIGHINOLFI G. Age-specific nomogram for the decline in antral follicle count throughout the reproductive period. Fertil Steril, 2011, 95(2):684-688.]

导致根据 AMH 判断患者卵巢储备的准确性下降。临床上常见的疾病包括以下 3 种。

（1）低促性腺激素性性腺功能减退症（hypogonadotropic hypogonadism，HH）：HH 的病因复杂，先天因素包括 GnRH 神经元缺陷、垂体促性腺激素缺乏或分子结构异常等，后天因素包括下丘脑 – 垂体的炎症、良恶性肿瘤、医源性损伤、慢性全身性疾病、精神应激、严重体重丢失或长期剧烈运动等，因此，不同病因或同一病因不同个体间的 AMH 水平均可能表现出较大的异质性。对于先天性低促性腺激素性性腺功能减退症（congenital hypogonadotropic hypogonadism，CHH）或特发性低促性腺激素性性腺功能减退症（idiopathic hypogonadotropic hypogonadism，IHH）患者来说，由于卵巢发育不良，AMH 和 AFC 往往均处于较低水平，但对外源性 FSH 可能尚有反应性，因此无法借此预测真实的卵巢储备。在后天因素导致的 HH 中，研究较多的是功能性下丘脑性闭经（functional hypothalamic amenorrhea，FHA），这些患者的 AMH 水平与临床表型有关，其中约 30% ~ 50% 的患者会出现卵巢多囊样改变，AMH 可明显高于正常水平（> 4.7ng/ml），甚至与 PCOS 患者的 AMH 水平持平。在目前文献报道的其他病因的 HH 中，AMH 水平具有较大争议，认为这些患者 AMH 水平更高、偏低、与正常人群无明显差异的文章均有发表，这些矛盾性的结果可能与 HH 患者病因复杂、患者体量小、研究的纳排标准不完全统一有关；在 HH 患者中，由于 FSH 水平低，卵泡发育受阻，研究者推测这些患者的血清 AMH 来自直径 < 2mm 的卵泡。总的来说，后天性 HH 患者的 AMH 水平与卵泡发育情况仍待进一步研究。但无论是何

种情况，一般公认 HH 患者在促排卵周期中都需要更长的刺激时间和更高的促性腺激素剂量。

（2）早发性卵巢功能不全（premature ovarian insufficiency，POI）：POI 属于高促性腺激素性性腺功能减退症。目前对 POI 的诊断依赖于 FSH 水平，当患者年龄 < 40 岁、月经稀发或停经至少 4 个月且至少 2 次血清基础 FSH 水平 > 25IU/L 时即可诊断 POI。POI 病因复杂，目前研究的主要类型包括遗传性、特发性、医源性和自身免疫性 POI，不同病因的 POI 患者在临床表型和激素水平可表现出较大的异质性。秦莹莹等人的研究发现医源性 POI 的 AMH 水平（0.080ng/ml）高于遗传性 POI（0.076ng/mL）和自身免疫性 POI（0.078ng/mL），但与特发性 POI（0.079ng/mL）的差异没有统计学意义。但除了遗传性 POI 的 AFC 和 INH-B 显著降低外，其他类型的 POI 患者在 AFC 和 INH-B 水平上的差异没有统计学意义。Falorni 等人的研究结果有所不同，他们发现自身免疫性 POI 中 INH-B 和 AMH 水平均高于特发性 POI。但由于自身免疫性疾病具有多种类型，研究结果的差异可能与自身免疫性 POI 的不同招募标准有关。

（3）子宫内膜异位症（endometriosis，EMT）：与正常人群相比，EMT 患者的 AMH 的水平显著下降[(2.8±1.9)ng/ml vs.(3.5±1.8)ng/ml]。不同类型的 EMT 患者的 AMH 水平下降程度不同，其中卵巢 EMT 患者的 AMH 水平最低，为（2.2±1.2）ng/ml，子宫腺肌病患者的 AMH 水平约为（2.5±1.7）ng/ml，而深部 EMT 患者的 AMH 水平约为（2.9±2）ng/ml。EMT 病灶会引起炎症因子如 IL-1、IL-6、TNF-α 等和

表 2-1-2　育龄期女性 AFC 随年龄变化

年龄	P_5	P_{25}	P_{50}	P_{75}	P_{95}
16	6.2	11.6	16.6	22.6	33.2
17	6.0	11.4	16.2	22.1	32.4
18	5.9	11.1	15.8	21.5	31.6
19	5.7	10.8	15.4	21.0	30.8
20	5.6	10.5	15.0	20.5	30.0
21	5.4	10.2	14.6	19.9	29.2
22	5.3	10.0	14.2	19.4	28.4
23	5.1	9.7	13.8	18.8	27.6
24	5.0	9.4	13.4	18.3	26.8
25	4.8	9.1	13.0	17.7	26.0
26	4.7	8.8	12.6	17.2	25.2
27	4.6	8.6	12.2	16.6	24.4
28	4.4	8.3	11.8	16.1	23.6
29	4.3	8.0	11.4	15.5	22.8
30	4.1	7.7	11.0	15.0	22.0
31	4.0	7.4	10.6	14.4	21.2
32	3.8	7.1	10.2	13.9	20.4
33	3.7	6.9	9.8	13.4	19.6
34	3.5	6.6	9.4	12.8	18.8
35	3.4	6.3	9.0	12.3	18.0
36	3.2	6.0	8.6	11.7	17.2
37	3.1	5.7	8.2	11.2	16.4
38	2.9	5.5	7.7	10.6	15.6
39	2.8	5.2	7.3	10.1	14.8
40	2.6	4.9	6.9	9.5	14.0
41	2.5	4.6	6.5	9.0	13.2
42	2.3	4.3	6.1	8.4	12.4
43	2.2	4.1	5.7	7.9	11.6
44	2.0	3.8	5.3	7.3	10.8
45	1.9	3.5	4.9	6.8	10.0
46	1.7	3.2	4.5	6.3	9.2
47	1.6	2.9	4.1	5.7	8.4
48	1.4	2.7	3.7	5.2	7.6

[资料来源：LA MARCA A, SPADA E, SIGHINOLFI G. Age-specific nomogram for the decline in antral follicle count throughout the reproductive period. Fertil Steril, 2011, 95(2):684-688.]

ROS 水平增加，改变卵巢微环境，影响卵泡的发育、成熟与排卵。一些研究认为，在年轻的 EMT 患者中，AMH 水平降低的确提示了卵巢储备功能受损，但对生育结局的预测并不准确。在这些年轻患者中，尽管获得的卵母细胞数量和与成熟卵母细胞数量百分比降低，但获得优质胚胎的比例与第一个移植周期的妊娠结局与正常人群相比差异没有统计学意义，但由于获得的胚胎总数减少，其累积活产率降低。

B 超下卵巢的窦状卵泡计数

AFC 指经阴道超声下检测到的直径 2 ~ 9mm 左右小卵泡的数目。一般在早卵泡期进行 AFC，可以直接反映当前周期的可募集卵泡数，经过十数年的研究中，AFC 已被证明可以反映卵巢储备，预测卵巢反应性，加上其操作简便、结果可重复、预测价值高、成本低，因此在临床中被广泛使用。目前以 AFC < 5 个作为提示卵巢储备功能减退的标准。

对 AFC 结果的判读也要结合患者的年龄。已发表的数据显示，AFC 与年龄呈负相关 [图 2-1-4、表 2-1-2]。

与 AMH 相比，AFC 评估的主观性更强，B 超操作者的经验、超声仪器分辨率、受检女性盆腔环境（如盆腔包块等）等因素都可能导致对超声图像判读结果出现偏差。另外，AFC 与 AMH 反映的卵泡类型不完全重合，AMH 反映早期生长卵泡数量，与原始卵泡池的相关性更好，而 AFC 代表可募集卵泡数，与卵巢反应性的相关性更高，因此，临床中常常将 AFC 与 AMH 结合起来共同判断卵巢储备功能情况。

其他反映卵巢储备的指标

（1）基础 FSH 水平（basal follicle-stimulating hormone，bFSH）：FSH 是垂体前叶促性腺激素细胞分泌的一种糖蛋白，是卵泡发育必需的激素。其主要生理作用包括促进卵泡生长发育、促进颗粒细胞分泌 E_2、调节窦状卵泡群的募集与优势卵泡选择等。FSH 水平随月经周期的改变而波动，bFSH 水平指的是月经第 2~3 天的血清 FSH 水平。一般认为 bFSH ≤ 10IU/L，提示卵巢反应正常；bFSH > 10~15IU/L 提示卵巢反应性降低，bFSH > 40IU/L 提示卵巢早衰。当育龄期女性 bFSH 水平 < 5IU/L 时也需引起警惕，此时若 LH 水平同时偏低，可能提示患者存在 HH，由于卵泡发育不充分，部分患者可表现为卵巢储备偏低，但经外源性促性腺激素治疗后可能逐渐恢复。由于不同实验室设置的参考范围有所不同，需结合中心实际情况对数据进行合理的判读。另外，值得注意的是，bFSH 作为评估卵巢储备的指标，特异度较好，但灵敏度较低，一般结合 HPO 轴各级激素水平综合判断。

（2）FSH/LH 比值：FSH/LH 比值可以反映卵巢功能和卵巢反应性。FSH/LH 比值升高提示卵巢功能减退和卵巢反应性降低。当 FSH/LH > 2 时，提示卵巢可能对促性腺激素反应不良，当 FSH/LH > 3.6 时，提示卵巢功能明显减退，此时行体外受精（in vitro fertilization，IVF）的周期取消率升高。在笔者的研究中，将患者分为不反应组、低反应组和正常反应组，3 组的 FSH/LH 比值分别为 2.9、2.0 和 1.6 [表 2-1-3]，在使用 GnRH-a 1 周后，3 组的 FSH/LH 比值分别为 5.3、3.9 和 2.6 [表 2-1-4]，说明使用 GnRH-a 可以显著提高卵巢低反应人群的 FSH/LH 比值，但对正常反应人群的 FSH/LH 比值影响不大，因此，临床上也可以通过使用 GnRH-a 后 FSH/LH 比值的显著增加来判断卵巢功能与反应性的降低。

（3）基础 E_2 水平（basal estrogen，bE_2）：指月经第 2~3 天的血清 E_2 水平。E_2 由 FSH 诱导卵泡颗粒细胞分泌，通过 HPO 轴的反馈调节，其水平在卵巢储备下降的早期保持正常或轻度升高。Cohen 等人的研究认为，当 bE_2 值 > 74.9pg/ml（274.134pmol/l）时，提示卵巢功能减退，这些患者行 IVF 时获得的胚胎数量少，妊娠结局较差；Frattarelli 等人的研究则将界值定在 ≥ 80pg/ml。随着卵巢功能的逐渐衰退，E_2 水平逐渐下降，bE_2 水平 < 20pg/ml 提示患者卵巢功能减退甚至衰竭。临床上常将 E_2 与 FSH 水平结合起来判断卵巢功能状态，不建议单用 E_2 进行预测。

（4）INH-B：INH-B 是卵泡颗粒细胞分泌的一种内分泌因子，与 FSH 水平呈负相关。随着卵巢储备的降低，窦状卵泡数减少，INH-B 水平下降，对 FSH 分泌的抑制也减弱，导致 FSH 水平升高。INH-B 可以直接预测卵巢储备功能，一般认为 INH-B 水平在 40~56ng/L，提示卵巢储备功能减退。但受卵泡大小的影响，INH-B 水平在月经周期中有波动。

（5）卵巢体积：卵巢体积大小与卵巢内窦状卵泡的数目呈正相关。正常卵巢体积约为 4~6cm³。当卵巢体积减小时，常伴随窦状卵泡数目减少，也就是卵巢储备功能的下降。一般认为，卵巢体积 > 3cm³，提示卵巢反应性好；卵巢体积 < 3cm³，提示卵巢反应性低下。有时临床上为了便于测量，可以用平均卵巢直径（MOD）代替卵巢体积测量，MOD 指任一卵巢 2 个互相垂直平面最大径线的均值，目前一般以 20mm 作为 MOD 的界值。

生殖道结构与功能评估

输卵管形态与功能评估

输卵管是一对细长而弯曲的肌性管道，内面有纤毛覆盖，是精卵结合及运送受精卵的通道。生理状态下，自然妊娠的成功需要通畅、有功能的输卵管，因此在对患者进行生育力评估，尤其是当患者有自然妊娠需求时，对其输卵管的形态与功能进行综合评估十分必要。目前临床可使用的评估手段包括输卵管通液术、X 线子宫输卵管造影（X-ray hystero-salpingography，HSG）、子宫输卵管超声造影（hysterosalpingo-contrast sonography，HyCoSy）及妇科内镜输卵管通畅检查。

（1）输卵管通液术：输卵管通液术是临床最早使用的技

表 2-1-3　3 组各项基础类固醇激素指标的比较

组别	例数	总周期数	基础 FSH(n)/ (IU·L⁻¹)	基础 LH(n)/ (IU·L⁻¹)	基础 E₂(n)/ (pmol·L⁻¹)	基础 FSH/LH 比 值
不反应组	67	70	$9.7\pm5.3\,(67)$	$4.9\pm2.8\,(67)$	$259\pm43\,(65)$	2.9 ± 4.8
低反应组	53	56	$7.8\pm5.4\,(35)$	$5.5\pm3.7\,(34)$	$305\pm199\,(30)$	2.0 ± 1.6
正常反应组	593	765	$6.4\pm2.0\,(485)$	$5.2\pm3.1\,(485)$	$242\pm148\,(457)$	1.6 ± 1.2

[资料来源：梁晓燕，庄广伦，周灿权，等．基础卵泡刺激素/黄体生成素比值与控制性超排卵中卵巢反应性的关系．中华医学杂志，2001，81(13):819-821.]

表 2-1-4　3 组患者启动日类固醇激素指标的变化及用药的比较

组别	例数	Gn 支数(n)	治疗时间(n) /天	启动日 FSH(n) /(IU·L⁻¹)	启动日 LH(n) /(IU·L⁻¹)	启动日 E₂(n)/ (pmol·L⁻¹)	启动日 FSH/ LH(n)
不反应组	67	$26\pm12\,(70)$	$8.0\pm7.8\,(70)$	$7.5\pm4.4^{a}\,(57)$	$3.0\pm4.0^{b}\,(57)$	$183\pm200\,(54)$	$5.3\pm7.6^{c}\,(57)$
低反应组	53	$22\pm8\,(53)$	10.3 ± 2.4	$5.8\pm2.5^{a}\,(50)$	$2.2\pm1.6\,(50)$	$215\pm364\,(50)$	$3.9\pm3.3^{c}\,(50)$
正常反应组	593	$19\pm6\,(739)$	10.1 ± 2.1	$4.8\pm1.9\,(658)$	$2.4\pm1.5\,(688)$	$174\pm191\,(683)$	$2.6\pm1.9\,(683)$

注：[a] 与其他两组相比，P 均 < 0.01；[b] 与其他两组相比，P < 0.05；[c] 与正常反应组相比，P < 0.01。
[资料来源：梁晓燕，庄广伦，周灿权，等．基础卵泡刺激素/黄体生成素比值与控制性超排卵中卵巢反应性的关系．中华医学杂志，2001，81(13):819-821.]

术，将亚甲蓝液或生理盐水自宫颈注入宫腔，再从宫腔流入输卵管，根据推注药液时阻力的大小及液体反流的情况，判断输卵管是否通畅。但因其盲通、不可视的缺点导致检查结果具有很强的主观性和超过 50% 的误诊率，因此目前已较少应用于临床。

（2）HSG 和 HyCoSy：HSG 是将碘剂注入子宫及输卵管，使之充盈，并在 X 线下显影摄片，根据造影剂分布情况，可以观察输卵管腔道内情况，包括输卵管的走向、形态、是否通畅或其阻塞部位与性状。然而，通过 HSG 诊断输卵管相关不孕的准确率只有 34%~45%，在诊断不同的输卵管相关疾病时，其假阳性率波动在 46%~79%，假阴性率波动在 14%~91%。HyCoSy 的原理与特点均与 HSG 类似。HyCoSy 通过向宫腔内注射造影剂并在超声下观察子宫输卵管影像，其诊断的灵敏度、特异度和准确度均与 HSG 类似。相比 HSG，HyCoSy 的优势在于：①有动态观察的机会；②使用的造影剂更加安全；③检查所致疼痛程度更轻，患者的耐受性更好。

（3）妇科内镜输卵管通畅检查：包括腹腔镜直视下输卵管通液检查（使用亚甲蓝溶液）、宫腔镜下经输卵管口插

管通液检查、宫腔镜和腹腔镜联合检查等。其中腹腔镜直视下输卵管通液检查是目前评估输卵管通畅性的"金标准"，可以准确评估输卵管的通畅性与功能，其准确率高达 90%~95%。然而该方法为有创检查，需要全身麻醉，且存在潜在的手术并发症风险，限制了其在临床的应用。一般建议高度怀疑存在输卵管病变、子宫输卵管造影检查提示输卵管不畅、不孕年限长、经详细检查暂未发现其他不孕因素的女性进行该项检查。

子宫结构与子宫内膜评估

子宫是孕育胚胎、胎儿的器官。对子宫的评价主要有三个方面：子宫形态、宫内情况（包括宫腔容积与子宫内膜情况）和子宫其他病变。正常子宫是倒置的梨形，长 7~8cm，宽 4~5cm，厚 2~3cm，容量约 5ml。若女性子宫发育不正常，会出现弓形子宫、单角子宫、双角子宫等异常形态，或者由于先天性子宫发育不良导致子宫容积偏小，这些异常的子宫可能导致不孕或流产、早产等不良妊娠结局。子宫内膜与胚胎种植、发育密切相关，其厚度、分型、血流情况都是影响胚胎种植的因素。针对子宫内膜相关的检查手段主要包括以下三种。

（1）HSG：HSG 可初步评估子宫腔大小和形态，并可显示大多数子宫畸形，包括单角子宫、纵隔子宫、双角子宫和双子宫。此外对于宫腔粘连、子宫内膜息肉、子宫黏膜下肌瘤、子宫畸形等均有一定的提示作用。

（2）经阴道超声检查：由于经腹壁超声检查需要患者在检查前憋尿，探头距盆腔器官的距离更远且受到腹壁条件、肠腔气体等的影响；经阴道 B 超在妇科评估中更为常用，包括常规的经阴道 B 超和三维彩超。通过经阴道 B 超，可以监测子宫内膜厚度、回声类型、蠕动波、容积、血流等。除此之外，超声检查还能及时发现可能存在的疾病，如子宫平滑肌瘤、子宫腺肌病、子宫内膜息肉、子宫内膜癌等。阴道三维彩超是在二维阴道超声检查的基础上增加子宫冠状切面图像，采用容积重建技术获取盆腔器官的三维立体图像，因此可以更加直观地显示器官形态以及可疑病变。

1）子宫内膜厚度与回声：是目前临床上应用最广泛的子宫内膜容受性评价指标之一。有研究表明，当子宫内膜厚度达到 7mm 或 8mm 时，胚胎着床率显著增加。内膜回声包括 3 型，即 A 型（三线型）、B 型（弱三线型）和 C 型（均值高回声型），在辅助生殖周期中人绒毛膜促性腺激素（human chorionic gonadotropin，hCG）注射日子宫内膜回声呈三线型时，妊娠率较高。

2）子宫内膜蠕动波：子宫内膜蠕动波随月经周期发生改变。一般来说，月经期间子宫内膜的运动方向是自宫底向宫颈方向，这种运动模式有利于月经的流出。随着雌激素水平的增加，月经中期子宫内膜的运动方向主要是从宫颈向宫底运动，有利于精子的运输。排卵后，增加的孕激素抑制肌层收缩，子宫内膜运动减少，从而有助于囊胚着床。子宫内膜运动的频率、方向和幅度与妊娠结局的关系在辅助生殖领域有待进一步研究，目前认为，蠕动波频率为 3 次 /min 时临床妊娠率、胚胎种植率更高。

3）子宫内膜血流：子宫动脉搏动指数（pulsatility index，PI）、阻力指数（resistance index，RI）直接反映子宫血流灌注情况。对于非孕期女性，RI < 0.85、PI < 3 提示子宫血流灌注好，反之则提示子宫供血障碍，影响妊娠结局。无论是人工授精（artificial insemination，AI）还是体外受精 - 胚胎移植（in vitro fertilization-embryo transfer，IVF-ET），PI 和 RI 较低的女性妊娠率都更高。组织多普勒血流三维成像 [图 2-1-5] 可以测量子宫内膜和子宫内膜下组织的血管化指数（vascularization index，VI）、血流指数（flow index，

FI）和血管化 – 血流指数（vascularization flow index，VFI）。有研究认为，子宫内膜 VI 在 10% ~ 35% 时妊娠率显著提高，子宫内膜 FI 达到 13% 时可预测临床妊娠，而 FI < 11% 时无临床妊娠发生，子宫内膜下 VFI 为 > 0.24 时对于预测妊娠有价值。也有研究认为，hCG 日和胚胎移植日的子宫内膜及子宫内膜下血流量并不能预测 IVF 治疗后的妊娠结局。目前关于子宫内膜下区域的定义和子宫内膜血流对妊娠结局的影响尚需进一步研究。

4）子宫内膜容积（宫腔容积）：子宫内膜容积也是一种子宫内膜容受性的评价指标，超声下测定子宫内膜容积范围指从内膜宫底部至宫颈内口间的子宫肌层和内膜交界处 [图 2-1-6]。与测定某一特定位置的子宫内膜厚度相比，子宫内膜容积更能反映子宫内膜的整体状态，在评价子宫内膜容受性上可能更加准确。近年来由于超声技术的发展，人们对子宫内膜容积与胚胎着床的关系进行了越来越多的研究。Bonilla 等总结经验后认为，子宫内膜容积 < 2 ~ 2.5ml 时妊娠率极低，与 Raga 等人的研究结果相似，他们发现子宫内膜容积 < 2ml 患者的妊娠率和着床率明显较低，当子宫内膜容量 < 1ml 时，妊娠率为 0。

5）宫腔形态：通过子宫三维 B 超可以评估子宫形态，发现子宫发育异常 [图 2-1-7]。子宫发育异常又称先天性子宫畸形（congenital uterine anomaly，CUA），是胚胎发育时期中肾管发育、融合、吸收异常而产生的一系列表型谱。目前临床上有多种子宫畸形分类系统，包括 1988 年美国生育协会（American Fertility Association，AFS）制订的米勒管缺陷分类系统及在此基础上修订的 2021 年美国生殖医学协会（American Society for Reproductive Medicine，ASRM）标准、欧洲人类生殖和胚胎学学会（European Society of Human Reproduction and Embryology，ESHRE）分类系统、欧洲妇科内窥镜协会（European Society for Gynecological Endoscopy，ESGE）分类系统、2018 年和 2020 年发表的分别专用于弓形 / 纵隔子宫和 T 形子宫诊断的先天性子宫畸形专家共识（Congenital Uterine Malformation by Experts，CUME）等。

综合不同标准及不同纳入人群发表的研究，子宫畸形在人群中的患病率约为 0.1% ~ 10%。在多种子宫畸形中，最常见的是纵隔子宫，其在人群中患病率为 2% ~ 3%，占全部子宫畸形的 80% ~ 90%。目前大多数学者支持的观点认为没有证据证明子宫畸形与不孕有关，但畸形子宫维持妊娠的能力下降是导致不良妊娠结局的重要原因之一。2014 年发表的一项 meta 分析表明，子宫畸形患者流产率 [RR=1.68，

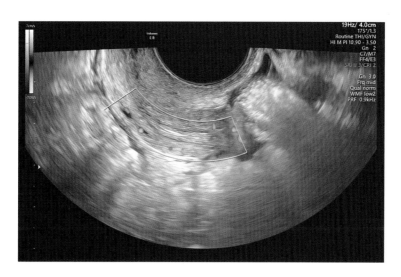

图 2-1-5　组织多普勒内膜血流三维成像

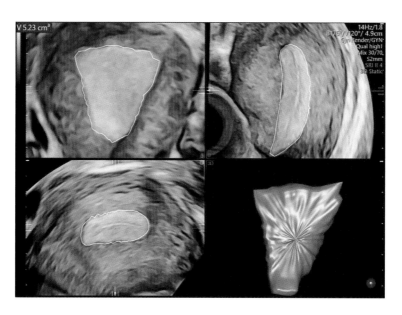

图 2-1-6　三维 B 超下子宫内膜不同切面及容积声像

$95\%CI$（1.31，2.15）]和早产率[RR=2.21，$95\%CI$（1.59，3.08）]都显著上升。

6）胚胎种植区域面积 / 周长（area/boundary length，A/L）：本中心在临床工作中发现，一部分患者在排除或严格控制其他不孕因素后，仍然出现反复流产，经过三维 B 超图像比对，笔者团队发现这部分患者的宫腔与正常妊娠人群相比，胚胎种植区域较为狭窄，但按照本中心临床上采用的 ESHERE/ESGE 标准（诊断纵隔子宫）及 CUME 标准（诊断 T 形子宫）均被评定为正常子宫，因此笔者团队提出了新的子宫测量指标——胚胎种植区域面积 / 周长，测定的

范围为宫底正中向两侧 10mm、向下 20mm 范围内宫腔部分的面积 / 周长 [图 2-1-8]。根据本中心未发表研究，正常生育人群胚胎种植区域 A/L 一般为 0.5，且 A 一般大于 3cm²。结合孕产史，对不孕症患者的资料进行分析发现，当 A/L=0.5 时，流产率为 46.6%，活产率为 36.6%；当 A/L=0.4 时，流产率为 71.2%，活产率为 9.2%；当 A/L < 0.4 时，流产率为 85.7%，活产率为 3.6%。在 A/L < 0.5 的患者中，只有 6.3% 的患者符合子宫畸形的诊断。已有研究认为弓形子宫、T 形子宫等子宫畸形可通过手术改善妊娠结局。笔者团队进一步分析发现，胚胎种植区域 A/L 偏小的患者同样可以通过子宫整形术获益。笔者团队统计了 28 名胚

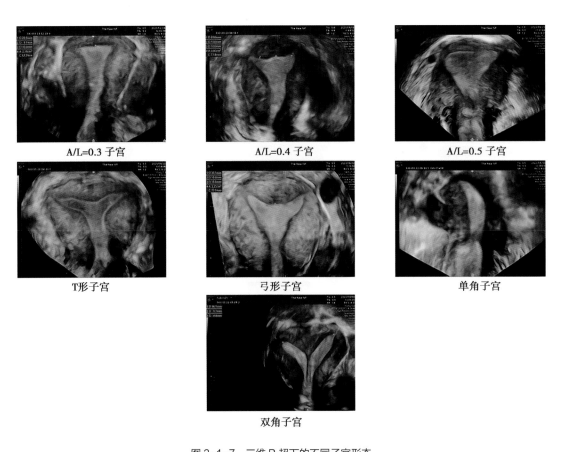

A/L=0.3 子宫　　　　　A/L=0.4 子宫　　　　　A/L=0.5 子宫

T形子宫　　　　　　弓形子宫　　　　　　单角子宫

双角子宫

图 2-1-7　三维 B 超下的不同子宫形态

胎种植区域 A/L < 0.5，但未诊断子宫畸形的患者，术前术后的妊娠资料，发现术前的生化妊娠率为 22.7%、临床妊娠为 18.2%、早期流产率为 100%，手术改善胚胎种植区域 A/L 后，这些患者的妊娠率可达 48%，临床妊娠率达 32%，早期流产率降至 25%。除此之外，笔者团队还发现 PCOS 患者的宫腔上段 A/L < 0.5 的比例更高，但具体机制尚不明确，仍需进一步研究 [图 2-1-9]。

（3）宫腔镜检查：宫腔镜检查是评估宫腔环境的金标准。通过宫腔镜可以直接观察子宫颈管、宫颈内口、宫腔及输卵管开口的情况，对黏膜下肌瘤、子宫内膜息肉、宫腔粘连、子宫纵隔等疾病进行诊断，并可对病变部位进行准确取材或相关的治疗 [图 2-1-10]。与经阴道超声检查相比，宫腔镜在诊断子宫内膜相关病变上的准确率更高（97.3% vs. 84.7%）。

生殖道微生态评估

女性生殖道菌群可能与生育力密切相关，参与排卵、精卵运输、受精卵着床、妊娠、分娩等多个过程。目前研究较多的是阴道菌群。有研究显示，在不孕女性中，细菌性阴道病的发病率为 19%，革兰氏阴性杆菌产生的脂多糖可使机体处于长期慢性炎症刺激中，导致机体免疫应答异常，产生的过量炎症因子和氧自由基等物质也会影响卵泡的发育和卵母细胞质量。此外，反复阴道炎容易导致盆腔炎性疾病，包括输卵管积水、输卵管粘连、输卵管卵巢囊肿等，最终导致女性不孕。细菌性阴道病或阴道菌群异常与不良妊娠结局也密切相关。许多研究已经证实，阴道菌群异常或细菌性阴道病会导致早产，特别是未足月胎膜早破，在既往有未足月胎膜早破病史的女性中，阴道菌群中乳酸杆菌的密集度和种类明显偏少，异常菌群丰富度则偏高。

子宫腔属于低生物量部位，但最新研究证实子宫腔内存在以乳酸杆菌为主导的微生物组，影响胚胎的植入与存活，与良好妊娠结局密切相关。既往研究表明，子宫内膜容受期非乳酸杆菌比例增加可明显降低胚胎种植率（23.1% vs. 60.7%）、妊娠率（33.3% vs. 70.6%）和分娩率（6.7% vs. 58.5%）。本中心研究发现在反复种植失败（recurrent implantation failure, RIF）、慢性子宫内膜炎（chronic endometritis, CE）、子宫瘢痕憩室（cesarean section scar

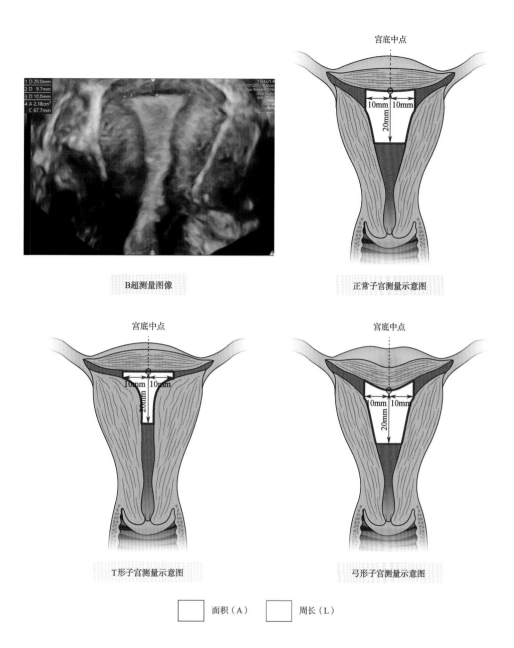

图 2-1-8　胚胎种植区域面积 / 周长测量方法

测量自宫底中点向两侧各 10mm、向下 20mm 范围内宫腔部分的面积 / 周长。

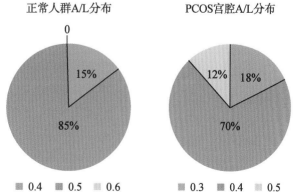

图 2-1-9　正常人群及 PCOS 患者胚胎种植区域面积 / 周长分布情况

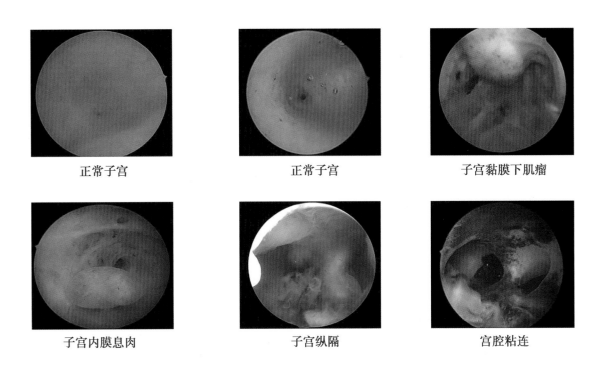

正常子宫　　　　　　　正常子宫　　　　　　　子宫黏膜下肌瘤

子宫内膜息肉　　　　　　子宫纵隔　　　　　　　宫腔粘连

图 2-1-10　宫腔镜下子宫内膜评估

diverticulum, CSD）患者中都出现了乳酸杆菌丰度降低，鞘氨醇单胞菌等有害菌群的丰度增加［图 2-1-11、图 2-1-12］。微生物结构和组成的异常可能导致生殖道的代谢发生改变，如脂肪酸代谢的活性增加，进而影响子宫内膜的免疫适应和子宫内膜血管的形成，干扰胚胎着床。

全身因素评估

体重指数

体重指数（body mass index, BMI）过低或过高都会影响女性的生育力。正常 BMI 为 $18.5 \sim 23.9 \text{kg/m}^2$。与 BMI 正常的女性相比，低 BMI 女性（$< 18.5 \text{kg/m}^2$）的流产率增加（13.8% vs. 10.7%），活产率降低 [$OR = 0.9$, $95\% CI$（0.75, 1.10）]，该现象在 35 岁以上的女性中表现得更明显（24.6% vs. 38.1%）。不过也有研究认为低 BMI 对妊娠结局的影响不大。低 BMI 影响生育力的机制可能包括：①脂肪组织与雌激素的代谢密切相关。体重过低时，由脂肪组织转换而来的雌酮量减少，其主要代谢产物转变为具有抗雄激素活性的"儿茶酚雌激素"。这些改变反作用于下丘脑，抑制促性腺激素释放激素脉冲分泌，影响 HPO 轴功能。②低 BMI 可能表明

能量摄入不足，从而影响促性腺激素浓度、卵母细胞生长和卵母细胞质量。③低 BMI 女性体内瘦素处于低表达水平，子宫内膜瘦素的低表达与较高的植入失败率有关。高 BMI（$> 24 \text{kg/m}^2$）往往伴有不同程度的代谢及激素紊乱。研究发现，与正常 BMI 的女性相比，BMI $> 32 \text{kg/m}^2$ 女性的不孕概率提高了 3 倍，BMI 在 $24 \sim 26 \text{kg/m}^2$ 女性的不孕概率提高了 1.3 倍。意大利的一项研究对 700 名接受供卵的女性进行了研究，发现肥胖（BMI $> 30 \text{kg/m}^2$）女性的自发流产率高达 38.1%，超重（BMI 为 $25 \sim 29.9 \text{kg/m}^2$）女性的自发流产率为 15.5%，而正常体重（BMI 为 $20 \sim 24.9 \text{kg/m}^2$）女性的自发流产率为 13.3%。PCOS 患者广泛存在肥胖状态，且往往合并高雄激素血症及高胰岛素血症，其复杂的内分泌状态也会加重肥胖对妊娠结局的不良影响。目前已发表的研究中，高 BMI 影响生育力的机制包括：①脂肪组织将大量雌二醇代谢为低活性的雌酮和雌三醇，雌酮、雌三醇不同于雌二醇，不具有周期性规律化波动，不能诱导垂体大量释放 LH 与 FSH，难以形成血清 LH/FSH 峰值，导致卵泡发育或排出障碍，出现月经稀发或闭经；②子宫内膜容受性降低，肥胖女性异常脂质代谢状态可导致子宫内膜细胞脂质异常堆积［图 2-1-13］，诱导内质网 PERK 应激通路中 ATF4 基因的激活，PERK 及 ATF4 蛋白表达增加，进而引

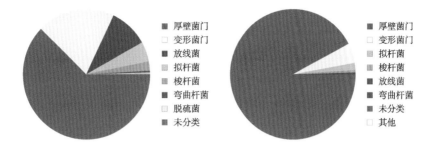

图 2-1-11　子宫瘢痕憩室患者宫腔微生物组成改变情况

[资料来源: YANG X, PAN X, LI M, et al. Interaction between cervical microbiota and host gene regulation in caesarean section scar diverticulum. Microbiol Spectr, 2022, 10(4):e0167622.]

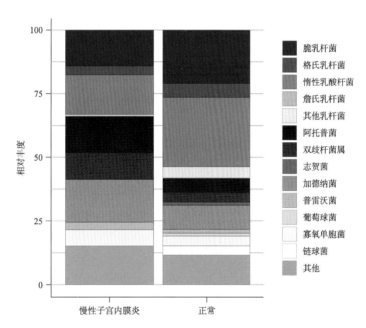

图 2-1-12　慢性子宫内膜炎患者宫腔微生物组成改变情况

[资料来源: LIU Y, KO E Y, WONG K K, et al. Endometrial microbiota in infertile women with and without chronic endometritis as diagnosed using a quantitative and reference range-based method. Fertil Steril, 2019, 112(4):707-717.e1.]

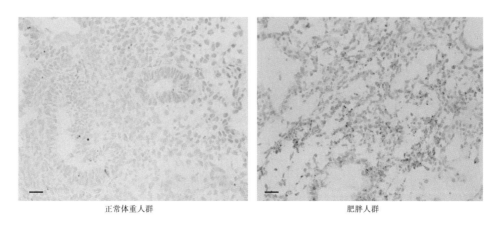

图 2-1-13　两组子宫内膜组织中脂滴含量的检测结果

对两组人群种植期子宫内膜组织进行油红 O 染色, 半定量观测上皮组织中的脂滴含量。

肥胖者内膜组织上皮及间质中脂质含量显著高于对照组内膜, 上皮中脂滴增大, 数量显著增加。

[资料来源: 杨星, 潘歆怡, 郭燕娴, 等. 肥胖 PCOS 患者子宫内膜内质网应激反应. 中国病理生理杂志, 2021, 37(6):1107-1112.]

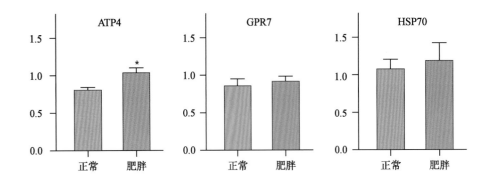

图 2-1-14　子宫内膜组织中内质网应激相关分子的 mRNA 表达（*P ≤ 0.05）

［资料来源：杨星，潘歆怡，郭燕娴，等．肥胖 PCOS 患者子宫内膜内质网应激反应．中国病理生理杂志，2021, 37(6):1107-1112.］

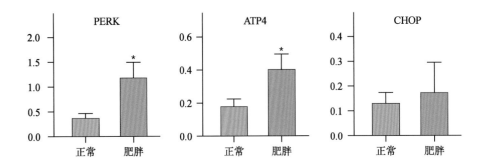

图 2-1-15　两组子宫内膜组织中内质网应激相关蛋白检测结果的比较（*P ≤ 0.05）

［资料来源：杨星，潘歆怡，郭燕娴，等．肥胖 PCOS 患者子宫内膜内质网应激反应．中国病理生理杂志，2021, 37(6):1107-1112.］

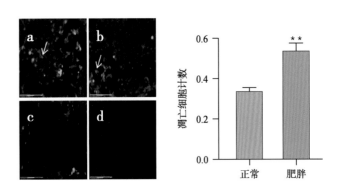

图 2-1-16　两组子宫内膜组织凋亡细胞检测

a、b 为肥胖 PCOS 女性，c、d 为正常 PCOS 女性对照组，箭头指示染色阳性；**P ≤ 0.01。

［资料来源：杨星，潘歆怡，郭燕娴，等．肥胖 PCOS 患者子宫内膜内质网应激反应．中国病理生理杂志，2021, 37(6):1107-1112.］

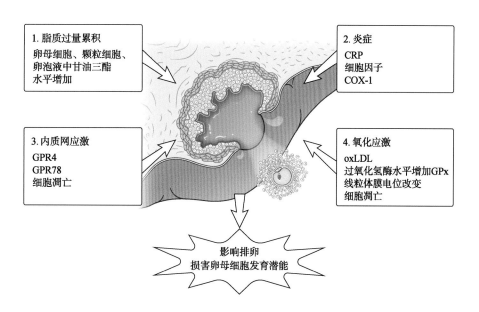

图 2-1-17　肥胖影响卵巢功能的可能机制
[资料来源: ROBKER R L, WU L L, YANG X. Inflammatory pathways linking obesity and ovarian dysfunction. J Reprod Immunol, 2011, 88(2):142-148.]

起细胞炎性反应和细胞凋亡[图 2-1-14 ~ 图 2-1-16]。③卵母细胞质量降低: 肥胖女性的卵泡液、颗粒细胞、卵母细胞中均存在脂质过量累积, 导致后续胚胎发育不良; 这些脂质可进一步激活脂毒性相关通路, 导致这些细胞出现内质网应激、线粒体膜电位下降、炎症及氧化应激相关因子水平增加, 促进细胞凋亡[图 2-1-17]。

异常病史

(1) 早产与低出生体重: 研究发现, 与足月产女婴相比, 早产女婴在成年后的生育力更可能受到影响, 可能与其生殖系统发育不佳有关。从生育率上来看, 22 ~ 27 周出生的女性生育率为 25%, 与足月产女性相比下降了 67%; 28 ~ 32 周出生的女性生育率为 59.2%, 与足月产女性相比下降了 19%。从生殖器官的发育情况来看, 与足月产女性相比, 早产女性在青春期时子宫体积更小、宫颈更长、子宫内膜回声偏低、卵巢体积更小、卵泡数量更少, 激素水平上, E_2、AMH、INH-B水平更低, LH 水平更高, 但也有一些研究认为这些女性成年后的血清 AMH 水平与足月产女性无明显差异。

(2) 自身免疫性疾病: 自身免疫性疾病可以导致细胞免疫和体液免疫的异常, 使机体产生不同的异常自身抗体, 改变免疫细胞的数量、比例、活性等。异常的免疫应答会改变生殖系统内的免疫微环境, 影响卵泡发育和子宫内膜容受性等多个方面, 引起不孕和不良妊娠结局。常见的自身免疫性疾病包括系统性红斑狼疮(systemic lupus erythematosus, SLE)、类风湿性关节炎(rheumatoid arthritis, RA)、甲状腺疾病、炎症性肠病等。这些疾病本身导致的免疫异常、药物及手术治疗手段等都可能影响生育力。有文献报道, 患有关节炎的女性 AMH 水平比健康对照组低(2.21ng/ml *vs.* 2.78ng/ml), 但也有研究认为, RA 患者血清 AMH 水平与同年龄健康人群相比无显著差异, 甲氨蝶呤和糖皮质激素的治疗均不影响 AMH 水平。在克罗恩病患者中, AMH 水平显著低于健康对照组(1.02ng/ml *vs.* 1.89ng/ml), 活动期患者血清 AMH 水平也低于缓解期患者(0.33ng/ml *vs.* 1.53ng/ml)。在 SLE 患者中, 54% 的 SLE 患者出现月经稀发, 52% 的患者孕酮水平降低, 24% 的患者雌二醇浓度降低, 未使用环磷酰胺的 SLE 女性患者 AMH 水平也较一般人群更低, 为 1.02 ~ 1.62ng/ml。根据笔者研究中心的未发表数据[图 2-1-18、图 2-1-19], 在人群中, SLE 患者与非 SLE 患者的 AMH 平均水平分别为 1.63ng/ml 和 2.71ng/ml, 使用环磷酰胺(cyclophosphamide, CTX)治疗会使 AMH 水平进一步下降; 在小鼠中, SLE 小鼠与健康小鼠的 AMH 平均水平分别为 0.27ng/ml 和 1.41ng/ml。

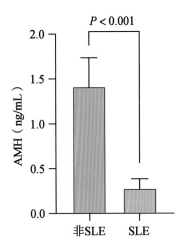

图 2-1-18　SLE 与非 SLE 小鼠 AMH 水平比较

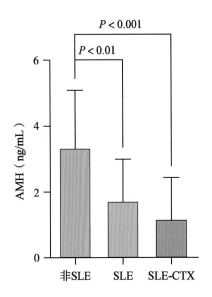

图 2-1-19　非 SLE 人群与接受或不接受 CTX 治疗的 SLE 患者血清 AMH 水平比较
SLE. 未接受 CTX 治疗的 SLE 患者；
SLE-CTX. 接受 CTX 治疗的 SLE 患者。

（3）遗传因素：遗传因素包括染色体异常与单基因突变。单基因异常导致的女性不孕相关表型包括卵巢早衰、卵巢发育不良、卵母细胞成熟缺陷、早期胚胎停育、多囊卵巢和复发性流产等。

1）染色体异常：不孕女性中染色体异常的发生率较高，当发现患者伴有性腺异常、外生殖器畸形等第二性征发育不良特点时，应及时进行染色体核型分析，明确诊断，进而采取相应的措施。染色体的异常包括结构与数目的改变，前者包括染色体易位（平衡易位、罗伯逊易位、复杂

易位）、插入、重复、缺失、染色体多态等；后者最常见是 45,XO，即特纳综合征。其他影响生育力的染色体异常包括 21- 三体综合征、超雌综合征（47,XXX）等。

2）不孕基因：许多单基因改变与生育力降低有关，这些基因往往与卵巢和卵泡发育、成熟、排卵等过程密切相关。临床上怀疑患者存在基因异常时，可结合患者的临床表型、家族史、经济情况等选择合适的检测基因与检测技术找到异常位点［表 2-1-5］。当发现存在某种基因异常时，首先需要对该突变引起不孕的机制和患者的临床表型进行分

表 2-1-5　常见不孕基因与不孕表型

基因	遗传方式	临床表型
HFM1	AR	闭经
FIGLA	AD	小 / 无卵巢，无卵泡，子宫内膜发育不良
FOXL2	AD	卵巢与子宫发育不良，无卵泡，继发性闭经
MSH5	AR	月经稀发、卵巢萎缩、无卵泡
STAG3	AR	原发性闭经，卵巢发育不良
NOBOX	AD	继发性闭经，无卵泡
NR5A1	AD	月经周期不规则或无排卵性月经，继发性闭经，性腺发育不良，无生殖细胞
ERCC6	AD	继发性闭经
SYCE1	AR	原发性闭经，无卵泡，子宫与卵巢发育不良
MCM8	AR	无青春期乳房发育，原发性闭经，无卵巢，低促性腺激素水平
BMP15	XLD	青春期延迟，原发 / 继发性闭经，小卵巢，无卵泡，子宫发育不良，多毛，无阴毛 / 腋毛
FLJ22792	XLR	牙齿稀疏，青春期延迟，原发性闭经，骨质疏松
DIAPH2	XLD	继发性闭经
FSHR	AR	原发性闭经，骨质疏松
MCM9	AR	矮身材，低体重，乳腺不发育，无卵巢，原发性闭经，骨骼与腋毛 / 阴毛发育延迟
SOHLH1	AR	矮身材，无青春期乳房发育，原发性闭经，卵巢发育不良 / 无卵巢，子宫小，骨骼发育延迟
PSMC3IP	AR	乳腺不发育，无阴毛，子宫发育不良，原发性闭经
AMH	AD	原发 / 继发性闭经
AMHR2	AD	原发性卵巢功能不全
DAZL	AR	卵巢低储备
GDF9	AR	原发性闭经，乳腺不发育，阴毛发育延迟
LHCGR	AD/AR	原发性闭经
INHA	AD	原发性闭经
PGRMC1	AD	高促性腺激素性性腺功能减退，闭经
POU5F1	AD	小卵巢，无卵泡
TGFBR3	AR	卵巢早衰
WT1	AD	继发性闭经
SGO2	AR	卵巢功能不全
SPIDR	AR	卵巢发育不良 / 无卵巢
EIF4ENIF1	AD	继发性闭经
NUP107	AR	无卵巢，小子宫，无青春期
NANOS3	AD	原发性闭经
ZP3	AD	卵母细胞退化，无透明带
TUBB8	AD/AR	卵母细胞发育停止在 M I /M II 期，纺锤体异常
ZP1	AR	无透明带
PATL2	AR	卵母细胞发育停滞在 GV/M I 期，第一极体异常，早期胚胎停育
ZP2	AR	透明带异常
TLE6	AR	不受精
PADI6	AR	胚胎早期停育
SYCP3	AD	孕 6~10 周早期流产
F2	AD	复发性流产
ANXA5	AD	不明
NLRP7	AR	妊娠滋养细胞疾病
KHDC3L	AR	不明

注：AD. 常染色体显性遗传；AR. 常染色体隐性遗传；XLD. X 染色体显性遗传；XLR. X 染色体隐性遗传。

[资料来源：GUERRI G, MANISCALCHI T, BARATI S, et al. Non-syndromic monogenic female infertility. Acta Biomed, 2019, 90(10-S):68-74.]

析，再制订相应的辅助生殖方案，如尝试进行激素替代治疗（hormone replacement therapy，HRT）和控制性促排卵，或建议患者接受卵子捐赠等。

环境与生活方式

过度运动、节食、心理压力与应激、长期熬夜等因素可能会导致功能性下丘脑性闭经，从而致排卵异常及全身因素引起的女性不孕；二噁英、邻苯二甲酸酯、双酚 A、丙酮等有毒物质的暴露史也会降低储备，从而降低生育力。

（梁晓燕）

放化疗对生育力的影响及其保护措施

癌症是目前全球健康的主要威胁之一，根据世界卫生组织国际癌症研究机构（International Agency for Research on Cancer，IARC）发布的 2020 年全球最新癌症负担数据，2020 年全球新发癌症病例 1 929 万例，其中女性新发癌症病例 923 万例；中国新发癌症病例 457 万例，其中女性新发癌症病例 209 万例，发病率较高的癌症包括乳腺癌、结直肠癌、肺癌、宫颈癌、甲状腺癌等。在儿童肿瘤方面，近年来，儿童恶性肿瘤的发病率也在逐渐升高，预计到2050 年，全球将会有 1 370 万儿童患有恶性肿瘤。据报道，我国每年有 3 万~ 4 万名儿童确诊恶性肿瘤，其发病率正以2.8% 的速度增加，发病率排名前三位的儿童肿瘤分别为白血病（43.33/100 万）、中枢神经系统肿瘤（19.59/100 万）和淋巴瘤（11.54/100 万），男童的恶性肿瘤中位发病率为10.21/10 万，女童为 8.91/10 万。

近年来，肿瘤的发病出现"年轻化"的趋势，加上近年来癌症治疗的进步，癌症患者的生存率有了明显的提高，尤其是儿童肿瘤，通过规范的治疗，其整体生存率可以达到80% 以上。但肿瘤治疗所涉及的手术、化疗及放疗等手段均可对女性的生殖系统造成不同程度的损害，导致生育力下降。Schover 等人的研究表明，76% 的未育年轻癌症

幸存者有生育的需求，但自身生育力的降低以及可能出现的妊娠并发症和不良妊娠结局常令患者担忧。因此，如何在进行规范肿瘤治疗的同时保护及保存女性患者的生育力是一项重要的课题。了解肿瘤治疗损害生育力的机制有助于制订生育力保护与保存策略，以及进一步开展生育力保护与保存相关的研究。

放疗与生育力

放射治疗（radiotherapy）简称放疗，是利用放射线治疗恶性肿瘤的一种有效的局部治疗方法。使用的放射线包括放射性同位素产生的 α、β、γ 射线，以及不同种类的加速器产生的 X 射线、电子线、质子束及其他粒子束等。目前临床上最常用、最先进的放疗技术是三维适形调强放射治疗（intensity-modulated radiotherapy，IMRT）。根据患者的年龄、肿瘤类型与分期、病灶位置等，放射治疗可以作为肿瘤的一线治疗或辅助治疗。在女性癌症中，宫颈癌、子宫内膜癌、膀胱癌和直肠癌需要进行盆腔放疗；中枢神经系统肿瘤或血液系统肿瘤（如霍奇金淋巴瘤）可以进行颅 - 脊髓放疗；对于可以进行骨髓移植治疗的血液系统疾病，全身性的放疗也是骨髓移植前准备的方案之一。虽然放疗技术正在不断地革新，但治疗过程中放射线对靶器官及周围组织的损伤仍是不可避免的。一旦 HPO 轴及生殖道结构暴露或接近放射野，就有可能受到不同程度的放射损伤，从而对生育力造成不同程度的影响。

放疗对卵巢的影响

作用机制

放射线对卵巢的损伤主要是卵泡数量的减少及卵巢基质的纤维化，这种损伤是永久性的、不可逆的。放射线可以导致细胞 DNA 双链断裂、交叉，从而引起细胞死亡。一般来说，有丝分裂活性和 DNA 复制活性高的细胞更容易受到辐射诱导的损伤，而有丝分裂活性低的细胞相对更能抵抗辐射损伤。但卵母细胞是一个例外，尽管其发育停止在第一次减数分裂双线期，但仍然对辐射极其敏感。过去的研究认为卵母细胞缺乏 DNA 修复机制，因此无法修复电离辐射引起的基因损伤，但最新的研究发现，人类卵母细胞也表达不同的 DNA 修复基因，但其在修复辐射诱导的

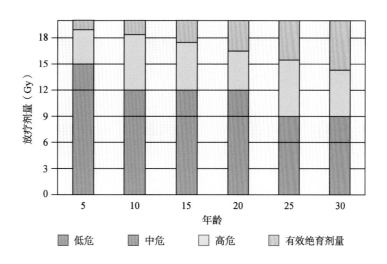

图 2-2-1　放疗的性腺毒性与年龄、剂量的关系
[资料来源: WO J Y, VISWANATHAN A N. Impact of radiotherapy on fertility, pregnancy, and neonatal outcomes in female cancer patients. Int J Radiat Oncol Biol Phys, 2009, 73(5):1304-1312.]

基因组损伤方面的作用尚不清楚。分裂的颗粒细胞可能也是放射线作用的靶点，因为目前的研究发现，静止的原始卵泡比成熟的大卵泡对辐射损伤的抵抗能力更强。

放疗所致卵巢损害的影响因素

放疗对卵巢功能的损伤与放射野的大小、放射总剂量、分割放射时间和年龄密切相关 [图 2-2-1]。研究显示，2Gy 的单次照射剂量即可使 50% 的原始卵泡受到损害。儿童单次照射剂量达到 10~20Gy 或成人单次照射剂量达到 4~6Gy 时，不可逆性卵巢功能衰竭的风险就会显著增加。在目前的放射治疗中，单次放射剂量一般为 1.8~2.0Gy，随着放疗次数的增加，放射总剂量不断累积。有研究者将可使 97.5% 的女性在放疗后短期内发生卵巢早衰的总放射剂量定义为有效绝育剂量（effective sterilizing dose, ESD），并发现这一界值随着年龄增加而逐渐降低，ESD 在女性刚出生时为 20.3Gy，10 岁时为 18.4Gy，20 岁时为 16.5Gy，30 岁时为 14.3Gy [图 2-2-1]。40 岁以上的女性接受 6Gy 的放疗剂量就可能出现永久性的卵巢功能丧失。如果只照射一侧卵巢，患者出现卵巢功能衰竭的概率会降低。

放疗对子宫的影响

除了卵巢功能衰竭，子宫也会受到放疗的影响，由此产生的损伤同样是不可逆的。目前，放疗对子宫的损伤机制有待进一步明确，但一些研究表明，放疗会导致子宫肌层纤维坏死、子宫内膜萎缩、血管功能受损、子宫的体积减小和弹性降低。儿童时期接受过腹部、盆腔或全身放射治疗的女性患儿，子宫的生长发育受到限制，可以表现为成年后的子宫容积更小，并对激素替代疗法产生抵抗，相比之下，青春期后接受放疗的女性可以从激素替代疗法中获益，表现为子宫体积和功能的增加。接受过放疗的女性，即使卵巢功能正常或接受卵母细胞捐赠，在妊娠后出现不良妊娠结局的风险也大大增加，这是由于子宫组织结构在放疗后发生紊乱。关于子宫接受的照射剂量达到何种程度后不建议妊娠，目前尚无共识，但 2014 年，Teh 等人发表的一项研究建议患者在成年期接受 >45Gy 的治疗、在儿童期接受 >25Gy 的治疗后应该避免妊娠。2009 年英国的一项针对癌症患者的研究发现，儿童期接受过腹部放疗的女性患者在日后出现不良妊娠结局的风险更高，包括早产风险增加 3 倍、新生儿低出生体重的风险增加 2 倍和流产风险的小幅度增加。除此之外，胎位异常、胎盘植入、新生儿围产期死亡、胎儿畸形等不良妊娠结局的发生风险也相应增加。由于子宫弹性降低，子宫破裂的风险也可能会增加，但目前鲜有报道 [表 2-2-1]。

放疗对下丘脑 - 垂体的影响

头颈部放疗可能对下丘脑 - 垂体产生一定程度的影响。放疗导致的垂体前叶激素缺乏是一种最常见的、不可逆转的、进行性的长期并发症，在儿童癌症中有高达 50% 的肿瘤幸存者需要处理内分泌问题，其中促生长轴最为敏感。显

表 2-2-1　放疗对子宫的影响机制

影响对象	影响机制
子宫内膜	短期内可能会出现子宫内膜萎缩，但子宫内膜的高度再生能力预示其可能不会在放疗中发生永久性损伤
子宫肌层	破坏子宫肌层纤维，影响其收缩能力，使子宫肌层变薄、弹性变差，限制子宫生长（青春期前）
子宫血管	子宫动脉血流灌注指数增加，血管阻力增加
子宫内膜干细胞	放疗可能不会永久损伤子宫内膜干细胞

著的促性腺激素缺乏通常是晚期并发症，在长期随访中的累积发生率为 20% ~ 50%。

对青春期前女性而言，18 ~ 24Gy 的放疗剂量即可引起性早熟，这可能是由于大脑皮质对下丘脑的抑制减弱。而对男性而言，放疗剂量达到 25 ~ 50Gy 才可能会导致性早熟。另外，与接受更低剂量治疗的女性相比，接受 ≥ 30Gy 剂量放疗的患者日后的妊娠率更低，不孕概率增加，这可能与放疗导致的低促性腺激素水平有关。

放疗过程中的生育力保护措施

卵巢移位术（ovarian transposition，OT）

即通过外科手术将卵巢缝合至放射野之外，以减少放疗对卵巢的损害，是目前放疗患者最常用的保护措施。若患者的肿瘤分期允许保留卵巢，可在行肿瘤根治手术的同时行OT；若患者经临床评估后暂不行手术治疗，可在盆腔放射治疗前通过腹腔镜手术进行卵巢移位。在实施手术前，手术医师需要与放疗医师进行充分沟通，根据计划设计的照射野选择不同的移位技术，包括头侧移位、结肠旁沟外侧移位、子宫后方内侧移位等。OT 可以减少放疗对卵巢功能的直接影响，但由于目前常用的低线能量转移（linear energy transfer，LET）射线是通过产生氧自由基发挥间接杀伤作用，加上术后卵巢血流可能发生改变，部分患者的卵巢储备功能减退仍不可避免。关于 OT 对卵巢功能的保护效果尚缺乏高质量的长期随访研究，目前发表的研究结果认为 OT 保留卵巢功能的成功率为 60% ~ 88.6%，约10% ~ 14% 的患者无法通过 OT 手术保护卵巢功能。完成肿瘤治疗后，成功保留卵巢功能的患者可借助辅助生殖技术实现生育。有研究对 11 名接受了放疗的霍奇金淋巴瘤

女性患者（5 ~ 23 岁）进行了长达 14 年（1972—1988 年）的随访，记录了 11 例活产和 3 例流产。

质子放射治疗（proton radiotherapy，PRT）

PRT 是放疗的一种，由于质子的质量大，在物质内散射少，所以其治疗精确度非常高，因此能够减少对周围正常组织的照射剂量。运用自动化技术可将其布拉格峰控制在肿瘤靶区的边界，从而提高了肿瘤治疗的精确度。由于 PRT 范围有限，当卵巢位于腹盆腔区肿瘤的伸展布拉格峰远端时，就可以最大限度地保留卵巢功能。PRT 对卵巢功能或卵巢储备的安全性已在小鼠中得到证实，但尚未在人类中进行测试。

化疗与生育力

化疗对卵巢的影响

影响机制

化疗（chemotherapy）药物对卵巢功能的影响包括直接和间接作用，且与年龄、遗传因素、药物的类型及剂量有关。年龄与卵巢储备呈负相关，随着女性年龄增加，化疗药物导致卵巢储备耗竭的概率也随之增加。Stearns 等人研究了不同的乳腺癌化疗方案中不同年龄的女性发生卵巢功能衰竭的比例，发现无论使用何种方案，超过 40 岁的女性在化疗后发生卵巢功能衰竭的比例都远远高于 40 岁之前的女性［表 2-2-3］。化疗药物对卵巢的影响包括直接作用和间接作用。化疗药物的直接作用是指化疗药物直接作用于卵母细胞或颗粒细胞，导致卵泡的凋亡或激活，从而加

速原始卵泡数量的减少，使卵巢储备永久性降低，这种直接的卵巢毒性多见于烷化剂。卵母细胞和前颗粒细胞的凋亡与 p63 途径有关。原始卵泡的激活则与 PI3K/PTEN/Akt 通路密切相关，一方面，化疗药物可能直接进入卵母细胞促使其激活，另一方面，生长卵泡的数量减少使 AMH 分泌减少，对原始卵泡池募集的抑制作用减弱，大量处于静止状态的原始卵泡因此激活，这种因原始卵泡激活而导致的卵母细胞消耗也被称为 "burn out" 效应。一般来说，大剂量的化疗药物以诱导细胞凋亡为主，低剂量化疗药物的促原始卵泡激活作用更明显。除原始卵泡外，不同发育阶段的卵泡也会在化疗药物的作用下发生凋亡，成熟卵泡的凋亡会使部分患者在接受烷化剂治疗后的短期内出现闭经，但这种闭经可能是暂时性的。化疗药物的间接作用是指通过影响卵巢基质及微血管功能，或改变卵巢内氧化应激状态来促进原始卵泡的凋亡，而间接降低卵巢储备。卵巢间质纤维化多见于含多柔比星和顺铂的化疗方案，研究发现这 2 种化疗药物可以直接诱导卵巢基质细胞凋亡。多柔比星还可以进一步导致微血管痉挛、损伤，减少卵巢血供，研究显示卵巢血管密度与原始卵泡凋亡呈负相关，这也提示了化疗药物可能通过诱导卵巢血管损伤间接降低卵巢储备。化疗通过改变卵巢氧化应激状态来影响卵巢功能的证据尚不充分，但有研究发现环磷酰胺治疗会导致谷胱甘肽的消耗，而谷胱甘肽是一种至关重要的细胞抗氧化剂，其消耗导致活性氧含量增加，从而介导颗粒细胞的凋亡。

不同化疗药物对卵巢功能的影响

见表 2-2-2。

不同化疗方案对卵巢功能的影响

见表 2-2-3、表 2-2-4。

化疗对子宫的影响

化疗暴露会增加患者日后发生不良妊娠结局的风险，包括流产、早产、低出生体重儿等，即使提前进行了卵母细胞或胚胎的冷冻仍不能避免，说明不良妊娠结局可能与子宫内膜的损害有关。目前化疗损害子宫内膜的机制尚不明确。化疗暴露可能与较小的子宫大小及容积有关。研究发现，卵巢切除后的小鼠子宫内的肌肉生长抑制素水平增加，由此推断，化疗可能导致子宫内肌肉生长抑制素水平增加，导致子宫肌层质量减少。另外也有一些研究认为，化疗药物可能会损伤子宫内膜干细胞，但这些都尚需进一步研究证实［表 2-2-5］。

保护措施——化疗保护剂

研究人员与临床医生尝试使用不同的保护剂以实现化疗期间对卵巢功能的保护，既往临床应用较多的是 GnRH-a［表 2-2-6］。但无论是 GnRH-a 还是其他类型的化疗保护剂，其实际疗效与临床应用一直具有较大争议，2018 年美国临床肿瘤学会（American Society of Clinical Oncology，ASCO）指南明确提出 GnRH-a 不能作为确切的生育力保护手段。对于其他类型的保护剂，目前已发表的研究均处于初级阶段，没有较高质量的证据证实其有确切保护效果，这些保护性药物与治疗用药的相互作用也不明确。因此，如何在化疗期间有效地保护卵巢功能，目前仍需要进一步探索。

生物治疗与生育力

肿瘤的生物治疗（biotherapy）是一个广泛的概念，涉及一切应用生物大分子进行治疗的方法，包括非细胞治疗（单克隆抗体、疫苗、基因治疗等）和细胞治疗（提取患者外周血中不成熟的免疫细胞，在实验室中进行活化培养使其具有高效识别肿瘤细胞的能力，随后回输至患者体内发挥抗肿瘤效应）。目前，生物治疗对肿瘤患者生育力的研究较少。

有限的研究表明，曲妥珠单抗联合拉帕替尼治疗 HER2 阳性的乳腺癌没有明显的性腺毒性作用。根据《女性生育力保存临床实践中国专家共识》，接受单克隆抗体贝伐珠单抗治疗的患者发生 POI 的风险程度为低风险，接受曲妥珠单抗、西妥昔单抗及酪氨酸激酶抑制剂厄洛替尼、伊马替尼治疗的患者发生 POI 的风险暂不明确。

最近一项关于帕博利珠单抗的研究发现这种免疫检查点阻断剂可能会影响卵巢储备。帕博利珠单抗是一种靶向程序性死亡受体 1（programmed death-1，PD-1）的嵌合抗体，已被美国食品药品监督管理局（Food and Drug Administration，FDA）批准用于复发或难治性经典型霍奇金淋巴瘤的儿童患者。具有正常免疫功能的小鼠注射帕博利珠单抗和抗小鼠 PD-1 抗体后，原始卵泡的数量显著减少，初级和次级卵泡的数量没有明显变化，而免疫缺陷裸鼠的各阶段卵泡数均未见变化。同时，小鼠经抗小

表 2-2-2　不同化疗药物的性腺毒性

分类	药物	肿瘤类型	肿瘤杀伤机制	性腺毒性机制	风险等级
烷化剂	环磷酰胺 异环磷酰胺 氮芥 苯丁酸氮芥 美法仑 白消安 卡莫司汀	白血病 乳腺癌 肺癌 卵巢癌 淋巴瘤 霍奇金淋巴瘤 骨髓瘤 肉瘤	使双链 DNA 交联，干扰细胞分裂进程 线粒体膜电位降低 抑制胞质内细胞色素 C 的累积	诱导卵母细胞与颗粒细胞双链 DNA 断裂	高
长春碱类	长春碱 长春新碱	淋巴瘤 霍奇金淋巴瘤 乳腺癌 生殖细胞肿瘤 肺癌 肉瘤 神经母细胞瘤	抑制微管蛋白聚合形成微管	不具有性腺毒性	低
抗代谢物	阿糖胞苷 甲氨蝶呤 5- 氟尿嘧啶	白血病 乳腺癌 卵巢癌 胃肠道肿瘤	干扰影响 DNA、RNA 的生物合成	不具有性腺毒性	低
铂类	顺铂 卡铂 奥沙利铂	膀胱癌 结直肠癌 头颈部肿瘤 肺癌 卵巢癌	与 DNA 交联导致 DNA 损伤，干扰复制与转录	导致卵母细胞内 abl 和 Tap63-α 蛋白累积，诱导卵母细胞凋亡	中
蒽环类抗生素	多柔比星 柔红霉素 博来霉素	淋巴瘤 白血病 乳腺癌 肉瘤	与 DNA 交联抑制其复制与转录 使 DNA 双链断裂 上调 p53 蛋白水平，诱导细胞凋亡	诱导颗粒细胞和卵母细胞凋亡，以颗粒细胞为主	低 / 中
其他	丙卡巴肼	霍奇金淋巴瘤 脑瘤	抑制 DNA 甲基化 抑制 RNA 和蛋白质的生物合成	—	高

[资料来源：KIM S, KIM S W, HAN S J, et al. Molecular mechanism and prevention strategy of chemotherapy- and radiotherapy-induced ovarian damage. Int J Mol Sci, 2021, 22(14):7484.]

鼠 PD-1 抗体治疗后，部分卵泡内及卵巢基质细胞间可见 CD3[+] T 细胞浸润。因此，PD-1 免疫检查点封锁通过一种可能涉及 CD3[+] T 细胞浸润后炎症的机制影响卵巢储备。在该研究中，只对小鼠进行了 2 个疗程的帕博利珠单抗治疗，但在癌症患者中，帕博利珠单抗的治疗周期往往长达 2 年，因此，临床上可能需要格外关注这部分患者的卵巢储备功能。

综合目前的研究来看，放化疗对生育力的影响在于极大地减少了卵巢的储备，其中盆腔放疗和烷化剂化疗对卵巢储备功能的损害最大，放化疗联合治疗也会比单独放疗或单独化疗带来更强的性腺毒性。放化疗对子宫的损伤机制目前尚不清楚，但在临床实践中的确观察到患者不良妊娠结局的发生概率增加。尽管目前已经有较为成熟的生育力保存手段，但如何更好地保护肿瘤患者的生殖内分泌功能与子宫，仍需要进一步的研究。

表 2-2-3　不同年龄、不同化疗方案患者化疗后发生永久性闭经的概率

化疗方案	年龄	闭经概率 / %
CMF × 6 个周期	< 40	30 ~ 80
	≥ 40	60 ~ 96
AC × 4 个周期	< 40	13 ~ 30
	≥ 40	57 ~ 63
FEC/FAC ×（6 ~ 8）个周期	< 40	10 ~ 25
	≥ 40	80 ~ 90
AC × 4 个周期 +P × 4 个周期	< 40	35
	≥ 40	77
AC × 4 个周期 +T × 4 个周期	< 40	29 ~ 42
	≥ 40	66 ~ 75
TAC × 6 个周期		61.7

注：A. 多柔比星；C. 环磷酰胺；E. 表柔比星；F.5- 氟尿嘧啶；M. 甲氨蝶呤；P. 紫杉醇；T. 多西他赛。

[资料来源：STEARNS V, SCHNEIDER B, HENRY N L, et al. Breast cancer treatment and ovarian failure: risk factors and emerging genetic determinants. Nat Rev Cancer, 2006, 6(11):886-893.]

表 2-2-4　常见性腺毒性治疗方案及早发性卵巢功能不全风险

风险程度	治疗方案
高风险	造血干细胞移植联合环磷酰胺 / 全身放射治疗或环磷酰胺 / 白消安卵巢部位的放疗 BEACOPP 增强方案（> 30 岁） 6 个周期 ×CMF, CEF, CAF, TAC（> 40 岁） 丙卡巴肼 苯丁酸氮芥
中风险	BEACOPP（< 30 岁） 6 个周期 ×CMF, CEF, CAF, TAC（30 ~ 39 岁） 4 个周期 × AC 方案（> 40 岁） 4 个周期 × AC/EC 方案→紫杉醇
低风险	单克隆抗体：贝伐珠单抗 甲氨蝶呤（因自身免疫系统疾病重复累积使用致 POI 风险增加） ABVD（> 32 岁） （4 ~ 6）个周期 ×CHOP CVP 急性髓细胞白血治疗 急性淋巴细胞白血治疗 6×CMF, CEF, CAF, TAC（< 30 岁） 4×AC（< 40 岁）
极低 / 无风险	ABVD（< 32 岁） 甲氨蝶呤 氟尿嘧啶 长春新碱 他莫昔芬

注：BEACOPP. 博来霉素 + 依托泊苷 + 多柔比星 + 环磷酰胺 + 长春新碱 + 丙卡巴肼 + 泼尼松；CMF. 环磷酰胺 + 甲氨蝶呤 + 氟尿嘧啶；CEF. 环磷酰胺 + 表柔比星 + 氟尿嘧啶；CAF. 环磷酰胺 + 多柔比星 + 氟尿嘧啶；TAC. 多西他赛 + 多柔比星 + 环磷酰胺；AC. 多柔比星 + 环磷酰胺；EC. 表柔比星 + 环磷酰胺；ABVD. 多柔比星 + 博来霉素 + 长春新碱 + 达卡巴嗪；CHOP. 环磷酰胺 + 多柔比星 + 长春新碱 + 泼尼松；CVP. 环磷酰胺 + 长春新碱 + 泼尼松。

[资料来源：孙宁霞，严杰，李文，等 . 女性生育力保存临床实践中国专家共识 . 中华生殖与避孕杂志，2021, 41(5):383-391.]

放化疗对生育力的影响及其保护措施

表 2-2-5　化疗对子宫的影响机制

影响对象	影响机制
子宫内膜	已有研究报道多柔比星会改变子宫内膜转录组，因此子宫内膜容受性可能会在化疗药物的作用下发生改变
子宫肌层	目前缺乏相关研究，但卵巢切除后小鼠子宫内的肌肉生长抑制素水平增加，由此推断，化疗可能使子宫内肌肉生长抑制素水平增加，导致子宫肌层质量减少
子宫血管	5- 氟尿嘧啶可能会损伤血管平滑肌，导致血管舒张功能受损
子宫内膜干细胞	目前缺乏证据

表 2-2-6　不同化疗保护剂的作用机制

化疗保护剂	保护卵巢功能的可能机制
GnRH-a	抑制 HPO 轴，降低卵巢功能，减少原始卵泡募集
酪氨酸激酶抑制剂 　伊马替尼（imatinib） 　舒尼替尼（sunitinib）	伊马替尼和舒尼替尼可抑制 PI3K 途径诱导的卵母细胞激活，伊马替尼还可调节 p63 途径诱导的凋亡
蛋白酶体抑制剂 　硼替佐米（bortezomib）	抑制蛋白酶体将蒽环类药物运输到细胞核，导致 DNA 损伤
AS101	调节 PI3K/PTEN/Akt 通路相关的卵泡激活
GSK3 抑制剂	—
mTOR 抑制剂	调节 PI3K/PTEN/Akt 通路相关的卵泡激活
沙利度胺（thalidomide）	抑制血管生成 抑制 HPO 轴
SIP	抑制鞘磷脂诱导的凋亡途径
他莫昔芬（tamoxifen）	通过 IGF-1 途径抗氧化应激 抑制性腺功能
G-CSF	可能与促进新生血管形成有关
AMH	作用于 mTOR 通路抑制原始卵泡激活
右雷佐生（dexrazoxane）	减少蒽环类药物导致的颗粒细胞双链 DNA 断裂
锰福地吡（mangafodipir）	降低 ROS 水平，减少卵泡凋亡
白藜芦醇（resveratrol）	降低 ROS 水平，减少卵泡凋亡

注: HPO 轴 . 下丘脑 - 垂体 - 卵巢轴; GnRH-a. 促性腺激素释放激素激动剂; G-CSF. 粒细胞集落刺激因子; AMH. 抗米勒管激素; IGF-1.胰岛素样生长因子 -1; ROS. 活性氧。

（梁晓燕）

表 2-3-1　三种生育力保存手段的比较

保存手段	应用现状	优势	劣势
胚胎冷冻	胚胎复苏存活率在 95% 以上，在所有生育力保存方法中妊娠率最高，35 岁以下每促排卵周期的妊娠率为 46.8%	技术成熟 妊娠率高	需要进行卵巢刺激 不能保护患者的生殖内分泌功能
卵母细胞冷冻	卵母细胞玻璃化冻融后存活率为 80%～95%，胚胎移植周期的平均临床妊娠率为 30%，累积活产率为 33%，不增加产科和围产期并发症的风险	技术较成熟	需要进行卵巢刺激 不能保护患者的生殖内分泌功能
卵巢组织冷冻	目前报道的卵巢组织移植后的妊娠率为 23%～31%	不需要进行卵巢刺激 冻存组织移植成功后可以同时恢复生育力和生殖内分泌功能	腹腔镜手术本身的风险 冻存卵巢组织中可能有肿瘤细胞

生育力保存的临床指征

生育力保存（fertility preservation）指对于将出现或已经出现生殖腺功能减退或丧失的患者，通过各种措施保护其生殖内分泌功能的行为。除了恶性肿瘤，许多良性疾病患者，包括子宫内膜异位症、自身免疫性疾病等，也面临生育力减退和丧失的问题，生育力保存对这些患者来说是一项重要的话题。现有的主要生育力保存手段包括卵母细胞冷冻、胚胎冷冻与卵巢组织冷冻三种。

不同生育力保存手段比较

胚胎冷冻是最常用也最成熟的生育力保存手段。目前，随着卵母细胞冷冻技术的发展，卵母细胞的玻璃化冷冻已成为大多数青春期后恶性肿瘤患者首选的生育力保存方法。而卵巢组织冷冻更多被视为一种替代方案。三种生育力保存手段各有优劣，临床应用时需结合患者的病情与诉求综合考虑，选择最合适的方案 [表 2-3-1]。

生育力保存指征与建议

不同临床指南 / 专家共识中的生育力保存指征与建议见表 2-3-2。

控制性卵巢刺激与生育力保存

要获取可冻存的卵母细胞或胚胎，需要使用促排卵药物进行控制性促排卵，以诱发卵巢内多卵泡发育和成熟，从而获取更多的卵母细胞。目前认为，卵巢刺激可以在月经周期的任意时间开始，最常用于生育力保存的促排卵方式是拮抗剂方案（GnRH-ant 方案）和高孕激素状态下促排方案（PPOS）方案。对乳腺癌等雌激素依赖型肿瘤的患者，在通过控制性超促排卵获取成熟卵母细胞时，可以考虑联合芳香化酶抑制剂来降低体内雌激素水平。每日口服来曲唑 5mg，可使血清中雌二醇浓度降低 50%，同时不影响成熟卵母细胞的获取数量和质量，也不会对母体和胚胎产生毒性或致畸性。生育力保存基本流程详见图 2-3-1。

表 2-3-2　不同临床指南 / 专家共识中的生育力保存指征与建议

临床指南 / 专家共识	胚胎冷冻	卵母细胞冷冻（COH 后）	卵巢组织冷冻
欧洲肿瘤内科年会（ESMO，2020）	卵母细胞冷冻或胚胎冷冻是最好的选择，建议用于 ≤ 40 岁、即将接受性腺毒治疗的女性 根据患者肿瘤情况，适合获取卵母细胞者，将初始抗肿瘤治疗延迟 2 周是可行的，当卵巢储备功能降低且允许推迟性腺毒性治疗时间时，可以将治疗延长至 4 周以获取更多的卵母细胞 有严重凝血功能障碍和高度感染风险的女性不建议行卵母细胞与胚胎冷冻		当卵母细胞或胚胎冷冻保存不可行时，卵巢组织冷冻是一种替代方法，但不建议用于 > 36 岁的患者 冻存卵巢组织前需检测组织中是否存在肿瘤细胞，必要时可以考虑先行低剂量性腺毒药物治疗后冻存卵巢组织以减少肿瘤细胞
欧洲人类生殖和胚胎学学会（ESHERE，2020）	胚胎冷冻与卵母细胞冷冻是生育力保护的常规选择 当卵巢刺激不可行时，可以对获取的不成熟卵母细胞行 IVM		建议应用于即将使用中 / 高性腺毒性治疗方案的人群 不建议用于低卵巢储备（AMH < 0.5ng/ml，AFC < 5 个）以及 > 36 岁的患者 已行低性腺毒性治疗的患者可以考虑行卵巢组织冷冻
美国临床肿瘤学会（ASCO，2018）	胚胎冷冻保存是一种成熟的生育力保存方法，常用于储存体外受精后多余的胚胎	卵母细胞冷冻适用于没有男性伴侣、不希望使用供精或拒绝胚胎冷冻的女性	适用于儿童患者，但对于白血病患者来说需要注意冻存卵巢组织中是否存在肿瘤细胞
国际生育力保存学会（ISFP，2015）	胚胎和卵母细胞冷冻保存是青春期后女性生育的一线方法 当患者病情允许预留出行卵巢刺激的时间时，成熟卵母细胞玻璃化冷冻是首选方案		用于儿童肿瘤患者和激素依赖性疾病的患者
美国生殖医学学会（ASRM，2019）	对于有固定男性伴侣或准备使用供精的青春期后女性，胚胎冷冻保存是一项成熟的技术	可以更好地控制配子的处理，避免于日后产生与胚胎处置有关的问题	可以一次性冻存数千个卵泡，主要适用于青春期前女性及因不能延迟肿瘤治疗而无法接受卵巢刺激和取卵的患者 由于移植后卵泡成活率低，一般不建议 40 岁以上女性行卵巢组织冷冻保存
PanCareLIFE 联盟和国际儿童癌症晚期效应指南协调小组（2021）	对于行高剂量烷化剂治疗、盆腔放疗、HSCT 的患者，当肿瘤预后不因推迟治疗而受影响时推荐采用胚胎冷冻或卵母细胞冷冻 对于行低剂量烷化剂治疗、颅脑放疗、单侧卵巢切除或采用其他无性腺毒性治疗方案的患者，当肿瘤复发风险较高时，建议行胚胎冷冻或卵母细胞冷冻		用于青春期前以及无法进行卵母细胞或胚胎冷冻的青春期或青春期后女性，对于行低剂量烷化剂治疗、颅脑放疗、单侧卵巢切除或采用其他无性腺毒性治疗方案的患者，当肿瘤复发风险较高时，不建议行卵巢组织冷冻
女性生育力保存临床实践中国专家共识（2021）	对于成年已婚女性，胚胎冷冻是首选的生育力保存方法	无论是否有配偶，女性患者都可以选择行卵母细胞冷冻治疗，但不建议超过 35 岁的女性冷冻卵母细胞	适用于年轻女性和儿童，推荐年龄不超过 35 岁，卵巢储备功能尚可者，可放宽年龄至 40 岁

（续表）

临床指南 / 专家共识	胚胎冷冻	卵母细胞冷冻（COH 后）	卵巢组织冷冻
中国女性肿瘤患者生育力保护及保存专家共识（2020）	适用于已婚、年龄 < 40 岁、卵巢储备功能正常（AMH > 1.1ng/ml，AFC > 6 个）、放疗或化疗前保存 IVF/ICSI 周期中的可用胚胎、距离盆腔放疗或化疗前至少 1 周的女性	适用于未婚或已婚、年龄 < 40 岁的患者，卵巢储备功能正常（AMH > 1.1ng/ml，AFC > 6 个），距离盆腔放疗或化疗前至少 1 周的女性	适用于年龄 < 37 岁，卵巢储备功能正常（AMH > 1.1ng/ml，AFC > 6 个）、放化疗前（非卵巢恶性肿瘤）、放化疗后要求维持正常的性激素水平和月经且无激素替代治疗禁忌证、距离盆腔放疗或化疗前至少 3 天一般用于青春期前女性以及无足够时间行卵母细胞 / 胚胎冷冻的患者

注：COH. 控制性超促排卵；IVM.（卵母细胞）体外成熟培养；AMH. 抗米勒管激素；AFC. 窦状卵泡计数；IVF. 体外受精；ICSI. 卵胞质内单精子注射。

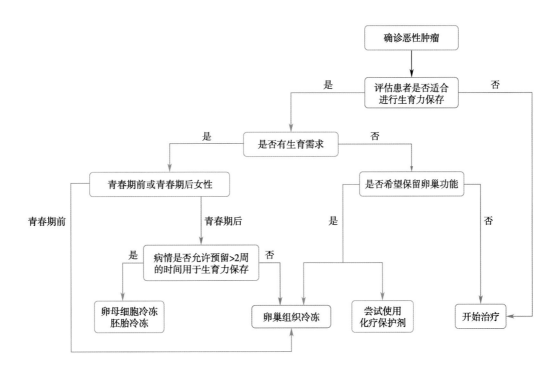

图 2-3-1　生育力保存基本流程

生育力保存的临床指征

对于青春期前的儿童和存在卵巢刺激禁忌证的患者，不能进行促排卵治疗，因此在卵巢组织冻存的同时，获取不成熟的卵母细胞，使用卵母细胞体外成熟技术获得成熟卵母细胞。关于体外成熟培养的内容将在后续章节详细讲述。

与胚胎。胚胎 / 卵母细胞冷冻与卵巢组织冷冻的联合应用亦有报道。目前已有案例报道，可在腹腔镜下切除一侧卵巢组织的 1 ~ 2 天前进行卵巢刺激（Gn）3 ~ 4 天，获得不成熟的卵母细胞进行体外培养。如果有时间，可以进行控制性卵巢刺激，获得更多的成熟卵母细胞，实现最大限度的生育力保存。在此方式下，这种联合技术一般需要 2.5 周。

联合生育力保存方案

目前常用的联合生育力保存方案是同时冻存成熟卵母细胞

（梁晓燕）

参考文献

1. 梁晓燕，方丛，李晶洁，等. 中国女性肿瘤患者生育力保护及保存专家共识. 中国肿瘤临床，2020, 47(5):217-221.

2. 孙宁霞，严杰，李文，等. 女性生育力保存临床实践中国专家共识. 中华生殖与避孕杂志，2021, 41(5):383-391.

3. GRUHN J R, ZIELINSKA A P, SHUKLA V, et al. Chromosome errors in human eggs shape natural fertility over reproductive life span. Science, 2019, 365(6460):1466-1469.

4. CUI L, QIN Y, GAO X, et al. Antimüllerian hormone: correlation with age and androgenic and metabolic factors in women from birth to postmenopause. Fertil Steril, 2016, 105(2):481-485.

5. CHEN P, JIA L, ZHOU Y, et al. Interaction between endometrial microbiota and host gene regulation in recurrent implantation failure. J Assist Reprod Genet, 2022, 39(9):2169-2178.

6. GRIMBIZIS G F, DI SPIEZIO SARDO A, SARAVELOS S H, et al. The Thessaloniki ESHRE/ESGE consensus on diagnosis of female genital anomalies. Hum Reprod, 2016, 31(1):2-7.

7. COZZOLINO M, GARCÍA-VELASCO J A, MESEGUER M, et al. Female obesity increases the risk of miscarriage of euploid embryos. Fertil Steril, 2021, 115(6):1495-1502.

8. GUERRI G, MANISCALCHI T, BARATI S, et al. Non-syndromic monogenic female infertility. Acta Biomed, 2019, 90(10-S):68-74.

9. NI X, LI Z, LI X, et al. Socioeconomic inequalities in cancer incidence and access to health services among children and adolescents in China: a cross-sectional study. Lancet, 2022, 400(10357):1020-1032.

10. KIM S, KIM S W, HAN S J, et al. Molecular mechanism and prevention strategy of chemotherapy- and radiotherapy-induced ovarian damage. Int J Mol Sci, 2021, 22(14):7484.

11. SPEARS N, LOPES F, STEFANSDOTTIR A, et al. Ovarian damage from chemotherapy and current approaches to its protection. Hum Reprod Update, 2019, 25(6):673-693.

12. GRIFFITHS M J, WINSHIP A L, HUTT K J, et al. Do cancer therapies damage the uterus and compromise fertility?. Hum Reprod Update, 2020, 26(2):161-173.

13. SOMIGLIANA E, TERENZIANI M, FILIPPI F, et al. Chemotherapy-related damage to ovarian reserve in childhood cancer survivors: interpreting the evidence. J Assist Reprod Genet, 2019, 36(2):341-348.

14. VALLET N, BOISSEL N, ELEFANT E, et al. Can some anticancer treatments preserve the ovarian reserve?. Oncologist, 2021, 26(6):492-503.

15. XU P C, LUAN Y, YU S Y, et al. Effects of PD-1 blockade on ovarian follicles in a prepubertal female mouse. J Endocrinol, 2021, 252(1):15-30.

16. MARTINEZ F. Update on fertility preservation from the Barcelona International Society for Fertility Preservation-ESHRE-ASRM 2015 expert meeting: indications, results and future perspectives. Hum Reprod, 2017, 32(9):1802-1811.

参考文献

17. LAMBERTINI M, PECCATORI F A, DEMEESTERE I, et al. Fertility preservation and post-treatment pregnancies in post-pubertal cancer patients: ESMO Clinical Practice Guidelines[†]. Ann Oncol, 2020, 31(12):1664-1678.

18. MULDER R L, FONT-GONZALEZ A, HUDSON M M. Fertility preservation for female patients with childhood, adolescent, and young adult cancer: recommendations from the PanCareLIFE Consortium and the International Late Effects of Childhood Cancer Guideline Harmonization Group. Lancet Oncol, 2021, 22(2):e45-e56.

19. ESHRE Guideline Group on Female Fertility Preservation, ANDERSON R A, AMANT F, et al. ESHRE guideline: female fertility preservation. Hum Reprod Open, 2020, 2020(4):hoaa052.

20. OKTAY K, HARVEY B E, PARTRIDGE A H, et al. Fertility preservation in patients with cancer: ASCO clinical practice guideline update. J Clin Oncol, 2018, 36(19):1994-2001.

21. Practice Committee of the American Society for Reproductive Medicine. Fertility preservation in patients undergoing gonadotoxic therapy or gonadectomy: a committee opinion. Fertil Steril, 2019, 112(6):1022-1033.

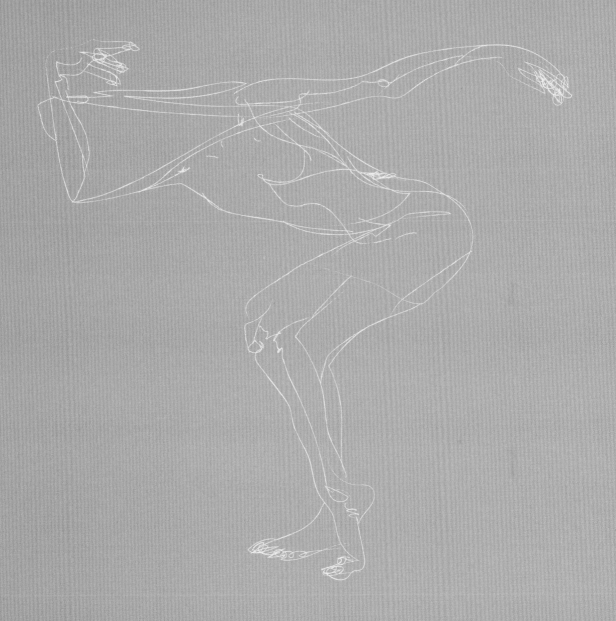

第3章

肿瘤患者的生育力保护

乳腺癌与生育力保护

乳腺癌流行病学

乳腺癌现状

乳腺癌遗传易感性
乳腺癌家族史
乳腺癌易感基因

不同治疗方案对乳腺癌患者生育力的影响
化学治疗
内分泌治疗

乳腺癌患者生育力保存案例

淋巴瘤与生育力保护

常见淋巴瘤类型的治疗方案
霍奇金淋巴瘤
非霍奇金淋巴瘤

淋巴瘤治疗对生育力的影响
放疗的生殖毒性
化疗的生殖毒性
其他治疗对生育力的影响

淋巴瘤患者的生育力保护措施

淋巴瘤患者生育力保存案例

白血病与生育力保护

白血病流行病学

白血病的诊断、治疗及预后
急性白血病
慢性髓系白血病

白血病与生育力受损
白血病与生育力损害
白血病治疗与生育力受损

白血病患者生育力保存病例

妇科肿瘤与生育力保护

妇科肿瘤流行病学

卵巢交界性肿瘤的生育力保存手术与妊娠时机

妇科恶性肿瘤的生育力保存指征、生存期与妊娠时机
子宫颈癌
子宫内膜癌
卵巢恶性肿瘤

妇科肿瘤患者生育力保存病例

肿瘤患者的生育力保护

乳腺癌与生育力保护

乳腺癌是中国女性发病率最高的恶性肿瘤。随着乳腺癌筛查与早诊早治技术的推广和分子分型指导下个体化治疗的逐步规范，患者的 5 年生存率得到了很大程度的提高，生存期显著延长，肿瘤疾病本身及抗肿瘤过程中可能经历的不良反应对患者生活质量的影响也越来越受到关注。在乳腺癌患者抗肿瘤治疗过程中，可能出现的提前闭经和生育力受损等问题将对其造成躯体、心理和社会等多方面的影响。由于中国乳腺癌患者的发病年龄比欧美国家早近 10 年，年轻乳腺癌患者占比高于欧美国家，加之女性生育年龄的推迟和辅助生殖技术的广泛应用，乳腺癌患者抗肿瘤治疗的同时需要重视患者生育力保护的问题。

乳腺癌流行病学

乳腺癌是全球女性最常见的恶性肿瘤。根据世界卫生组织国际癌症研究机构发布的 2020 年全球癌症报告（GLOBOCAN 2020）数据显示，2020 年全球乳腺癌新发病例为 230 万，占全部恶性肿瘤的 11.70%，乳腺癌已经超过肺癌成为全球发病率最高的恶性肿瘤。预计到 2070 年，新发乳腺癌病例将达到 440 万。2020 年全球乳腺癌死亡病例为 68.5 万，位居恶性肿瘤死亡的第 5 位。同其他亚洲国家一样，我国乳腺癌的发病率和死亡率在全球范围内处于较低的水平。但近年来，随着我国社会、经济的发展，人民生活方式的改变，我国乳腺癌呈现快速增长的趋势，带来了日益沉重的疾病负担。

根据国家癌症中心最新估计数据显示，2015 年中国女性乳腺癌每年新发病例数为 30.4 万例，占全部女性癌症发病的 17.07%，位居女性恶性肿瘤发病率的首位。全国乳腺癌发病率、中国人口标化发病率（按 2000 年中国人口结构进行计算）和世界人口标化发病率（按 Segi's 世界标准人口结构进行计算）分别为 45.29/10 万、31.54/10 万和 29.56/10 万，累积发病率（0~74 岁）为 3.20%，城市地区乳腺癌发病率高于农村地区。

2015 年全国女性乳腺癌每年的死亡病例数为 7.0 万例，占女性全部癌症死亡病例数的 8.20%，位居女性恶性肿瘤死亡的第 5 位。全国乳腺癌死亡率、中国人口标化死亡率（按 2010 年中国人口结构进行计算）和世界人口标化死亡率（按 Segi's 世界标准人口结构进行计算）分别为 10.50/10 万、6.67/10 万和 6.48/10 万。

欧美国家的乳腺癌发病中位年龄为 62～64 岁，而我国乳腺癌的中位发病年龄仅为 45～49 岁，比欧美国家提前十余岁。在欧美国家的临床诊疗中，<35 岁的患者仅占 2%，临床上较为罕见；而在我国，有 8%～10% 的乳腺癌患者的诊断年龄 <35 岁，因人口基数大，每年这个年龄段的新增患者可达 3 万～4 万，<40 岁的患者则接近 5 万。发病年龄与乳腺癌预后的关系仍存在争议，但更多的研究倾向于早发性乳腺癌患者较年老乳腺癌患者预后更差。然而，一项纳入 4 453 例乳腺癌女性患者的队列研究结果显示，发病年龄 <40 岁的乳腺癌患者 5 年生存率低于年老乳腺癌患者。发病年龄是影响乳腺癌患者预后的独立危险因素。

乳腺癌现状

随着全球在乳腺癌筛查及诊疗上取得的长足进步，虽然每年乳腺癌发病数量增多，但生存率相对较高。2009—2015 年美国 Ⅰ 期乳腺癌患者的 5 年生存率为 98%，Ⅱ 期为 92%，Ⅲ 期为 75%，而Ⅳ期仅为 27%；女性乳腺癌总体 5 年生存率为 90%，其中白种人 5 年生存率为 91%，黑种人为 82%。2005—2010 年法国女性乳腺癌 5 年生存率为 88%，10 年生存率为 78%，是西欧国家中生存率最高的国家之一。2010—2014 年中国女性乳腺癌的总体 5 年生存率仅为 83.2%。第三轮全球癌症生存分析结果显示，2010—2014 年女性乳腺癌患者 5 年生存率大于 85% 的国家和地区约有 25 个，其中，亚洲国家包括日本、以色列和韩国，中国乳腺癌 5 年生存率在亚洲处于中游位置，高于新加坡、泰国、印度等国家。

乳腺癌遗传易感性

乳腺癌家族史

乳腺癌家族史是比较明确的乳腺癌危险因素。有乳腺癌家族史的患者发病年龄较无家族史的患者提前，且早发性乳腺癌患者中乳腺癌阳性家族史的比例相对更高。乳腺癌的家族聚集性可能是基因与生活环境共同作用的结果。一级亲属中有乳腺癌患者的女性更容易罹患乳腺癌。一项纳入

52 项研究、58 209 名乳腺癌患者的荟萃分析结果显示，一级亲属中有 1 位、2 位、3 位乳腺癌患者的女性，其乳腺癌发病风险分别为无家族史女性的 1.80 倍、2.93 倍和 3.90 倍。

乳腺癌易感基因

乳腺癌是环境和遗传等多因素参与的疾病，目前乳腺癌的确切发病机制尚未明确。随着 BRCA1、BRCA2、TP53、PTEN、CHEK2、PALB2 等乳腺癌易感基因的发现，遗传因素在乳腺癌发病中的重要性越来越受重视。乳腺癌的遗传易感基因，有助于发现年轻乳腺癌不同于普通乳腺癌的遗传突变频谱，用于解释年轻乳腺癌独特的临床病理特征，为早发性乳腺癌的筛查和靶向治疗提供新方向。年轻患者的乳腺癌更具有遗传倾向，可能对局部和全身治疗决策产生影响。我国一项年轻乳腺癌遗传特征的研究显示，突变的基因涉及不同的信号通路，其中包括乳腺癌常见的易感基因，如 BRCA1、BRCA2、PABL2、ATM、TP53、RAD51B、RAD51D 和 SLX4 等，以及一些新的易感基因如 APC、SLX4、TSC2、TGFBR2、RET、SBDS 和 FANCE 等；年轻乳腺癌患者胚系突变频率达 24.0%，极年轻（≤25 岁）乳腺癌患者突变频率更高，达到 50.0%，均明显超过中国非选择性乳腺癌患者胚系突变频率（9.2%），也超过肿瘤基因组图谱数据库中乳腺癌患者的胚系突变频率（11.6%）。

BRCA1、BRCA2 为乳腺癌易感基因，编码的蛋白质主要在 DNA 损伤修复时起同源重组修复作用，同时还参与转录调控、细胞增殖、凋亡等。5%～20% 的乳腺癌由遗传因素所致，BRCA 突变只能解释 20%～40% 的家族性乳腺癌，而且在不同人种间存在差异。BRCA1/2 胚系突变的携带者平均发病年龄比无 BRCA 突变者提前 7 年，且同时携带 BRCA1 和 BRCA2 突变的发病年龄较单一 BRCA1 或 BRCA2 突变的发病年龄提前。早发性乳腺癌中 BRCA1 突变频率为 7%～13%，BRCA2 突变频率为 7%～11%，分别比肿瘤基因组图谱（TCGA）数据库中 482 例以非早发性乳腺癌为主的 BRCA1、BRCA2 的胚系突变频率高 2.5%、2.7%，而且有乳腺癌或卵巢癌家族史的早发性乳腺癌 BRCA 突变频率明显高于无家族史的早发性乳腺癌。以上结果表明，乳腺癌发病年龄越年轻，BRCA 胚系突变频率越高，有家族史的早发性乳腺癌 BRCA 突变频率高于无家族史的早发性乳腺癌。早发性乳腺癌较高的 BRCA 突变频率一定程度上可以解释早发性乳腺癌独特的临床

表 3-1-1　不同乳腺癌治疗方案的闭经风险程度

风险程度	治疗方案
高风险 (>80%)	CMF, CEF, CAF, TAC × 6 个周期 (≥ 40 岁女性)
中等风险	CMF, CEF, CAF, TAC × 6 个周期 (> 30 ~ 39 岁女性) AC × 4 个周期 (> 40 岁女性) AC 或 EC × 4 个周期 → T
低风险 (<20%)	CMF, CEF, CAF, TAC × 6 个周期 (≤ 30 岁女性) AC × 4 个周期 (≤ 40 岁女性)
非常低或无风险	甲氨蝶呤 FU GnRH-a (≥ 40 岁女性)
未知风险	单克隆抗体 (曲妥珠单抗)

注: CMF. 环磷酰胺 + 甲氨蝶呤 + 氟尿嘧啶; CEF. 环磷酰胺 + 表柔比星 + 氟尿嘧啶; CAF. 环磷酰胺 + 多柔比星 + 氟尿嘧啶; TAC. 多西他赛 + 多柔比星 + 环磷酰胺; AC. 多柔比星 + 环磷酰胺; EC. 表柔比星 + 环磷酰胺; T. 紫杉醇; FU. 氟尿嘧啶; GnRH-a. 促性腺激素释放激素类似物。

病理特征和预后较差的原因。同时，*BRCA1* 和 *BRCA2* 胚系突变的乳腺癌患者对多聚核糖聚合酶抑制剂和以铂类为主的化疗方案较敏感，可用于指导化疗方案的制订和改善早发性乳腺癌的预后。

不同治疗方案对乳腺癌患者生育力的影响

化学治疗

多项大规模前瞻性临床试验已证实，对于早期乳腺癌，化疗可以消除局部区域淋巴结及远处脏器的亚临床微小转移灶，从而降低或推迟局部复发及减少远处转移，达到提高患者生存率、延长生存期的目的。年龄 < 50 岁的患者从中获得的益处更大，因此，年轻患者的化疗会更加积极。但是年轻不应成为早期乳腺癌辅助化疗的唯一依据，化疗方案的选择除充分考虑患者年龄因素外，还需要结合患者肿瘤病理分期、分子分型等多种因素。对于除年龄因素外无其他危险因素的早期激素受体阳性的乳腺癌患者，可以仅行内分泌治疗。对于中高危患者，应根据患者的具体临床分期及病理分型，参考我国现有乳腺癌治疗指南进行化疗、靶向治疗和内分泌治疗。不同治疗方案对乳腺癌患者闭经的风险程度见表 3-1-1。

对于有强烈生育要求的年轻乳腺癌患者，辅助治疗期间应充分考虑环磷酰胺对卵巢功能的不良影响，以及可能因此导致的生育功能障碍，但环磷酰胺对生育质量、后代健康方面的影响比较小。辅助化疗药物的选择应该遵循现有指南，充分告知患者环磷酰胺对卵巢功能的影响及其带来的不孕风险增加、早发性卵巢功能不全风险明显增加等。建议这部分患者在化疗前 2 周即开始使用促性腺激素释放激素类似物（GnRH-a）保护卵巢功能，直至化疗结束。

化疗会降低卵巢储备功能，甚至导致卵巢功能衰竭，因此，化疗对年轻患者生育功能有较大影响。对于未来有生育需求的年轻乳腺癌患者，建议化疗前与妇产科和生殖专科医师讨论后决定卵巢功能保护策略，其中包括化疗前使用生育力保护技术冷冻胚胎、卵子和卵巢组织等，以及化疗期间应用 GnRH-a 实现对卵巢不同程度的保护。具体生育力保护方法及时机需要针对每例患者的实际情况讨论，并寻求专业生殖内分泌专家的指导与帮助。最佳怀孕时机是无法准确预测的，需个体化地结合年轻患者的身体状况、乳腺癌病理特点和肿瘤复发危险度来确定。

内分泌治疗

约 60% 绝经前乳腺癌为激素受体阳性乳腺癌，内分泌治疗是激素受体阳性乳腺癌重要的治疗手段之一。2017 年欧洲肿瘤内科学会在年轻乳腺癌患者的国际指南共识中提出，三苯氧胺是低复发风险的绝经前激素受体阳性乳腺癌患者的标准治疗方案。但近年的研究表明，部分中高危绝经前患者可从联合卵巢功能抑制中获益。对于低危患者，推荐选择性雌激素受体调节剂类药物；中危患者应接受包含卵巢功能抑制的治疗，卵巢功能抑制联合选择性雌激素受体调节剂或芳香化酶抑制剂均为可行方案；高危患者更能获益于卵巢功能抑制联合芳香化酶抑制剂，考虑因素包括累及 ≥ 4 枚淋巴结、≤ 35 岁、组织学分级为 3 级或多基因检测提示高复发风险。2011 年早期乳腺癌临床试验协作组（the early breast cancer trialists' collaborative group, EBCTCG）的荟萃分析再次证实，与无内分泌治疗相比，激素受体阳性患者行三苯氧胺治疗的 5 年远期获益更明显。三苯氧胺治疗 10 年较三苯氧胺治疗 5 年降低了乳腺癌的远期复发率，但是否增加年轻乳腺癌患者子宫内膜癌的发生风险尚缺乏足够的证据。鉴于绝经后的数据，以及延长内分泌治疗会延迟生育，甚至错过最佳生育年龄，需要综合考虑利弊、慎重选择。同时，三苯氧胺长期应用的患者应每 3 ~ 6 个月监测子宫内膜厚度，绝经前患者内膜厚度不是决定活检的指征，> 12mm 时建议行孕激素治疗等专科处理。

卵巢功能抑制主要有 3 种方式——手术去势、放疗去势和药物去势。卵巢手术去势可以快速而有效地降低雌激素至绝经后水平，但手术去势的缺点是有创且不可逆，会导致年轻女性的生育能力永久丧失；放疗去势在临床容易实施且费用低廉，但缺点是 20% ~ 30% 会出现去势不完全，并且产生盆腔放疗不良反应，因此，临床使用受限。而药物去势具有损伤少、副作用少和停药后可逆性等优点，成为绝经前乳腺癌内分泌治疗的首选方式。SOFT 研究显示，接受化疗的患者在末次化疗后 8 个月内确认绝经前状态后，再接受卵巢功能抑制，但是大部分化疗后观察卵巢恢复时间长达 6 ~ 8 个月，这会造成部分患者丧失尽早接受卵巢功能抑制联合芳香化酶抑制剂治疗的机会。因此，GnRH-a 可以在化疗结束后直接序贯使用，已接受化疗的患者不推荐确认卵巢功能状态后再使用 GnRH-a。有研究显示，GnRH-a 同步化疗不影响患者的生存获益。GnRH-a 的最佳疗程目前尚无定论。既往 2 ~ 3 年疗程的临床研究均证实了 GnRH-a 良好的安全性和耐受性，而 TEXT 和 SOFT 研究则选择了 5 年疗程。因此，建议 GnRH-a 辅助内分泌治疗的疗程为 2 ~ 5 年；若 GnRH-a 联合芳香化酶抑制剂，基于 SOFT & TEXT 研究，应选择 5 年。但延长内分泌治疗可能延迟生育时机，需综合衡量利弊。

乳腺癌患者诊疗过程中可能面临特有的躯体、社会和心理问题，其诊治方案及生育管理计划应由包括乳腺外科、肿瘤内科、放疗科、妇产科、生殖科、肿瘤心理科和乳腺专科护士等专家在内的跨学科团队讨论协商制订。在确诊乳腺癌之后、制订抗肿瘤治疗方案（包括手术、化疗和内分泌治疗等方案）之前，所有年轻女性患者均应明确是否有生育需求，并进行卵巢功能评估。对于想保留生育能力的女性，在开始任何治疗前，均应向相关专家团队咨询。患者应被告知生育管理的可行性及其对乳腺癌治疗的潜在影响，治疗相关闭经和过早绝经的风险、相关症状和结局，可替代治疗方案，以及抗肿瘤治疗后的生育管理随访及助孕指导。

乳腺癌患者生育力保存案例

患者，女，29 岁，未婚。2019 年 8 月 3 日，乳腺钼靶示双乳见不均匀致密腺体（纤维囊性增生）。2019 年 8 月 5 日，乳腺彩超示左乳 12 ~ 2 点低回声团，BI-RADS 4C 类；右乳低回声肿块，BI-RADS 3 类（考虑乳腺纤维腺瘤可能）；左侧乳腺导管扩张；左乳无回声区，BI-RADS 2 类（考虑乳腺囊肿）；考虑双侧乳腺增生声像。2019 年 8 月 6 日，左乳肿物穿刺活检病理：［左乳 12 ~ 2 点肿物穿刺组织（24mm×16mm×12mm）］乳腺浸润性癌。于 2019 年 8 月 8 日行左乳房皮下切除术 + 扩张器植入术 + 左腋下前哨淋巴结活检术 + 左腋下淋巴结清扫术，术后病理：（左乳组织）乳腺浸润性癌（非特殊型），伴广泛性导管内癌；病理学分化：pT1b（m）。浸润性癌数目及大小：至少 7 灶；最大病灶为 1.1 ~ 9.0mm，免疫组化：ER（90%+），PR（40%+），HER2（不确定；积分，2+），Ki-67（15+）。现拟行化疗，于 2019 年 8 月 26 日（化疗前）就诊，要求行生育力保存。

卵巢功能检查：AMH 3.6ng/ml，AFC 15 个。

生育力保存方案：卵子冷冻。时间：15 天，使用来曲唑（LE）保持卵泡发育期间的低水平雌激素［表 3-1-2、图 3-1-1］。

表 3-1-2　B 超监测排卵情况

周期日	d1	d5	d6（hCG 日）	d8
ROV	10mm×1 个 9.5mm×4 个	18mm×3 个 16mm×2 个 15mm×2 个 13mm×1 个	20mm×2 个 18mm×3 个 17mm×2 个 13mm×1 个	获卵 17 枚 冷冻 17 枚成熟卵子
LOV	8.5mm×2 个	15mm×1 个 13mm×2 个 10mm×3 个	20mm×2 个 18mm×1 个 14mm×1 个 12mm×2 个	
Em	9mm/C	9mm/C	10mm/C	
用药			重组人绒促性素 250μg， 每晚 1 次	
用药		MPA 10mg/d，连用 9 天 LE 5mg/d，连用 9 天 Gn 200U/d，连用 9 天		

注：ROV. 右侧卵巢；LOV. 左侧卵巢；Em. 子宫内膜；MPA. 甲羟孕酮；LE. 来曲唑；Gn. 促性腺激素。

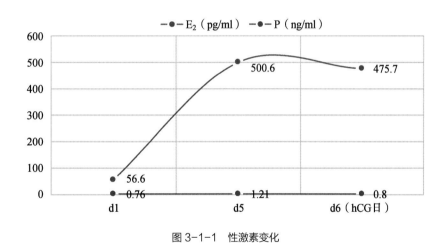

图 3-1-1　性激素变化

（马飞　管秀雯）

淋巴瘤与生育力保护

淋巴瘤是我国最常见的恶性肿瘤之一，一般分为霍奇金淋巴瘤（Hodgkin lymphoma, HL）和非霍奇金淋巴瘤（non-Hodgkin lymphoma, NHL）。根据 2022 年 GLOBOCAN 的癌症统计，我国的淋巴瘤发病率达 3.8/10 万，男性高于女性，并呈现出逐年升高和年轻化的趋势，居于各类恶性肿瘤发病的第 12 位 [表 3-2-1]。其中，包括我国在内的东亚地区，

HL 的发病年龄多在 30 ~ 40 岁，呈单峰分布。NHL 的发病人群主要是中老年人。淋巴瘤的治疗以多学科综合治疗为主，多采用对生殖腺功能损害较大的烷化剂类药物进行化疗，同时结合局部或全身放疗，以及靶向治疗、免疫治疗、造血干细胞移植等，必要时辅以手术治疗。随着抗肿瘤药物的不断更新和治疗手段的不断进步，根据美国国家癌症研究所（National Cancer Institute, NCI）数据，HL 和 NHL 的 5 年总生存率可达 89.1% 和 73.8%。随着生存率的提高，淋巴瘤的治疗更关注患者的生活质量。

表 3-2-1　2022 年 GLOBOCAN 淋巴瘤的中国统计数据

性别	病种	新增病例数	死亡病例数
男性	NHL	45 478	23 900
	HL	2 664	1 203
女性	NHL	35 351	15 800
	HL	1 699	728

表 3-2-2　美国确诊年龄 20 ~ 29 岁的不同 NHL 亚型患者的 5 年估计生存率

单位：%

NHL 亚型	估计生存率 (95% 置信区间)		
	1992—1994 年	1995—1998 年	1999—2001 年
惰性淋巴瘤	84.9(75.7, 95.2)	93.7(89.0, 98.7)	95.9(91.4, 99.9)
伯基特淋巴瘤	70.0(58.4, 84.1)	72.5(62.8, 83.8)	83.5(75.7, 92.1)
弥漫大 B 细胞淋巴瘤	65.6(59.7, 72.1)	74.6(69.7, 79.8)	84.7(79.8, 89.8)
淋巴母细胞淋巴瘤	72.3(63.1, 83.0)	68.6(59.3, 79.4)	82.6(74.4, 91.8)
外周 T 细胞淋巴瘤和 NK/T 细胞淋巴瘤	76.2(62.2, 93.4)	75.6(65.6, 87.1)	65.4(54.8, 78.1)
其他	77.0(68.3, 86.7)	77.7(70.6, 85.7)	73.6(62.8, 86.2)

在美国，确诊年龄在 20 ~ 29 岁的不同亚型 NHL 患者的 5 年生存率大部分在 80% 以上，该年龄段正处在生育年龄段，因此，对处于生育年龄的淋巴瘤患者的生育能力保护问题的研究具有重要的临床意义［表 3-2-2］。相关研究表明，不同年龄的女性淋巴瘤患者在接受不同化疗方案后卵巢早衰（premature ovarian failure, POF）的发生率存在显著差异，接受 MOPP-ABVD 方案（氮芥 + 长春新碱 + 丙卡巴肼 + 泼尼松联合多柔比星 + 博来霉素 + 长春碱 + 达卡巴嗪）治疗的女性淋巴瘤患者的 POF 发生率约为 50%，而采用新型 ABVD 方案（多柔比星 + 博来霉素 + 长春花碱 + 达卡巴嗪）治疗的女性患者 POF 发生率不足 10%。8 个周期 BEACOPP 方案（博来霉素 + 依托泊苷 + 多柔比星 + 环磷酰胺 + 长春新碱 + 丙卡巴肼 + 泼尼松）可导致几乎所有 30 岁以上的年轻女性患者出现 POF，30 岁以下女性患者 POF 发生率达 51%。

常见淋巴瘤类型的治疗方案

霍奇金淋巴瘤

根据世界卫生组织 2017 版造血与淋巴组织肿瘤分类方案，HL 可分为经典型（classical Hodgkin lymphoma, cHL）和结节性淋巴细胞为主型（nodular lymphocyte predominant Hodgkin lymphama, NLPHL）两大类，其中后者约占 HL 的 10%。中国临床肿瘤学会 (Chinese Society of Clinical Oncology, CSCO) 在《淋巴瘤诊疗指南（2022）》中针对 cHL 和 NLPHL 初治患者提供了以下治疗原则和治疗方案。

cHL

总体治疗方案为 ABVD 化疗 ± 受累淋巴结化疗（involved-

表3-2-3　NLPHL 初治患者的治疗原则

分期	患者特征	治疗原则
ⅠA/ 局限ⅡA 期	无大肿块	首选 ISRT
ⅠA 期	完整切除孤立淋巴结病变	观察随诊
	伴大肿块	化疗 + 利妥昔单抗 +ISRT
ⅡA 期	病变广泛或伴大肿块	化疗 + 利妥昔单抗 +ISRT
ⅠB/ ⅡB 期		化疗 + 利妥昔单抗 +ISRT
Ⅲ / Ⅳ 期		化疗 + 利妥昔单抗 ± ISRT 或利妥昔单抗
	有症状的局部病变	姑息性放疗
	无症状	观察随诊

site radiotherapy, ISRT），进行早期治疗后，通过 PET-CT 对早期疗效进行评估，并根据不同的 Deauville 评分，可选择继续进行 ABVD 化疗 ± ISRT，或改为 AVD 方案（多柔比星 + 长春花碱 + 达卡巴嗪）化疗，或更改为强化的 BEACOPP（BEACOPPesc）± ISRT。一线治疗推荐方案包括 ABVD、BEACOPPesc。

NLPHL

针对不同分期的 NLPHL，诊疗指南提供的治疗原则见表 3-2-3。

NLPHL 一线治疗方案可选：ABVD+ 利妥昔单抗（R）、CHOP（环磷酰胺 + 多柔比星 + 长春新碱 + 泼尼松）+R、CVP（环磷酰胺 + 长春新碱 + 泼尼松）+R 或利妥昔单抗单药。

非霍奇金淋巴瘤

弥漫大 B 细胞淋巴瘤

弥漫大 B 细胞淋巴瘤（diffuse large B-cell lymphoma, DLBCL）是 NHL 中最常见的类型，约占 NHL 的 35%~50%，中位发病年龄为 50~70 岁。对于 Ⅰ/ Ⅱ 期，推荐 R-CHOP ± ISRT 作为一线治疗方案；对于 Ⅲ/ Ⅳ 期，推荐参加临床试验或 R-CHOP 方案。对于适合高剂量化疗联合自体造血干细胞移植（high dose chemotherapy and autologous stem cell

transplantation, HDT/ASCT）的患者，可采用的解救化疗方案包括 ICE（异环磷酰胺 + 卡铂 + 依托泊苷）± R、DHAP（地塞米松 + 顺铂 + 阿糖胞苷）± R、ESHAP（依托泊苷 + 甲泼尼龙 + 大剂量阿糖胞苷 + 顺铂）± R、DHAX（地塞米松 + 阿糖胞苷 + 奥沙利铂）± R、GemOx（吉西他滨 + 奥沙利铂）± R 和 MINE（依托泊苷 + 异环磷酰胺 + 美司钠 + 米托蒽醌）± R。对不适合 HDT/ASCT 的患者，推荐的解救治疗方案包括 GemOx ± R、CEOP（环磷酰胺 + 依托泊苷 + 长春新碱 + 泼尼松）± R、剂量调整（dose adjusted, DA）的 EPOCH（依托泊苷 + 泼尼松 + 长春新碱 + 环磷酰胺 + 多柔比星）± R、吉西他滨 + 长春瑞滨 ± R 和利妥昔单抗单药等。姑息放疗也是一种治疗选择。对于一些特殊部位的淋巴瘤，如原发性纵隔大 B 细胞淋巴瘤，多见于年轻的成年人，中位发病年龄在 35 岁左右，一般选择的方案包括 DA-EPOCH-R、R-CHOP 或 R-CHOP 续贯 R-ICE 等，化疗后可根据 PET-CT 评估结果行或不行巩固放疗。

滤泡性淋巴瘤

滤泡性淋巴瘤（follicular lymphoma, FL）是欧美地区最常见的惰性淋巴瘤，约占 NHL 的 20%~30%。FL 在我国的发病率较低，不足 NHL 的 10%，中位发病年龄约为 60 岁。Ⅰ/ Ⅱ 期 FL 患者可选 ISRT 或 ISRT+ 抗 CD20 单抗 ± 化疗或抗 CD20 单抗 ± 化疗等治疗方案；Ⅲ/ Ⅳ 期 FL 患者被普遍认为不可治愈，推荐的一线治疗方案包括 R-B（利

妥昔单抗 + 苯达莫司汀）、R-CHOP 或 G-CHOP（奥妥珠单抗 + 环磷酰胺 + 多柔比星 + 长春新碱 + 泼尼松）、R-CVP（利妥昔单抗 + 环磷酰胺 + 长春新碱 + 泼尼松）或 G-CVP（奥妥珠单抗 + 环磷酰胺 + 长春新碱 + 泼尼松）以及 R-R（利妥昔单抗 + 来那度胺）等。

淋巴母细胞淋巴瘤

淋巴母细胞淋巴瘤（lymphoblastic lymphoma, LBL）占成人 NHL 的 3% ~ 4%，占儿童 NHL 的 40% 左右，属于高度侵袭性淋巴瘤。LBL 与急性淋巴细胞白血病 (acute lymphocyte leukemia, ALL) 是属于不同临床表现及不同发展阶段的同一种疾病，LBL 患者应按照全身性疾病进行治疗，并采用 ALL 的治疗方案，治疗过程包括诱导治疗、巩固强化、维持治疗等几个阶段。根据不同的年龄阶段，选择多药联合的治疗方案，推荐的治疗方案包括 Berlin-Farnkfurt-Münster 方案（环磷酰胺 + 长春新碱 + 柔红霉素 + 地塞米松 + 阿糖胞苷 + 甲氨蝶呤 + 培门冬酶 + 泼尼松）、HyperCVAD/MA 方案（环磷酰胺 + 长春新碱 + 多柔比星 + 地塞米松与甲氨蝶呤 + 阿糖胞苷交替）。

伯基特淋巴瘤

伯基特淋巴瘤属于高度侵袭性 NHL，可分为地方流行性、散发性和免疫缺陷相关性 3 个变异型。伯基特淋巴瘤约占 NHL 的 3% ~ 5%，约占儿童 NHL 的 40%。伯基特淋巴瘤的治疗方案以化疗为主，可选择的化疗方案包括 CODOX-M/IVAC（环磷酰胺 + 长春新碱 + 多柔比星 + 甲氨蝶呤与异环磷酰胺 + 依托泊苷 + 阿糖胞苷交替）方案，R-CODOX-M 方案，DA-EPOCH-R 方案或 R-HyperCVAD/HD-MA 方案等。

外周 T 细胞淋巴瘤

外周 T 细胞淋巴瘤（peripheral T-cell lymphoma, PTCL）是一组起源于胸腺后成熟 T 淋巴细胞的淋巴系统恶性肿瘤。外周 T 细胞淋巴瘤 – 非特指型（peripheral T-cell lymphoma, not otherwise specified, PTCL-NOS）在欧美国家占所有 NHL 的 7% ~ 10%，亚洲国家发病率明显高于欧美，占所有 NHL 的 15% ~ 22%。PTCL-NOS 本身是一组异质性疾病，其最佳治疗方案和治疗策略仍在探索中。Ⅰ ~ Ⅳ期患者推荐参加合适的临床试验或 4 ~ 6 个周期化疗 ±ISRT。一线治疗方案首选 CHOP、CHOEP、DA-EPOCH；其他方案包括 CHOP 序贯 IVE（异环磷酰胺 + 依托泊苷 + 表柔比星）、hyperCVAD/MA。

NK/T 细胞淋巴瘤

NK/T 细胞淋巴瘤中最常见的类型是结外 NK/T 细胞淋巴瘤，鼻型。通常发生于上呼吸道，包括鼻腔、鼻咽、鼻旁窦、扁桃体、下咽和喉；也可累及鼻外，皮肤、睾丸和胃肠道是最常见的鼻外受累部位。此型淋巴瘤在亚洲较欧美常见，是中国最常见的外周 T 细胞淋巴瘤类型，占所有外周 T 细胞淋巴瘤的 40% ~ 50%。治疗 NK/T 细胞淋巴瘤需区分原发于鼻腔或上呼吸道和原发于鼻外的患者。早期患者应采用化放疗联合治疗策略。Ⅰ / Ⅱ 期（原发鼻腔型）不适合化疗的患者，推荐单纯放疗或参加合适的临床试验；适合化疗的患者，推荐参加合适的临床试验或化放疗联合治疗，化疗周期数为 2 ~ 4 个。Ⅳ 期（原发于鼻腔型）或 Ⅰ ~ Ⅳ 期（原发于鼻腔外）推荐参加合适的临床试验或以门冬酰胺酶为主的联合方案化疗 ± 放疗。一线化疗方案首选 P-GemOx（吉西他滨 + 培门冬酶 + 奥沙利铂），DDGP（地塞米松 + 顺铂 + 吉西他滨 + 培门冬酶），SMILE（地塞米松 + 甲氨蝶呤 + 异环磷酰胺 + 培门冬酶 + 依托泊苷）。同步化放疗的推荐化疗方案包括 DeVIC（地塞米松 + 依托泊苷 + 异环磷酰胺 + 卡铂），VIPD（依托泊苷 + 异环磷酰胺 + 顺铂 + 地塞米松）。

淋巴瘤治疗对生育力的影响

放疗的生殖毒性

2006 年，欧洲癌症研究与治疗组织针对早期 HL 的治疗提出了"受累淋巴结放射治疗"（involved node radiation therapy，INRT）的概念，以降低不必要的正常组织暴露和毒性风险，INRT 追求最小剂量原则，需要完美的 CT 成像以准确定位放射位置；而实际上 CT 成像通常是不理想的，使 INRT 具有很多不确定性。为了解决不确定性的问题，2014 年国际淋巴瘤放射治疗协作组提出了受累野放疗（involved site radiation therapy, ISRT），作为当前国际公认的淋巴瘤放疗标准，与 INRT 相比，ISRT 的放射野和剂量更大，使正常组织的暴露和毒性风险也更高。使用 ISRT 对盆腔或腹部进行放疗，正常的性腺和子宫的暴露风险极高，即使对盆腔或腹部以外位置的肿块实施 ISRT，仍可能有部分射线通过肌肉和血流辐射至盆腔而影响性腺。

表 3-2-4　常见淋巴瘤化疗药物和剂量的相对毒性

药物	相对毒性
环磷酰胺（累积剂量 >7.5g/m²）、异环磷酰胺（累积剂量 >60g/m²）	高
顺铂、卡铂、吉西他滨、阿糖胞苷、达卡巴嗪、米托蒽醌、多柔比星	中
甲氨蝶呤、博来霉素、长春新碱、依托泊苷	低

表 3-2-5　不同类别化疗药物对女性生殖细胞产生损伤的机制

药物类别	损伤机制
烷化剂（如环磷酰胺）	损伤分裂增殖期细胞、卵母细胞和原始卵泡中的前颗粒细胞，导致卵巢早衰
抗生素类（如多柔比星）	导致卵母细胞染色体变异，引起胚胎死亡
抗代谢类（如甲氨蝶呤）	影响卵泡生长和成熟
其他（如铂类药物）	导致染色体变异，引起胚胎死亡

表 3-2-6　女性淋巴瘤患者不同治疗方案生育力受损相关研究报道

类型	人数 / 随访时间	治疗方案	研究结果
HL	562 人 / 46 个月	2 周期 ABVD	生育率 7%
		4 周期 ABVD	生育率 11%
		2 周期 ABVD/2 周期 BEACOPP	生育率 16%
		6 周期 BEACOPPesc	生育率 7%
		8 周期 BEACOPPesc	生育率 8%
		8 周期 BEACOPP-14	生育率 4%
HL	405 人 / 3.2 年	放疗	6.3% 继发性闭经
		ABVD	3.9% 继发性闭经
		2 周期 COPP/ABVD	6.9% 继发性闭经
		4 周期 COPP/ABVD	37.5% 继发性闭经
		8 周期 BEACOPP	22.6% 继发性闭经
		8 周期 BEACOPPesc	51.4% 继发性闭经
HL	391 人 / 2 个月	ABVD 或 AVD	卵巢功能下降；<35 岁者卵巢功能恢复，≥ 35 岁卵巢功能无法恢复
		BEACOPP	卵巢功能下降，任何年龄的卵巢功能均无法恢复
HL/NHL	84 人 / 8 个月	MOP/ABV hybrid	37% 怀孕

注：HL. 霍奇金淋巴瘤；NHL. 非霍奇金淋巴瘤。

表 3-2-7　男性淋巴瘤患者不同治疗方案生育力受损相关研究报道

类型	人数 / 随访时间	治疗方案	研究结果
HL	349 人 / 32 个月	不含烷化剂	82% 患者恢复生育力
		含烷化剂	30% 患者恢复生育力
HL	112 人 / 17.4 个月	放疗	1% 无精子症
		ABVD	0 人无精子症
		2 周期 COPP/ABVD	56% 无精子症
		4 周期 COPP/ABVD	91% 无精子症
		8 周期 BEACOPP	93% 无精子症
		8 周期 BEACOPPesc	87% 无精子症
HL	761 人 / 48 个月	2 ~ 4 周期 ABVD	生育率 9% ~ 11%
		2 周期 ABVD/BEACOPP	生育率 4%
		6 ~ 8 周 BEACOPPesc	生育率 0 ~ 2%
		8 周期 BEACOOP-14	生育率 0
HL/NHL	58 人 / 24 个月	ABVD	精子染色体非整倍体率升高，1 ~ 2 年后可恢复正常
		CHOP/MOPP-ABV	出现严重少精子症或无精子症，1 ~ 2 年后可恢复正常

注：HL. 霍奇金淋巴瘤；NHL. 非霍奇金淋巴瘤。

性腺对射线高度敏感，在相对较低的剂量下有可能导致永久性不孕。放疗会影响女性卵泡发育，同时对卵子也有直接的毒性作用。即使较低剂量放疗也可能导致卵巢功能不可逆性衰竭，使患者提早进入绝经期。青春期前，单次照射剂量大于 15Gy 可能导致不孕，青春期后可能导致不孕的单次照射剂量为 10Gy，在成年女性中该阈值则降低至单次照射剂量 6Gy。在青春期前的男性患者中，睾丸照射剂量 6Gy 可导致永久性无精子症，而在成人患者中，该阈值降低至 2.5Gy。

化疗的生殖毒性

化疗对生殖腺的损伤程度与化疗药物的类别、剂量、使用周期、是否联合其他治疗以及年龄等因素相关，其中以环磷酰胺为代表的烷化剂对性腺的毒性作用最大 [表 3-2-4]。

不同类别化疗药物对女性生殖细胞产生损伤的机制不同 [表 3-2-5]，对卵巢的损伤程度也不同。高剂量的化疗药

物可能导致女性患者激素紊乱、不孕、月经失调、闭经等卵巢功能障碍 [表 3-2-6]。

男性患者中，由于肿瘤导致的中枢水平的内分泌失调和恶性肿瘤本身的系统性影响如营养不良、发热等，约 12% 的患者在化疗前无活动精子，其中 25% 的 NHL 患者有少精子症 [表 3-2-7]。化疗药物主要影响精子的细胞分化阶段，对精原干细胞造成不同程度的影响，导致短暂、持续或永久性无精子症。同时化疗还增加了精子对放疗损伤的敏感性，使接受联合放化疗的患者不孕风险大幅增加。

其他治疗对生育力的影响

HDT/ASCT 是 cHL 化疗缓解后的巩固治疗方案，对生育力的影响与移植前的化疗方案、化疗次数以及预处理方案有关。预处理过程采用的高剂量化疗对性腺功能损伤严重，患者存在很高的不孕风险。

表 3-2-8　促排周期记录

日期	11-06	11-11	11-14	11-16	11-18
周期日	d28	d33	d36	d38	d40
右侧卵巢	3mm×13个	14.5mm×1个 10mm×6个	16mm×1个 13.5mm×2个 13mm×1个 12mm×1个 <12mm×5个	20.5mm×1个 18mm×1个 16mm×1个 14mm×3个 13mm×2个	
左侧卵巢	3mm×12个	12mm×1个 10mm×6个	16mm×1个 14mm×1个 13mm×1个 12mm×1个 <12mm×7个	16mm×2个 14mm×1个 13.5mm×3个 13mm×3个 12.5mm×5个	
B 超提示内膜	10mm/C	12mm/C	12mm/A	18mm/C	
重组促卵泡素 β 注射液	225IU×5 天	225IU×3 天			
来曲唑	5mg×5 天	5mg×3 天			
黄体酮胶囊	0.3g×10 天	0.3g×3 天			
$E_2/(\mathrm{pg \cdot ml^{-1}})$	90.30	135.40	136.90	290.80	143.40
$P/(\mathrm{ng \cdot ml^{-1}})$	3.830		20.87	27.33	36.68
$FSH/(\mathrm{IU \cdot L^{-1}})$		17.73			
$LH/(\mathrm{IU \cdot L^{-1}})$		1.81	0.10	0.10	3.92

注：E_2. 雌二醇；P. 孕酮；FSH. 卵泡刺激素；LH. 黄体生成素。

靶向治疗和免疫治疗对淋巴瘤患者的生育力影响研究较少，免疫检查点抑制剂、嵌合抗原受体 T 细胞（CAR-T）、双特异性 T 细胞偶联（BiTE）抗体等新药也陆续用于淋巴瘤患者，并取得了不同程度的疗效，但这些药物对患者生育力的影响尚缺乏相应的研究。

淋巴瘤患者的生育力保护措施

淋巴瘤患者的生育力保存具有一定的特殊性，一方面因为育龄期患者比例高，有生育要求的患者多，且治愈率高，另一方面考虑到部分类型的淋巴瘤侵袭性强，急性起病，生育力保存时间有限，所以需要根据患者本身及疾病的综合因素选择个体化保存生育力的方案。目前，针对淋巴瘤患者的生育力保护措施主要分为药物保护和辅助生殖技术两类。

生育力保护的治疗药物主要有促性腺激素释放激素激动剂、性激素和抗氧化剂，这些药物通过降低性腺对化疗药物的敏感性、阻断化疗药物所致的生殖细胞凋亡、提高精子活力和数量等机制来保护生育力。

辅助生殖技术包括女性采用的卵巢移位、卵巢组织冻存、卵巢移植、胚胎冻存和卵母细胞冻存等技术以及男性采用的自体精液冻存和睾丸组织冻存技术，为淋巴瘤患者的生育力保护提供了多种可能性。

淋巴瘤患者生育力保存案例

患者，女，20 岁。因"纵隔霍奇金淋巴瘤切除术后"，拟术后 2 周行化学治疗，遂转诊至生殖中心要求行生育力保存。患者查 AMH 2.11ng/ml。患者平素月经：5 天 /35 天，于月经第 28 天就诊，采用黄体期方案促排，促排天数共 11 天，促排总量 2 475IU，共获卵 22 枚并冷冻保存 [表 3-2-8]。患者接受生育力保存治疗总耗时 13 天，取卵术后密切随访患者情况，无明显不适，转诊至血液科继续淋巴瘤治疗。

（刘姗 李志铭）

白血病与生育力保护

白血病（leukemia）是造血干细胞的恶性克隆性疾病，白血病细胞大量增殖，抑制正常造血并浸润器官、组织，是最常见的造血系统恶性疾病。依据白血病细胞的分化成熟程度及病程，分为急性白血病（acute leukemia, AL）和慢性白血病 (chronic leukemia, CL)。

AL 的细胞分化停留在原始及早期幼稚阶段，起病急、临床进展快、自然病程短。根据不同细胞来源，主要分为急性髓系白血病（acute myelogenous leukemia, AML）及急性淋巴细胞白血病（acute lymphoblastic leukemia, ALL），临床表现为感染、贫血、出血及组织、器官浸润。

CL 的细胞分化停滞于较晚阶段，主要分为慢性髓系白血病 (chronic myelogenous leukemia, CML) 及慢性淋巴细胞白血病（chronic lymphocytic leukemia, CLL），起病较缓，自然病程较长，早期常无症状，主要表现为血象异常、淋巴结及脾脏等组织、器官浸润。

白血病流行病学

我国白血病发病率为（3~4）/10 万，在成年男性恶性肿瘤死亡率中白血病位于第 6 位，在成年女性中位于第 7 位，在儿童及 35 岁以下成人组中位于第一位。在我国，AL 比 CL 发病率更高，发病率依次为 AML（1.62/10 万）、ALL（0.69/10 万）、CML（0.39/10 万）、CLL（0.05/10 万）。AML 发病率呈年龄依赖性，成人多见，随着年龄增大，发病率上升；ALL 以儿童多见，是儿童最常见的恶性肿瘤，成人与儿童比例约为 1∶3。CML 可累及各年龄组，国内几个地区的流行病学检查显示 CML 的年发病率为（0.39~0.55）/ 万，中年以后多发，国内中位发病年龄约为 45~50 岁。CLL 绝大部分在 50 岁以后发病。

白血病的诊断、治疗及预后

急性白血病

诊断主要靠 MICM 分型系统，该系统整合了白血病细胞的形态学（morphology）、免疫学（immunology）、细胞遗传学（cytogenetics）和分子生物学（molecular biology）四个方面的特征，用于 AL 的诊断、分型、微小残留病（minimal residual disease, MRD）监测及预后分层，指导临床治疗决策及靶向精准治疗。

根据 WHO 标准，骨髓中原始细胞 ≥ 20% 可确诊为急性白血病，治疗前要求通过荧光免疫杂交、聚合酶链反应（polymerase chain reaction, PCR）或二代测序（second generation sequencing, NGS）等方法完善细胞遗传学和分子生物学。一部分白血病细胞伴有特异或非特异的细胞遗传学或分子生物学改变，如一些融合基因或基因突变，部分基因改变与预后相关，部分基因改变可能有针对性的靶向药物。以急性早幼粒细胞白血病（acute promyelocytic leukemia, APL）为例，99% 存在因 15 号染色体和 17 号染色体易位产生的 *PML/RARa* 基因，此染色体改变决定了 APL 的发病及全反式维 A 酸和砷剂治疗的分子基础，并可通过实时定量 PCR 监测该基因数量以监测疗效及残留病灶。

根据 AL 的分子生物学及细胞遗传学特征，对 AL 患者进行预后分层，分为预后良好、中等及不良组。AL 的治疗分为诱导化疗、巩固治疗及维持治疗，治疗具有多阶段、多药物联合、多疗程的特点，除传统的细胞毒性药物联合化疗外，结合 MICM 分型情况，联合分子靶向或细胞免疫治疗，对预后分层为不良、难治复发或 MRD 持续阳性的患者，进行异基因造血干细胞移植（allogeneic hematopoietic stem cell transplantation, allo-HSCT）。

近十年来，得益于规范化的化疗、有力的支持治疗、新药的不断开发利用以及造血干细胞移植（hematopoietic stem cell transplantation, HSCT）的应用，各类 AL 的长期生存率明显提高。年龄 < 60 岁的患者长期生存率为 35% ~ 45%，AML 的特殊类型 APL 的长期生存率可达 80% 以上，预后良好及中等组除 APL 外的 AML 长期生存率约为 50% ~ 70%，预后不良组行 allo-HSCT 治疗，长期生存率也可达 30% ~ 50%。对于 ALL，预后良好及中等组儿童的 5 年长期生存率达 70%，总体 3 ~ 5 年的无病生存率为 30% ~ 60%，新药、细胞治疗（CAR-T）及 HSCT 的应用，使高危 ALL 的 5 年生存率也能达到约 30%。

慢性髓系白血病

CML 的典型特征是具有 Ph 染色体 t（9; 22）(q34; q11) 以及该染色体产生的 BCR/ABL 融合基因阳性。根据临床表现，并检测出 Ph 染色体和 / 或 BCR/ABL 融合基因即可确诊，根据病程，分为慢性期、加速期及急变期。90% 的慢性期患者可通过服用针对 BCR/ABL 融合基因的靶向药——酪氨酸激酶抑制剂（tyrosine kinase inhibitor, TKI）获得长期无病生存。通过监测 BCR/ABL 融合基因及其蛋白产物，可评价患者的不同缓解程度。对产生 TKI 不能克服的耐药基因、加速期及急变期的患者需要行 allo-HSCT 治疗。

白血病与生育力受损

随着白血病治疗效果的显著提高，生存期的延长，患者对生活质量的要求也随之提高。治疗相关的不育症是影响儿童、青少年及育龄期白血病患者生活质量的主要远期并发症之一，随着白血病治疗效果的改善，生育力保护未来必然是白血病综合治疗的必备要素之一，这就要求在治疗前更精确地评估即将进行的抗白血病治疗对生殖的潜在损害，并根据年龄及可能的生育力受损情况，通过多学科会诊，提供个体化、高效的生育力保存措施。根据发病年龄，需要考虑生育力保护的白血病类型主要是 AL 及 CML。

白血病与生育力损害

不少文献报道，白血病本身可能对性腺及生育功能造成损伤。有研究发现，白血病患者的精子质量及数量在化疗前已经发生异常，一半以上白血病患者可能出现不同程度的精子活力下降、精子数量减少甚至无精症。白血病损伤性腺及精子的主要机制可能与体内激素水平失衡、白血病细胞产生影响精子增殖的负性调控因子及肿瘤浸润睾丸等因素有关。白血病细胞同样可以浸润卵巢，导致卵巢组织破坏，使卵泡数量减少，影响卵泡发育。一项来自日本的回顾性研究发现，在来自 40 岁以下的白血病患者的 5 571 份卵巢标本中，卵巢浸润的比例约为 8.4%。

白血病治疗与生育力受损

治疗白血病的化疗、放疗、造血干细胞移植等手段，可对生殖系统整体包括生殖内分泌系统、卵巢储备功能造成损伤。使用性腺毒性药物或放疗后，FSH 水平增高，AMH 水平偏低，窦前卵泡计数明显减少甚至缺失。治疗白血病的药物，按作用机制大致可以分为以下几类：①传统细胞毒性药物，主要包括蒽环类、抗代谢类、生物碱类及烷化剂；②诱导分化治疗药物，主要是用于 APL 的全反式维 A 酸及亚砷酸；③分子靶向药物，如应用于 CML 及 Ph⁺ALL 的 TKI、FLT3 抑制剂吉瑞替尼等；④免疫治疗药物，如靶向治疗 AML 的 CD33 单抗、治疗 CD19⁺ALL 的贝林妥欧单抗、嵌合抗原受体 T（CAR-T）细胞治疗等；⑤造血干细胞移植。

已知对生育力影响最大的药物及治疗方法主要是烷化剂及全身照射（total-body irradiation, TBI），包含大剂量烷化剂的预处理可使早发性卵巢功能不全（premature ovarian insufficiency, POI）发生率达 70% ~ 100%，接受包含 TBI 作为移植前预处理方案的患者，永久性性腺功能丧失发生率达到 90% 以上。根据各种化疗药物及治疗措施对性腺功能及生育能力的影响不同，美国临床肿瘤学会（American Society of Clinical Oncology, ASCO）将影响风险分为高、中、低、极低 / 无风险及尚未确定五个等级，与白血病有关的药物相关风险等级具体见表 3-3-1。治疗 AML 的主要药物包括蒽环类、阿糖胞苷，ALL 多药联合方案主要包含长春新碱、培门冬酶、地塞米松、蒽环类、甲氨蝶呤、巯基嘌呤，上述药物对卵巢功能及生育力的影响居于低至中风险之间，但其实际影响取决于药物种类、累积剂量、年龄

表 3-3-1　白血病治疗药物与生殖毒性风险分级

分级	治疗方案	
	女性	男性
高风险 （女性有 >80% 的可能性永久性绝经；男性持久性无精症）	移植前全身照射	剂量超过 25Gy 的睾丸放疗
	移植前大剂量环磷酰胺或白消安预处理	苯丁酸氮芥（1.4g/m²）
	包括卵巢位置的局部放疗	环磷酰胺（19g/m²）
	美法仑 / 苯丁酸氮芥 / 异环磷酰胺 / 塞替派（多疗程或大剂量）	美法仑（140mg/m²）
		卡莫司汀（1g/m²）及洛莫司汀（500mg/m²）
中风险 （女性有 40%～60% 的可能性永久性绝经；男性可能出现无精症，尤其是与其他杀精剂一起使用时）	蒽环类 / 卡铂 / 顺铂 / 阿糖胞苷	白消安（600mg/m²）
		异环磷酰胺（45g/m²）
		卡莫司汀（300mg/m²）
低风险 （女性有低于 20% 的概率永久性绝经，男性暂时性精子数量减少）	AML 的化疗方案（蒽环类联合阿糖胞苷） ALL 诱导及巩固化疗方案（巯基嘌呤 / 依托泊苷 / 氟达拉滨）	多柔比星（2g/m²）
		塞替派（400g/m²）
		阿糖胞苷（1g/m²）
		长春新碱（8g/m²）
极低风险 / 无风险 （女性有低于 20% 的概率永久性绝经）	甲氨蝶呤 / 氟尿嘧啶 / 长春新碱	柔红霉素 / 表柔比星 / 氟达拉滨 甲氨蝶呤 / 巯嘌呤 / 泼尼松 / 干扰素
未知风险	单克隆抗体 酪氨酸激酶抑制剂 奥沙利铂 / 伊立替康	单克隆抗体，双特异性抗体 酪氨酸激酶抑制剂 去甲基化药物 FLT3 抑制剂

及卵巢的功能状态。目前分子靶向治疗及免疫治疗对性腺及生育力的影响尚不清楚。

白血病患者生育力保存病例

患者，女，16 岁，未婚。因"急性淋巴细胞白血病"要求生育力保存。查 AMH 0.5ng/ml。此患者为急性淋巴细胞白血病患者，但 AMH 仅为 0.5ng/ml，而白血病患者如考虑卵巢组织冷冻，则推荐化疗至完全缓解以避免发生白血病细胞卵巢浸润。因此，知情告知后为患者采取促排紧急取卵方案。基于时间及患者经济情况的综合考虑，选择 PPOS 方案为患者促排，并在超声引导下经阴道取卵（追溯病史，患者既往有性生活史）。最终共获卵 9 枚，冷冻 7 枚成熟卵子。接受治疗总耗时 12 天。并嘱患者在化疗间隙期及完全缓解后复诊，再次行生育力保存咨询 [表 3-3-2]。

表 3-3-2　促排周期记录

日期	12-01	12-04	12-05	12-07
周期日	d3	d6	d7	d9
右侧卵巢	3mm×12个	8mm×7个 6mm×1个		14.5mm×1个 13.5mm×1个 13mm×1个 11mm×3个 10mm×1个
左侧卵巢	3mm×8个	6mm×1个 4mm×2个		11mm×1个 10mm×2个
内膜		8mm/A		9.5mm/A
尿促性腺激素	300IU×4天		300IU×2天	300IU×2天
黄体酮胶囊	0.3g×4天		0.3g×2天	0.3g×2天
E_2/（pg·ml^{-1}）	72.0	135.4		530.8
P/（ng·ml^{-1}）	0.07			30.93
FSH/（IU·L^{-1}）	6.21	29.32		
LH/（IU·L^{-1}）	4.68	4.82		2.96
日期	12-09	12-11	12-12	
周期日	d11	d13	d14	
右侧卵巢	17mm×1个 16mm×1个 15mm×1个 13mm×5个 11mm×1个	19mm×1个 16.5mm×2个 15mm×1个 14.5mm×1个 12mm×1个	21mm×1个 18.5mm×1个 17.5mm×1个 16mm×2个 14.5mm×2个	
左侧卵巢	15mm×1个 12mm×2个	16.5mm×1个 15mm×1个	18mm×1个 15mm×1个	
内膜	10mm/C	10mm/C	10mm/A	
尿促性腺激素	300IU×2天			
黄体酮胶囊	0.3g×2天			
E_2/（pg·ml^{-1}）	851.3	1 577.0	2 316.0	
P/（ng·ml^{-1}）	37.24	25.98	35.98	
FSH/（IU·L^{-1}）				
LH/（IU·L^{-1}）	0.4	0.34	1.4	

注：E_2. 雌二醇；P. 孕酮；FSH. 卵泡刺激素；LH. 黄体生成素。

（苏畅　李晶洁）

妇科肿瘤与生育力保护

妇科肿瘤流行病学

常见的妇科肿瘤包括子宫颈肿瘤、子宫内膜肿瘤和卵巢肿瘤。2022年国家癌症中心发布的数据显示，所有癌症的年龄标准化发病率在男性中保持稳定，但在女性中每年增加2.3%。其中，年龄标准化发病率在子宫颈癌和子宫内膜癌中每年增加8.5%和3.0%。

在我国，子宫颈癌是发病率最高的女性生殖系统恶性肿瘤，其发病率在25岁后逐渐上升，40岁左右达到高峰。虽然在有效的宫颈癌筛查体系和人乳头瘤病毒疫苗的推广普及下，子宫颈癌总体发病率有所下降，但出现了发病年轻化的趋势。据统计，约40%的子宫颈癌患者处于生育年龄。2022年全国癌症数据显示年新增病例数约12万，年龄处于15~44岁的病例数为2.698万，45~59岁的病例数为5.936万。

子宫内膜癌是第二常见的妇科恶性肿瘤。据国家癌症中心统计，2020年中国新发子宫内膜癌病例数约为80 000例，发病率为10.28/10万。随着人民生活水平的日益提高，肥胖和糖尿病等慢性疾病的年轻化，子宫内膜癌的发病率正在逐年升高。子宫内膜癌的中位发病年龄约为65岁，但14%~29%在绝经前发病，约4%~14%的患者诊断年龄小于40岁，发病呈年轻化趋势，其中绝大部分未生育或仍存在强烈的生育愿望。

卵巢癌是致死率最高的妇科恶性肿瘤，2019年国家癌症中心数据显示卵巢癌发病率不足3.0%，但死亡率却超过4%。卵巢恶性肿瘤患者中育龄期女性约占12%，全球15~40岁女性卵巢恶性肿瘤的年新增病例数约为38 500例。

卵巢交界性肿瘤的生育力保存手术与妊娠时机

卵巢交界性肿瘤（borderline ovarian tumor, BOT）的组织学特征和生物学行为介于良性和恶性之间，具有低度恶性潜能，但对基底层无浸润破坏。BOT约占所有卵巢肿瘤的10%~15%，组织学分类包括浆液性交界瘤、黏液性交界瘤、子宫内膜样交界瘤、透明细胞交界瘤、交界性Brenner瘤和浆黏液性交界瘤。其中浆液性交界瘤、黏液性交界瘤占90%以上，其余类型极少见。BOT好发于年轻女性，约1/3的患者在40岁之前诊断。约75%在诊断时为Ⅰ期，预后较好，Ⅰ期患者5年生存率超过95%，Ⅱ~Ⅳ期患者的5年生存率为65%~87%。

BOT的治疗以手术为主，包括根治性手术和保留生育力的保守性手术（fertility-sparing surgery, FSS），其中包括卵巢肿瘤切除和单侧卵巢输卵管切除术，保留子宫和部分卵巢组织。NCCN指南提出，单侧BOT采用单侧附件切除术，术中仔细检查对侧卵巢，外观无异常者不推荐行活检或部分切除，避免导致卵巢储备功能降低和/或腹膜粘连；若对侧附件已切除则行单纯肿瘤剥除术；双侧BOT采用一侧附件切除＋对侧卵巢肿瘤剥除术。术中应行全盆腹腔探查和腹腔冲洗液细胞学检查，切除所有肉眼可见的可疑腹膜病变和腹膜多点活检。与不保留生育功能的手术相比，保留生育功能手术术后BOT复发的风险增加，但不降低BOT患者的生存率。BOT患者FSS术后肿瘤复发绝大多数仍为BOT，对生存预后无明显影响。

对于接受FSS的BOT患者，术后复发一般发生在首次治疗后10~15年，且BOT患者妊娠并不增加复发的风险，术后自然妊娠率为55.6%~68.7%。无需化疗的患者可在术后尽早尝试自然受孕，需要化疗者可在化疗前和化疗过程中应用促性腺激素释放激素激动剂（GnRH-a）等手段保护卵巢功能，化疗结束后6~12个月尝试妊娠。

妇科恶性肿瘤的生育力保存指征、生存期与妊娠时机

不同妇科恶性肿瘤患者的FSS主要局限于处于早期阶段的患者，是否行FSS治疗需要充分权衡利弊、谨慎选择，综合评估患者病情后进行个体化决策。

子宫颈癌

早期子宫颈癌FSS适应证包括：①有强烈的生育愿望。

②年龄 ≤ 45 岁。③影像学提示病灶局限于子宫颈，病灶未侵犯子宫颈内口。④国际妇产科联盟（International Federation of Gynecology and Obstetrics, FIGO）分期标准处于 I A1 ～ I B2 期的患者。⑤无淋巴结转移。⑥病理确认为子宫颈鳞癌、腺癌和腺鳞癌，排除神经内分泌癌、胃型腺癌等特殊病理类型。子宫颈锥切术、子宫颈切除术和根治性子宫颈切除术（radical trachelectomy, RT）是早期子宫颈癌保留生育功能的手术方式。采用子宫颈锥切术者一般无须行子宫颈环扎。肿瘤较大，或术后子宫颈的残端长度 <1cm，或患者既往有晚期流产或早产史可考虑行子宫颈环扎术。推荐在 RT 术中同时行子宫颈环扎，对于 RT 术中未行子宫颈环扎或环扎线脱落的患者，建议孕前评估残留子宫颈长度及子宫颈功能状况，必要时可选择孕前经腹腔镜或经阴道使用 Mersilene、Gore-Tex 和 Gynemesh 等材料的缝线行子宫颈环扎。因 RT 术后易导致子宫颈管粘连而发生子宫颈狭窄，推荐 RT 术中常规置入子宫颈管粘连预防装置（带尾丝防粘连环、婴儿导尿管、套管、球囊、自制节育环连硅胶管等）。RT 术后存在中危因素（肿瘤直径 ≥ 3cm、深肌层浸润 >1/2 或伴淋巴脉管间隙浸润）的患者可考虑行 3 ～ 6 个疗程的紫杉醇联合卡铂方案化疗，化疗期间使用 GnRH-a 保护卵巢。我国统计数据显示，早期子宫颈癌患者行 FSS 的复发率和病死率分别为 6.7% 和 5.0%，其中广泛子宫颈切除组与子宫颈锥切组复发率分别为 10.7% 和 6.7%。RT 术后总妊娠率约为 55%。手术与妊娠时间间隔过短是不良孕产结局的高危因素，RT 术后未接受辅助化疗的患者建议术后半年后尝试妊娠。对于接受化疗的患者，因为化疗药物的潜在致畸、卵巢功能损伤等毒性作用，建议在化疗结束 1 年后尝试受孕。有生育计划的患者可在术后半年摘除子宫颈支架后开始尝试自然受孕，存在不孕不育因素或试孕 1 年仍未妊娠者需转诊生殖医学专家。妊娠期间可根据指征使用抗生素预防感染和孕酮降低子宫敏感性。

子宫内膜癌

子宫内膜癌患者就诊时常处于疾病早期，总体预后较好，5 年生存率可达 81%，I 期患者 5 年生存率甚至可达 96%。年轻（≤ 40 岁）子宫内膜癌患者常表现为子宫内膜样局灶性高分化肿瘤，约占所有子宫内膜癌的 1%～15%。72%～80% 的患者为 I A 期，5 年生存率为 93%～96%。肿瘤的低度恶性生物学行为以及良好的预后为年轻子宫内膜癌患者保留生育功能提供了理论依据。子宫内膜癌的保

留生育治疗（fertility-sparing therapy, FST）保留患者的子宫及双侧附件，采取合适的治疗手段抑制和逆转子宫内膜病变，密切随访，促进生育，以及完成生育后的长期管理。2022 年 NCCN 指南推荐使用 FST 的指征为：①诊刮证实病理为分化良好（G1 级）的子宫内膜样腺癌。② MRI 检查或经阴道超声检查提示病灶局限于子宫内膜。③影像学检查未发现可疑的远处转移病灶。④无药物治疗或妊娠禁忌证。⑤经充分知情后，患者明确了解保留生育功能并非子宫内膜癌的标准治疗方式，并可接受严密的医学随访观察。⑥治疗前咨询生殖专家。患者必须满足以上全部条件方可行 FST。我国专家共识还要求患者满足诊刮病理标本上 ER、PR 均为阳性表达，且血清 CA12-5 正常。FST 常用的治疗方法包括激素类药物、左炔诺孕酮宫内缓释节育系统（levonorgestrel-releasing intrauterine system, LNG-IUS）、宫腔镜病灶切除手术、体重管理和生活方式调整以及上述不同治疗的联合或序贯应用等。NCCN 指南采用包括 LNG-IUS 和孕激素在内的激素类药物，而欧洲 ESGO-ESTRO-ESP 指南则建议在孕激素治疗前先进行宫腔镜病灶切除。治疗期间需进行严密随访，每 3 ～ 6 个月进行 1 次分段诊刮或子宫内膜活检评估。口服孕激素达完全缓解（CR）的中位时间为 4.5 ～ 6.3 个月；LNG-IUS 的中位缓解时间为 5.0 ～ 9.8 个月；二甲双胍联合孕激素治疗的中位缓解时间为 5.9 个月；宫腔镜手术联合孕激素治疗的中位缓解时间为 6.7 个月。NCCN 指南建议，若子宫内膜癌持续存在 6 ～ 12 个月，则推荐行全子宫切除 + 双附件切除 + 手术分期。治疗的应答率随着治疗时间的延长而有所提高，治疗 3 个月、6 个月、12 个月、18 个月和 24 个月后的 CR 率分别为 30.4%、72.4%、78.0%、80.0% 和 81.4%，在治疗 12 ～ 18 个月时达到平台期。因此子宫内膜癌 FST 的期限需结合患者生育愿望的迫切性、子宫内膜对药物治疗反应的渐进性及对保守治疗安全性的评估等因素慎重决定。许多年轻的子宫内膜癌患者常合并肥胖、胰岛素代谢异常和 PCOS 等影响患者生育功能的疾病。实施 FST 达到 CR 的患者虽然子宫内膜病变得到了逆转，但多数患者的病因持续存在，致使肿瘤有较高的复发率，需要在短时间内完成妊娠。这部分患者有必要施行辅助生殖技术（assisted reproductive technology, ART）作为促进生育的手段。与尝试自然受孕相比，ART 的妊娠率和活产率更高。ART 不影响患者的肿瘤结局。诱导排卵与疾病复发风险增加无关，后续妊娠也不会恶化肿瘤预后。对于完全缓解复发后希望继续保留生育功能的患者，可在患者知情同意后考虑再次行激素治疗。须强调严密监测随访，在患者疾病长期维持、进展或完成生育后尽快进行根治性手术。

卵巢恶性肿瘤

卵巢恶性肿瘤包括上皮性卵巢癌、恶性生殖细胞肿瘤和性索间质肿瘤。FSS 旨在保留患者的正常卵巢和子宫，在保证肿瘤治疗效果的前提下保留患者的生殖内分泌和生育功能。可否实施 FSS 主要取决于患者的年龄、生育需求、生育计划、肿瘤组织学类型、病理分级和分期等。

早期上皮性卵巢癌患者满足下列条件，可考虑 FSS：①年龄小于 40 岁，渴望生育，不存在其他不孕不育的因素，无妊娠禁忌证。②患者对 FSS 带来的肿瘤复发风险充分知情，有严格的随访条件。③病理提示病变仅限于一侧卵巢，子宫和对侧卵巢无异常。④ⅠA 期低级别浆液性癌、黏液性癌、高级别浆液性癌、透明细胞癌、子宫内膜样癌。⑤ⅠC 期（单侧）低级别浆液性癌、ⅠC1 ~ 2 期（单侧）G1/2 黏液性癌、ⅠC 期（单侧）G1/2 子宫内膜样癌。⑥卵巢子宫内膜样癌和卵巢透明细胞癌患者，应排除子宫内膜病变。

卵巢恶性生殖细胞肿瘤患者实施 FSS 的原则包括：①年龄小于 40 岁，渴望生育，不存在其他不孕不育的因素，无妊娠禁忌证。②患者对 FSS 带来的肿瘤复发风险充分知情，有严格的随访条件。③单侧卵巢受累者，推荐患侧附件切除术；双侧卵巢受累者，可保留一侧或双侧正常卵巢组织（保留子宫）；其余同保留生育功能的全面分期手术。④除无性细胞瘤外，不建议对外观正常的一侧卵巢进行活检。⑤儿童、青春期和年轻（≤ 25 岁）成人的卵巢恶性生殖细胞肿瘤，不需切除淋巴结，大网膜仅需活检。⑥由于预后良好，完成生育后不建议接受根治性手术。

早期卵巢性索间质肿瘤满足下列条件者，可考虑 FSS：①年龄小于 40 岁，渴望生育，不存在其他不孕不育的因素，无妊娠禁忌证。②患者对 FSS 带来的肿瘤复发风险充分知情，有严格的随访条件。③Ⅰ期。④单侧卵巢受累者，推荐患侧附件切除术；双侧卵巢受累者，可保留一侧或双侧正常卵巢组织（保留子宫）；并进行保留生育功能的全面分期手术，可不切除淋巴结。⑤成人型颗粒细胞瘤患者，对侧卵巢外观正常时，无需活检。⑥合并高危因素（低分化、网状结构或有异源成分）的支持 – 间质细胞瘤，建议对外观正常的卵巢进行活检。⑦颗粒细胞瘤和分泌雌激素的支持 – 间质细胞瘤，应注意排除子宫内膜病变。⑧卵巢性索间质肿瘤患者完成生育后可考虑接受根治性手术。

卵巢恶性肿瘤 FSS 术后的最佳妊娠时机尚无统一意见。术后早期妊娠有肿瘤复发可能；术后延迟妊娠，会因输卵管粘连、患者年龄增大等因素降低生育力。无需化疗时，推荐在严密监测随访下于术后 3 ~ 6 个月尝试妊娠；因化疗药物的生殖毒性，需要化疗者可于化疗结束后 6 ~ 12 个月妊娠。随访应从 FSS 后开始，包括肿瘤复发风险评估、生育能力评估、手术和 / 或辅助治疗的并发症评估等。孕期仍需密切监测肿瘤复发情况。FSS 术后未能完成生育，患者仍有生育需求时，应动态、综合评估肿瘤的复发风险和生育能力，及时给予肿瘤治疗和生育指导。上皮性卵巢癌 FSS 治疗后 5 年无病生存率超过 90%，总体妊娠率在 67% 左右。非上皮性卵巢癌患者 FSS 术后妊娠率为 79.5%，均无出生缺陷，术后妊娠不影响无进展生存率或总生存率。大多数卵巢恶性生殖细胞肿瘤患者 FSS 术后生殖能力正常，妊娠结局与一般人群相当。无性细胞瘤 FSS 治疗后可达到 100% 的长期存活率，妊娠率达 23.1%；而卵黄囊瘤 FSS 治疗后 5 年生存率可达到 90%，妊娠率 45.3%。

妇科肿瘤患者生育力保存病例

患者，女，25 岁，未婚，有性生活史。2021 年 6 月于本院行"开腹下右半结肠肿瘤切除术 + 盆底腹膜结节切除术"，病理结果：（右半结肠肿瘤切除标本）黏液腺癌，细胞呈印戒状，Ⅲ级，浸润肠壁全层至浆膜层脂肪组织内（T3），脉管内见癌栓，神经束见癌浸润，两切缘均未见癌累及，阑尾未见癌累及，网膜组织未见癌转移，另见淋巴结 1 枚，见癌转移（1/1）。免疫组化：约 70% 的肿瘤细胞 Ki-67（+），MLH1（+），MSH2（+），MSH6（+），PMS2（+），CDX2（+），HER2（−），CK7（−），CK20（+），Braf（−）；（肠系淋巴结）淋巴结 28 枚，均未见癌转移（0/28）。2022 年 3 月本院检查盆腔 MRI 平扫 + 增强 +DWI（15T）：①盆腔 2 个多房囊实性肿块，与双侧附件分界不清，考虑转移可能性大；②盆腔少量积液，考虑患者升结肠癌并盆腔转移，拟行腹腔镜检查 + 盆腔肿物切除 + 双附件切除 + 双侧输尿管支架置入术。2022 年 3 月本院查性激素：FSH 4.75IU/L，LH 9.58IU/L，E_2 73.8pg/ml，PRL 8.71ng/ml，T 1.77ng/ml，P 0.87ng/ml。查 AMH 11.46ng/ml。

生育力保存方案：因结肠癌转移至卵巢，生育力保存的方

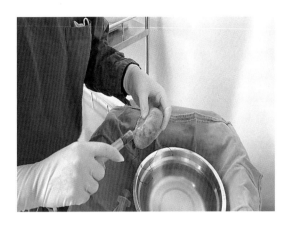

图 3-4-1　卵巢穿刺获取卵子

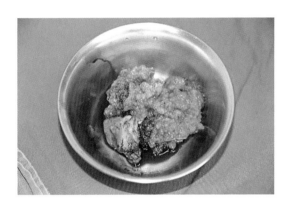

图 3-4-2　卵巢转移癌组织

案仅剩卵子冷冻，在行手术切除双侧卵巢的同时，在卵巢
表面穿刺，获 15 枚卵母细胞，冻存体外成熟的 13 枚卵母
细胞 [图 3-4-1、图 3-4-2]。

（陈淑琴）

参考文献

1. 中国年轻乳腺癌诊疗与生育管理专家共识专家委员会 . 年轻乳腺癌诊疗与生育管理专家共识 . 中华肿瘤杂志 , 2019, 41(7): 486−495.

2. 黎立喜 , 马飞 . 早发性乳腺癌的临床特征及遗传易感基因 . 国际肿瘤学杂志 , 2018, 45(4): 241−244.

3. 葛均波 , 徐永健 , 王辰 . 内科学 . 9 版 . 北京 : 人民卫生出版社 , 2018: 568.

4. 马飞 , 杨文静 , 徐兵河 . 中国乳腺癌规范诊疗质量控制年鉴 (2021). 北京 : 人民卫生出版社 , 2022.

5. 张雪 , 董晓平 , 管雅喆 , 等 . 女性乳腺癌流行病学趋势及危险因素研究进展 . 肿瘤防治研究 , 2021, 48(1): 87−92.

6. Committee of Diagnosis, Treatment, and Fertility Management of Chinese Young Breast Cancer Patients. Expert consensus on diagnosis, treatment and fertility management of young breast cancer patients. JNCC, 2021, 1(1): 23−30.

7. TOMASI−CONT N, LAMBERTINI M, HULSBOSCH S, et al. Strategies for fertility preservation in young early breast cancer patients. Breast, 2014, 23(5): 503−510.

8. ALLEMANI C, MATSUDA T, DI CARLO V, et al. Global surveillance of trends in cancer survival 2000−14 (CONCORD−3): analysis of individual records for 37 513 025 patients diagnosed with one of 18 cancers from 322 population−based registries in 71 countries. Lancet, 2018, 391(10125): 1023−1075.

9. National Comprehensive Cancer Network. NCCN Clinical Practice Guidelines in Oncology :Breast cancer, Version 6, 2020. National Comprehensive Cancer Network，2020.

10. BLUMENFELD Z. Chemotherapy and fertility. Best Pract Res Clin Obstet Gynaecol, 2012, 26(3): 379−390.

11. TAI E, POLLACK L A, TOWNSEND J, et al. Differences in non−Hodgkin lymphoma survival between young adults and children. Arch Pediatr Adolesc Med, 2010, 164(3): 218−224.

12. BURNS K C, HOEFGEN H, STRINE A, et al. Fertility preservation options in pediatric and adolescent patients with cancer. Cancer, 2018, 124(9): 1867−1876.

13. KENNEY L B, COHEN L E, SHNORHAVORIAN M, et al. Male reproductive health after childhood, adolescent, and young adult cancers: a report from the Children's Oncology Group. J Clin Oncol, 2012, 30(27): 3408−3416.

14. PETREK J A, NAUGHTON M J, CASE L D, et al. Incidence, time course, and determinants of menstrual bleeding after breast cancer treatment: a prospective study. J Clin Oncol, 2006, 24(7): 1045−1051.

15. MEIROW D, BIEDERMAN H, ANDERSON R A, et al. Toxicity of chemotherapy and radiation on female reproduction. Clin Obstet Gynecol, 2010, 53(4): 727−739.

16. FLEISCHER R T, VOLLENHOVEN B J, WESTON G C. The effects of chemotherapy and radiotherapy on fertility in premenopausal women. Obstet Gynecol Surv, 2011, 66(4): 248−254.

17. VAN DER KAAIJ M A, HEUTTE N, LE STANG N, et

al. Gonadal function in males after chemotherapy for early-stage Hodgkin's lymphoma treated in four subsequent trials by the European Organisation for Research and Treatment of Cancer: EORTC Lymphoma Group and the Groupe d'Etude des Lymphomes de l'Adulte. J Clin Oncol, 2007, 25(19): 2825-2832.

18. MARTINEZ G, WALSCHAERTS M, LE MITOUARD M, et al. Impact of Hodgkin or non-Hodgkin lymphoma and their treatments on sperm aneuploidy: a prospective study by the French CECOS network. Fertil Steril, 2017, 107(2): 341-350.e5.

19. SIENIAWSKI M, REINEKE T, JOSTING A, et al. Assessment of male fertility in patients with Hodgkin's lymphoma treated in the German Hodgkin Study Group (GHSG) clinical trials. Ann Oncol, 2008, 19(10): 1795-1801.

20. BEHRINGER K, MUELLER H, GOERGEN H, et al. Gonadal function and fertility in survivors after Hodgkin lymphoma treatment within the German Hodgkin Study Group HD13 to HD15 trials. J Clin Oncol, 2013, 31(2): 231-239.

21. FRANCHI-REZGUI P, ROUSSELOT P, ESPIÉ M, et al. Fertility in young women after chemotherapy with alkylating agents for Hodgkin and non-Hodgkin lymphomas. Hematol J, 2003, 4(2): 116-120.

22. BEHRINGER K, BREUER K, REINEKE T, et al. Secondary amenorrhea after Hodgkin's lymphoma is influenced by age at treatment, stage of disease, chemotherapy regimen, and the use of oral contraceptives during therapy: a report from the German Hodgkin's Lymphoma Study Group. J Clin Oncol, 2005, 23(30): 7555-7564.

23. ANDERSON R A, REMEDIOS R, KIRKWOOD A A, et al. Determinants of ovarian function after response-adapted therapy in patients with advanced Hodgkin's lymphoma (RATHL): a secondary analysis of a randomised phase 3 trial. Lancet Oncol, 2018, 19(10): 1328-1337.

24. HEUSER M, OFRAN Y, BOISSEL N, et al. Acute myeloid leukaemia in adult patients: ESMO Clinical Practice Guidelines for diagnosis, treatment and follow-up. Ann Oncol, 2020, 31(6): 697-712.

25. DOLMANS M M, MANAVELLA D D. Recent advances in fertility preservation. J Obstet Gynaecol Res，2019, 45(2): 266-279.

26. LAMBERTINI M, DEL MASTRO L, PESCIO M C, et al. Cancer and fertility preservation: international recommendations from an expert meeting. BMC Medicine, 2016, 14: 1.

27. LEE S J, SCHOVER L R, PARTRIDGE A H, et al. American Society of Clinical Oncology Recommendations on fertility preservation in cancer patients. J Clin Oncol, 2006, 24(18): 2917-2931.

28. SHAPIRA M, RAANANI H, BARSHACK I, et al. First delivery in a leukemia survivor after transplantation of cryopreserved ovarian tissue, evaluated for leukemia cells contamination. Fertil Steril, 2018, 109(1) : 48-53.

29. ZHENG R, ZHANG S, ZENG H, et al. Cancer incidence and mortality in China, 2016. Journal of the National Cancer Center, 2022, 2(1): 1-9.

30. PLANTE M. Evolution in fertility-preserving options for early-stage cervical cancer: radical trachelectomy, simple trachelectomy, neoadjuvant chemotherapy. Int J Gynecol Cancer, 2013, 23(6): 982-989.

31. OZDEMIR S, DOGAN G O. Association of Obesity and Surgery

参考文献

Outcomes in Patients with Endometrial Cancer: A Single-Center Analysis. Rev Bras Ginecol Obstet, 2022, 44(12): 1117-1121.

32. SIEGEL R L, MILLER K D, FUCHS H E, et al. Cancer statistics, 2022. CA CANCER J CLIN, 2022, 72(1): 7-33.

33. LABAN M, CHEN X, GUO B. Seromucinous and mucinous borderline ovarian tumors: We need to know more. Reprod Sci, 2023,30(5): 1684-1685.

34. ŠIMJÁK P, CIBULA D, PAŘÍZEK A, et al. Management of pregnancy after fertility-sparing surgery for cervical cancer. Acta Obstet Gynecol Scand, 2020, 99(7): 830-838.

35. LI X, XIA L, LI J, et al. Reproductive and obstetric outcomes after abdominal radical trachelectomy (ART) for patients with early-stage cervical cancers in Fudan, China. Gynecol Oncol, 2020, 157(2): 418-422.

36. LI X, LI J, WU X. Incidence, risk factors and treatment of cervical stenosis after radical trachelectomy: A systematic review. Eur J Cancer, 2015, 51(13): 1751-1759.

37. WETHINGTON S L, SONODA Y, PARK K J, et al. Expanding the indications for radical trachelectomy：a report on 29 patients with stage IB1 tumors measuring 2 to 4 centimeters. Int J Gynecol Cancer, 2013, 23(6): 1092-1098.

38. DAFOPOULOS K C, GALAZIOS G C, TSIKOURAS P N, et al. Interpregnancy interval and the risk of preterm birth in Thrace, Greece. Eur J Obstet Gynecol Reprod Biol, 2002, 103(1): 14-17.

39. CHAE S H, SHIM S H, LEE S J, et al. Pregnancy and oncologic outcomes after fertility-sparing management for early stage endometrioid endometrial cancer. Int J Gynecol Cancer, 2019, 29(1): 77-85.

40. SIMPSON A N, FEIGENBERG T, CLARKE B A, et al. Fertility sparing treatment of complex atypical hyperplasia and low grade endometrial cancer using oral progestin. Gynecol Oncol, 2014, 133(2): 229-233.

41. JIANG X, YANG J, YU M, et al. Oncofertility in patients with stage I epithelial ovarian cancer: fertility-sparing surgery in young women of reproductive age. World J Surg Oncol, 2017, 15(1): 154.

42. JOHANSEN G, DAHM-KÄHLER P, STAF C, et al. Fertility-sparing surgery for treatment of non-epithelial ovarian cancer: Oncological and reproductive outcomes in a prospective nationwide population-based cohort study. Gynecol Oncol, 2019, 155(2): 287-293.

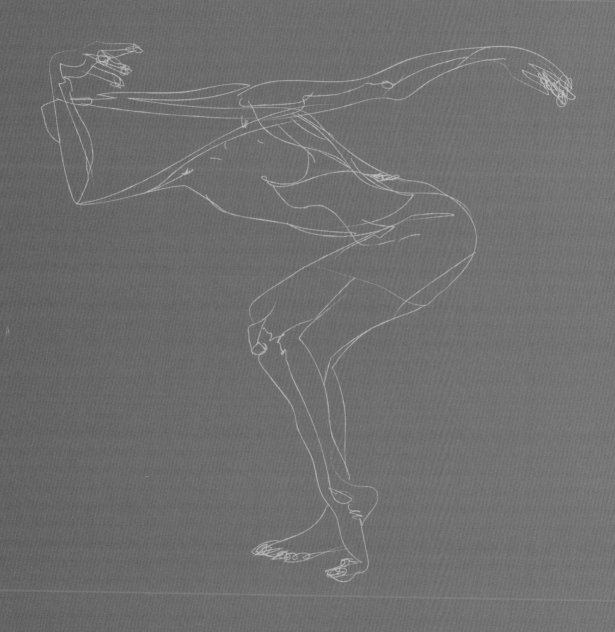

第4章

肿瘤患者的生育力保存

肿瘤患者的卵巢刺激方案

恶性肿瘤患者实施控制性卵巢刺激的特殊性

肿瘤患者常用的卵巢刺激方案及要点
拮抗剂方案
随机启动方案
高孕激素状态下促排卵方案
连续促排卵方案

肿瘤患者COS病例
病例1（拮抗剂方案）
病例2（长方案）

乳腺癌与生育力保存

乳腺癌患者生育力保存概述

乳腺癌患者生育力保存方式的选择

乳腺癌患者生育力保存的特殊性
对COS中雌激素水平的控制及来曲唑的应用
乳腺癌基因的遗传阻断

乳腺癌患者生育力保存控制性卵巢刺激方案选择

乳腺癌生育力保存与妊娠的潜在风险

乳腺癌治疗后妊娠时机

乳腺癌生育力保存数据

血液肿瘤与生育力保存

血液肿瘤患者生育力保存指征

血液肿瘤患者胚胎冷冻及卵母细胞冷冻

血液肿瘤患者控制性卵巢刺激方案及取卵手术
安全性及措施
COS方案选择

血液肿瘤患者卵巢组织冷冻
卵巢组织冻存筛选标准
血液肿瘤患者卵巢组织冷冻及移植的安全性
卵巢组织的残留白血病细胞检测

肿瘤患者的生育力保存

肿瘤患者的卵巢刺激方案

恶性肿瘤患者实施控制性卵巢刺激的特殊性

相较于常规接受辅助生殖助孕的育龄女性，恶性肿瘤患者具有其特殊性：急性发病的恶性肿瘤患者可用于生育力保存的时间有限，如部分患者可能已经开始接受化学治疗；患者的心理压力大，甚至会中途因心理压力（或原发疾病不稳定）中断促排卵治疗；患者可能存在控制性卵巢刺激（controlled ovarian stimulation, COS）或手术的禁忌证（如白血病患者异常低的血小板和白细胞）；患者可能存在一些与控制性卵巢刺激并发症相混淆的症状和体征；部分肿瘤患者对雌激素或孕激素敏感（如雌激素或孕激素受体阳性的乳腺癌患者）。

基于肿瘤患者在临床上可能存在以上特殊情况，妇产、生殖专科医生在进行生育力保存治疗前及治疗中需注意以下方面。

避免发生卵巢过度刺激综合征（ovarian hyperstimulation syndrome, OHSS）

OHSS 增加患者的住院率和医疗费用，延迟患者肿瘤开始治疗的时间，有可能影响肿瘤治疗的预后效果。另外，OHSS 的症状、体征可能会与肿瘤原发病相混淆（如出现胸腔、腹腔积液），影响肿瘤专科医生对原发疾病病情的判断和治疗方案的制订。

多学科会诊（multi-disciplinary treatment, MDT）

生育力保存的首要原则是有生育力保存的指征，不影响原发疾病的治疗。恶性肿瘤患者寻求生育力保存治疗时推荐进行 MDT，由肿瘤专科医生评估患者的预后与生存期，评估患者是否具有生育力保存的时间窗及实施手术的安全性等，使妇科、生殖科医生有序制订个体化生育力保存的详细方案。

全面评估患者生育力保存的适应证与禁忌证

经 MDT 明确患者原发病的诊断后，生殖专科医生需对患者进行卵巢功能评估，判断其是否有生育力保存的适应证；并且要全面评估患者的全身情况，完成术前检查，判断患者是否有生育力保存的禁忌证。

充分知情告知并注意安抚患者情绪

基于肿瘤患者的特殊性，主治医生必须与接诊患者充分地沟通交流，充分告知患者生育力保存的治疗流程、成功率，并注意安抚和开导患者的紧张情绪，随时回复患者的疑问，避免治疗中断。

个性化地选择控制性卵巢刺激方案

因为肿瘤治疗的急迫性，卵巢刺激方案是随机进入的，必须制订个体化的刺激计划，从而在短时间内获得最多的优质卵母细胞。

表 4-1-1　扳机日孕酮水平与 d3 胚胎质量

项目	孕酮>1.5ng/ml（$n=51$）	孕酮≤1.5ng/ml（$n=224$）	P 值
年龄	（31.3±0.5）岁	（31.9±0.2）岁	0.18
扳机日孕酮值	（2.0±0.19）ng/ml	（0.9±0.02）ng/ml	<0.001
获卵数	（13.8±0.9）个	（10.9±0.4）个	<0.005
2PN数	（8.1±0.7）个	（6.5±0.3）个	0.02
优质胚胎率	74.5%	73.7%	0.73

[资料来源：PAPANIKOLAOU E G, KOLIBIANAKIS E M, POZZOBON C, et al. Progesterone rise on the day of human chorionic gonadotropin administration impairs pregnancy outcome in day 3 single-embryo transfer, while has no effect on day 5 single blastocyst transfer. Fertil Steril, 2009, 91(3):949-952.]

表 4-1-2　扳机日孕酮水平与 d5 胚胎质量

项目	孕酮>1.5ng/ml（$n=37$）	孕酮≤1.5ng/ml（$n=170$）	P 值
年龄	（30.3±0.5）岁	（31.1±0.2）岁	0.18
扳机日孕酮值	（2.0±0.08）ng/ml	（0.9±0.02）ng/ml	<0.001
获卵数	（16.6±0.4）个	（12.5±1.3）个	<0.001
2PN数	（10.0±0.8）个	（7.8±0.4）个	0.04
优质胚胎率	83.8%	78.8%	0.43

[资料来源：PAPANIKOLAOU E G, KOLIBIANAKIS E M, POZZOBON C, et al. Progesterone rise on the day of human chorionic gonadotropin administration impairs pregnancy outcome in day 3 single-embryo transfer, while has no effect on day 5 single blastocyst transfer. Fertil Steril, 2009, 91(3):949-952.]

肿瘤患者常用的卵巢刺激方案及要点

选择个体化 COS 方案，目的是在较短的时间内获得尽可能多的成熟卵母细胞，并能在生育力保存后尽早开始肿瘤原发病的治疗，避免影响原发病治疗及预后。到目前为止，暂未发现肿瘤患者 COS 的反应性低于常规辅助生殖的助孕人群。不同肿瘤类型患者的 COS 反应性无差别。为了缩短生育力保存的治疗时间，COS 可以在月经周期的任意时间开始。促性腺激素（gonadotropin, Gn）启动剂量根据患者的抗米勒管激素（anti-Müllerian hormone, AMH）、基础窦状卵泡（antral follicle count, AFC）、年龄、体重指数（body mass index, BMI）选择。因生育力保存的目的是获得尽可能多的成熟卵母细胞，并且多数患者因为原发治疗的时间急迫，无法进行第二周期的 COS，因此 Gn 启动剂量可考虑略高于常规周期，但要注意避

免 OHSS 的发生。目前常用的控制性卵巢刺激方案有以下几种。

拮抗剂方案

拮抗剂方案因 COS 时间短及安全性好，被推荐作为紧急状态下的 COS 方案。拮抗剂固定方案倾向于在 Gn 使用第 5 天或第 6 天开始加用 250μg 促性腺激素释放激素拮抗剂（gonadotropin releasing hormone antagnist, GnRH-ant），每日一次至扳机日。灵活方案的拮抗剂添加时机多基于优势卵泡直径及激素水平判断，可于优势卵泡直径在 14mm 时，也可以在优势卵泡直径 > 14mm 和血清雌二醇 > 400ng/L 时。当优势卵泡直径 ≥ 18mm、目标卵泡群卵泡径线 > 15mm 时扳机。hCG 日轻度孕酮升高不影响胚胎质量 [表 4-1-1、表 4-1-2]。

表 4-1-3　黄体期添加拮抗剂预防 OHSS 效果

项目	黄体期未添加拮抗剂（n=123）	黄体期添加拮抗剂（n=48）	P值
重度OHSS	25% (31/123)	10% (5/48)	0.03
中度OHSS	52% (64/123)	25% (12/48)	0.001
出现腹水	74% (91/123)	35% (17/48)	0.000 1
住院率	25% (31/123)	15% (7/48)	0.13
每次住院穿刺腹水次数	1.2 ± 0.7	0.4 ± 0.5	0.01

［资料来源：MILLS G, DAHAN M H. Gonadotropin releasing hormone (GnRH) antagonist administration to decrease the risk of ovarian hyperstimulation syndrome in GNRH agonist cycles triggered with human chorionic gonadotropin. Arch Gynecol Obstet, 2022, 306(5): 1731-1737.］

表 4-1-4　影响获卵数的多重回归分析

项目	系数估算	95% CI	P值
年龄	−0.216	−0.617，−0.054	0.020
体重指数	0.035	−0.284，0.437	0.675
窦状卵泡数	0.477	0.329，0.701	0.000
促排方案	−0.045	−1.715，0.974	0.586
添加来曲唑	−0.060	−5.315，2.616	0.501

卵巢高反应人群（目前判定标准不统一，较常用的判断指标有 AMH > 3.04 ng/ml 或 ≥ 3.12 ng/ml、AFC > 14 个或/和 hCG 日 E_2 > 3 000 pg/ml，获卵数 > 15 个）可采用促性腺激素释放激素激动剂（gonadotropin releasing hormone agonist, GnRH-a）扳机以减少过度刺激风险，并于取卵当天开始使用 GnRH-ant 250 μg，共 5~7 天，抑制 LH 及 FSH 分泌，促进黄体溶解［表 4-1-3］。除此之外，取卵后添加糖皮质激素、阿司匹林、多巴胺受体激动剂也可用于预防 OHSS。

对于雌激素敏感性高的肿瘤患者，可在 COS 开始直至下次月经来潮期间添加来曲唑（5mg/d）以降低雌激素对肿瘤的刺激。根据中山大学附属第六医院生殖医学中心 2018 年至 2022 年的数据，COS 获卵数与是否添加来曲唑没有相关性［表 4-1-4］。2020 年 Benedetta 等系统回顾了 11 项研究共计 2 121 例患者是否添加来曲唑对 COS 结局的影响，结果显示除雌激素水平外，获卵数、卵母细胞成熟率、受精率、Gn 剂量、促排时间差别均无统计学意义。

随机启动方案

因肿瘤患者原发病治疗的紧迫性，有部分患者无法在早卵泡期开始 COS，随机方案开始时间不限，可用于需要紧急开始 COS 周期的生育力保存患者。其优点在于：随时启动，简单高效。可在月经周期不同时期随时启动，促排效果并不劣于常规促排方案。2021 年 VinitaM 等系统性回顾了既往 10 项随机方案研究的 1 653 例病例，结果显示与常规拮抗剂方案相比，随机方案除促排时间略延长外，获卵数、卵母细胞成熟率、受精率、可冷冻胚胎数差别均无统计学意义。早卵泡期启动方案参见拮抗剂方案［图 4-1-1A］。对于晚卵泡期启动的随机方案需要关注优势卵泡与卵泡群的径线差别，如果优势卵泡与卵泡群的径线差别不大，可按照不均匀的拮抗剂方案处理，在优势卵泡直径 > 12mm 和/或血清雌二醇 > 300ng/L 时，及时添加拮抗剂以避免出现早

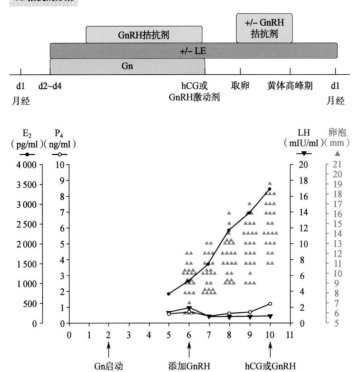

A. 拮抗剂方案

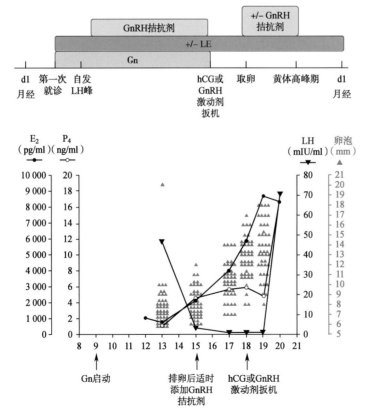

B. 晚卵泡期随机启动（存在排卵前卵泡）

肿瘤患者的卵巢刺激方案

C. 晚卵泡期随机启动（不存在排卵前卵泡）

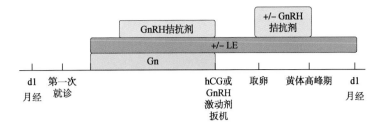

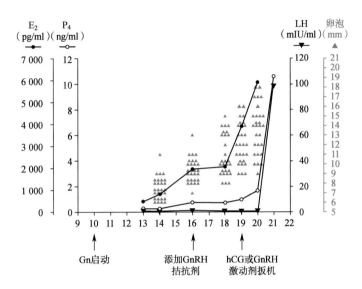

D. 黄体高峰期启动

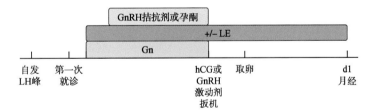

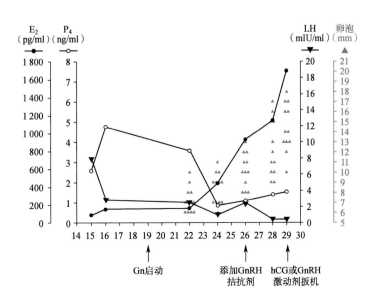

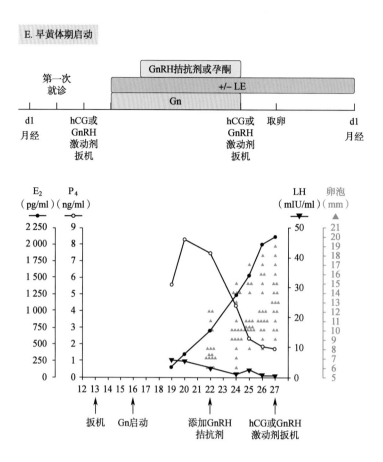

图 4-1-1　常规拮抗剂方案及随机方案示意图

[资料来源：CAKMAK H, KATZ A, CEDARS MI, et al. Effective method for emergency fertility preservation: random-start controlled ovarian stimulation. Fertil Steril, 2013, 100(6):1673-1680.]

发的 LH 峰值导致促排周期取消；如果优势卵泡与第二批卵泡径线差别明显，在优势卵泡有可能诱导早发的 LH 峰值时（E_2 水平大于 200pg/ml 及卵泡径线达 18mm 以上），若其余卵泡径线均低于 12mm，可继续促排且无须添加拮抗剂。当第二批卵泡群直径达到 12mm 即可添加拮抗剂以避免早发的 LH 峰值对第二批卵泡的影响。扳机时机同拮抗剂方案 [图 4-1-1B、图 4-1-1C]。诱导排卵可采用 hCG 或 GnRH-a 扳机，如为高反应患者（指标见拮抗剂方案），诱导排卵可采用 GnRH-a。

黄体期方案分为早黄体期及中晚黄体期开始的促排周期。早黄体期因高孕酮状态可抑制 LH 峰值出现，无须添加拮抗剂。而中晚黄体期开始促排时，有可能在促排晚期因孕酮下降导致早发的 LH 峰值甚至周期取消。因此，需要注意患者促排周期中孕酮水平一旦开始下降，需及时添加拮抗剂以免周期取消 [图 4-1-1D、图 4-1-1E]。

高孕激素状态下促排卵方案

高孕激素状态下促排卵（progestin-primed ovarian stimulation, PPOS）方案分为内源性高孕激素状态下促排卵方案和外源性高孕激素状态下促排卵方案。内源性高孕激素状态下促排卵方案即为黄体期方案（详见"随机启动方案"中的黄体期方案）。外源性高孕激素状态下促排卵方案即在早卵泡期添加 Gn 同时添加外源性孕激素（目前常用制剂为微粒化黄体酮、地屈孕酮或醋酸甲羟孕酮）以抑制内源性 LH 峰值。PPOS 方案以内源或外源性孕激素代替拮抗剂抑制早发的 LH 峰值，因此促排费用相对低廉。Huang 等回顾性地纳入了 86 例因乳腺癌行生育力保存的患者的取卵

表4-1-5　各种促排方案的比较（患者基本情况）

项目	拮抗剂方案（n=46）	卵泡期高孕酮方案（n=52）	黄体期高孕酮方案（n=65）	P值
年龄/岁	31.0 ± 4.6	28.9 ± 4.7	30.0 ± 4.3	0.073
BMI/（kg·m⁻²）	21.3 ± 3.2	20.4 ± 3.6	21.6 ± 2.6	0.183
AMH/（ng·ml⁻¹）	3.5 ± 2.2	4.5 ± 5.4	3.2 ± 2.2	0.214
AFC/个	14.0 ± 5.9	16.1 ± 10.4	13.7 ± 5.3	0.237
疾病				0.002
乳腺癌	32(69.6%)	25(48.1%)	53(81.5%)	
血液肿瘤	6(13.0%)	17(37.2%)	6(9.2%)	
其他	8(17.4%)	10(19.2%)	6(9.2%)	
冷冻类型				0.541
卵母细胞冻存	26(56.5%)	35(66.0%)	42(65.6%)	
胚胎冻存	20(43.5%)	18(33.0%)	22(34.4%)	

注：BMI.体重指数；AMH.抗米勒管激素；AFC.窦状卵泡计数。

表4-1-6　各种促排方案的比较

项目	拮抗剂方案（n=46）	卵泡期高孕酮方案（n=52）	黄体期高孕酮方案（n=65）	P值
获卵数	12.2 ± 7.0	14.0 ± 7.6	12.9 ± 6.1	0.393
平均成熟卵子数	10.8 ± 6.2	12.2 ± 6.2	11.1 ± 4.9	0.417
卵子成熟（率）	496(88.7%)	636(87.2%)	719(86.0%)	0.328
可冷冻卵子数	10.5 ± 5.5	12.5 ± 7.1	11.7 ± 5.9	0.438
受精（率）	130(64.4%)	140(64.2%)	169(69.5%)	0.320
卵裂（率）	126(96.9%)	130(92.9%)	160(94.7%)	0.333
囊胚形成（率）	56(70.0%)	39(69.6%)	56(60.2%)	0.331
平均可冷冻胚胎数	4.9 ± 3.1	4.2 ± 2.0	4.5 ± 1.8	0.713

周期，其中56例是随机启动的GnRH-ant方案，30例是随机启动的PPOS方案。结果显示，随机启动的PPOS方案和GnRH-ant方案的获卵数相似，但PPOS方案可以减少就诊次数，从而减轻患者压力。黄体期开始的PPOS方案可以防止卵巢刺激期间月经来潮。根据中山大学附属第六医院生殖医学中心2018年至2022年的数据，其获卵数、卵母细胞成熟率、优质胚胎率均与拮抗剂方案类似 [表4-1-5、表4-1-6]。因此PPOS方案在肿瘤患者生育力保存中也是一种可选择的促排卵方案。但需注意，中晚卵泡期雌二醇高于70pg/ml可能诱发LH峰值，导致周期取消。PPOS方案并不适合在患者月经周期任意时间启动。

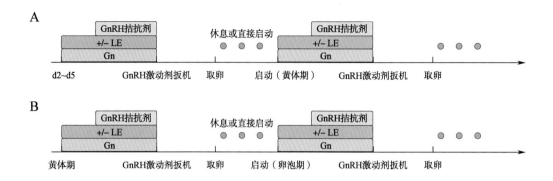

图 4-1-2　连续促排卵方案示意图

[资料来源：LIU D, YAN J, QIAO J. Effects of malignancies on fertility preservation outcomes and relevant cryobiological advances. Sci China Life Sci, 2020, 63(2):217-227.]

表 4-1-7　生育力保存各促排方案的优缺点

促排卵方案	优点	缺点
拮抗剂方案	COS用时短，OHSS风险低	拮抗剂方案费用高于PPOS方案，拮抗剂的添加时机需要个性化，以保证满意的获卵数及避免早发的LH峰导致周期取消
长方案	方案稳定，获卵数高	如为高反应患者，OHSS风险高。COS用时长
随机方案	方案灵活，最大限度节省患者生育力保存的时间	拮抗剂的添加时机需要个性化，以保证满意的获卵数及避免早发的LH峰导致周期取消
PPOS方案	OHSS风险低，COS费用低	促排时间可能长于拮抗剂，中晚卵泡期开始COS不适用该方案
连续促排方案	对于卵巢低储备，生育力保存无时间要求的患者可最大程度地累积卵母细胞	用时长，总体费用高

连续促排卵方案

连续促排卵方案主要针对卵巢低储备但有较充裕时间的生育力保存患者 [图 4-1-2]。第一次卵巢刺激也是应用传统的拮抗剂方案和 GnRH-a 扳机。如果在取卵后发现仍有小于 10mm 的卵泡可考虑继续黄体期促排，旨在有限的时间里尽量积累成熟卵母细胞。

对于亟须保留生育力的女性患者，临床医生应当充分评估其生育力保存的适应证，在最大限度保存生育力的同时，尽量避免并发症的发生。总的来说，临床保存生育力的原则应当是遵循规范化的同时给予个体化的治疗方案，选择合适的治疗方式 [表 4-1-7]。

如果患者的病情允许，无须紧急开始肿瘤原发病的治疗，长方案也同样推荐。对于雌激素敏感的肿瘤患者（如乳腺癌患者）推荐同时添加拮抗雌激素的药物，如来曲唑（2020 年欧洲人类生殖及胚胎学学会生育力保存指南卵巢刺激方案推荐）。根据笔者所在中心的数据，40 岁以下胚胎植入前遗传学筛查（PGS）患者以 PPOS 方案、拮抗剂方案及长方案治疗促排其胚胎整倍体率差别无统计学意义，这提示选择不同的促排方案对卵母细胞的质量无明显影响[表4-1-8]。

表 4-1-8　PGS 周期中不同促排方案的胚胎整倍体情况

单基因疾病				
年龄	项目	PPOS方案	拮抗剂方案	长方案
≤35岁	活检胚胎数	523	466	478
	整倍体胚胎数	304	275	271
	胚胎整倍体率/%	58.1	59.0	56.7
36~40岁	活检胚胎数	78	16	57
	整倍体胚胎数	36	5	28
	胚胎整倍体率/%	46.2	31.3	49.1
染色体异常				
年龄	项目	PPOS方案	拮抗剂方案	长方案
≤35岁	活检胚胎数	880	697	469
	整倍体胚胎数	304	209	168
	胚胎整倍体率/%	34.5	30.0	35.8
36~40岁	活检胚胎数	69	11	45
	整倍体胚胎数	22	3	12
	胚胎整倍体率/%	31.9	27.3	26.7

表 4-1-9　促排监测记录

日期	05-29	05-30	06-03	06-05	06-07	06-09
周期日	d5	d6	d10	d12	d14	d16
右侧卵巢	8.5mm×7个 3mm×9个		12.5mm×2个 12mm×1个 11mm×1个 7.5mm×4个	16mm×1个 14.5mm×2个 14nm×1个 12mm×4个	20mm×1个 18mm×1个 17.5mm×1个 16.5mm×2个 <16.5mm×7个	
左侧卵巢	5.5mm×4个 3mm×7个		14mm×1个 13.5mm×1个 10mm×3个 7mm×3个	16.5mm×1个 13mm×2个 12.5mm×3个 10.5mm×2个 8.5mm×2个	21mm×1个 19mm×1个 17mm×1个 13.5mm×4个	
内膜	5.6mm/A		8mm/A	13mm/A	13mm/A	
重组促卵泡素β	225IU×5天		225IU×2天	225IU×2天		
加尼瑞克	0.25mg×2天		0.25mg×2天	0.25mg×2天		
来曲唑	5mg×5天		5mg×2天	5mg×2天		
曲普瑞林					0.2mg×1次	
E_2/(pg·ml^{-1})		26.8	336.5	207.0	589.1	328.7
P/(ng·ml^{-1})		0.08		0.41	0.87	8.03
FSH/(IU·L^{-1})		6.93	14.61			
LH/(IU·L^{-1})		5.57	2.56	1.79	1.12	4.26

注：E_2. 雌二醇；P. 孕酮；FSH. 卵泡刺激素；LH. 黄体生成素。

表4-1-10　促排监测记录

日期	10-09	10-23	10-28	11-01	11-02
周期日	d22	d1	d6	d10	d11
右侧卵巢	3mm×5个	3mm×3个	10mm×1个 9.5mm×1个	18.5mm×1个 18mm×1个 13.5mm×3个 13mm×2个	20.5mm×1个 19mm×1个 15mm×1个 14.5mm×1个
左侧卵巢	3mm×5个 见黄体	3mm×1个	8mm×1个 7mm×1个	17.5mm×1个 11mm×3个	19mm×1个 9.5mm×2个
内膜	11mm/C	9mm/A	7mm/A	9mm/A	10mm/A
重组促卵泡素β		200IU×5天	200IU×4天		
来曲唑		5mg×5天	5mg×4天		
曲普瑞林	1.0mg				
$E_2/(pg \cdot ml^{-1})$		10.1	26.8	104.5	133.1
$P/(ng \cdot ml^{-1})$				0.56	0.68
$FSH/(IU \cdot L^{-1})$		2.61	18.90		
$LH/(IU \cdot L^{-1})$		1.55	1.31	1.49	1.54

注：E_2. 雌二醇；P. 孕酮；FSH. 卵泡刺激素；LH. 黄体生成素。

第 4 章　肿瘤患者的生育力保存

肿瘤患者 COS 病例

病例 1（拮抗剂方案）

患者，女，19岁，未婚。因"骨髓增生异常综合征"就诊，要求生育力保存。患者未行化疗及骨髓移植，查 AMH 2.73ng/ml。

周期总结：周期启动时 E_2 26.8ng/ml，内膜 5.6mm，FSH 6.93IU/L，LH 5.57IU/L，卵泡大小均匀。应用常规拮抗剂方案。获卵 18 枚，冷冻 16 枚 M Ⅱ期卵母细胞。接受治疗总耗时 12 天 [表 4-1-9]。

病例 2（长方案）

患者，女，32岁，已婚。因"双侧卵巢包块"就诊妇科，考虑双侧交界性卵巢肿瘤可能性大，不排除卵巢癌可能。患者于妇科行剖腹探查，术中冰冻示"双侧卵巢交界性浆

液性囊腺瘤"。术中行双侧卵巢肿瘤剔除术。尝试进行卵泡抽吸，获卵 2 枚，体外成熟培养（IVM）后未受精。术中见盆腔中度粘连，子宫腺肌病。患者术前 AMH 7.07ng/ml，术后 AMH 2.58ng/ml。因考虑复发风险，妇科推荐患者于生殖中心就诊行体外受精（IVF）。

周期总结：对双侧卵巢交界性浆液性囊腺瘤应用 COS 的安全性已有共识。入周前确认是排卵后。同时，患者时间充裕，遂决定使用长方案以求能更稳定地获得均匀发育的足够数量的卵母细胞。使用来曲唑后，雌激素水平峰值为 133.1pg/ml。促排 5 天后 FSH 增至 18.9IU/L（基础 FSH 6.7IU/L），考虑已远超阈值水平，未再调整促排剂量。最终共获卵 8 枚，ICSI 受精 3 枚，移植 21/8、21/10 双胎妊娠 [表 4-1-10]。

（李晶洁　梁晓燕）

乳腺癌与生育力保存

乳腺癌患者生育力保存概述

目前乳腺癌是女性发病率最高的恶性肿瘤，早期诊断和新的治疗方案大大提高了乳腺癌患者的生存率，现 5 年生存率达 85%～100%。但是，根据患者的年龄、选择的抗肿瘤药物类型、剂量以及治疗周期的长短不同，会导致患者发生不同程度的卵巢损伤。在癌症治愈后，这些患者面对的是卵巢内分泌及储备功能显著下降和低生育状态。化疗后第 1 年所面临的绝经风险高达 50%～90%，而 42% 的年轻女性最终将面临卵巢早衰，在闭经的年轻女性中，仅有 12%～15% 能够在治疗结束后恢复月经周期。因此，乳腺癌患者在全身化疗前生育力保存是非常必要的。

乳腺癌患者生育力保存方式的选择

乳腺癌患者的生育力保存方案首选胚胎冷冻或卵母细胞冷冻。主要的原因如下：①从成功率的角度考虑，胚胎冷冻及卵母细胞冷冻均为成熟的生育力保存方案，大多具有资质的辅助生殖机构均掌握并有实力开展。而卵巢组织冷冻虽然目前也是可推荐的生育力保存方法，其成功率与机构的技术条件、患者的条件密切相关，其妊娠率根据不同的机构报道差别较大（20%～50%），但仍然低于冻融胚胎移植妊娠率。②部分乳腺癌易感基因（breast cancer susceptibility gene, BRCA）突变的乳腺癌患者，可合并卵巢癌（如 BRCA1 基因突变携带者也有 40%～60% 的卵巢癌风险）。这部分患者如果实施卵巢组织冷冻，后续移植具有潜在风险。③乳腺癌患者可能需要长期的内分泌治疗，对于这部分患者，卵巢组织移植后恢复其生殖内分泌功能没有绝对的临床意义，甚至会增加患者乳腺癌复发的风险及药物治疗的可能。④从减少患者接受的创伤性治疗及费用方面，胚胎及卵母细胞冷冻也具有优势。

乳腺癌患者生育力保存的特殊性

对 COS 中雌激素水平的控制及来曲唑的应用

乳腺癌根据分子表达情况分为 3 类：雌激素受体阳性型、HER-2 阳性型和三阴型。乳腺癌患者多数为女性，女性有雌激素受体的表达，而亚洲女性雌激素受体阳性型占到接近 70%。来曲唑属于芳香化酶抑制剂，可有效抑制雌激素的水平，广泛应用于乳腺癌患者的内分泌治疗。为了尽量降低 COS 中高水平雌激素对乳腺的影响，乳腺癌患者 COS 过程需添加来曲唑。近年内有大量文献报道了来曲唑的添加时机及使用时间［表 4-2-1］。为了降低取卵后黄体期的雌激素水平，笔者所在中心自 Gn 启动日添加来曲唑（5mg/d），直至取卵后 10 天。然而根据最新的研究资料，COS 与乳腺癌患者预后并不存在必然相关性：一项单中心大样本量评估乳腺癌患者生育力保存安全性的研究发现，根据平均 43 个月的随访，生育力保存 COS 对乳腺癌患者的无病生存期没有影响，即使是对雌激素受体阳性患者和需要行新辅助化疗的患者亦无影响。然而这需要进一步的研究来确认并区分患者人群。

乳腺癌基因的遗传阻断

约 10% 的乳腺癌患者由已知的乳腺癌易感基因致病性胚系突变所致，称为遗传性乳腺癌。迄今也已证实，约 10 多个易感基因的致病性胚系突变与乳腺癌遗传易感相关。结合国外研究及中国的人群数据，目前认为 BRCA1、BRCA2、TP53 和 PALB2 是高度外显率的乳腺癌易感基因［表 4-2-2］，携带上述基因突变的患者的乳腺癌风险至少增加 5 倍。例如，BRCA1 基因突变的女性一生中患乳腺癌的风险为 50%～80%，同时患双侧乳腺癌的风险也会增加，BRCA1 基因突变携带者也有 40%～60% 的卵巢癌风险，BRCA2 突变携带者具有类似的特征，但患卵巢癌的风险较低。BRCA 突变的乳腺癌患者保留生育能力可能导致其将癌症传递给后代的风险增加。BRCA 突变是常染色体显性遗传，具有 BRCA 突变的女性有 50% 的机会将其遗传给后代。胚胎植入前遗传学诊断（pre-implantation genetic testing, PGD）可能有助于选择适合移植的胚胎，从而阻断 BRCA 突变基因的遗传。

临床中 BRCA1/2 突变基因阳性者，需再次告知其遗传风险，患者若选择 PGD，为了尽量缩短治疗周期，促排卵和家系认证可同时进行。乳腺癌患者若合并易感基因［表 4-2-2］可考虑进行 PGD 助孕，阻断肿瘤基因遗传。

表 4-2-1　来曲唑添加时机及雌激素峰值

文献	来曲唑用量/（mg·d⁻¹）	hCG日的E₂水平/（pg·ml⁻¹）		来曲唑用法
		来曲唑+Gn	Gn	
Oktay, et al. 2006	5	483.4±278.9	1 464.0±644.9	从月经周期的第2天或第3天开始口服来曲唑（5mg/d）。来曲唑给药2天后，加入150～300U/d FSH；来曲唑在hCG给药当天停药，取卵后3天重复E₂测定。如果E₂水平高于250pg/ml（917pmol/L），则继续使用来曲唑，直至降至50pg/ml以下（183pmol/L）
Checa Vizcaino, et al. 2012	5	829.00±551.11	1 666.40±739.42	卵巢刺激在月经周期的第2天开始口服来曲唑（5mg/d），并持续到取卵前48小时。在来曲唑给药的第3天，以150～225IU/d的剂量加入FSH
Domingo, et al. 2012	5	381	1 744	来曲唑（5mg/d）从自发周期的第2天或第3天开始口服给药，直到触发之日为止
Johnson, et al. 2013	5	933 （709~1 228）	2 730 （2 453~3 044）	来曲唑（5mg/d）从自发月经周期的第2天或3天开始每天使用，并持续到hCG或GnRH激动剂给药的当天。来曲唑开始后0～2天开始重组FSH
Revelli, et al. 2013	5	446 (320~572)	1 553 （1 108~1 998）	从月经周期的第2天或第3天开始口服来曲唑（5mg/d）。来曲唑给药2天后，加入150～300U/d FSH；来曲唑在hCG给药当天停药，取卵后3天重复E₂测定。如果E₂水平高于250pg/ml（917pmol/L），则继续使用来曲唑，直到降至50pg/ml以下（183pmol/L）
Hass, et al. 2017	5	1 452	4 056	卵巢刺激的第1天到触发日，每日用来曲唑5mg和促性腺激素治疗
Quinn, et al. 2017	5	709±34	2 472±245	从卵巢刺激开始每天使用5mg来曲唑，并逐渐调整剂量达10mg/d
Ben Haroush, et al. 2019	5	944.4±816.6	4 206.6±888.6	乳腺癌患者从治疗的第1天到取卵当天额外接受来曲唑（5mg/d）治疗
Goldrat, et al. 2019	5	315±225	2 144±915	来曲唑（5mg/d）在周期第2天开始，第2天给予促性腺激素
Sonigo, et al. 2019	5	427±332	1 651±1 235	来曲唑口服5mg/d与重组FSH在同一天开始，并在排卵触发（dOT）当天停止

表 4-2-2　遗传性乳腺癌易感基因及发病风险

易感基因	累积发病风险/%
BRCA1 突变	72
BRCA2 突变	69
TP53 突变	60
PALB2 突变	35

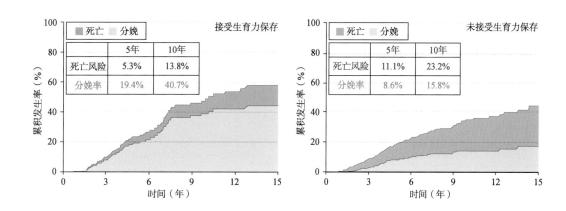

图 4-2-1 接受生育力保存与否的累积死亡风险与分娩率比较

[资料来源: MARKLUND A, LUNDBERG F E, ELORANTA S, et al. Reproductive outcomes after breast cancer in women with vs without fertility preservation. JAMA Oncol, 2021, 7(1):86-91.]

乳腺癌患者生育力保存控制性卵巢刺激方案选择

大多数乳腺癌患者存在 COS 的时间窗, 一般在乳腺手术后化疗前的恢复期进行, 但如果患者需要接受新辅助化疗, 建议在化疗前进行 COS 保存胚胎或卵母细胞。但是原则上, 乳腺癌患者促排卵仍推荐采取随机入周的方式减少患者生育力保存的治疗时间, 并添加来曲唑减少雌激素可能带来的负面影响。2020 年发表在 *Human reproduction* 杂志的一项瑞典多中心回顾性研究, 分析了 610 例乳腺癌生育力保存数据, 随机方案与标准的拮抗剂方案 COS 的获卵数、卵子成熟率以及胚胎冷冻数差异均无统计学意义(具体促排方案见本章第一节肿瘤患者卵巢刺激方案)。

乳腺癌生育力保存与妊娠的潜在风险

欧洲一项队列研究显示, 在乳腺癌诊断后接受生育力保存的患者, 其累积死亡风险低于未接受生育力保存的患者(5 年累积死亡风险为 5.3% *vs.* 11.1%, 10 年累积死亡风险为 13.8% *vs.* 23.2%), 累积分娩率则大幅度增加(5 年累积分娩率为 19.4% *vs.* 8.6%, 10 年累积分娩率为 40.7% *vs.* 15.8%), 活产率较未接受生育力保存的患者高出 2 倍以上。因此, 乳腺癌患者选择生育力保存不会增加复发的

风险或对自身的结局产生不利影响, 反而生育后可降低死亡风险[图 4-2-1]。此外, 目前还没有发现在化疗完成后怀孕女性分娩的儿童发生先天性畸形的风险增加。

乳腺癌治疗后妊娠时机

诊断为乳腺癌后的妊娠时机主要根据肿瘤的分期、类型、大小、是否合并淋巴结转移及转移数量具体评估。乳腺原位癌患者手术和放疗结束后即达到良好的治疗效果, 可随时进入妊娠阶段。淋巴结阴性的乳腺浸润性癌患者手术后 2 年、淋巴结阳性手术后 5 年才可考虑妊娠, 需要辅助内分泌治疗的患者, 在受孕前 3 个月停止内分泌治疗。但一般情况下, 建议患者在确诊后至少推迟 2 年, 主要是因为在这期间复发的风险最大。对于服用他莫昔芬的患者, 在 5 年的治疗期结束后, 妊娠通常被认为是安全的。

对于已实施生育力保存的患者, 康复后若有生育需求, 主诊医生需要判断患者采用辅助生殖助孕还是自然受孕。若年龄 < 37 岁, 化疗后卵巢储备仍正常, 盆腔情况评估正常, 可给予患者自然受孕的机会, 但不应超过半年。若患者自然受孕概率低, 则选择复苏卵子或胚胎移植辅助生殖助孕。若有冷冻的卵巢组织, 何时移植是更具挑战的问题, 最重要的是考虑患者的肿瘤类型与雌孕激素的关系, 届时 MDT 是非常有必要的。

表 4-2-3 乳腺癌患者生育力保存方案

保存方案	例数
卵巢组织	2
卵子	102
胚胎	40
综合方案（卵巢+卵子）	4
总计	148

表 4-2-4 乳腺癌患者生育力保存 COS 数据

年龄	AFC	AMH	获卵数	Gn 天数	E$_2$高峰	治疗总时间
31.86岁	12.57个	3.99ng/ml	12.97个	8.51天	719pg/ml	10.51天

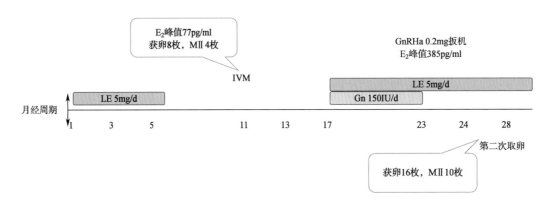

图 4-2-2　乳腺癌患者代表病例生育力保存方案示意图

乳腺癌生育力保存数据

笔者所在中心自 2016 年 9 月开始为肿瘤患者进行生育力保存医疗服务，截至 2022 年 10 月有 148 位乳腺癌患者进行了相应的生育力保存［表 4-2-3］，其 COS 情况见表 4-2-4。

代表病例：24 岁女性，确诊乳腺癌，病理结果为 ER 阳性，PR 阳性，HER-2 阳性。卵巢储备：AMH 9.75ng/ml，AFC 16 个，月经周期第 1 天拟行生育力保存。详细咨询和知情同意后选择卵子冷冻，为其进行添加来曲唑的微刺激方案 COS，同一月经周期再次进行黄体期促排方案（LPS），为避免 OHSS，选择 GnRH-a 扳机，共冷冻保存 14 枚成熟卵子［图 4-2-2]。

（李婷婷　李晶洁）

血液肿瘤与生育力保存

血液肿瘤在儿童及年轻育龄期患者中发病率较实体肿瘤高，部分血液肿瘤如急性淋巴细胞白血病、霍奇金淋巴瘤治愈率高，因此开展血液肿瘤患者的生育力保存更具有临床及社会价值。

血液肿瘤患者生育力保存指征

不同治疗方案对血液肿瘤患者的生育力影响不一。ABVD方案是早期霍奇金淋巴瘤患者的经典治疗方案，该方案对性腺的毒性作用低，因此 25 岁以下的早期霍奇金淋巴瘤患者采用 ABVD 方案无须行生育力保护治疗，超过 25 岁的早期患者建议行生育力保存咨询及治疗。进展期的霍奇金淋巴瘤或非霍奇金淋巴瘤患者，采用纳入烷化剂的治疗方案（如 BEACOPP 方案），建议进行生育力保存。急性淋巴细胞白血病、急性髓系白血病化疗导致闭经的可能性低于 25%，但其治疗中造血干细胞移植比例高。因此，需要临床医师个性化考虑患者的化疗方案及是否进行造血干细胞移植，判断患者是否需要进行生育力保存 [表 4-3-1]。

血液肿瘤患者胚胎冷冻及卵母细胞冷冻

随着辅助生殖技术的发展，目前冻融胚胎移植与新鲜胚胎移植妊娠率无明显差别，是已婚育龄女性进行生育力保存的有效方法。同样地，卵母细胞冷冻保存和胚胎冷冻保存一样，都是生育力保存的一线治疗方案，主要针对无配偶的未婚女性。胚胎冷冻及卵母细胞冷冻主要针对卵巢功能正常、非急性起病或放化疗前有至少 10 天窗口期用于 COS 的血液病患者。急性起病的血液肿瘤患者（如急性淋巴细胞白血病），生育力保存治疗时间窗窄，另外，多数血液肿瘤患者可能伴有贫血、白细胞降低、出血倾向、心肺功能异常、特殊部位（如纵隔）的巨大包块等症状。临床医师在生育力保存咨询时要特别注意患者目前的身体状况是否有麻醉或取卵手术的禁忌证，并评估 COS 时限，判断患者是否有机会进行胚胎冷冻或卵母细胞冷冻。关于

冷冻胚胎的妊娠率和活产率，各生殖中心或生育力保存中心均有自己的数据参考。而根据 Cobo 等 2018 年的数据，冻融卵母细胞受精后胚胎移植的妊娠率与患者卵母细胞冷冻时的年龄及卵母细胞冷冻数目有关 [图 4-3-1]。

血液肿瘤患者控制性卵巢刺激方案及取卵手术

安全性及措施

因血液肿瘤患者的特殊性，在进行生育力保存咨询时建议进行 MDT 评估患者原发病的生存率、生育力保存的时间窗，并决定患者生育力保存的方式，是否有 COS、经阴道穿刺取卵、麻醉禁忌证。在 COS 过程中，生殖 / 妇产专科医生需注意复查患者血常规及凝血指标，避免患者因原发病病情变化导致治疗中出现感染、出血等并发症。在经阴道穿刺取卵前，需请麻醉医生再次评估麻醉风险，取卵医生在实施取卵手术时也建议选择细针实施手术，并尽量避免反复穿刺导致患者出血的风险增加。术后仍需严格随访患者情况并与血液专科医生做好患者的交接工作。

COS 方案选择

因血液肿瘤患者存在病情突然变化的风险，建议尽量缩短生育力保存的时间。如果患者在月经期就诊，根据患者经济情况可考虑拮抗剂方案或 PPOS 方案；如果患者在黄体期就诊建议考虑 LPS 方案促排；如果患者非以上两种时间就诊可考虑随机方案（详见本章第一节肿瘤患者卵巢刺激方案）。

血液肿瘤患者卵巢组织冷冻

卵巢组织冷冻与胚胎冷冻、卵母细胞冷冻都是可推荐的临床生育力保存技术。卵巢组织冷冻既可以保存患者的生育力，同时冻融卵巢组织移植也可恢复患者的生殖内分泌功能。而对于儿童而言，目前卵巢组织冷冻是唯一推荐的生育力保存方式。

表 4-3-1　白血病患者不同治疗方案的生殖毒性评估

疾病	治疗方案	性腺毒性药物	性腺毒性评估
急性淋巴细胞白血病	一线治疗	环磷酰胺；异环磷酰胺	低到中度
	复发标准治疗	环磷酰胺	中到高度
急性髓系白血病	一线治疗	一线治疗药物，如阿糖胞苷	低度
	复发标准治疗	造血干细胞移植	高度

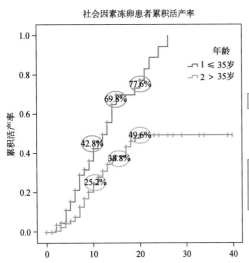

社会因素冻卵患者累积活产率

年龄 ≤35，N=123		年龄 >35，N=518	
卵子数	累积活产率（95%CI）	卵子数	累积活产率（95%CI）
5	15.8（8.4，23.1）	5	5.9（3.6，8.1）
8	32.0（22.1，41.9）	8	17.3（13.3，21.3）
10	42.8（31.7，53.9）	10	25.2（20.2，30.1）
15	69.8（57.4，82.2）	15	38.3（32.0，45.6）
20	77.6（64.4，90.9）	20	49.6（40.7，58.4）
24	94.4（84.3，100.4）		

图 4-3-1　卵母细胞数与活产率

[资料来源：COBO A, GARCÍA-VELASCO J, DOMINGO J, et al. Elective and Onco-fertility preservation: factors related to IVF outcomes. Hum Reprod, 2018, 33(12):2222-2231.]

卵巢组织冻存筛选标准

目前，国际上尚无统一的卵巢组织冻存筛选标准，根据中华医学会《生育力保存中国专家共识》，筛选标准：①年龄 ≤ 35 岁，且卵巢储备功能较好，可以根据卵巢储备情况和个人意愿适当放宽年龄限制；②肿瘤患者必须排除卵巢恶性肿瘤或卵巢转移，转移风险高者需谨慎考虑；③原发病预后较好；④由原发病及治疗导致的早发性卵巢功能不全发生风险高（大于 50%）；⑤能够耐受腹腔镜或开腹卵巢组织活检手术；⑥距放、化疗开始时间至少 3 天；⑦患者本人或其监护人知情同意。

血液肿瘤患者卵巢组织冷冻及移植的安全性

对于进行冻融卵巢自体移植的患者，再植入卵巢组织是否会重新引入恶性或癌前病变细胞是判断患者能否进行卵巢

组织冷冻及移植的关键问题。任何类型的肿瘤都不能排除卵巢转移的风险。根据既往文献报道，不同的肿瘤类型，卵巢组织移植后出现卵巢转移癌风险也不同［表 4-3-2］。

对于霍奇金淋巴瘤，无论期别（除非是原发灶邻近卵巢），卵巢侵犯的可能性均为低风险。Bastlings 等的综述分析了既往 12 项霍奇金淋巴瘤的研究，通过病理、影像或分子生物学研究判断卵巢组织中是否有肿瘤侵犯证据，除一项因子宫 / 宫颈部分的淋巴瘤有卵巢转移外，其余研究均无卵巢转移证据。而且世界首例冻融自体卵巢组织移植成功活产的病例来自一位 25 岁的霍奇金淋巴瘤Ⅳ期女性患者。因此，霍奇金淋巴瘤患者进行卵巢组织冷冻及冻融自体移植的安全性较高。

白血病属于卵巢侵犯高风险的恶性肿瘤，因血流中存在白血病细胞，也可能因取卵巢组织的侵入性操作而受到污染，移植时需考虑引入白血病细胞导致复发的风险。动

表 4-3-2　不同类型肿瘤卵巢移植后出现卵巢转移癌的风险分级

风险分级	癌症类型
高	白血病 神经母细胞瘤 伯基特淋巴瘤
中	乳腺癌Ⅳ期 浸润性小叶癌 结肠癌 宫颈腺癌 非霍奇金淋巴瘤 尤因肉瘤
低	乳腺癌Ⅰ～Ⅱ期 浸润性导管癌 宫颈鳞癌 霍奇金淋巴瘤 恶性骨肿瘤 非生殖道型横纹肌肉瘤 肾母细胞瘤

[资料来源：DOLMANS M M, LUYCKX V, DONNEZ J, et al. Risk of transferring malignant cells with transplanted frozen-thawed ovarian tissue. Fertil Steril, 2013, 99(6):1514-1522.]

表 4-3-3　白血病患者生育力保存方法的优缺点

生育力保存方法	优点	缺点
胚胎冷冻/卵母细胞冷冻	无移植后原发肿瘤复发可能性	多数患者因接受放化疗或原发病导致全身状况不适合接受COS及取卵手术
卵巢组织冷冻	可保存生育力及生殖内分泌功能	自体卵巢组织移植肿瘤再植风险高

物实验证实，将未经治疗的急性淋巴细胞白血病（acute lymphoblastic leukemia，ALL）患者的卵巢组织移植到裸鼠体内，移植前使用不同敏感度的检测方法（病理免疫组化、RT-PCR）检测白血病细胞，观察 6 个月，部分接受白血病细胞检测阳性卵巢组织的小鼠体内检测出了白血病细胞团块。另一项动物实验，取化疗后缓解的白血病患者的卵巢组织植入小鼠体内，观察 20 周，无论卵巢白血病细胞检测阳性与否，所有小鼠体内均未发现白血病细胞生长。此外，已有来自不同国家的个案报道，白血病幸存者通过移植缓解后获取的卵巢组织成功分娩，且后续随诊无白血

病复发，由此可说明，缓解后再留取白血病患者的卵巢组织冻存，移植后导致白血病复发的可能性较低。笔者总结白血病患者不同生育力保存方法的优缺点见表 4-3-3。

卵巢组织的残留白血病细胞检测

目前国际上通用的白血病分型是形态学 (morphology)、免疫学 (immunology)、细胞遗传学 (cytogenetics) 和分子学 (molecular) 分型，即 MICM 分型。为减少卵巢移植后引入

表4-3-4 常见的卵巢组织的白血病细胞检测标志物

类型	主要免疫组化标志物	分子生物学标志物	
		融合基因	突变基因或其他基因
急性髓系白血病	CD34、CD117、MPO、CD33、CD13	*RUNX1-RUNX1T1*、*CBFβ-MYH11*、*PML-RARα*	*NPM1* *WT1*
急性B淋巴母细胞白血病	CD45、CD34、CD19、CD10、CD20	*BCR/ABL*、*iAMP21*、*ETV6/RUNX1*	*IgH*重排/*TCR*重排
急性T淋巴母细胞白血病	CD34、nTdT、CD99、CD5、CD3、CD7		*IgH*重排/*TCR*重排
慢性髓性白血病		*BCR/ABL*	

白血病细胞的风险，对留取的卵巢组织在冻存前常规进行白血病细胞残留检测，可借鉴检测残留白血病的方法，在治疗前必须完善 MICM 检测，获取卵巢组织后采用组织切片免疫组化法、分子学方法检测组织中的白血病细胞。对有标志性分子学特征的类型，建议优先使用定量 PCR 方法检测分子学标志物，各方法主要检验的标志物见表4-3-4。

组织病理切片免疫组化

根据白血病细胞表面抗原标志物，利用免疫组化法检测卵巢组织切片的白血病细胞，优点是可适用于所有类型的白血病，缺点是该方法灵敏度较低，检测不出标本中较低含量的白血病细胞。

分子学方法检测

（1）对有特征性的细胞遗传学或分子生物学标志物的白血病类型，采用定量 PCR 检测单个特定的融合基因或突变基因，其灵敏度及特异度均明显优于病理检测，但缺点是并非所有的 AL 都有特异性的标志物可供检测。

（2）高通量二代测序（next-generation sequencing, NGS）：对无可靠特征分子标志物定量检测的 AML，联合多个分子标志物组合标记检测白血病细胞。对于 ALL，绝大部分 B/T 细胞白血病存在 *IGH* 和 / 或 *TCR* 基因重排呈现单克隆的状态，*IGH/TCR* 基因体外单克隆重排检测可以作为对卵巢组织内肿瘤细胞进行定性和定量的分子标志物，使用高通量 NGS 检测 *IgH* 重排 /*TCR* 重排可能较 PCR 定量更为灵敏。

（3）裸鼠成瘤试验：将患者卵巢组织植入裸鼠行裸鼠成瘤试验，移植后观察数月至半年后处死小鼠，了解其体内是否有白血病细胞生长，以检测该卵巢标本是否存在白血病细胞。但因物种不同，移植到小鼠体内的带白血病细胞的组织在裸鼠内不发生肿瘤，不一定能说明移植到人体内不发生肿瘤。

（李晶洁 苏畅）

参考文献

1. 梁晓燕，方丛，李晶洁，等. 中国女性肿瘤患者生育力保护及保存专家共识. 中国肿瘤临床，2020, 47(5): 217−221.

2. 中国女医师协会生殖医学专业委员会专家共识编写组. 辅助生殖领域拮抗剂方案标准化应用专家共识. 中华生殖与避孕杂志，2022, 42(2): 109−116.

3. ESHRE Guideline Group on Female Fertility Preservation, ANDERSON R A, AMANT F, et al. ESHRE guideline: female fertility preservation. Hum Reprod Open, 2020, 2020(4): hoaa052.

4. ALEXANDER V M, MARTIN C E, SCHELBLE A P, et al. Ovarian stimulation for fertility preservation in women with cancer: A systematic review and meta−analysis comparing random and conventional starts. J Gynecol Obstet Hum Reprod, 2021, 50(8): 102080.

5. CAKMAK H, KATZ A, CEDARS M I, et al. Effective method for emergency fertility preservation: random−start controlled ovarian stimulation. Fertil Steril, 2013, 100(6): 1673−1680.

6. LA MARCA A, CAPUZZO M, SACCHI S, et al. Comparison of euploidy rates of blastocysts in women treated with progestins or GnRH antagonist to prevent the luteinizing hormone surge during ovarian stimulation. Hum Reprod, 2020, 35(6): 1325−1331.

7. QIN N, CHEN Q, HONG Q, et al. Flexibility in starting ovarian stimulation at different phases of the menstrual cycle for treatment of infertile women with the use of in vitro fertilization or intracytoplasmic sperm injection. Fertil Steril, 2016, 106(2): 334−341.e1.

8. LIU D, YAN J, QIAO J. Effects of malignancies on fertility preservation outcomes and relevant cryobiological advances. Sci China Life Sci, 2020, 63(2): 217−227.

9. TURAN V, QUINN M M, DAYIOGLU N, et al. The impact of malignancy on response to ovarian stimulation for fertility preservation: a meta−analysis. Fertil Steril, 2018, 110(7):1347−1355.

10. HUSSEIN R S, ZHAO Y, KHAN Z. Does type of cancer affect ovarian response in oncofertility patients? J Gynecol Obstet Hum Reprod, 2021, 506:101944.

11. ULRICH N D, RAJA N S, MORAVEK M B. A review of fertility preservation in patients with breast cancer. Best Pract Res Clin Obstet Gynaecol, 2022, 82: 60−68.

12. CHEN S, LEE F, WANG P. Fertility preservation in women with breast cancer. Taiwan J Obstet Gynecol, 2022, 61(1): 3−4.

13. OKTAY K, HARVEY B E, LOREN A W. Fertility preservation in patients with cancer: ASCO clinical practice guideline update summary. J Oncol Pract, 2018, 14(6): 381−385.

14. RODRIGUEZ−WALLBERG K A, OKTAY K. Fertility

preservation in women with breast cancer. Clinical obstetrics and gynecology, 2010, 53(4): 753−762.

15. GOLDMAN R H, RACOWSKY C, FARLAND L V, et al. Predicting the likelihood of live birth for elective oocyte cryopreservation: a counseling tool for physicians and patients. Hum Reprod, 2017, 32(4): 853−859.

16. LETOURNEAU J M, WALD K, SINHA N, et al. Fertility preservation before breast cancer treatment appears unlikely to affect disease−free survival at a median follow−up of 43 months after fertility−preservation consultation. Cancer, 2020, 126(3): 487−495.

17. SHAPIRA M, RAANANI H, COHEN Y, et al. Fertility preservation in young females with hematological malignancies. Acta Haematol, 2014, 132(3/4): 400−413.

18. COBO A, GARCIA−VELASCO J, DOMINGO J, et al. Elective and Onco−fertility preservation: factors related to IVF outcomes. Hum Reprod, 2018, 33(12): 2222−2231.

19. Practice Committee of the American Society for Reproductive Medicine. Fertility preservation in patients undergoing gonadotoxic therapy or gonadectomy: a committee opinion. Fertil Steril, 2019, 112(6): 1022−1033.

20. YASMIN E, BALACHANDREN N, DAVIES M C, et al. Fertility preservation for medical reasons in girls and women: British fertility society policy and practice guideline. Hum Fertil (Camb), 2018, 21(1): 3−26.

21. 中华医学会生殖医学分会 . 生育力保存中国专家共识 . 生殖医学杂志 , 2021, 30(9): 1129−1134.

22. DOLMANS M M, LUYCKX V, DONNEZ J, et al. Risk of transferring malignant cells with transplanted frozen−thawed ovarian tissue. Fertil Steril, 2013, 99(6): 1514−1522.

23. BASTINGS L, BEERENDONK C C, WESTPHAL J R, et al. Autotransplantation of cryopreserved ovarian tissue in cancer survivors and the risk of reintroducing malignancy: a systematic review. Hum Reprod Update, 2013, 19(5): 483−506.

24. DOLMANS M M, MARINESCU C, SAUSSOY P, et al. Reimplantation of cryopreserved ovarian tissue from patients with acute lymphoblastic leukemia is potentially unsafe. Blood, 2010, 116(16): 2908−2914.

25. GREVE T, CLASEN−LINDE E, ANDERSEN M T, et al. Cryopreserved ovarian cortex from patients with leukemia in complete remission contains no apparent viable malignant cells. Blood, 2012, 120(22): 4311−4316.

第 5 章

非肿瘤患者的生育力保存

免疫性疾病与生育力保存

系统性红斑狼疮

其他免疫性疾病

免疫性疾病的生育力保存策略
促性腺激素释放激素激动剂
卵母细胞冷冻和胚胎冷冻
卵巢组织冷冻
卵母细胞体外成熟

非恶性血液系统疾病与生育力保存

重型地中海贫血

再生障碍性贫血

镰刀型红细胞贫血病

早发性卵巢功能不全相关疾病与生育力保存

卵巢子宫内膜异位囊肿

遗传相关疾病

非肿瘤患者的生育力保存

目前，女性生育力保存主要关注肿瘤患者，非肿瘤患者只占生育力保存需求的 8%~19%，涉及免疫系统疾病、血液系统疾病、早发性卵巢功能不全（premature ovarian insufficiency, POI）等显著影响卵巢储备的疾病。相对于肿瘤患者，良性疾病的生育力保存具有明显的优势，如疾病预后好，患者生存期长，对生育力保存的积极性和依从性更好，无须考虑肿瘤转移与污染可能等。对接受性腺毒性治疗或者具有潜在生育力损伤疾病的非肿瘤患者，更需要给予关注并为其提供生育力评估及生育力保护咨询。

免疫性疾病与生育力保存

免疫性疾病本身的免疫紊乱和代谢异常，会导致患者生育力损伤、卵巢储备功能下降及妊娠丢失。免疫性疾病对生育影响的另一个主要原因是治疗使用的烷化剂类的免疫抑制药对卵巢储备功能的损伤。

系统性红斑狼疮

系统性红斑狼疮（systemic lupus erythematosus, SLE）是一种慢性自身免疫性疾病，主要影响育龄期女性，病例对照研究发现，54% 的 SLE 患者出现月经紊乱，影响卵巢储

备功能和生育力，且与疾病的活动程度有关。对 SLE 的荟萃分析结果表明，与正常对照组相比，SLE 患者的 AMH 值显著下降。笔者分析了近 4 年在中山大学附属第六医院生殖医学中心行辅助生殖治疗的 SLE 患者的临床特征，发现与非 SLE 相比，在年龄一致的条件下，SLE 发生卵巢低储备的概率显著增加；AMH、AFC、获卵数均显著下降 [表 5-1-1]。利用 SLE 模型小鼠研究发现，SLE 小鼠卵巢体积明显缩小，卵泡数量显著减少，血清 AMH 降低，说明 SLE 可降低卵巢储备功能。利用 SLE 小鼠的 M Ⅱ 卵母细胞进行体外受精发现，SLE 小鼠卵母细胞形成的胚胎发育潜能降低。SLE 小鼠的后代更少，SLE 影响卵母细胞质量并导致生育力下降 [图 5-1-1]。

SLE 对卵巢功能及生育的影响机制 [图 5-1-2]：慢性炎症影响下丘脑 - 垂体 - 卵巢轴功能；自身免疫性卵巢炎对卵巢组织的破坏；狼疮活动相关的高催乳素血症干扰排卵；血小板减少症、抗磷脂抗体以及使用糖皮质激素和 / 或非甾体抗炎药物等诱发异常子宫出血；环磷酰胺（cyclophosphamide, CTX）等性腺毒性药物导致卵巢功能受损。

SLE 患者的卵巢功能还与治疗药物有关。荟萃分析结果发现，接受 CTX 治疗的患者 AMH 值显著低于未接受 CTX 治疗者，CTX 对卵巢功能的影响与累积剂量、治疗时间以及开始治疗时的年龄存在相关性。因此，对确诊为 SLE 的患者尤其是需要使用烷化剂治疗的 SLE 患者，亟须进行生

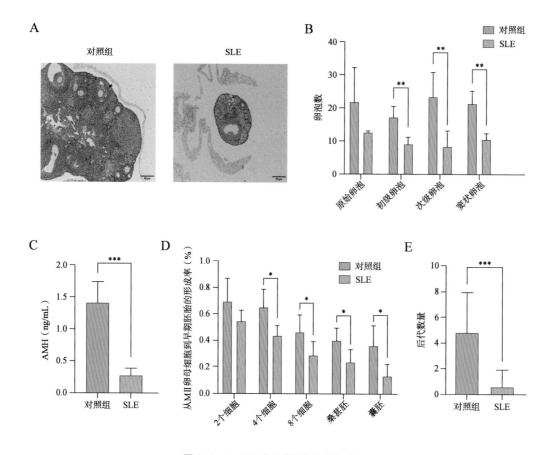

图 5-1-1　SLE 鼠卵巢储备功能的变化

A. SLE 鼠和对照鼠卵巢 HE 染色图；B. SLE 鼠和对照鼠卵巢卵泡计数；
C. SLE 鼠和对照鼠血清 AMH；D. SLE 鼠和对照鼠 MII 卵母细胞体外受精胚胎发育率；
E. SLE 鼠和对照鼠配繁后代数。*P < 0.05；**P < 0.01；***P < 0.001。

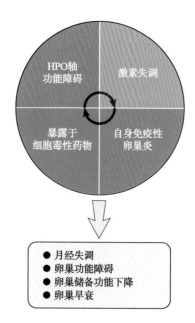

图 5-1-2　系统性红斑狼疮对卵巢功能与生育的影响

表 5-1-1　SLE 与健康不孕症患者的生育力比较

项目	非 SLE 患者	SLE 患者	P
样本量（n）	25 331	24	—
卵巢低储备	5 760（22.74%）	11（45.83%）	0.007
AMH/（ng·ml^{-1}）	2.71 ± 3.60	1.63 ± 1.79	0.005
AFC	11.00 ± 8.36	6.50 ± 7.15	0.004
获卵数	8.67 ± 7.26	4.68 ± 5.85	< 0.001

免疫性疾病与生育力保存

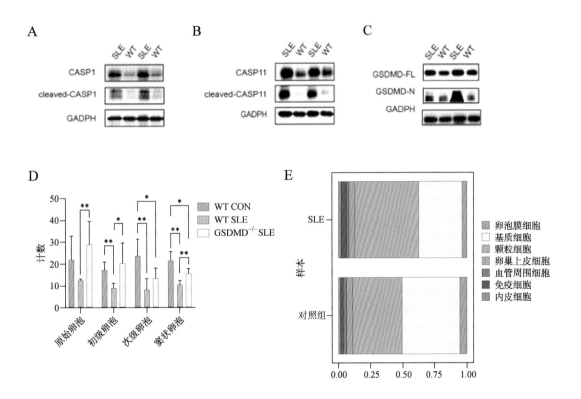

图 5-1-3　SLE 鼠和同龄正常鼠卵巢微环境改变

A~C. SLE 鼠和同龄正常鼠的卵巢组织焦亡通路蛋白 Caspase1、Caspase11、Gsdmd 表达及激活；
D. 野生型 SLE 鼠、Gsdmd$^{-/-}$SLE 鼠、同龄野生型鼠卵泡计数结果；E. SLE 鼠和同龄正常鼠卵巢细胞比例。

育力咨询，并权衡治疗效果、患者的生育力需求和烷化剂使用对卵巢功能的损伤。对于使用 CTX 治疗的 SLE 患者，2020 年美国风湿病学会指南建议每月联合应用促性腺激素释放激素激动剂以降低 POI 的风险。当患者的病情进入稳定期时，可考虑卵母细胞冷冻或胚胎冷冻保存生育力。目前也有少数 SLE 患者通过卵巢冷冻保存生育力的报道。

目前尚无针对 SLE 疾病特点的生育力保护措施。前期研究发现，SLE 鼠卵巢与同龄正常鼠相比，卵巢微环境有很大不同。在 SLE 鼠卵巢中，卵巢组织内焦亡通路明显被激活，使用焦亡关键分子 Gsdmd 基因敲除鼠造模 SLE 可观察到卵泡数量明显增加。此外，SLE 鼠卵巢中免疫细胞比例同同龄正常鼠的 2 倍 [图 5-1-3]，提示 SLE 卵巢中的炎症细胞浸润和焦亡激活可能导致卵巢储备功能下降和卵母细胞质量降低。基于抑制焦亡的免疫调控或许可以成为 SLE 患者卵巢功能保护的新方案，但其安全性和有效性尚有待证实。

其他免疫性疾病

可能需要免疫抑制剂治疗的顽固性免疫性疾病，如多发性硬化、炎症性肠病（克罗恩病和溃疡性结肠炎）、免疫性卵巢炎、白塞综合征、激素抵抗性肾小球肾炎、变应性肉芽肿性血管炎、结节性多动脉炎、抗 N- 甲基 -D- 天冬氨酸受体脑炎（抗 NMDA 受体脑炎）等。抗 NMDA 受体脑炎是一种与抗 NMDA 受体 NR1 亚基的 IgG 抗体相关的自身免疫性疾病，约 58% 的患者合并卵巢畸胎瘤。对抗 NMDA 受体脑炎合并卵巢畸胎瘤的患者，治疗方式为免疫治疗和肿瘤切除。由于手术、免疫药物不可避免地对患者生育力造成损伤，因此，保护患者的卵巢功能对于患者远期生活质量具有重要意义。由于抗 NMDA 受体脑炎发病凶险，患者没有充分时间行卵母细胞 / 胚胎冷冻，此时，卵巢组织冷冻成为其生育力保存的重要手段。中山大学附属第六医院生殖医学中心曾为一例抗 NMDA 受体脑炎女性进行卵巢组织冷冻，共冷冻卵巢皮质 12 片。该患者免疫治疗后，抗 NMDA 受体抗体滴度下降缓慢，神经科医生考虑与双侧卵巢畸胎瘤有关，妇科会诊后建议行双侧卵巢切除，遂要求行卵巢组织冷冻。

免疫性疾病的生育力保存策略

促性腺激素释放激素激动剂

理论上，促性腺激素释放激素激动剂（GnRH-a）可减少进入分化期的原始卵泡，使其不易受到化学药物损伤；同时通过减少卵巢血供，上调卵巢内抗细胞凋亡因子等方式，达到保护卵巢功能的目的。但是多个更新指南认为，GnRH-a 的效果并不确切，不推荐作为一线方案。

卵母细胞冷冻和胚胎冷冻

卵母细胞冷冻或胚胎冷冻，显著改善该类患者的生育力保存结局，但需经过促排卵，以获得一定数目的成熟卵母细胞。需在免疫性疾病稳定期或非活动期进行，术前联合风湿免疫专科医师，全面评估患者器官功能及凝血情况，明确风险和获益；并对患者充分知情告知。控制性卵巢刺激

方案见第四章第一节肿瘤患者卵巢刺激方案。促排卵过程中应密切关注以下几点。

术前检查

包括一般情况及多器官功能，存在肾功能异常、血管器质性病变如肺动脉高压、心功能异常或有其他禁忌证者不可进行。

雌激素水平

根据患者卵巢储备与反应性，谨慎选择启动剂量，推荐添加芳香化酶抑制剂降低雌激素水平，减少对免疫性疾病本身的影响及降低血栓风险。促排中密切监测患者雌激素水平，及时调整 Gn 剂量。

血常规及凝血功能

明显改变者应及时请风湿专科医师会诊，判断是否需要中止治疗或进行处理。有血液高凝状态的患者可添加低分子量肝素，预防血栓形成。

卵巢过度刺激综合征

拮抗剂方案可缩短治疗时间。对于 OHSS 高危患者，建议使用 GnRH-a 扳机，并及时添加预防 OHSS 的相关药物，如糖皮质激素、多巴胺受体激动剂。

卵巢组织冷冻

2019 年，Chehab 等人报道了第一例卵巢组织冷冻及移植后自然妊娠并分娩的 SLE 患者。由于卵巢组织冷冻移植的成功率低于胚胎冷冻与移植，且病情平稳的免疫性疾病患者可预留 2 周时间，并不需要紧急行卵巢组织冷冻（ovarian tissue cryopreservation, OTC）。仅建议青春期前患者行 OTC。

卵母细胞体外成熟

卵母细胞体外成熟技术无须促排卵，可缩短生育力保存的所需时间，避免雌激素水平过高，但临床结局仍低于体内成熟的卵母细胞。文献报道，一例急性期混合性结缔组织病患者在促排卵过程中出现多器官功能衰竭，主要原因考

虑是雌激素过高及麻醉等的影响。因此，对于促排卵风险高的患者，如疾病非稳定期或 PCOS 患者，可考虑行卵母细胞体外成熟培养，再冷冻成熟卵母细胞或胚胎。

（赵伟娥 李晶洁 梁晓燕）

非恶性血液系统疾病与生育力保存

非恶性血液系统疾病患者的生育力保存主要涉及需行造血干细胞移植（hematopoietic stem cell transplantation, HSCT）的患者。HSCT 前高剂量化疗或 / 和放疗，显著影响卵巢功能。有文献报道，HSCT 后，卵巢功能衰竭比例达 70%～100%；超过 80% 的患者出现永久性闭经；妊娠率低至 0.6%～5.5%。

重型地中海贫血

地中海贫血（thalassemia）简称地贫，又称海洋性贫血，是临床常见的遗传性溶血性贫血。在东南亚、地中海等地区多见，因最早在地中海沿岸的意大利、希腊、马耳他等地发现，故称地中海贫血。地贫是由于调控珠蛋白合成的基因缺失或突变，导致构成血红蛋白的 α 链和 β 链珠蛋白的合成比例失衡、红细胞寿命缩短的一种溶血性贫血。主要病理生理机制为慢性溶血性贫血、无效红细胞生成和铁过载。

每年全球超过 330 000 例患有血红蛋白病的新生儿出生，其中重型地中海贫血（thalassemia major, TM）的新生儿占比接近 17%，其中 54% 的 TM 患儿需定期规范输血才能存活。

目前，地贫的主要治疗方式包括规范性长期输血和结合铁螯

合剂去铁治疗、HSCT 及基因治疗。虽然常规输血和去铁治疗可以减少长期并发症和增加生命预期，基因疗法可能治愈地贫，但迄今为止，allo-HSCT 仍然是地贫唯一有效的治愈方法。患者与人类白细胞抗原（human leukocyte antigen, HLA）相合的亲属之间进行 HSCT 治疗后，无 TM 生存率可达 90% 以上。一项国内多中心的研究表明，患者与 HLA 配型半相合的亲属之间进行 HSCT 治疗后无 TM 生存率高达 96%。

TM 患者出生后即出现严重的溶血性贫血，很多患者在青春期前即接受 HSCT。青春期前女童因为下丘脑 – 垂体 – 卵巢轴反馈系统未建立，卵泡上 FSH 及 LH 受体敏感度低，无法进行卵子体外成熟及促排卵治疗，因此，OTC 是唯一的生育力保存策略。青春期后的女性，则可考虑胚胎冷冻或卵母细胞冷冻。迄今，笔者中心共有 39 例地贫患儿接受 OTC，患儿一般情况与保存结局如表 5-2-1。卵巢组织卵母细胞体外成熟（ovarian tissue oocyte-in vitro maturation, OTO-IVM）是指卵巢皮质冻存时，从切除的卵巢组织或处理卵巢组织后的培养液中获得卵母细胞，在体外培养成熟后行卵母细胞冷冻保存的新方法。因此，在行 OTC 的同时，抽取卵泡行 IVM，卵母细胞成熟率达 41.05%，与成人的 OTO-IVM 成熟率接近。其中，82.05% 的患者有至少 1 枚卵母细胞成熟并冷冻，极大限度地保存了患者的生育力[表 5-2-1]。

中山大学附属第六医院生殖医学中心于 2022 年 1 月，为 1 例 2 年前行 OTC 的 TM 患儿行卵巢组织移植，并在移植后第 5 个月出现阴道流血，现已多次月经来潮，提示卵巢组织移植成功，患者的性激素变化及 B 超如图 5-2-1 和表 5-2-2。

再生障碍性贫血

再生障碍性贫血需大剂量环磷酰胺治疗，剂量达 200mg/kg；部分患者药物治疗不理想时需行 HSCT，因此，卵巢功能衰竭风险大，建议行生育力保存。对于血常规与凝血功能稳定的青春期患者，可行卵母细胞或胚胎冷冻，促排卵方案可选择孕酮方案，具有减少注射次数与月经期出血等优势。需 HSCT 治疗的患者一般病情重，可能出现重度贫血、出血或白细胞严重下降等情况，经阴道穿刺取卵的出血风险大，且促排卵的治疗时间较长。因此，应谨慎评估患者病情，与

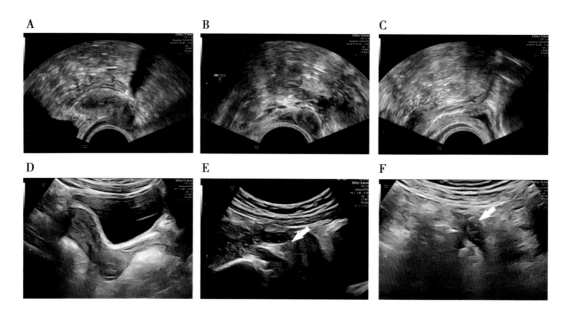

图 5-2-1 患者卵巢移植前后超声影像

A ~ C. 卵巢移植前盆腔超声影像；A. 子宫区；B. 右侧附件区；C. 左侧附件区；

D ~ F. 卵巢移植后 5 个月盆腔超声影像；D. 子宫区；E. 盆腔右侧移植部位及髂血管走行区域；F. 盆腔左侧移植部位及髂血管走行区域。

表 5-2-1 重型地中海贫血患者的卵巢组织冷冻保存结局

项目	$\overline{X} \pm S$	中位数（最小值 ~ 最大值）
年龄 / 岁	9.18 ± 3.86	9.00（4.00~18.00）
BMI/（kg·m^{-2}）	17.34 ± 7.01	15.82（13.50~57.70）
术前 AMH/（ng·ml^{-1}）	3.61 ± 1.88	3.18（0.74~8.02）
术前 FSH/（U·L^{-1}）	3.45 ± 3.12	2.30（0.10~14.47）
术前 LH/（U·L^{-1}）	1.95 ± 4.08	0.10（0.10~22.62）
术前 E$_2$/（pg·ml^{-1}）	44.75 ± 120.96	7.45（5.00~713.20）
冷冻卵巢组织 / 片	9.03 ± 2.42	9.00（4.00~14.00）
获卵数	9.13 ± 6.87	8.00（1.00~40.00）
冷冻卵母细胞数	3.74 ± 3.47	3.00（0.00~15.00）

血液科医师协调制订生育力保存策略，必要时需输血或血小板或升白细胞治疗。OTC 采用腹腔镜手术获取卵巢组织，创伤小，治疗时间短，可在密切监测下有效止血，是理想的生育力保存手段。中山大学附属第六医院生殖医学中心已为 3 例重型再障患者行卵巢组织冷冻，术前纠正血红蛋白 >80g/L，血小板 >60×10^9/L，手术过程顺利。

镰刀型红细胞贫血病

镰刀型红细胞贫血病（sickle cell anemia, SCA）是一种溶血性贫血、血管功能障碍、器官损伤甚至可导致死亡的疾病，越来越多的患者尝试寻求 HSCT 治疗；此外，SCA 患

表5-2-2 患者卵巢移植前后性激素水平变化

日期	时间点	AMH/ （ng·ml⁻¹）	FSH/ （IU·L⁻¹）	LH/ （IU·L⁻¹）	E₂/ （pg·ml⁻¹）	P/（ng·ml⁻¹）
2019-11-27	初诊（14岁）	5.43	6.72	6.57	36.4	0.10
2019-12-12	左侧卵巢切除术后	3.11	5.06	2.42	21.6	0.05
2022-01-17	卵巢组织移植术前 （16岁）	0.01	65.98	26.56	5.0	0.05
2022-03-06	卵巢移植术后1月余	0.01	79.44	35.03	5.0	0.07
2022-05-01	卵巢移植术后3月余	0.01	71.22	44.21	5.0	0.08
2022-06-26	卵巢移植术后5月余	0.02	14.42	6.79	134.2	1.31
2022-07-07	卵巢移植术后5月余	0.02	9.71	2.47	51.1	0.05
2022-07-16	卵巢移植术后6个月	0.09	6.61	1.15	125.9	0.05

者使用羟基脲，可能影响患者卵巢功能。因此，长期服用羟基脲或反复输血的SCA患者，需要密切监测卵巢功能。在卵巢功能下降或拟行HSCT前建议行生育力保存。保存策略包括胚胎冷冻、卵母细胞冷冻以及OTC。对于SCA患者，促排卵、取卵或卵巢组织获取存在的风险可能会被低估。SCA本质是一种血栓性疾病，存在慢性血管、肝、肾及肺损伤，导致患者在接受麻醉时，容易发生肺部并发症，危及生命；促排卵过程中发生的卵巢过度刺激综合征对SCA患者来说也是危险的。2018年，Pecker等报道7例行生育力保存的SCA患者，包括胚胎冷冻1例、卵子冷冻4例、卵巢组织冷冻2例。其中3位患者出现围手术期并发症，包括危及生命的呼吸衰竭、痛性危象。这项研究提示SCA患者行生育力保存存在风险，需要谨慎评估和基于证据提升治疗策略。

（廖建云 赵伟娥 李晶洁 梁晓燕）

早发性卵巢功能不全相关疾病与生育力保存

早发性卵巢功能不全（premature ovarian insufficiency, POI）是指女性在40岁以前出现的卵巢功能减退，主要表现为月经异常（闭经、月经稀发或频发），促性腺激素水平升高（FSH>25U/L），雌激素水平波动性下降。多种疾病可导致女性出现POI。

卵巢子宫内膜异位囊肿

临床最常见的是复发或重度的卵巢子宫内膜异位囊肿。卵巢子宫内膜异位囊肿剔除后复发概率达30%~50%。严重的子宫内膜异位症，不仅会影响卵巢功能，也会导致盆腔的炎性环境及卵子质量的下降。对于卵巢低储备的卵巢子宫内膜异位症患者，如考虑再次手术，术前建议患者行卵巢功能评估及生育力保护咨询。手术前可考虑行促排卵冷冻胚胎或者卵子。但为了冷冻足够数量的胚胎和卵子，有可能要多次取卵。促排卵方案根据患者的卵巢储备情况及卵巢反应性可考虑拮抗剂方案、高孕酮状态下促排卵或连续性促排卵方案，促排卵中建议添加芳香化酶抑制剂降低血中雌激素水平，尽量减少对子宫内膜异位症的刺激。

遗传相关疾病

非医源性 POI 患者主要与遗传因素有关。主要涉及 X 染色体异常及相关基因异常，如特纳综合征及 *BMP15*、*FOXO4* 等 X 染色体候选基因异常。常染色体异常包括卵泡发育相关基因如 *GDF9*、生殖内分泌相关基因 *FSHR* 等。部分代谢异常也可导致卵巢功能下降，如重型地中海贫血、β - 半乳糖血症。具有 POI 倾向的患者如能早期诊断，在青春期前则可冷冻卵巢组织；青春期后可考虑尽早冷冻卵子或者胚胎。

（赵伟斌　李晶洁　梁晓燕）

参考文献

1. 李晶洁，方丛，李满超，等 . 造血干细胞移植术后的重度 β 地中海贫血患者自体移植冻融卵巢组织诱导青春期发育成功病例 1 例并文献复习 . 中华生殖与避孕杂志 , 2022, 42(11):1187-1191.

2. 黄薇，冷金花，裴天骄，等 . 子宫内膜异位症患者生育力保护的中国专家共识 (2022 版). 中华妇产科杂志 , 2022, 57(10): 733-739.

3. NAHATA L, SIVARAMAN V, QUINN G P. Fertility counseling and preservation practices in youth with lupus and vasculitis undergoing gonadotoxic therapy. Fertil Steril, 2016, 106(6): 1470-1474.

4. KATSIFIS G E, TZIOUFAS A G. Ovarian failure in systemic lupus erythematosus patients treated with pulsed intravenous cyclophosphamide. Lupus, 2004, 13(9): 673-678.

5. BEN-AHARON I, GAFTER-GVILI A, LEIBOVICI L, et al. Pharmacological interventions for fertility preservation during chemotherapy: a systematic review and meta-analysis. Breast Cancer Res Treat, 2010, 122(3): 803-811.

6. ANDREOLI L, BERTSIAS G K, AGMON-LEVIN N, et al. EULAR recommendations for women's health and the management of family planning, assisted reproduction, pregnancy and menopause in patients with systemic lupus erythematosus and/or antiphospholipid syndrome. Ann Rheum Dis, 2017, 76(3): 476-485.

7. CONDORELLI M, DEMEESTERE I. Challenges of fertility preservation in non-oncological diseases. Acta Obstet Gynecol Scand,

2019, 98(5): 638−646.

8. MARTINEZ F, International Society for Fertility Preservation−ESHRE−ASRM Expert Working Group. Update on fertility preservation from the Barcelona International Society for Fertility Preservation−ESHRE−ASRM 2015 expert meeting: indications, results and future perspectives. Fertil Steril, 2017, 108(3): 407−415.e11.

9. YASMIN E, BALACHANDREN N, DAVIES M C, et al. Fertility preservation for medical reasons in girls and women: British fertility society policy and practice guideline. Hum Fertil (Camb), 2018, 21(1): 3−26.

10. CHEHAB G, KRUSSEL J, FEHM T, et al. Successful conception in a 34−year−old lupus patient following spontaneous pregnancy after autotransplantation of cryopreserved ovarian tissue. Lupus, 2019, 28(5): 675−680.

11. ASSOULINE E, CROCCHIOLO R, PREBET T, et al. Impact of reduced−intensity conditioning allogeneic stem cell transplantation on women's fertility. Clin Lymphoma Myeloma Leuk, 2013, 13(6): 704−710.

12. HAGAG A A, EL−FARARGY M S, ELREFAEY S, et al. Study of gonadal hormones in Egyptian female children with sickle cell anemia in correlation with iron overload: Single center study. Hematol Oncol Stem Cell Ther, 2016, 9(1): 1−7.

13. PECKER L H, MAHER J Y, LAW J Y, et al. Risks associated with fertility preservation for women with sickle cell anemia. Fertil Steril, 2018, 110(4): 720−731.

14. RAHAL I, GALAMBRUN C, BERTRAND Y, et al. Late effects after hematopoietic stem cell transplantationfor β−thalassemia major:the French national experience. Haematologica, 2018, 103(7): 1143−1149.

15. II C, LIU S, HE Y, et al. Complementary transplantation improved results of both peripheral blood stem cells and unrelated cord blood transplants in Thalassemia: A multi−center study from China. Blood, 2019, 134 (Supplement_1): 4617.

16.GUO H, LI J, SHEN X, et al. Efficacy of different progestins in women with advanced endometriosis undergoing controlled ovarian hyperstimulation for in vitro fertilization−a single−center non−inferiority randomized controlled trial. Front Endocrinol (Lausanne), 2020, 11: 129.

17.HUANG H, ITAYA Y, SAMEJIMA K, et al. Usefulness of random−start progestin−primed ovarian stimulation for fertility preservation. J Ovarian Res, 2022, 15(1): 2.

144 • CLINICAL TECHNIQUES FOR FERTILITY PROTECTION AND PRESERVATION

• 生育力保护及保存临床技术

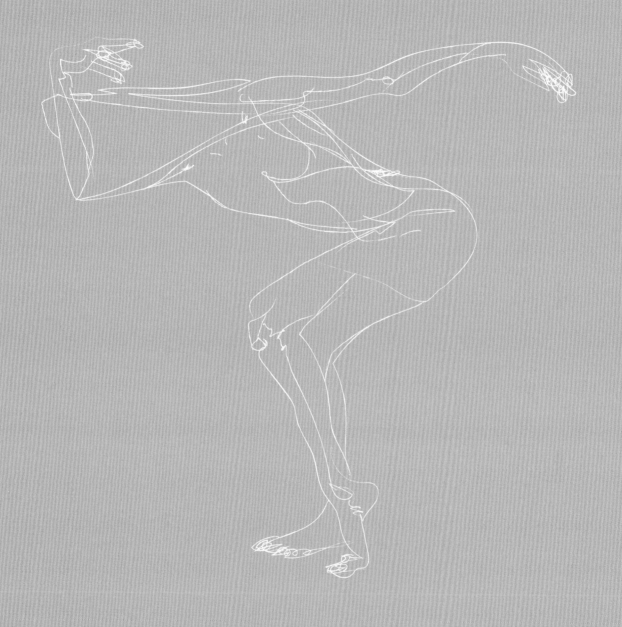

第6章

体外成熟培养在生育力保存中的应用

体外成熟培养的定义

体外成熟培养的应用

卵母细胞体外成熟的发育能力与体内成熟的区别

IVM 的成熟率与临床结局

IVM 在生育力保存中的有效性和成熟性
IVM 前卵巢短时刺激的作用
IVM 的取卵时机
青春期前的卵母细胞体外成熟

生育力保存中 IVM 的操作
卵母细胞的获取途径
卵巢组织采集
手动卵母细胞抽吸
IVM
受精和胚胎发育
成熟卵母细胞 / 胚胎的玻璃化冷冻

IVM 后冷冻卵母细胞的有效性

IVM 的安全性

体外成熟培养体系的优化与进展

体外成熟培养在生育力保存中的应用

体外成熟培养的定义

未成熟卵母细胞体外成熟培养（in vitro maturation，IVM）是指在未经任何药物超促排的情况下，在体外模拟体内卵母细胞成熟的环境，将未成熟的卵丘 - 卵母细胞复合体（cumulus-oocyte complex，COC）经减数分裂前期 [生发泡（germinal vesicle，GV 期）]、第一次减数分裂中期（meiosis Ⅰ，M Ⅰ），培养成熟直至第二次减数分裂中期（meiosis Ⅱ，M Ⅱ）的过程。在临床实践中，为增加获得成熟卵母细胞的概率，IVM 也包括低剂量外源性卵泡刺激素（follicle-stimulating hormone，FSH）和 / 或人绒毛膜促性腺激素（human chorionic gonadotropin，hCG）刺激卵巢，经"卵泡启动"后，在卵泡 GV 或 M Ⅰ 阶段获得卵母细胞并在体外培养至成熟 M Ⅱ 期。表 6-1-1 为当前不同文献中使用的 IVM 定义。

1935 年，Pincus 和 Enzmann 首次发现未成熟兔卵母细胞在脱离卵泡环境的情况下，可体外自发成熟并能体外受精。1965 年，Edwards 继续研究发现小鼠、绵羊、牛、猪、恒河猴和人类未成熟卵母细胞均可体外成熟和受精。1991 年世界首例 IVM 试管婴儿诞生，其卵母细胞来源于捐赠的卵巢切片组织。1994 年 PCOS 患者经阴道穿刺取卵体外培养成熟并获得妊娠。2001 年国内前 3 例 IVM 试管婴儿分别诞生于山东、广东和江苏。如今全球已经诞生超过 5 000 个 IVM 试管婴儿，我国已经诞生 200 个以上 IVM 试管婴儿，IVM 已成为生殖医学领域的研究热点。2021 年美国生殖医学学会（American Society for Reproductive Medicine，ASRM）声明，IVM 技术不再被认为是试验性技术，是通过阴道穿刺或在切下的卵巢组织中取出未成熟卵母细胞，首先在补充有人血清白蛋白和高纯度促性腺激素的体外培养液中进行培养成熟，再行体外受精 / 卵胞质内单精子注射（in vitro fertilization/intracytoplasmic sperm injection，IVF/ICSI），从而获得可利用的胚胎并进行胚胎移植以争取妊娠的一种临床治疗方案 [图 6-1-1]。

与常规促排卵体内成熟的卵母细胞相比，卵母细胞体外培养的成熟率、受精率和胚胎移植后的妊娠率均较低，与以下 3 个方面有关：①尚未完全阐明卵子成熟的信号调控机制；②培养系统（包括培养液组成成分和培养条件）还不完善，导致核质成熟不完全，卵子质量较低；③尚未确定不同类型的患者使用不同 IVM 体系的条件。如何改进体外成熟培养液的效能是这项技术能否进一步推广应用的关键 [图 6-1-2]。

表 6-1-1　IVM 的不同定义

条目	卵母细胞	是否激素暴露	参考文献
IVM 的生物学定义	从 GV 至 M II	未暴露于 hCG 或 LH	Edwards, et al. 1965
IVM 的其他定义			
无 FSH 的截断式 IVM	从 GV 或 M I 至 M II	hCG 启动中间卵泡，无 FSH	Chian, et al. 1999
用 FSH 启动卵泡	从 GV 或 M I 至 M II	最小的 FSH 刺激，无 hCG	Wynn, et al. 1998
微刺激 IVM/ 截断式 IVM	从 GV 或 M I 至 M II	最小的 FSH 刺激和早期的 hCG 给药	Fadini, et al. 2009
挽救式 IVM	取出 M II 时发现的任何未成熟卵母细胞	经历了控制性超排卵，但已剥离了卵丘颗粒细胞的 GV 或 M I 卵母细胞	Sacha, et al. 2018

注：IVM. 未成熟卵母细胞体外成熟培养；GV. 生发泡；M I. 第一次减数分裂中期；
M II. 第二次减数分裂中期；hCG. 人绒毛膜促性腺激素；FSH. 卵泡刺激素；LH. 黄体生成素。
[资料来源：Practice Committees of the American Society for Reproductive Medicine, the Society of Reproductive Biologists and Technologists, the Society for Assisted Reproductive Technology. In vitro maturation: a committee opinion. Fertil Steril, 2021, 115(2):298-304.]

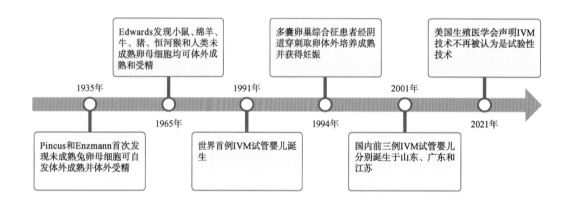

图 6-1-1　卵母细胞 IVM 发展的里程碑 / 关键节点

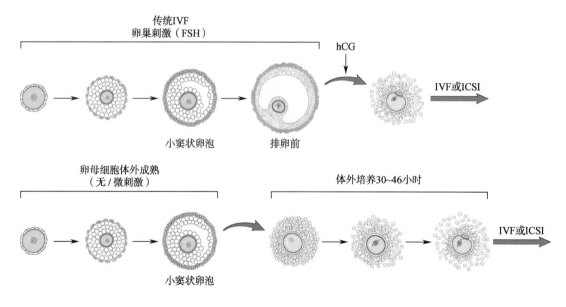

图 6-1-2　卵母细胞体内成熟与体外成熟的主要区别
[资料来源：DE VOS M, GRYNBERG M, HO T M, et al. Perspectives on the development and future of oocyte IVM in clinical practice. J Assist Reprod Genet, 2021, 38(6):1265-1280.]

（曾海涛）

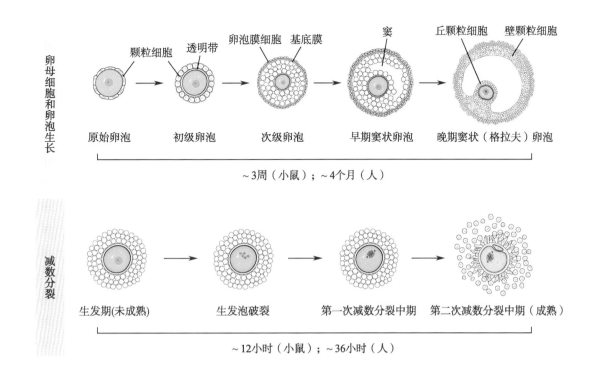

图 6-2-1　卵母细胞发育及成熟过程

[资料来源：CLARKE H. Control of mammalian oocyte development by interactions with the maternal follicular environment. Results Probl Cell Differ, 2017, 63:17-41.]

体外成熟培养的应用

卵母细胞体外成熟的发育能力与体内成熟的区别

有文献报道，从未经治疗的女性卵巢中 ≥ 3mm 的小生长卵泡中回收的初级卵母细胞可以在体外成熟，并在体外受精和发育成胚胎后转移到患者体内，可发育至足月活产。从 1991 年诞生第一例 IVM 婴儿至今，全球已有超过 5 000 例 IVM 活产婴儿出生。然而，IVM 领域面临的核心挑战仍是 IVM 卵母细胞与其体内成熟的卵母细胞相比表现出较低的发育力，特别是卵裂和胚胎在体外发育超过 4 个细胞时，往往发生发育迟缓和阻滞，仅有相对较少的胚胎能发育成囊胚。

卵母细胞是女性体内唯一经历减数分裂的细胞，即染色体

数量从二倍体减少到单倍体状态。在卵子发生过程中，雌配子由原始生殖细胞产生。在妊娠第 24 天左右，卵黄囊壁中形成原始生殖细胞，并在妊娠第 5 周左右迁移到生殖嵴，细胞经过反复有丝分裂，形成卵原细胞，然后分化成原始卵泡，随后停滞于第一次减数分裂前期双线期（MI）。在发育成具有受精能力的成熟卵母细胞前，卵母细胞需启动再次进入减数分裂细胞周期。卵泡从原始卵泡开始发育，原始卵泡由在 MI 停滞的卵母细胞组成，被一层扁平的颗粒细胞包围。卵泡池中的原始卵泡在信号作用下持续地被募集生长。在早期卵泡发育过程中，卵母细胞逐渐生长，同时伴随颗粒细胞增殖形成多层结构，称为窦前卵泡。卵泡最初的生长不依赖于促性腺激素。一旦卵泡达到物种特异性的大小，卵泡内的细胞分泌产物便会形成一个充满液体的空间，即窦腔。达到窦状卵泡阶段时，卵泡中膜细胞及颗粒细胞中表达相应的 LH 及 FSH 受体，卵泡在高度依赖促性腺激素下进一步生长发育和成熟，排卵期前 LH 峰激活一系列信号通路，诱导卵母细胞减数分裂恢复，在形态上表现为卵母细胞核核膜破裂。LH 峰终止 FSH 促卵泡和卵母细胞的生长调控，并促进卵泡细胞黄素化 [图 6-2-1]。

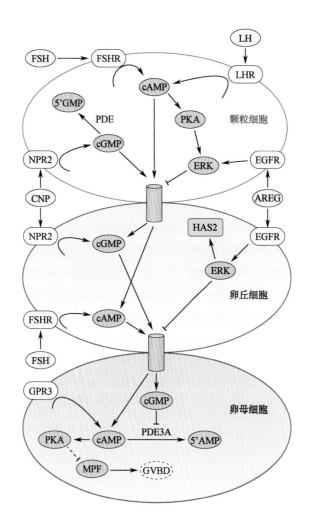

图 6-2-2　哺乳动物卵母细胞成熟过程分子调控模式图

[资料来源: GILCHRIST R B, LUCIANO A M, RICHANI D, et al. Oocyte maturation and quality: role of cyclic nucleotides. Reproduction, 2016, 152(5):R143-157.]

卵母细胞的减数分裂进程被称为卵母细胞成熟，由两个相互关联的过程组成——核成熟和细胞质成熟。其中，细胞核成熟的表现包括：①减数分裂恢复 / 生发泡破裂；②染色质凝聚；③减数分裂纺锤体的形成；④同源基因的分离；⑤不成比例的胞质分裂及极体排出；⑥减数分裂再次停止。细胞质成熟包括细胞器的重新定位、蛋白质和 mRNA 的合成和修饰以及各种分子和生化过程的适当储存和及时重新激活，这些都是成功受精、原核形成和植入前胚胎发育所必需的分子原料。总之，卵母细胞减数分裂发育成熟包括细胞核、细胞质、细胞膜的同步成熟以及卵丘颗粒细胞同步扩张，是一个多步骤和多因素调控的复杂过程。

早在 1974 年，Cho W K 等人就发现卵母细胞内中至高水平的第二信使环磷酸腺苷（cyclic adenosine monophosphate，cAMP）可维持卵母细胞减数分裂停滞。1995 年，Aktas 等在牛和猪的卵母细胞中首次发现，在排卵时出现的卵泡

cAMP 峰值对于卵母细胞随后支持胚胎发育至关重要。位于卵泡壁的壁颗粒细胞含有利尿钠肽前体 C（natriuretic peptide precursor C，NPPC），卵母细胞周围的卵丘细胞表达利尿钠肽受体 2（natriuretic peptide receptor 2，NPR2），卵母细胞源性旁分泌因子可促进卵丘细胞中 NPR2 的活化，颗粒细胞中的 NPPC 可与卵丘细胞中的 NPR2 受体结合产生环磷酸鸟苷（cyclic guanosine monophosphate，cGMP），然后通过缝隙连接进入卵母细胞，抑制卵丘细胞中的 NPR2 受体磷酸二酯酶（phosphodiesterase，PDE）的活性，从而维持卵母细胞中高水平的 cAMP 和卵母细胞在减数分裂周期中的停滞。LH 激活 PDE3A 可下调卵母细胞中的 cAMP 水平并诱导卵母细胞成熟。2011 年 Zhang 等人报道，雌二醇可以促进和维持卵丘细胞中 NPR2 的表达，并参与 NPPC 介导的体外卵母细胞减数分裂停滞。这些发现开辟了恢复卵母细胞减数分裂分子机制研究的新领域，为揭示卵母细胞成熟的分子调控机制提供了理论依据 [图6-2-2]。

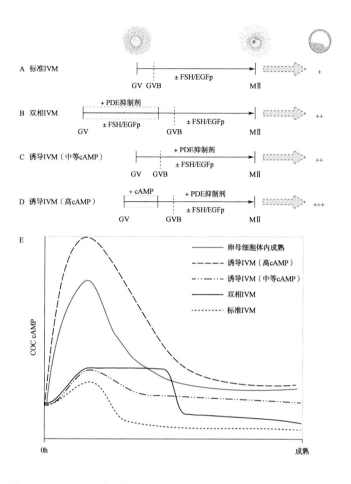

图 6-2-3　cAMP 介导的不同卵母细胞 IVM 方案及 cAMP 水平的区别
[资料来源: GILCHRIST R B, LUCIANO A M, RICHANI D, et al. Oocyte maturation and quality: role of cyclic nucleotides. Reproduction, 2016, 152(5):R143-157.]

在体内成熟的卵母细胞，其周围卵泡环境能够通过各分子通路的精密调节抑制细胞核成熟，使胞质成熟和核成熟之间达到最佳平衡，排卵前 LH 峰最后使胞质和细胞核同步成熟。然而，将卵母细胞进行常规 IVM 培养时，细胞核成熟和胞质成熟没有同步发生，细胞核成熟完成后不能很好保证胞质的完全成熟。作为 FSH 刺激的第二细胞信使，cAMP 在卵丘 - 卵母细胞复合物（cumulus oocyte complex，COC）中的浓度可以通过腺苷酸环化酶（adenylyl cyclase，AC）调节其合成，并通过 PDE（主要是 PDE3A）降解来调控卵母细胞成熟，当卵母细胞从窦状卵泡中取出以进行 IVM 时，卵母细胞内 cAMP 浓度骤降，卵母细胞发生自发性减数分裂恢复。

从 2000 年开始，小鼠、牛等动物及人未成熟卵母细胞 IVM 研究发现采用 cAMP 调控剂抑制体外核成熟，可促进核质同步，显著提高体外成熟率、优质胚胎形成率和胚胎种植率。据报道，在 IVM 之前相对较高的 cAMP 浓度可以提高卵母细胞的能力，从而使不同物种胚胎后续的发育

获益。同样，笔者在 2013 年的前期实验发现在体外通过 PDE3 抑制剂和毛喉素（forskolin）调控未成熟卵母细胞 cAMP 水平，可以模拟出体内 LH 峰触发的 cAMP 峰，启动减数分裂进程，达到促进核质同步成熟的目的，卵母细胞的成熟率和优质胚胎获得率显著提高，接近促排卵体外受精技术中的体内卵母细胞成熟的水平。根据 cAMP 体外调控的不同水平，IVM 培养体系可以分为标准 IVM（含 FSH 但不含 cAMP 调节剂）、双相培养 IVM（在第一阶段使用 PDE 抑制剂，而在第二阶段去除 PDE 抑制剂）、中水平 cAMP 诱导序贯 IVM（诱导 IVM 产生中等水平的 cAMP，卵母细胞在同时存在 PDE 抑制剂和诱导配体的情况下成熟）和高水平 cAMP 诱导序贯 IVM（诱导 IVM，其中外源性 cAMP 或 AC 激动剂产生高水平的 COC cAMP）。图 6-2-3 为 cAMP 介导的不同卵母细胞 IVM 方案及含有 FSH 的不同 IVM 体系卵母细胞的实际和预测 COC cAMP 水平示意图。

总之，卵母细胞体内成熟和体外成熟两者在启动机制、调控减数分裂过程、卵子结构、分子及蛋白表达、线粒体作

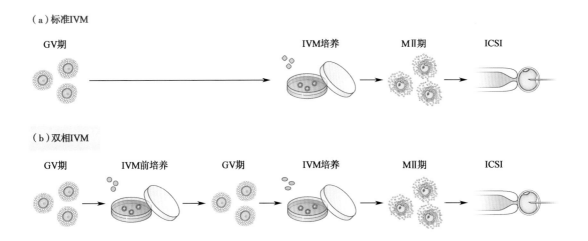

图 6-2-4　传统 IVM 和序贯 IVM 培养系统示意图

[资料来源：GONG X, LI H, ZHAO Y. The improvement and clinical application of human oocyte in vitro maturation (IVM). Reprod Sci, 2022, 29(8):2127-2135.]

用等方面均存在差别，进而导致卵母细胞发育潜能及受精结局的巨大差别。体内成熟的卵母细胞发育形成的胚胎比体外成熟的卵母细胞具有更强的发育力，主要是由于体外培养的卵母细胞核成熟和胞质成熟不同步，卵母细胞核成熟早于胞质成熟，在胞质积累发育必要的因子达到完全成熟之前卵母细胞核已经成熟。另外，卵泡启动方法、获得卵子大小、培养条件、培养方法、取卵时间、体外培养时间、女性年龄及其他物理因素等都可能对卵母细胞的发育潜力和 / 或细胞核和细胞质成熟的同步产生影响。因此在卵母细胞 IVM 中，研究如何抑制核成熟以实现细胞核、细胞质、细胞膜的同步成熟和成熟完全对于提高卵母细胞质量意义重大。

IVM 的成熟率与临床结局

在过去的 20 年里，提高卵母细胞 IVM 的成熟率和妊娠率等方面的研究取得了重大进展，IVM 已从基础研究领域扩展到对 PCOS 患者、卵巢高反应性和低反应性患者以及癌症患者保存生育力的治疗。但由于人卵母细胞成熟的信号调控机制未阐明，培养体系尚不完善，导致卵子成熟不同步及卵子质量低，缺乏针对不同时期及不同状态卵母细胞 IVM 的差别化培养体系等，现阶段 IVM 成熟率和累积临床妊娠率仍明显低于常规促排卵 IVF 技术，这限制了 IVM 技术在临床上的推广。

在一些早期研究中，IVM 的临床结局并不令人满意。一项研究将接受补救性 IVM 的 263 个未成熟卵母细胞与体内成熟的 234 个卵母细胞进行比较，尽管两组的受精率相当，但 IVM 组第 2 天卵裂期胚胎的发育质量较差，表现为卵裂球数减少和对称性降低；此外，移植 IVM 组的 17 个胚胎均未成功着床。另一项研究也观察到 IVM 的临床疗效较低，在 5 例胚胎移植病例中，均未观察到成功妊娠。早些年，在世界各地的大多数生殖中心，在取卵后将未成熟的卵母细胞在培养液中直接培养成 MⅡ 卵母细胞，称为"一步法"的传统或标准 IVM 培养体系。由于"一步法"IVM 体系侧重于促进卵母细胞核成熟，大多数情况下无法支持细胞质完全成熟，难以实现减数分裂和细胞质成熟的同步。因此，传统 IVM 后受精、胚胎发育、种植和妊娠均会受到影响。近年来，各中心对传统 IVM 体系逐渐改良，以尽可能模拟体内发育的微环境，使得 IVM 培养效率得到了逐步提高。2018 年一项回顾性研究纳入了 921 名 18~42 岁的 PCOS 患者，所有患者均接受了促排加用 hCG，并行传统 IVM，第一次胚胎移植后活产率为 31.7%，累积活产率为 33.7%。另外，IVM 前的预成熟（pre-IVM）又称双相或序贯 IVM 培养系统，是近年来 IVM 体系的重要优化措施之一 [图 6-2-4]，序贯 IVM 培养体系即在将卵子移入 IVM 培养基之前，使用一些特殊 IVM 培养基进行一段短

A

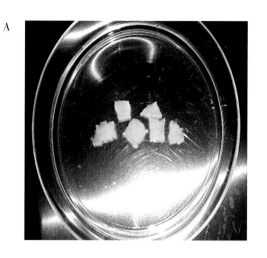

B

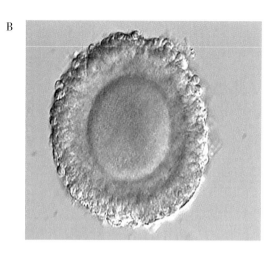

C

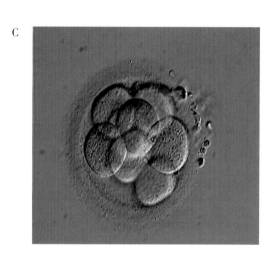

图 6-2-5　三种生育力保存方式示意图
A. 卵巢组织冻存；B. 卵母细胞冻存；C. 胚胎冻存。

时间（通常为 2 ~ 4 小时）的预孵育处理。pre-IVM 培养基中含有的添加剂，如毛喉素、C 型利尿钠肽等，可阻止减数分裂恢复并将卵母细胞维持在 GV 阶段长达 24 小时，直至移入 IVM 培养基，从而更好地促进卵母细胞的细胞质成熟并提高 IVM 后卵母细胞的发育能力。有研究报道了预处理后 IVM 卵母细胞成熟率以及优质囊胚率增加。

IVM 后卵母细胞通常采用 ICSI 受精，有研究发现 IVF 和 ICSI 两种受精方式对 PCOS 患者获得的 IVM 卵母细胞的受精、囊胚形成、着床率和临床妊娠率没有显著差异。但多数研究显示，IVM 可能存在皮质颗粒和透明带功能异常，可能引起受精异常。笔者中心采用的是自主研发的 IVM 培养液和 IVM 序贯培养体系，获得的成熟卵母细胞采用 ICSI 受精，IVM 的平均成熟率为 65.8%，受精率为 78.6%，卵裂率为 94.5%，累积妊娠率为 60%。

IVM 在生育力保存中的有效性和成熟性

目前主要有 3 种生育力保存形式，包括卵巢组织冻存、卵母细胞冻存以及胚胎冻存［图 6-2-5］。卵巢组织冻存与移植技术可常规用于早发性卵巢功能不全风险高的女性患者进行生育力保护，冻存的卵巢皮质复苏后自体移植可恢复生育力和内分泌功能，但对于存在恶性肿瘤等卵巢转移风险高的患者，卵巢组织移植再引入恶性肿瘤细胞的风险高。2014 年，Prasath 等首次报道对卵巢癌患者行卵巢切除术后，采用 IVM 卵母细胞发育、受精而来的胚胎进行冷冻保存，移植后最终实现活产。IVM 是获得成熟卵子和胚胎的有效方法，特别是在紧急保存生育力的情况下。此外，可以随时从卵巢皮质获得未成熟的卵母细胞，降低了过度刺激的风险。对于卵巢肿瘤患者来说，这是最有效的紧急生育

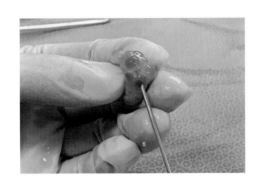 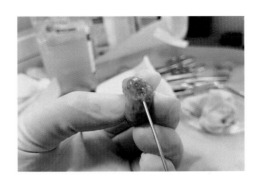

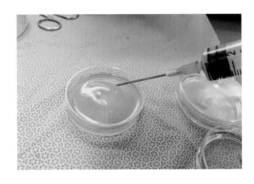 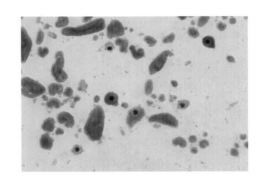

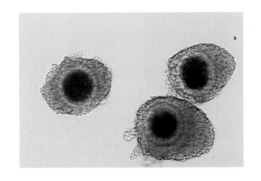 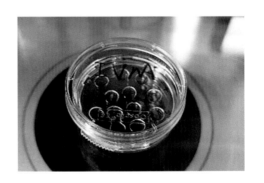

图 6-2-6　生育力保存时获取未成熟卵母细胞进行 IVM 示意图

力保护方法。这种应用卵巢组织冷冻结合从切除的卵巢组织中抽吸未成熟的卵母细胞体外成熟培养的方法（ovarian tissue oocyte-in vitro maturation，OTO-IVM），可增加整体获取的未成熟卵母细胞数，再经 IVM 增加成熟卵母细胞数量，可最大限度地发挥所有生育力保护患者的潜力，是另一种有效保留生育力的方法 [图 6-2-6]。

IVM 前卵巢短时刺激的作用

在原发疾病（如癌症、地中海贫血等）治疗前对儿童、青春期和成年女性进行卵巢组织冷冻保存的同时，行卵母细胞冷冻保存。传统技术中，卵母细胞冷冻是在月经周期的卵泡期启动的，经过足够的时间和剂量的 Gn 促排以获得 MⅡ卵母细胞进行冷冻保存。然而，生育力保存时，大多数患者需要立即刺激以避免延迟化疗，在这种情况下，必须实施随机启动促排，临床上通常仅仅有 3 ~ 5 天的卵巢刺激时间，有的患者甚至因原发疾病治疗时间紧迫来不及促排或存在促排药物使用禁忌证，只能行无 Gn 刺激下的卵巢组织冻存，这些情况往往存在卵母细胞不成熟的问题。由于它们不能冷冻保存利用，既往在生育力保存治疗中 GV 和 MⅠ卵母细胞被丢弃。如今，采用 IVM 可增加整体获取的未成熟卵母细胞数，再经 IVM 增加成熟卵母细胞数量，可最大限度地进行生育力保存。根据获卵方式不同，生育力保存过程中获得不成熟卵母细胞主要有 2 种来源：①经阴道取卵：伴或

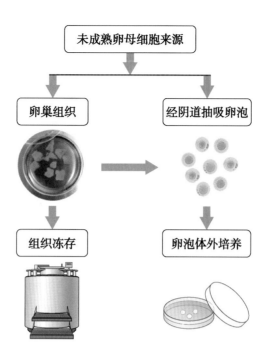

图 6-2-7　生育力保存时获取未成熟卵母细胞的来源

表 6-2-1　青春期前不同年龄段生育力保存患者的 IVM 成熟率

年龄 / 岁	例数 / 个	平均获卵数 / 个	IVM 成熟率 /%
≤ 4	5	6.0	26.7（8/30）
≤ 7	16	7.3	37.9（44/116）
8 ~ 14	18	8.0	42.4（61/144）

不伴 Gn 短刺激；②从卵巢组织获取后卵母细胞体外成熟（OTO-IVM）：伴或不伴 Gn 短刺激后经卵巢组织 COC 分离或收集脱落的 COC 行 IVM[图 6-2-7]。

卵母细胞 IVM 成熟率受生育力保存时患者的年龄、获卵时卵母细胞所处阶段、是否使用 Gn 预处理、IVM 培养体系等潜在因素的影响。已知人类女性的年龄别生育率呈"倒 U 形"曲线：随着青春期开始生育率上升（通常以初潮出现为标志），在 30 岁左右达到高峰，随后下降，35 岁左右开始下降明显，而在 40 岁之后生育率显著降低。同样，在女性的整个生殖生命周期中，卵母细胞整倍体率也观察到类似的"倒 U 形"趋势，卵母细胞整倍体率在 25 岁左右达到峰值。相似地，这种"倒 U 形"趋势也在 OTO-

IVM 成熟率中被观察到，Gilad 等人报道在卵巢组织冷冻保存时获取的卵母细胞的体外成熟能力与患者年龄有关，初潮到 25 岁之间的年龄段可获得最佳的 IVM 成熟率，为 29% ~ 38%，而极端年龄组 [低年龄（1 ~ 5 岁）组和高年龄（30 ~ 35 岁）组] 的 IVM 成熟率逐渐降低。另外，笔者中心数据表明，对于青春期前儿童，未成熟卵母细胞的体外成熟潜力随着年龄增长呈不断升高趋势 [表 6-2-1]。

由于收集所得的 COC 中卵母细胞所处的阶段不同，导致 OTO-IVM 与经典的 IVM 在成熟度上也存在差异。经典的 IVM 是经阴道卵泡抽吸法收集 COC，或在腹腔镜或开腹手术时在卵巢原位抽吸收集 COC，该方法抽取的 COC 通常来自较大的卵泡，因而拥有更高的成熟度；而卵巢皮质冻存时从切除的卵巢组织或处理卵巢组织后的培养液中抽吸的 COC 通常来自小窦状卵泡，因此更不容易体外成熟。

在 IVM 中，从 0.1mm 到 20mm 的卵泡大小表示卵母细胞成熟类别，大小为 5~10mm 的卵泡代表 3~5 级，而大小为 11~14mm 的卵泡表示 6~7 级，其中较小的卵泡大小表示较低级别的卵母细胞，也代表卵母细胞最不成熟的阶段。在生育力保存中，从卵巢组织中获得的卵母细胞大多数来自卵泡直径小于 5mm 的卵泡，这也是导致生育力保存治疗中 IVM 成熟率低于临床常规 IVM 治疗的主要原因。为了在临床上促进不同成熟度的卵母细胞更好地体外成熟，应针对不同来源的未成熟卵母细胞建立不同的成熟培养体系。笔者中心使用牛卵巢作为研究模型时，发现对直径为 5~10mm 的小窦状卵泡的卵母细胞进行体外序贯培养 IVM 后，其卵子成熟率、囊胚形成率高于直径为 2~5mm 的小窦状卵泡的卵母细胞。对进行卵巢组织冷冻生育力保存的患者，在卵巢摘除手术前，使用 HMG 225IU 刺激 3 天，此时大多数小窦状卵泡发育到直径 5~10mm，在进行卵巢组织冻存时，收集未成熟的 COC 进行序贯培养 IVM，未成熟卵母细胞的体外成熟率可以提高到 60% 以上，获得的胚胎数及可移植胚胎形成数增加。

IVM 的取卵时机

目前尚没有明确的标准来确定取卵的理想时机或方法，成熟卵母细胞的直径是反映其是否具有恢复减数分裂、发育成熟潜能的重要指标。研究发现，卵母细胞直径小于 10.5mm，采用经典“一步法”的 IVM，只有 1/3 恢复减数分裂；而直径大于 10.5mm 的卵母细胞有 2/3 可恢复减数分裂并完成成熟。人类卵子在继续减数分裂和完成的能力上存在卵泡大小依赖性，在未发生卵泡优势化前，随着卵母细胞直径的增大，其恢复和完成减数分裂的能力也逐步提高，在自然周期或者小剂量刺激周期卵母细胞 IVM 时，对早、中卵泡期行卵泡监测，大多数研究在卵泡直径小于 10mm，尚未发生优势化时取卵。有研究将卵泡直径 ≤ 14mm 作为推荐的最佳取卵时间，这可能是由研究参与者的类型和使用的启动方案不同导致的。

关于 IVM 的最佳取卵时机，有研究认为子宫内膜增生期收集的卵母细胞体外成熟率高于分泌期收集的卵母细胞，故倾向于增生期取卵。有研究通过监测 E_2 和抑制素 A 的血清浓度来确定取卵日，当其浓度较月经第 3 天的基础水平分别升高 100% 和 80% 时，未成熟卵的成熟率、妊娠率显著提高。然而，一项针对 248 名乳腺癌女性的前瞻性研

究证明，在卵泡期或黄体期吸出的未成熟卵母细胞的 IVM 率相似。另有研究报道，在 2 名肿瘤女性患者中，通过卵泡期和黄体期联合抽吸未成熟卵母细胞，用于玻璃化冷冻的体外成熟卵母细胞数量增加。

对于时间紧迫的肿瘤患者，无法有 10 天的时间进行卵巢刺激，手术切除一侧卵巢进行卵巢组织冷冻和移植也是保存女性生育力的一种有效方法。卵巢组织中存在数个到数十个小窦状卵泡，在进行卵巢组织处理时，从小窦状卵泡破裂释放出 COC，这部分 COC 可进行 IVM 培养，获得成熟卵母细胞。商品化的 IVM 培养液处理后这部分 COC 成熟率约为 30%，效率较低。笔者团队研发的序贯培养，可以模拟出体内成熟时 LH 诱导的卵子和卵丘颗粒细胞的 cAMP 峰。这种方法可以将卵巢组织冷冻保存生育力治疗中的 COC 的体外成熟率从 30% 提高到 65% 左右。

根据 OTO-IVM 之前是否使用 3~5 天的 Gn 行卵巢短刺激，不同患者 IVM 的成熟率存在差异，笔者统计了本中心近 3 年共 73 例生育力保存病例发现，青春期后患者使用 Gn 的成熟率高于未使用 Gn 者，差异具有统计学意义。因此，笔者建议在条件允许的情况下，对于青春期后患者使用 Gn 后再行 OTO-IVM 以提高 IVM 成熟率。青春期后患者较青春期前患者的获卵数多，Gn 的成熟率提高效果也较明显，这与其他在动物及人中的研究报道结果一致：无论有无经过 Gn 短时间预处理，与青春期后患者相比，青春期前女性特别是年幼女孩（4 岁及以下），OTO-IVM 的成熟率都显著降低。相比于成年卵母细胞 IVM，幼年期在 Gn 刺激后卵泡内的卵泡液微环境、卵丘细胞状态、卵母细胞的细胞质和细胞核成熟等各方面的均有所差异。然而，由于目前月经初潮前或儿童患者病例数较少，其对 Gn 是否有反应性仍未知 [表 6-2-2]。因此，对于月经初潮前或儿童患者 OTO-IVM 之前使用 Gn 的潜在益处及如何改善这部分患者的 IVM 成熟率，仍需进一步更大样本量的研究及探索。

青春期前的卵母细胞体外成熟

目前，卵巢组织冻存仍然是青春期前女性患儿生育力保存的唯一选择。在寻求生育力保存的非肿瘤患儿中，重型地中海贫血症是常见原因之一。全球每年约有 68 000 名儿童出生时患有各种类型的地中海贫血症。在中国广东和广西地区，地中海贫血更是一种频发的遗传性疾病。儿童时期的造血干细胞移植（hematopoietic stem cell transplantation，HSCT）是治愈重型 β-地中海贫血的唯

表6-2-2　笔者中心近3年73例生育力保存病例比较

分组	是否使用 Gn/ 例	AMH/（ng·ml⁻¹）	获得卵母细胞数 / 个	卵母细胞成熟率 /%
青春期前患者	a. 是 (n=4)	4±1	17±12	40.6（28/69）
	b. 否 (n=38)	3.48±1.67	9.83±7.89	33.7（116/344）
青春期后患者	c. 是 (n=10)	4.10±2.26	5.7±2.3	60（24/40）
	d. 否 (n=21)	3.41±2.71	12.2±8.9	32.1（86/268）

注：所有病例均为化疗前。获卵数比较：b 与 d 差异有统计学意义；成熟率比较：c 与 d 差异有统计学意义。

· 体外成熟培养在生育力保存中的应用

一方法。无风险因素的患儿行 HSCT 的无病生存率超过90%。而且，患儿年龄越小，如小于 5 岁，行 HSCT 的无病生存率越高。然而，HSCT 前的放化疗等预处理方案会对生育力造成严重破坏，有研究显示，65%～84% 的患者在 HSCT 后会发生卵巢功能衰竭。行 HSCT 的患者，在术后会长期关注自己的生育力。这凸显了生育力保存在此类患儿中的必要性和重要性。

目前在全球范围内，仅有 4 例 15 岁以下患者行 OTC 后再植的病例报道，青春期前地中海贫血患者在 HSCT 治疗前进行生育力保存后获得活产共有 2 例报道。2018 年，Matthews 等报道了世界上首例青春期前地中海贫血患者通过冷冻卵巢组织保存生育力，随后接受 HSCT 治疗，成年后行自体卵巢组织移植并借助 IVF-ET 技术生下 1 名健康婴儿。2019 年，笔者中心首次应用卵巢组织冷冻结合OTO-IVM 技术对青春期前地中海贫血患者行生育力保存，填补了我国对青春期前地中海贫血患者进行生育力保存的空白。截至 2022 年 4 月，笔者中心已累计对 13 名需行骨髓移植的地中海贫血患儿采用小儿腹腔镜手术完成生育力保存 [图 6-2-8]。这 13 名患儿年龄为 4～15 岁，其中2 名患儿已有月经初潮，其余 11 名患儿均未有月经初潮。各患儿的 OTO-IVM 获卵数、成熟率等详见表 6-2-3。

生育力保存中 IVM 的操作

卵母细胞的获取途径

女性获取卵母细胞进行生育力保存的途径主要有 3 种：

①从 COC 中直接获取成熟卵母细胞；②从 COC 中获取未成熟卵母细胞；③从卵巢组织碎片中抽吸或从脱落的 COC中获取未成熟卵母细胞。

卵巢组织采集

患者一般采用全身麻醉下经腹腔镜取出卵巢组织，进行部分或完全单侧卵巢切除术。一般来说，卵巢组织体积较大的可以接受部分卵巢切除术，卵巢较小的青春期前女性接受完全卵巢切除术。术中避免使用任何可能引起卵巢组织侧支电或热损伤的操作。取样一片新鲜卵巢组织进行病理检查，笔者中心的常规程序是直接从手术室发送一个小的卵巢活检样本进行病理检查。将大部分卵巢组织放到 HEPEs 缓冲卵母细胞洗涤培养基中 4℃低温转运到 IVF 实验室。

手动卵母细胞抽吸

准备 10ml 的注射器配 20ml 注射器的针头、含 20% SPS的 Hepes 缓冲液与 3 002 培养皿、有齿镊子和无齿镊子。右手握住注射器，先吸 1ml Hepes 缓冲液，左手用无齿镊子固定卵巢，找到卵巢表面卵泡集中的部位，边缘进针，进针的同时抽吸，使注射器保持负压状态，抽吸结束将卵泡液推出至 3 002 培养皿内。重复以上操作，直至整个卵巢的全部卵泡抽吸完。

IVM

目前报道的 IVM 方法如下：取出的卵母细胞在四孔培养皿中孵育，最多 5 个卵母细胞 / 孔，含有卵母细胞成熟培养基，补充终浓度为 75mIU/ml FSH 和 75mIU/ml LH，在37℃的恒温条件下覆盖油。24 小时后，通过将卵母细胞短

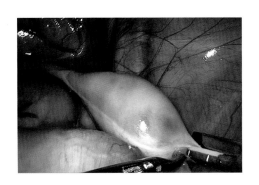
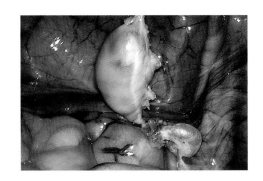
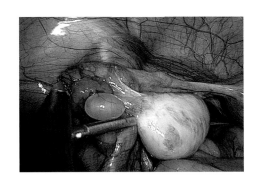
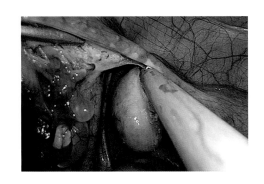
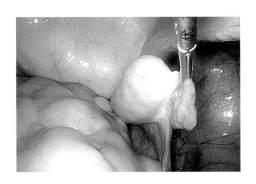
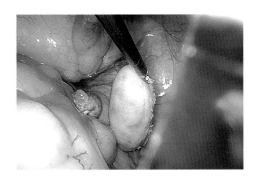

图 6-2-8　笔者中心行小儿腹腔镜手术对患儿进行生育力保存

暂暴露于透明质酸酶（80IU/ml）并轻柔移液以除去黏附的卵丘颗粒细胞，进行剥脱。将未成熟的卵母细胞进一步孵育在 IVM 培养基中，并在第二天重新检查。

笔者中心采用的是自研的序贯 IVM 培养系统。未成熟卵子的体外序贯培养步骤如下。

（1）体外成熟液：针对卵巢穿刺获得的卵子体外成熟液有 3 种，根据培养时间的先后顺序分别是 pre-IVM、IVM-1 和 IVM-2，液体均提前一天准备，放入 6% 的

CO_2、37℃培养箱平衡 4 小时以上。

3 种液体（pre-IVM、IVM-1、IVM-2）均用 3 001 培养皿备液，每个培养皿制备 5 ~ 6 个 50 μl 的培养液滴，培养皿中间制备 8 ~ 10 个冲洗液滴，共制备 3 个培养皿，可供培养约 30 个卵子。

（2）未成熟卵子的拾取：将穿刺获得的卵泡液，放在体视镜下，按照从左到右，从上到下的顺序，拣出所有的卵丘 - 卵母细胞复合体（包括裸卵），转移到另一个 20% Hepes

表 6-2-3　笔者中心 13 名重型地中海贫血患儿行 OTO-IVM 的具体情况

病例	穿刺获得卵泡数	成熟卵母细胞数	卵母细胞成熟率	卵巢组织皮质片数
1	13	5	38.50%	6
2	14	1	7.10%	7
3	17	7	41.20%	10
4	24	9	37.50%	11
5	11	8	72.70%	8
6	14	6	42.90%	8
7	40	15	37.50%	8
8	15	6	40.00%	11
9	6	2	33.33%	8
10	31	2	6.5%	9
11	9	0	0	4
12	3	0	0	4
13	12	3	25.00%	9
均值 ± 标准差	16.08 ± 10.18	4.92 ± 4.27	29.40%	7.77 ± 2.31
中位数（$P_{25} \sim P_{75}$）	14.00（11.00 ~ 17.00）	5.00（2.00 ~ 7.00）	—	8.00（6.00 ~ 9.00）

的 3 001 培养皿内。这个过程所使用的液体都是 20% 的 Hepes 缓冲液。

（3）未成熟卵子的分类与培养：所有的未成熟卵子培养分为 2 种方法，其中卵泡直径小于 5mm 采用 pre-IVM 培养液。

（4）成熟观察与卵子冷冻：根据卵丘颗粒细胞的松散程度与是否有第一极体来判断卵子是否成熟，主要集中观察在 IVM-2 液中的 24 ~ 48 小时。如果未看到第一极体并且卵丘颗粒细胞未松散则不要拆除颗粒细胞，可以继续培养，培养最长不超过 48 小时。对于成熟的 MⅡ 卵母细胞，按照培养室常规的冻卵流程进行冷冻保存。

受精和胚胎发育

在适当时使用伴侣精子或供体精子通过卵胞质内单精子注射（ICSI）对成熟卵母细胞进行受精。按照 Hyun 等人的建议，笔者在观察第一次极体挤压后至少 1 小时进行了 ICSI。在受精后 17 ~ 19 小时评估受精情况，以确定 2 个不同的原

核和 2 个极体的外观。受精卵在胚胎维持培养基中培养。根据胚泡的规律性，无核片段的百分比和模式以及胚胎的所有畸形特征，在受精后第 2 天（41 ~ 43 小时）和第 3 天（65 ~ 67 小时）评估胚胎发育。胚胎在 ICSI 后 2 天或 3 天进行玻璃化。

成熟卵母细胞 / 胚胎的玻璃化冷冻

所有成熟卵母细胞或受精卵都使用玻璃化程序冷冻。玻璃化使用封闭的玻璃化系统和胚胎冷冻培养基进行。整个过程根据制造商的说明在 37℃ 下进行。首先将卵母细胞或受精卵在玻璃化冷冻液 1（不含冷冻保护剂）中孵育 5 ~ 20 分钟，然后在玻璃化冷冻液 2（含乙二醇）中放置 2 分钟，最后在玻璃化冷冻液 3（含有乙二醇、1,2-PROH 和蔗糖）中孵育 45 秒。在此期间，最多将 2 个卵母细胞或受精卵加载到一个玻璃化冷冻载板上，并放置在先前在液氮中冷却的高安全性吸管中。然后将吸管密封并浸入液氮中，然后再储存。生育力保存中 IVM 的操作步骤见图 6-2-9。

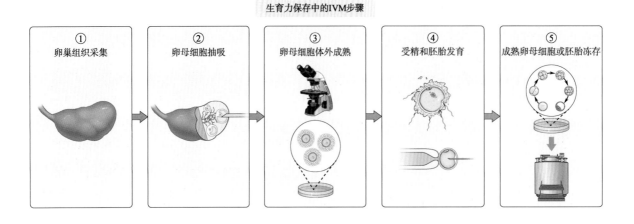

图 6-2-9　生育力保存中 IVM 的操作步骤示意图

IVM 后冷冻卵母细胞的有效性

玻璃化技术显著提高了卵母细胞冷冻保存的功效，包括卵母细胞存活率、妊娠率和活产率，与新鲜卵母细胞进行 IVF 的活产率相当。

由于儿童期或青春期患者在保留生育力时年龄较小，因此冷冻保存卵母细胞的成熟率低于成人，其使用仍然受到一定限制。她们中的大多数甚至还没有达到生育年龄，然而令人鼓舞的是，在该人群中使用冷冻保存的卵巢组织的初步结果似乎并不逊色于成年女性报告的结果。

IVM 的安全性

在 IVM 安全性方面，一些研究人员认为，与体内成熟卵母细胞相比，IVM 卵母细胞具有细胞和分子成熟不完全的特点，导致 IVM 卵母细胞的发育潜力较低。与传统的 IVF 相比，IVM 包含卵母细胞分离、处理和细胞培养几个额外的步骤，这些步骤可能会对卵母细胞产生环境压力。纺锤体的变化也与体外成熟时间延长有关，使细胞易发生非整倍体或成熟停滞。实际上，卵母细胞成熟是一个细胞周期

转换的过程。减数分裂受纺锤体组装控制点的精确调控，纺锤体缺陷会导致非整倍体。人类体内成熟卵母细胞的异倍率为 69%。超过 80% 的非整倍体是由减数分裂时染色体的不分离引起的，减数分裂染色体的不分离大多是由母体卵子染色体不分离造成的。有文献报道，IVM 可能导致印记基因表达的永久性变化。DNA 甲基化在调节胚胎生长和建立基因组印记中起着至关重要的作用。IVM 过程中母体甲基化不完全可能导致严重后果，如贝 – 维综合征（Beckwith–Wiedemann syndrome）、天使综合征（Angelman syndrome，AS）或拉塞尔 – 西尔弗综合征（Russell–Silver syndrome）等。有研究表明，体外和体内成熟的卵母细胞在细胞器功能、分布和基因表达方面是不同的。但是，另外有研究结果表明，体内或体外成熟的人卵母细胞在纺锤体形态、细胞器分布、皮质颗粒分布和线粒体形态方面均无显著差异。通过使用延时成像系统动态观察胚胎，证实在体内或体外成熟的卵母细胞衍生的胚胎早期发育过程中，形态动力学方面没有显著差异。上述不同的结论可能是由于研究中使用的卵母细胞来源和质量不同。因此，应注意明确不同来源取卵的 IVM 效率，以合理评价 IVM 的安全性。

研究发现，在 IVM 周期中行新鲜胚胎移植的流产率高于传统 IVF 周期，而在 IVM 周期中采用全胚冷冻策略再进行冷冻胚胎移植，其流产率与传统 IVF 相同。在妊娠和产

科并发症方面，IVM 和传统 IVF 妊娠在异位妊娠、妊娠糖尿病和产前出血方面的发生率无显著差异。一项研究发现，与 IVF 妊娠相比，IVM 妊娠的妊娠期高血压疾病发病率显著增加，但在之后的一项双相 IVM 与传统 IVF 的 RCT 中并未发现此现象。在表观遗传学方面，有研究报道 IVM 对人卵母细胞 *LIT1*、*SNRPN*、*PEG3* 和 *GTL2* 等母源印记基因的甲基化水平没有显著影响。取 IVM 和标准刺激方案所得婴儿的绒毛膜细胞及脐血进行印记基因检查，发现无显著差异，表明 IVM 不会干扰基因组印记的建立。在胎儿和新生儿发育方面，与表观遗传学研究的结果和 RCT 的最新结论一致，发现 IVM 和 IVF 新生儿结局的主要衡量指标，包括早产、小于胎龄儿、大于胎龄儿、先天性异常和新生儿重症监护室入院率等，均未发现明显差异。

对 2 岁 IVM 儿童的后续研究显示，与传统的 IVF 儿童相比，IVM 儿童的生长和体重正常，并且没有证据表明 IVM 儿童智力发育延迟。一项针对 IVM 儿童和 19 岁以下青少年的长期随访研究发现，与 IVF 相比，IVM 相关风险并未增加。总之，IVM 辅助妊娠的随访表明，IVM 技术不会增加妊娠风险、产妇并发症发生率和新生儿畸形发生率。然而，由于研究样本量小，缺乏对表观遗传的深入研究，IVM 的临床应用及安全性仍需大样本的调查研究，以得出 IVM 在表观遗传学等安全性方面的确定性结论。

最近，一项系统综述对 12 项癌症患者卵巢组织冷冻结合 IVM 的研究的数据进行汇总，结果表明 IVM 后卵母细胞的平均成熟率为 33.84%，平均受精率为 64.53%。2015 年一项包含 255 名癌症患者的大型回顾性队列研究验证了收获卵巢组织用于未成熟卵母细胞收集的安全性和优势，可作为增加体外获得的成熟卵母细胞总数和受精率的有效手段。目前，已报道 5 例健康婴儿通过此技术诞生。然而，目前该技术仍处于试验阶段，未来尚需要进行长期大样本的安全性研究。

（曾海涛）

体外成熟培养体系的优化与进展

IVM 卵母细胞的体外成熟率较低，发育潜能明显低于体内成熟卵母细胞，临床妊娠率也相对较低，现有 IVM 培养液和治疗方案的不完善是造成卵母细胞质量下降的主要原因。目前的研究主要是通过在体外可逆性调控卵母细胞 cAMP 生成或降解靶点，控制卵母细胞体外成熟进程，或在培养液中添加促成熟因子和氧化能量代谢调控底物，提高成熟卵母细胞的质量。凡有助于 COC 内谷胱甘肽合成、线粒体氧化应激缓解、胞质和核内成熟物质累积的添加物，均有可能改善现有的卵母细胞 IVM 培养系统。

目前的研究认为，由于 IVM 卵母细胞胞质成熟度低、线粒体功能及分布异常、减数分裂异常，导致成熟卵母细胞及受精后的胚胎核型异常（非整倍体）显著增加，引起胚胎发育异常和流产，这是 IVM 进一步临床广泛应用前需解决的棘手问题。IVM 系统中的培养环境、设备和相关操作可能会影响未成熟卵母细胞的体外成熟和胚胎发育。因此，优化胚胎培养环境和体外操作流程将有助于保持胚胎发育潜力。稳定的内环境精细调节体内卵母细胞发育和早期胚胎发育。只有清楚地了解体内成熟过程，才能实现卵母细胞 IVM 的进步。该机制涉及一系列复杂的信号通路，这些信号通路受 COC 中不同细胞表达的特定因子的调节。这些细胞通过间隙连接和连接蛋白连接，需要在体外维持以保持细胞内和细胞间的通讯。目前的 IVM，一般在 37℃ 和 5% CO_2 或 37℃ 和 5% CO_2+5% O_2+90% N_2 三种混合气体中进行。培养系统中的 CO_2，不仅可以平衡培养液，而且有助于细胞代谢中丙酮酸转换成草酰乙酸，对卵母细胞成熟有利。取卵所用的针径范围为 17 ~ 19 号，负压吸引压力范围为 56 ~ 85mmHg。值得注意的是，吸气压力不应高于 100mmHg，这与卵母细胞吸出率降低有关。

卵母细胞成熟是一个复杂的过程，外部因素对卵母细胞的内在质量有很大影响，改善培养条件或可提高卵母细胞的发育潜能。为了提高成熟卵母细胞成熟的速度和同步性，以及提高成熟卵母细胞的发育力，研究者尝试添加了一系列的卵母细胞成熟介质或抗氧化剂（如褪黑素、白藜芦醇、槲皮素等）。有研究表明，在培养液中加入表皮生长因子（epidermal growth factor，EGF）家族分子，如两性调节素和表观调节素，可以增加未成熟卵母细胞的体外成熟率。另外有研究报道，在颗粒细胞中通过 LH/hCG 信号表达的脑源性神经营养因子（brain-derived neurotrophic factor，BDNF）和胶质细胞源性神经营养因子（glial cell derived neurotrophic factor，GDNF）可以提高人卵母细胞的成熟率。然而，目前世界上多数生殖中心采用自配的 IVM 培养基，对于最适合 IVM 的培养基配方尚无共识。总体上，这些培养基通常模拟组织培养基，由高水平的葡萄糖、正常水平的丙酮酸和乳酸以及必需和非必需氨基酸组成，并补充 FSH 和 hCG/LH。目前已有一些商业化培养基用于 IVM 培养体系，如组织培养基 199（tissue culture medium 199）、Waymouth MB、Ham's F-12、最小必需培养基（minimum essential medium, MEM）、DMEM（Dulbecco's modified eagle medium）、仓鼠胚胎培养基（hamster embryo culture medium, HECM）等，已有关于改善卵母细胞发育潜能的 IVM 培养基的研究报道，但在这一领域还需要更多的探索。

IVM 前的预成熟（pre-IVM）又称双相或序贯 IVM 培养系统，即在将卵子移入 IVM 培养基之前，使用一些特殊 IVM 培养基行一段短时间的预孵育处理，是近年来 IVM 体系的优化措施之一。其基本原理是：①在体外将卵母细胞维持在减数分裂停滞（GV）阶段；②保持卵母细胞和卵丘细胞之间沟通的物理接触和完整的旁分泌信号系统；③维持一个允许卵母细胞在体外成熟前阶段获得超过 24 小时的发育能力的培养环境；④在模拟促 LH 激增卵泡环境的条件下诱导减数分裂的恢复和进展。Pre-IVM 培养基中含有的添加剂，如毛喉素、C 型利尿钠肽等，可阻止减数分裂恢复并将卵母细胞维持在 GV 阶段长达 24 小时，直至移入 IVM 培养基，从而更好地促进卵母细胞的细胞质成熟并提高 IVM 后的卵母细胞发育能力。有研究报道了预处理后 IVM 卵母细胞的成熟率及优质囊胚率增加。研究表明，在双相体外卵母细胞培养系统产生的胚胎中，染色体构成、DNA 甲基化和印记基因的表达并未发现明显异常。一项随机对照试验比较了 IVM 前预成熟与传统标准 IVM（无 Gn 刺激）的有效性，结果表明，在基础窦状卵泡计数高的女性中，IVM 前预成熟组的成熟率和临床妊娠率明显更高，但两组的活产率和新生儿结局相似。

COC 是以三维（3D）结构为特征的多细胞结构。卵母细胞和颗粒细胞之间的交流是双向的，代谢上相互依赖，从原始卵泡的初始组装开始，一直持续整个发育及排卵过程。同样，颗粒细胞之间、颗粒细胞与膜细胞之间存在相互作用，细胞外基质与基底膜之间存在调节，卵泡与周围环境之间存在物质交换。这些细胞之间的旁分泌相互作用控制着卵母细胞发育的各种过程。目前，与 IVM 相关的研究大多是在普通的 2D 培养系统中进行的。这种培养体系将 COC 扁平化，COC 无法保持其原始结构和功能的完整性。这是制约 IVM 效率提高的重要因素。3D 培养系统可以通过生物材料来维持细胞间的信息交换，支持卵泡发育，以进一步模拟体内环境，保持与体内相似的细胞形态和功能。在非人灵长类动物前卵泡的体外培养中使用 3D 培养系统已经可以获得成熟的卵母细胞，与传统的 2D 培养相比，从山羊卵巢获取的 COC 在 3D 系统培养时，卵母细胞达到 MⅡ 的比例显著增加，异常染色质构型显著减少。此外，微流控技术的发展将对人类配子和着床前胚胎发育领域产生重要影响，在辅助生殖技术领域具有潜在的应用价值。该技术能够创建模拟"女性月经周期"的微流体模型，创建模拟不同组织如卵巢、输卵管、子宫、宫颈和阴道互连的 3D 模型以构建各个器官模块之间的内分泌循环。微流体系统的机械和生化特性仍需要深入研究，才能应用于未成熟人类卵母细胞 IVM 等领域的临床应用。

经过近 30 年的发展，IVM 还存在不少问题。一是如何在体外培养过程中尽量保持卵子生理结构和功能的完整性；二是如何使核与质发育完全并同步。解决以上两个难题需要进一步了解卵母细胞发育的分子调控机制，完善体外培养条件，在培养基中添加未成熟卵母细胞发育所需的因子及能量物质，并尽早建立一套标准以判断体外培养的卵母细胞的成熟度。改善卵子 IVM 的条件，寻找更适合卵子体外成熟的基本培养基，以提供最适合的营养物质；解决卵子细胞质与细胞核成熟不同步的问题，深入研究卵发育成熟的特点和调控机制；提高 IVM 后胚胎的质量；解决未成熟卵子的冷冻及复苏后的成熟问题。

（曾海涛）

参考文献

1. Practice Committees of the American Society for Reproductive Medicine, the Society of Reproductive Biologists and Technologists, the Society for Assisted Reproductive Technology. In vitro maturation: a committee opinion. Fertil Steril, 2021, 115(2):298-304.

2. CHIAN R C, BUCKETT W M, TOO L L, et al. Pregnancies resulting from in vitro matured oocytes retrieved from patients with polycystic ovary syndrome after priming with human chorionic gonadotropin. Fertil Steril, 1999, 72(4):639-642.

3. COHEN J, TROUNSON A, DAWSON K, et al. The early days of IVF outside the UK. Hum Reprod Update, 2005, 11(5):439-459.

4. DE VOS M, SMITZ J, THOMPSON J G, et al. The definition of IVM is clear-variations need defining. Hum Reprod, 2016, 31(11):2411-2415.

5. EDWARDS R G. Maturation in vitro of human ovarian oöcytes. Lancet, 1965, 2(7419):926-929.

6. FADINI R, DAL CANTO M B, MIGNINI RENZINI M, et al. Effect of different gonadotrophin priming on IVM of oocytes from women with normal ovaries: a prospective randomized study. Reprod Biomed Online, 2009, 19(3):343-351.

7. PINCUS G, ENZMANN E V. Can mammalian eggs undergo normal development in vitro?. Proc Natl Acad Sci U S A, 1934, 20(2):121-122.

8. SACHA C R, KASER D J, FARLAND L V, et al. The effect of short-term exposure of cumulus-oocyte complexes to in vitro maturation medium on yield of mature oocytes and usable embryos in stimulated cycles. J Assist Reprod Genet, 2018, 35(5):841-849.

9. WYNN P, PICTON H M, KRAPEZ J A, et al. Pretreatment with follicle stimulating hormone promotes the numbers of human oocytes reaching metaphase Ⅱ by in-vitro maturation. Hum Reprod, 1998, 13(11):3132-3138.

10. CHIAN R C, CAO Y X. In vitro maturation of immature human oocytes for clinical application. Methods Mol Biol, 2014, 1154:271-288.

11. HO V N A, PHAM T D, LE A H, et al. Live birth rate after human chorionic gonadotropin priming in vitro maturation in women with polycystic ovary syndrome. J Ovarian Res, 2018, 11(1):70.

12. HO V N A, BRAAM S C, PHAM T D, et al. The effectiveness and safety of in vitro maturation of oocytes versus in vitro fertilization in women with a high antral follicle count. Hum Reprod, 2019, 34(6):1055-1064.

13. XU Y, QIAO J. Comparison of in vitro maturation and in vitro fertilization for polycystic ovary syndrome patients: a systematic review and meta-analysis. Ann Transl Med, 2021, 9(15):1235.

14. PONGSUTHIRAK P. The effect of insemination methods on in vitro maturation outcomes. Clin Exp Reprod Med, 2020, 47(2):130-134.

15. STROWITZKI T, BRUCKNER T, ROESNER S. Maternal and neonatal outcome and children's development after medically assisted

reproduction with in-vitro matured oocytes-a systematic review and meta-analysis. Hum Reprod Update, 2021, 27(3):460-473.

16. PRASATH E B, CHAN M L, WONG W H, et al. First pregnancy and live birth resulting from cryopreserved embryos obtained from in vitro matured oocytes after oophorectomy in an ovarian cancer patient. Hum Reprod, 2014, 29(2):276-278.

17. MOHD FAIZAL A, SUGISHITA Y, SUZUKI-TAKAHASHI Y, et al. Twenty-first century oocyte cryopreservation-in vitro maturation of immature oocytes from ovarian tissue cryopreservation in cancer patients: a systematic review. Womens Health (Lond), 2022, 18:17455057221114269.

18. HOURVITZ A, YERUSHALMI G M, MAMAN E, et al. Combination of ovarian tissue harvesting and immature oocyte collection for fertility preservation increases preservation yield. Reprod Biomed Online, 2015, 31(4):497-505.

19. BEN-AMI I, KOMSKY A, BERN O, et al. In vitro maturation of human germinal vesicle-stage oocytes: role of epidermal growth factor-like growth factors in the culture medium. Hum Reprod, 2011, 26(1):76-81.

20. SÁNCHEZ F, LOLICATO F, ROMERO S, et al. An improved IVM method for cumulus-oocyte complexes from small follicles in polycystic ovary syndrome patients enhances oocyte competence and embryo yield. Hum Reprod, 2017, 32(10):2056-2068.

21. SPITS C, GUZMAN L, MERTZANIDOU A, et al. Chromosome constitution of human embryos generated after in vitro maturation including 3-isobutyl-1-methylxanthine in the oocyte collection medium. Hum Reprod, 2015, 30(3):653-663.

22. VUONG L N, LE A H, HO V N A, et al. Live births after oocyte in vitro maturation with a prematuration step in women with polycystic ovary syndrome. J Assist Reprod Genet, 2020, 37(2):347-357.

23. MASTROROCCO A, CACOPARDO L, MARTINO N A, et al. One-step automated bioprinting-based method for cumulus-oocyte complex microencapsulation for 3D in vitro maturation. PloS One, 2020, 15(9):e0238812.

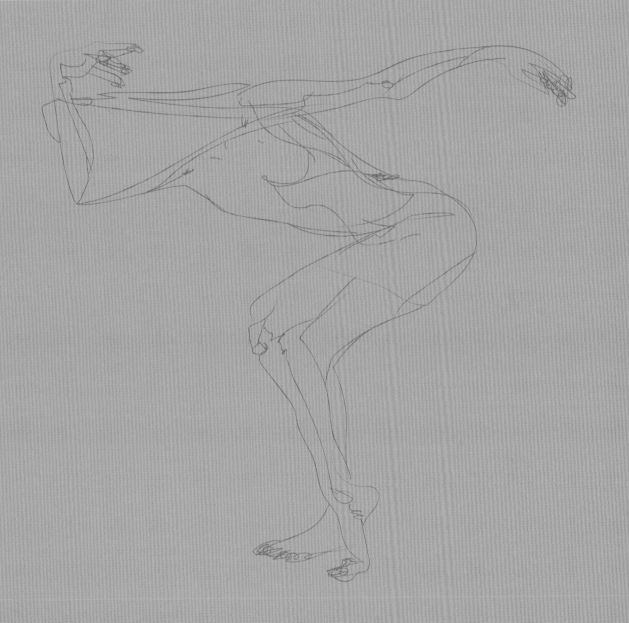

第7章

男性患者的生育力保存

睾丸的发育规律与精子发生

睾丸的发育规律
胎儿期
新生儿期
青春期前
青春期
成年期

精子发生
增殖阶段
减数分裂期
精子形成
精子成熟

男性生育力评估

青春期前男性生育力评估

青春期男性生育力评估

成年期男性生育力评估

男性生育力保存策略

适应证
青春期后和成年男性肿瘤患者
青春期前男性肿瘤患者
自身免疫性疾病患者与高危职业人群
其他有生育力保存需求的男性

男性生育力保存方法
自精冻存技术
青春期前睾丸组织冷冻保存技术
诱导多能干细胞
性腺毒性药物的防治
药物治疗

男性患者的生育力保存

睾丸的发育规律与精子发生

睾丸的发育规律

睾丸在不同年龄呈现不同的发育规律［图 7-1-1］，睾丸的发育时期分为胎儿期、新生儿期、青春期前、青春期、成人期。

胎儿期

人类原始性腺可以在妊娠 3 ~ 5 周被识别出来。性腺最初仅由体细胞构成，随后出现原始生殖细胞。当原始生殖细胞到达生殖嵴时，称为生殖细胞，并开始与发育中的性腺基质微环境相互作用，决定性腺性别。睾丸的发育是由单个转录因子性别决定区 Y 蛋白（sex-determining region Y protein, SRY）的表达所启动的。在睾丸内，新形成的支持细胞将生殖细胞包围形成睾丸小管，触发生殖细胞有丝分裂停滞。随后，生精小管发育并通过睾丸网连接到输精管和中肾管。在 7 ~ 8 周时，支持细胞产生抗米勒管激素（AMH），诱导米勒管的退化。间质细胞形成于生精小管外部，并产生睾酮（在妊娠 8 ~ 9 周），刺激中肾管转化为附睾、输精管和精囊。睾丸随后分两个阶段迁移到阴囊：一个是由胰岛素样因子 3（insulin-like factor 3, INSL3）和可能的 AMH 驱动的经腹腔阶段，另一个是由睾酮驱动的腹股沟到阴囊阶段。

新生儿期

新生儿出生后 6 个月内，下丘脑 – 垂体 – 睾丸轴有一个短暂激活期，由此引起的促性腺激素释放激素（gonadotropin-releasing hormone, GnRH）和 Gn 峰值可促进睾丸支持细胞（Sertoli cell）和生精细胞增殖以及睾丸间质细胞（Leydig cell）分泌睾酮，这种新生儿期生殖轴的激活对成人睾丸功能的意义目前尚未明确，有研究显示在猴新生儿期用 GnRH 拮抗剂抑制其 Gn 峰，可导致其围青春期 LH、睾酮异常升高及睾丸体积减小、精子浓度降低，由此提示新生儿期下丘脑 – 垂体 – 睾丸轴的激活受到抑制，可能造成睾丸支持细胞及生精细胞数目减少。刚出生时，Gn 和睾酮水平较低，在出生后数周和数月内会增加。LH、睾酮和 INSL3 的峰值水平在新生儿 3 月龄时达到峰值，此后，血清 Gn 和睾酮下降并保持低水平，直到青春期开始。

青春期前

在青春期前血清 Gn（FSH、LH）处于低水平，但是睾丸支持细胞和生精细胞数目均显著增加，这时期的生精细胞发育成为精原细胞。睾丸支持细胞和精原细胞数目在很大程度上决定了成年后睾丸产生精子的最大能力。在青春期前这种生理过程处于相对平静的时期，基础 Gn 和睾酮测量值不能反映下丘脑 – 垂体 – 性腺轴的功能。相反，AMH 和抑制素 B 水平在婴儿期逐渐增加，并在儿童期保持较高水平；它们的基础水平最能反映支持细胞功能。在胎儿期和出生后观察到的高雄激素水平并不能像青春期那样诱导支持细胞成熟、完整的精子发生和第二性征出现，高雄激

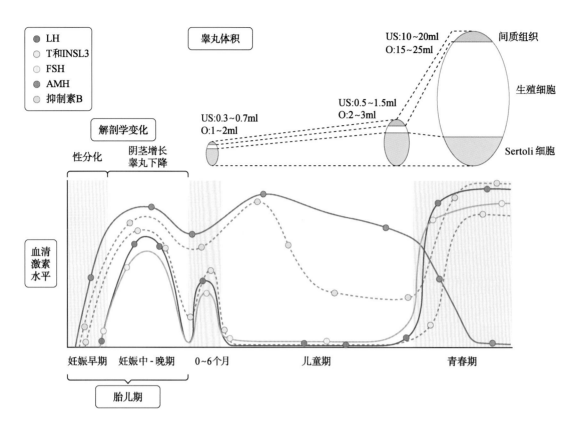

图 7-1-1 胎儿期至青春期睾丸发育规律

INSL3. 胰岛素样因子 3; O. Prader 睾丸计比较测得的睾丸体积; US. 超声测量睾丸体积; LH. 黄体生成素; T. 睾酮; FSH. 卵泡刺激素; AMH. 抗米勒管激素。

素不敏感的原因可能是在儿童出生第 1 年睾丸支持细胞中缺乏雄激素受体的表达。超过 1 岁后,睾酮持续异常升高会导致生精小管过早成熟(即 AMH 减少和抑制素 B 增加)。

青春期

进入青春期,下丘脑的 GnRH 分泌重新活跃,GnRH 的脉冲幅度和脉冲频率逐渐增加,刺激垂体分泌 Gn(FSH、LH)。在青春期早期,Gn 仅在夜晚分泌增多;随着青春期发育,Gn 在整个昼夜都维持较高水平。从青春期开始,在 Gn 作用下精子发生开始启动:首先精原细胞经过数次有丝分裂,增殖分化为初级精母细胞,然后初级精母细胞经过 2 次减数分裂,中间经过短暂的次级精母细胞阶段成为精子细胞,在此过程中染色体数目由二倍体变成单倍体,最后经历形态改变过程,由圆形精子细胞发育为成熟精子。与此同时,睾丸支持细胞在 Gn 作用下出现特征性结构,FSH 受体逐渐增多,开始具有合成雄激素结合蛋白的能力。睾丸支持细胞在 FSH 和睾酮的共同作用下产生支持精子发生的物质(如鞘脂类、生长因子、维生素结合蛋白等),

同时睾丸间质细胞在 LH 刺激下分泌的睾酮逐渐增多,睾酮在精子发生及第二性征发育中起重要作用。

随着精子发生启动和生精细胞数目增多,睾丸体积显著增大,是青春期最早的身体变化之一。在青春期早期(12~15 岁),生精小管即能释放精子。FSH 诱导未成熟睾丸支持细胞的增殖和睾丸体积增加(从 2ml 到 4ml),这是男孩进入青春期的临床标志,平均年龄为 11.5 岁。青春期在 14~18 岁启动,则是青春期延迟;青春期在 9 岁前启动,则是性早熟。

青春期初期(Tanner 2 期和 3 期)性激素表现为:睾丸支持细胞增殖停止,AMH 产生下降,抑制素 B 分泌增加。在 Tanner 3~5 期,血清睾酮水平明显增加。在 Tanner 4~5 期,生殖细胞经历了完整的生精过程,出现精子发生,睾丸体积明显增加到 15~25ml。FSH 和精子发生对于抑制素 B 的产生至关重要,同时抑制素 B 负反馈调节垂体分泌 FSH。在青春期和成年期,抑制素 B 是重要的睾丸功能生物标志物,与 FSH 呈显著负相关且与精子总数呈正相关,反映了整个青春期成熟过程。

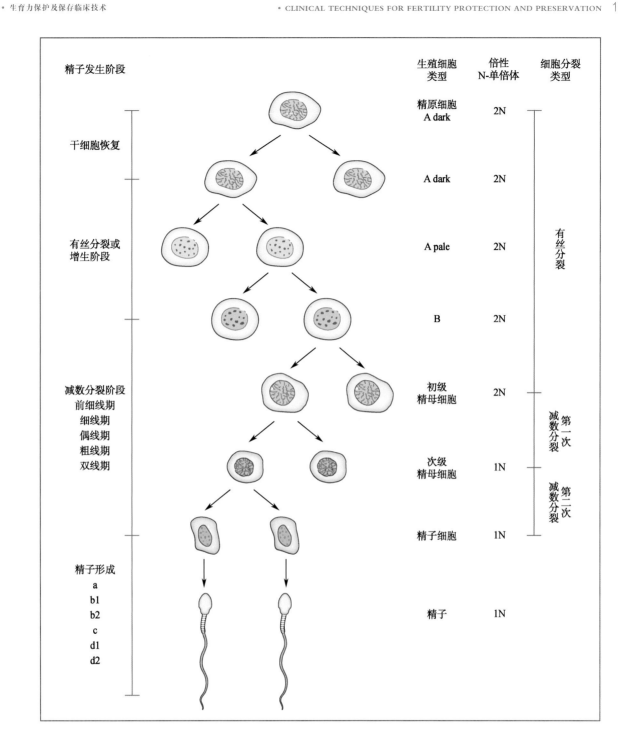

图 7-1-2　精子发生的不同阶段示意图

睾丸的发育规律与精子发生

成年期

成人睾丸长约 3.5～5.5cm，宽约 2.0～3.0cm，体积约 15～30ml，睾丸大小有明显个体差异。睾丸体积大小不由生精小管的直径大小和间质成分多少决定，而在于生精小管的长度和数量。生精小管大约占睾丸体积的 90%，因而睾丸体积大小与睾丸产生的精子数量密切相关，临床上发现睾丸体积明显减小者（<6ml）常为少精子症或无精子症患者。

精子发生

精子发生（spermatogenesis）是指精原干细胞（spermatogonial stem cell, SSC）经过自我更新、增殖、分化，通过减数分裂最终产生精子。精子发生可分为三个不同的阶段［图 7-1-2］：①增殖阶段；②减数分裂阶段；③精子形成阶段。

增殖阶段

精原细胞位于生精小管基底膜上，处于生精上皮最外层，分为三种类型：暗型精原细胞（A dark spermatogonia, Ad）、亮型精原细胞（A pale spermatogonia, Ap）、B型精原细胞。Ad型和Ap型为未分化精原细胞，B型为分化型精原细胞。此阶段精原细胞通过自我更新和增殖，既保持精原干细胞（Ad型）池的储备，又有部分精原细胞成为精母细胞进入下一个阶段。

减数分裂期

第一次减数分裂

初级精母细胞完成了DNA复制并且姐妹染色体形成后，开始进行第一次减数分裂，分为前期、中期、后期和末期。人类精子发生中第一次减数分裂的时间约为23天，其中仅前期即可长达22天。经过第一次减数分裂，1个初级精母细胞分裂为2个次级精母细胞。每个次级精母细胞的染色体数为23条，为单倍体，DNA为2N。在染色体配对联会过程中，来自父系的和母系的同源染色体之间进行遗传物质的交换，这种遗传物质重组使产生的生殖细胞具有不同遗传物质，具有重要的生物学意义。

第二次减数分裂

次级精母细胞形成后，经过很短的分裂间期，染色体不再进行复制即进入第二次减数分裂。过程与第一次减数分裂相似，只是进入第二次减数分裂的细胞所含染色体是单倍体。在第二次减数分裂的分裂中期，23条染色体（每条含两条由着丝粒连在一起的姐妹染色单体）排列于细胞赤道板上。在第二次减数分裂的后期，着丝粒纵向断裂，姐妹染色单体分别移向细胞两极。在末期，染色单体分别集中在细胞两极，随后细胞分裂形成两个精子细胞，每个精子细胞的染色体数为单倍体，DNA为1N。在精子发生过程中，有丝分裂及减数分裂时常发生错误，引起染色体异常。人类活产新生儿中染色体异常总发生率为0.7%，其中大于35岁女性的妊娠中约2.0%为染色体异常，而所有早期自然流产胎儿中染色体异常发生率达50%。

精子形成

精子形成是指精子细胞经此过程形成具有活动和受精能力的成熟精子。这一过程中精子细胞不再分裂，主要是形态和功能上的巨大变化。生精上皮按顺序成功地完成各个发育阶段称为一个生精上皮周期，人类的一个周期时长约16天，精子发生全程需要4.0~4.5个周期，故精子发生时长约为70天（64~72天）。生精周期常常不是孤立存在，人睾丸内常常可以见到处于不同生精阶段的生精细胞存在于同一生精小管。

精子成熟

生精小管内产生的精子经精直小管、睾丸网进入附睾，在附睾内停留8~17天，经历一系列成熟变化，才能获得运动能力，达到功能上的成熟。

（刘贵华）

男性生育力评估

男性生育力指人群中育龄男子能够使其配偶在一定时间内妊娠的能力或概率。男性生育力的评估手段多样，需根据生长发育阶段采取相应的评估方法。

青春期前男性生育力评估

第二性征发育

尚未启动发育，阴茎呈儿童型，睾丸体积小，约1~2ml，可采用Prader睾丸模型[图7-2-1]或B超进行睾丸容积测量。

性激素

包括FSH、LH、睾酮等。

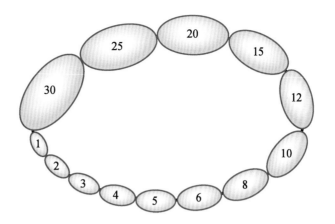

图 7-2-1　Prader 睾丸模型测量器

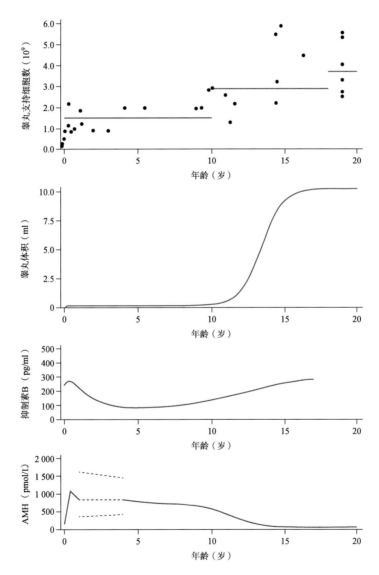

图 7-2-2　支持细胞数量及其增殖成熟生物标志物与年龄的相关性

AMH 和抑制素 B

生理过程处于相对平静时期，基础 Gn 和睾酮测量值不能反映下丘脑 – 垂体 – 性腺轴的功能。相反，AMH 和抑制素 B 水平在婴儿期逐渐增加，并在儿童期保持较高水平；它们的基础水平最能反映支持细胞功能［图 7-2-2］。

表 7-2-1　Tanner 青春期发育阶段男孩阴毛分级标准

分级阶段	发育状况
I	青春前期，阴茎上的毳毛如同腹壁上的毳毛，即非阴毛
II	生长出稀疏并稍微着色柔软的阴毛，主要分布于阴茎底部，呈直状或轻微卷曲状
III	此阶段阴毛颜色加深、变粗，同时进一步卷曲，并逐渐延伸至耻骨联合处
IV	阴毛形状接近成人水平，但是覆盖面仍然比成人小，未延伸至大腿中间表面
V	阴毛在数量和类型上如同成人，水平分布，阴毛扩展到大腿中部表面，但未及腹壁白线或反三角形底部以上

表 7-2-2　Tanner 青春期发育阶段男孩生殖器成熟分级标准

分级阶段	发育状况
I	青春前期，睾丸、阴囊、阴茎大小和形状如同儿童早期
II	阴囊和睾丸轻度增大，阴囊皮肤变红，皮肤纹理发生改变，在该阶段阴茎增大不明显
III	阴茎稍微增大，首先主要是长度增加，睾丸和阴囊比阶段 II 进一步增大
IV	阴茎进一步增长和变粗，龟头发育，睾丸和阴囊比阶段 III 进一步增大，阴囊皮肤颜色也进一步加深
V	此阶段生殖器在大小和形状方面如同成年人

表 7-2-3　Tanner 青春期发育阶段乳房发育分级标准

分级阶段	发育状况
I	青春前期，在胸部一侧或双侧的乳房部仅看到乳头突出
II	乳腺开始发育，乳头像芽孢一样慢慢增大、隆起，乳房软而有弹性地逐渐隆起，乳晕明显高出皮面，这时在皮下常可摸到质地稍硬的块状物
III	此阶段乳房和乳晕进一步增大、隆起，乳晕色素增深，但轮廓无明显区别
IV	乳头和乳晕高居两侧乳峰之上，在乳腺轮廓之上形成另一个小丘状突起
V	成熟阶段，发育到成人型，此阶段整个乳房发育得更大、更高、更丰满，乳头突起，乳晕凹进与乳腺轮廓持平

青春期男性生育力评估

第二性征发育

参照 Tanner 青春期发育阶段标准分级［表 7-2-1、表 7-2-2、表 7-2-3］。此外，根据《2010 年中国学生体质与健康调研报告》，我国城市男童首次遗精的平均年龄为 13.97 岁［95%CI（13.67，14.26）］，乡村为 14.08 岁［95%CI（13.75，14.39）］。男孩性发育首先表现为睾丸容积增大（达到 3~4ml 时即标志着青春期开始，达到 6ml 以上时即可有遗精现象）。

性激素

包括 FSH、LH、睾酮等。

AMH 和抑制素 B

具体参考值见图 7-2-2。

成年期男性生育力评估

体格检查

重点应注意体型及第二性征，主要检查体毛分布及有无男性乳房发育等表现，应特别注意腹股沟区域是否有手术瘢痕。阴茎检查时应注意有无阴茎畸形，还应注意有无尿道下裂、尿道上裂、尿道外口狭窄等可能妨碍性交及阴道内射精的疾病。检查阴囊时应注意睾丸及附睾的位置、质地、大小，有无压痛、肿块及鞘膜积液。建议采用 Prader 睾丸模型进行睾丸容积测量。输精管检查时应注意有无缺如、增粗、结节或者触痛，有无精索静脉曲张及其程度。

精液分析

精液分析结果是评估男性生育力的重要依据，如结果发生明显异常，则应进行全面的实验室检查和评估。精液结果的分析推荐参照《世界卫生组织人类精液检查和处理实验室手册》（第 5 版）进行，如第 1 次精液分析结果正常，通常不需要进行第 2 次分析；如再次精液分析结果与第 1 次相差显著，则需进行第 3 次精液分析。

生殖内分泌激素检查

常用的生殖内分泌激素指标有睾酮（T）、雌二醇（E$_2$）、催乳素（PRL）、黄体生成素（LH）、卵泡刺激素（FSH）和抑制素 B（INHB）等。建议上午 10 点前空腹进行血液检测。一般来说，FSH 水平与精原细胞数量呈负相关，然而对于接受睾丸切开活检术（testicular sperm extraction, TESE）的患者来说，FSH 水平并不能准确地预测精子发生的存在，因为组织学上存在精子成熟停滞的男性可以同时拥有正常的 FSH 水平和睾丸容积。INHB 与 FSH 呈显著负相关，与精子总数呈正相关，是一种良好的非侵入性精子生成预测指标，无精子症患者睾丸取精前可行血清 INHB 联合 FSH 检测以评估其结局。

生殖系统超声检查

生殖系统超声检查包括阴囊超声及经直肠超声。阴囊超声主要检查双侧睾丸、附睾、精索静脉及近端输精管。经直肠超声主要针对前列腺、精囊、输精管、射精管及盆腔病变进行检查。阴囊超声和经直肠超声对检测先天性双侧输精管缺如（congenital bilateral absence of vas deferens, CBAVD）、附睾和 / 或精囊是否存在异常（如畸形 / 发育不全）具有临床价值。

精浆生化检查

精浆生化常用指标包括果糖、中性 α – 葡糖苷酶、酸性磷酸酶、锌和弹性蛋白酶等，重点了解果糖、中性 α – 葡糖苷酶的含量，对梗阻性无精子症的诊断及外科治疗有指导意义。果糖浓度可以反映精囊腺的分泌功能，果糖浓度降低常见于射精管梗阻、CBAVD、精囊发育不全、不完全性逆行射精和雄激素缺乏等。中性 α – 葡糖苷酶活性可以反映附睾分泌功能，附睾管梗阻时中性 α – 葡糖苷酶水平降低。

男性生殖遗传学检查

与男性不育相关的遗传学检查主要包括染色体核型、Y 染色体微缺失、基因检测、精子染色体检测等方法。

精子 DNA 完整性检测

精子 DNA 完整是父系遗传信息准确传递给子代的前提。精子 DNA 完整性异常可能与女方不良妊娠结局（如胚胎发育受损、流产、子代出生缺陷等）相关。诱发精子 DNA 损伤的因素包括精索静脉曲张、慢性炎症和不良生活方式（如吸烟、酗酒）等。精子 DNA 完整性对辅助生殖技术（assisted reproductive technology，ART）治疗效果的预测价值、是否能作为临床常规检测项目仍存在一定争议。临床常用精子 DNA 碎片指数（DNA fragment index, DFI）来评价精子 DNA 的完整性，目前常基于流式细胞术的染色质结构分析方法来检测 DFI。

睾丸活检

睾丸活检是诊断无精子症的常用方法，也是获取精子的手段之一。对于有条件的单位，可以同时冷冻保存精子或睾丸组织，以备将来应用于 ART。拟行输精管 – 附睾吻合手术的患者，术前不推荐睾丸 / 附睾活检。常用的睾丸活检方法有睾丸切开活检术（open testis biopsy）、经皮睾丸穿刺活检术（percutaneous testis biopsy）、睾丸细针精子抽吸术（fine-needle aspiration, FNA）等。

（刘贵华）

男性生育力保存策略

男性生育力保存（male fertility preservation, MFP）是指通过冻存男性精子（包括精原干细胞）或睾丸组织以期抵抗未来的生育风险，并借助 ART 最终达到生育目的的技术和方法。

适应证

有以下合理需求的男性在人类精子库或经辅助生殖机构男科医师的评估后，推荐进行男性生育力保存。

青春期后和成年男性肿瘤患者

男性患者接受抗肿瘤后的生育能力会有不同程度损伤。

肿瘤本身直接影响精子质量

研究表明，不同类型的癌症，包括白血病、淋巴瘤、睾丸癌、非霍奇金淋巴瘤、胃肠道恶性肿瘤和肌肉骨骼恶性肿瘤都会影响男性精子参数和精子质量。因此，罹患癌症可能导致男性生育能力下降甚至不育。

抗肿瘤治疗影响生育力

尤其放射性与化学药物治疗可能损伤幸存者的生精功能，生精小管细胞受损最严重，进而导致精液异常，可能导致无精子症。

（1）化疗药物：药物可通过以下途径影响精子质量：①作用于下丘脑－垂体－性腺轴，影响促性腺激素的释放，导致睾酮分泌紊乱，影响精子生成。常见药物有吗啡、海洛因、抗抑郁药物、外源性睾酮和糖皮质激素的大剂量或长期使用等。②睾丸毒性，直接作用于睾丸生精细胞，影响精子生成；或直接损伤睾丸内支持细胞或干扰间质细胞的睾酮分泌，引起生精障碍。常见药物有化疗药物、免疫抑制剂、柳氮磺吡啶、秋水仙碱、别嘌醇等。③影响精子在附睾中的成熟或精卵结合，常见药物有柳氮磺吡啶、钙通道阻滞剂等。

（2）放射性治疗：电离辐射对睾丸生精功能的影响存在剂量－效应关系：剂量越大，对睾丸生精影响越大。据报道，大于 4 000mGy 剂量的睾丸照射可导致不可逆的无精子症，300mGy 剂量的睾丸照射可导致暂时性无精子症，而 100mGy 剂量可使精子浓度和 A 型精原细胞数量减半。但常规 X 线摄影如头颈部 X 线摄影的剂量仅为 0.02mGy，静脉肾盂造影的睾丸照射剂量为 50mGy，因此单次常规医学诊断所用 X 线、CT 及其他各种造影检查对睾丸生精功能影响不明显。

（3）免疫检查点抑制剂：靶向肿瘤免疫检查点抑制剂，如细胞毒性 T 淋巴细胞相关抗原（cytotoxic T lymphocyte-associated antigen-4, CTLA-4）抑制剂、程序性死亡受体（programmed cell death protein 1, PD-1）抑制剂通过阻断免疫抑制分子，重新激活效应 T 细胞，具有特异性杀伤肿瘤细胞的功能，发挥抗肿瘤作用，但这些药物在通过调控免疫应答杀伤肿瘤的同时，过度活化的免疫细胞也可能导致机体产生自身免疫损伤如垂体自身免疫性损伤，进而引起低促性腺激素性性腺功能减退症，可导致生精功能障碍。

此外，某些破坏生殖系统器官或组织的手术也会导致不育。

已经实行可能影响生育力的放疗或化疗的患者，推荐尽快行补救性精子冷冻保存生育力。但需充分告知患者放疗或化疗可能损伤精子质量，影响后续精液冷冻－复苏的治疗。

青春期前男性肿瘤患者

近年来，肿瘤儿童的存活率逐年上升。其中年轻肿瘤患者 5 年生存率接近 80%，并且绝大多数 14 岁以下儿童的 5 年生存率都在 70% 以上，不少在 90% 以上，生存率最高的几类包括甲状腺癌（5 年生存率为 99.7%），霍奇金淋巴瘤（5 年生存率为 97.7%），视网膜母细胞瘤（5 年生存率为 95.3%）和淋巴细胞白血病（5 年生存率为 90.2%）。但在肿瘤的治疗措施中，性腺毒性仍是一个不可忽视的副作用。患者成年后的生育能力是肿瘤患者生存质量评估的重要指标之一。

放疗和 / 或化疗

放疗和 / 或化疗对青春期前睾丸的组织学损伤，即使在停

表 7-3-1　化疗和放疗对未成熟睾丸组织主要成分的损伤

成分	化疗	放疗
精原细胞	CED>4 000mg/m²时，患者精原细胞数量减少	精原细胞数量减少呈剂量依赖性。长期放疗剂量>4 000mGy时，永久性不育
支持细胞	支持细胞功能障碍 支持细胞可能逆转为未成熟状态 阈值剂量未知	支持细胞"增生样"改变呈剂量依赖性和/或4~8Gy时数量减少 功能障碍阈值剂量未知
间质细胞	CED>20 000mg/m²时，间质细胞数量不足，同时间质细胞可能逆转为未成熟状态	剂量>20Gy时，间质细胞功能障碍 剂量>24Gy时，间质细胞严重功能障碍
内皮细胞	未知	未知
管周肌样细胞	未知	剂量1~4Gy时，细胞生长方式改变 功能障碍阈值剂量未知

注：CED.环磷酰胺当量剂量。

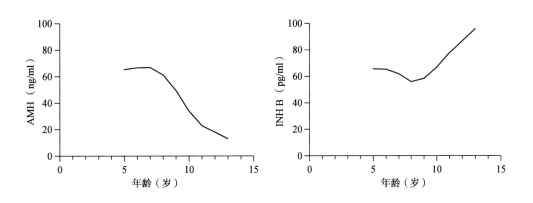

图 7-3-1　重型地中海贫血男孩血清激素变化

[数据来源：中山大学附属第六医院生殖医学中心。]

止治疗后也会持续很长时间。这可能是不同药物/辐射对生殖细胞群（如精原细胞群的凋亡）、体细胞环境（如支持细胞功能障碍）或两者的组合引起的直接损害的结果［表 7-3-1］。

明确性腺毒性阈值剂量对于患者未来生育能力的评估很重要。精子部分性或完全性受损的放疗阈值：剂量低至 0.1Gy 时，精原细胞功能障碍；剂量 >4 000mGy 时，永久不育。化疗的阈值剂量目前仍未明确，环磷酰胺当量 剂 量 （cyclophosphamide equivalent dose, CED）用于量化和均质化儿科恶性肿瘤常用烷化剂的暴露量，当 CED<4 000mg/m² 时，精子发生受损的可能性较小。

造血干细胞移植

造血干细胞移植（HSCT）是通过超大剂量放疗或化疗，清除体内的肿瘤细胞、异常克隆细胞，同时摧毁受者的免疫系统，减少或消除受者对供者造血干细胞的排斥反应，然后再回输自身（自体）或他人（异基因）的造血干细胞，重建正常造血和免疫功能的一种治疗手段。造血干细胞移植也是儿童时期许多高风险癌症和良性血液病的基本治疗方法，尽管其所涉及的治疗方案不多，但长期来看，仍然会导致 50%~72% 的患者成为完全无精子症。

对于青春期前的重型地中海贫血患者，性发育现状仍然严峻［图 7-3-1］。主要表现在进入青春期后身材矮小、性腺功能低下、糖代谢异常和甲状腺功能减退等内分泌并发症，具体发病机制复杂，主要涉及慢性贫血和缺氧、慢性肝病、锌和叶酸缺乏、铁超载、密集使用螯合剂、情绪因素、内分泌病变和生长激素–胰岛素样生长因子–1轴失调。因而即使患儿无须接受HSCT治疗，也需要生殖男科医生进行评估并积极干预，确保患儿青春期正常进行，保存生育能力。

靶向治疗和免疫治疗

由于靶向癌症疗法（即靶向药物和免疫检查点抑制剂）在许多成人癌症治疗中取得了成功，越来越多的随机对照试验也正在儿童癌症患者中开展。例如，酪氨酸激酶抑制剂(tyrosine kinase inhibitor, TKI)从根本上改变了慢性粒细胞白血病（chronic myelocytic leukemia, CML）和费城染色体阳性急性淋巴细胞白血病儿童的治疗过程，使用毒性较小的化疗剂量和较少需要的HSCT可获得更好的结果。然而，该疗法对成年男性和男孩的生殖系统损伤不完全相同。例如，伊马替尼已被证明对精子发生有轻微影响，却不会改变接受CML治疗的成人的性激素水平。Mariani等曾在一篇病例报告中描述，在青春期前给药，患者成年期出现了严重的少精症。但由于研究量不足，伊马替尼对未成熟睾丸造成损害的证据仍然不确定。其他TKI是否对精子发生也有类似的影响也还有待确定。

自身免疫性疾病患者与高危职业人群

影响男性生育力的自身免疫性疾病

某些自身免疫性疾病，如系统性红斑狼疮，可能引起精子质量下降；还有一些自身免疫性疾病，如肾小球肾炎、强直性脊柱炎、炎症性肠病等，在治疗过程中使用具有生殖毒性的药物会影响精子质量。

高危职业人群

从事某些可能影响生育力职业的人群，如长期接触电离辐射、环境雌激素、重金属污染等可能通过影响生精功能而损伤男性生育力。

其他有生育力保存需求的男性

如克氏综合征、Y染色体微缺失患者。

男性生育力保存方法

目前男性生育力保存的主要方法有：①利用精子冷冻保存技术进行自身精子冷冻保存（自精冻存技术）；②睾丸组织冷冻保存后移植和/或精原细胞体外成熟技术；③药物治疗（通过促性腺激素释放激素类似物等进行精子发生或性腺保护）；④放疗过程中的性腺防护等。其中自精冻存技术最成熟，其余多数处于试验阶段。但值得注意的是，对于已经接受放化疗导致生育力受损的男性，现有的挽救方法是极其有限的［表7-3-2］。

自精冻存技术

精子低温保存已广泛用于青春期后的青少年和成年人。在ICSI技术出现后，自精冻存技术用于生育力保存的有效性显著提高。男科医生需根据生育力保存患者的精液质量，为其选择适宜的冻精方案。

常规精子冷冻

若精液中有足够数量的精子，患者可通过手淫取精。取精困难时，推荐服用磷酸二酯酶5型抑制剂，有利于勃起射精，提高取精成功率。

常规精液冷冻方法包括程序降温仪冷冻法、手工液氮熏蒸法，推荐使用更安全的不含卵黄液的冷冻保护剂，以降低潜在的动物源性病毒感染机会。程序降温仪冷冻法降温方式灵活，适用于批量冷冻，且冻融效果相对稳定；手工液氮熏蒸法所需仪器价格低廉，操作简单，用时短，有更强的临床实用性。常规冻存的精液标本复苏推荐使用37℃水浴复苏。Li等人对比分析了486例玻璃化冷冻和486例常规冷冻保存的精子样本（包括程序降温仪冷冻法、手工液氮熏蒸法），发现玻璃化冷冻后解冻精子的总运动活力和前向运动活力明显更高，但是两种方法对精子DNA损伤以及精子形态影响无明显差异。

冷冻时限并不是影响精子冷冻质量的主要因素。Huang等统计分析后发现，人类精子冷冻保存15年后，冻融复苏率从85.72%下降到73.98%。在精液冷冻储存年限0.5～5年、6～10年和11～15年三组中，供精人工授精妇女临床妊娠率分别为23.09%、22.36%和22.32%，临床流产率分别为10.06%、10.02%和12.00%，活产率分

表 7-3-2　男性生育力保存与生育力恢复方案

方法	适用人群	未来辅助生殖策略	生育方案	优点	局限性
自精冻存技术	成年人	ART	ART	生育力保存	1. 受限于精子数量和质量 2. 不适用于青春期前患者（不能产生精子） 3. 开始放化疗后不推荐
睾丸组织冷冻保存	青春期前儿童或成年人	自体移植 自体生殖细胞移植	自然受精或ART	生育力保存和/或生育力恢复	1. 癌细胞污染的潜在风险 2. 未应用在人体 3. 需要更多的研究来验证效率和遗传稳定性 4. 小鼠病毒向人类生殖细胞系的传播风险
		器官培养 体外培养将SSC分化为精子 异种移植	ART		
诱导多能干细胞	成年人	体外培养：分化为SSC	自然受精或ART	生育力恢复	1. 需要更多的研究来验证安全性、有效性和遗传稳定性 2. 未应用在人体
		SSC分化为精子	ART		
药物治疗（保护精子发生或性腺功能）	青春期前儿童或成年人	自然生育 ART	自然受精或ART	生育力保存	1. 需要更多的研究寻找可能的药物（粒细胞集落刺激因子、AS101） 2. 需要更多的研究来验证稳定性和安全性 3. 未应用在人体

注：ART. 辅助生殖技术；SSC. 精原干细胞。ART 包括宫内精子受精、体外受精、卵胞质内单精子注射。

别为 82.17%、80.21% 和 80.00%。人类精子库中精子的长期冷冻不影响临床结果。

目前的数据显示，冷冻精子孕育后代是安全的，后代出生缺陷率无显著升高。国内中信湘雅生殖与遗传专科医院有研究对在 2006 年到 2012 年采用冷冻保存的供体精子进行人工授精（IUI）39 047 个周期进行统计分析，结果显示在 IUI 实现的 8 612 例临床妊娠中，自然流产（<28 孕周）917 例（10.6%），活产 6 133 例，出生缺陷 43 例（0.70%）。宫腔内人工授精的 547 例临床妊娠中，自然流产 41 例（7.5%），活产 426 例，出生缺陷 2 例（0.47%）。体外受精的 5 860 例临床妊娠中，自然流产 456 例（7.8%），活产 5 089 例，出生缺陷 55 例（1.08%）。在 ICSI 实现的 350 次临床妊娠中，自然流产 30 例（8.6%），活产 229 例，出生缺陷 3 例（1.31%）。

微量精子冷冻

适合严重少弱精子症和梗阻性无精子症行外科手术取精的患者，可根据精子数量多少选择麦管、超细麦管及各种新型冷冻载体冷冻，行快速冷冻法。复苏时，采用冻存管、麦管和超细麦管作为冻融载体于37℃水浴复苏［图7-3-2］；对于新型冷冻载体操作者需根据具体载体的使用说明选择合适的复苏方法。

单精子冷冻

隐匿精子症、非梗阻性无精子症（non-obstructive azoospermia，NOA）行显微外科手术取精的患者获取的精子数量极少，推荐使用超薄片（Cryopiece 冷冻片）等新型冷冻载体行单精子或微量精子冷冻，复苏使用37℃的热矿物油。除了 Cryopiece 冷冻片以外，文献报

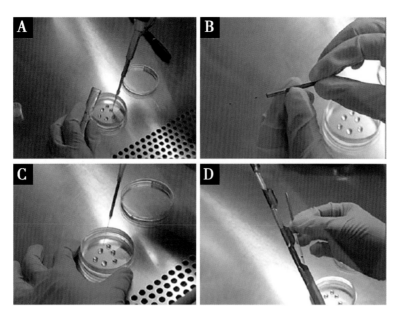

图 7-3-2 超细麦管冷冻精子步骤
A. 在培养皿中制备混合精液和低温保护剂的微量液滴；B. 移去超细麦管的金属盖；
C. 使用 1ml 注射器将混合样品吸入超细麦管；D. 将超细麦管放置在冷冻支架上，用液氮熏蒸。

道的单精子冷冻载体还有空透明带、Hollow-core Agarose capsules、Cryoloop、Cryotop、Cell sleeper、Sperm VD、ICSI 针等，但临床使用价值均较低。

遗憾的是，在罹患疾病的适龄男性中，仅有 24% 的人会在肿瘤治疗前冷冻精液。对于无精子症患者，可以通过外科显微取精技术从睾丸微小的精子发生区域获取精子，后续将新鲜分离的精子通过 ICSI 供给新鲜或冷冻卵母细胞受精。

研究表明，通过使用辅助生殖技术孕育后代，男性癌症不育患者与非癌症不育患者的活产率差异无统计学意义。这些结果表示癌症治疗前进行精子冷冻是极具价值的。

目前自精冻存技术的主要限制是现有的辅助生殖技术只适用于能产生成熟精子的成年患者，而不适合青春期前或其他不能产生成熟精子的男性。此外，该技术也会受限于精子质量、冷冻方法、冷冻保护剂。

青春期前睾丸组织冷冻保存技术

由于青春期前的男性不能产生精子，睾丸组织低温保存可代替自精冻存。此外，该方法也适用于确诊癌症时已经发现无精子症或化疗/放疗后的青春期和成年患者。青春期

前睾丸组织冷冻涉及多学科合作，主要包括青春期前男性不育风险评估、术前评估患儿生育力、睾丸组织部分切除术、睾丸组织冷冻、冷冻组织与下游技术衔接、睾丸组织切除术后并发症与风险管理。

目前该技术尚处于实验室研究阶段，在国外冻存未成熟睾丸组织以维持精原细胞活力已获得伦理审批，已有 20 余家生殖中心开展。中山大学附属第六医院生殖医学中心也已于 2022 年 11 月完成我国第一例青春期前睾丸组织冷冻，截至 2024 年 3 月已完成 46 例，患者基本信息小结如下。

目前 46 例生育力保存男性的年龄范围为 1~15 岁［表 7-3-3］。重型地中海贫血为最主要病种，共计 42 例（91.30%）［表 7-3-4］。

青春前男性不育风险评估

当青春期前男性即将接受生殖毒性治疗时，专科医生应推荐患儿于男科门诊进行生育风险评估。当患儿接受具有中度或严重性腺毒性风险的治疗时，应考虑进行睾丸组织冷冻。2021 年法国临床指南提出，青春期前期的男孩睾丸组织保存适应证：建议化疗 CED ≥ 5 000mg/m² 或

表 7-3-3　生育力保存患者的年龄范围

年龄/岁	数量
1	1
4	2
5	4
6	4
7	2
8	2
9	6
10	9
11	2
12	5
13	6
14	1
15	2
总计	46

表 7-3-4　生育力保存患者的病种

疾病诊断	数量	占比/%
重型地中海贫血	42	91.30
睾丸肿瘤	1	2.17
神经母细胞瘤	1	2.17
尤因肉瘤	1	2.17
再生障碍性贫血	1	2.17

放疗剂量 ≥ 2Gy 的患者进行睾丸冻存，推荐化疗 CED ≥ 7 500mg/m² 或双侧睾丸放疗剂量 ≥ 3Gy 的患者进行睾丸组织冻存。同时，是否进行睾丸组织冷冻需结合患儿家长及本人（如大于 12 岁）的意愿进行。

此外，对于肿瘤患者，同时需告知患者存在恶性细胞再次累及睾丸组织的风险。

术前评估患儿生育力

对于罹患恶性疾病的患者，术前检查需明确肿瘤细胞是否累及睾丸组织。明确患儿目前第二性征的发育情况，包括体格检查（明确 Tanner 分期）、睾丸 B 超、染色体核型检测、性激素六项、抑制素 B、AMH、骨密度。询问患儿既往病史，需明确肿瘤患儿既往已经接受的放化疗史、重型地中海贫血等良性疾病史，明确输血史、上腹 MRI 平扫所示脏器铁沉积情况、血清铁情况，术前进行常规检查（三大常规、血生化、凝血功能、传染病检查、心电图、胸部 X 线片）。

对于大于 12 岁的患者，术前医生需确认患儿是否有遗精史，若存在则通过辅助射精技术（阴茎振动刺激、电射精）等获取精子，若获取精子失败再行睾丸冻存。

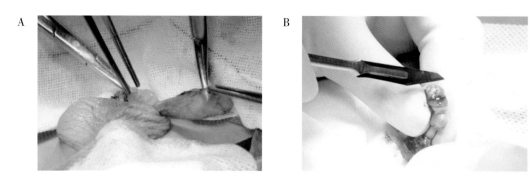

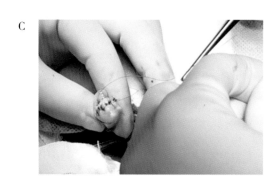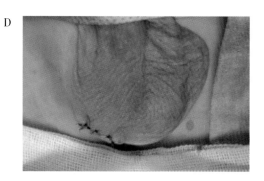

图 7-3-3　单侧睾丸部分切除术

A. 游离出睾丸鞘膜，打开睾丸鞘膜；B. 楔形切除单侧约 30% 睾丸组织；C. 缝合睾丸；D. 关闭阴囊切口。

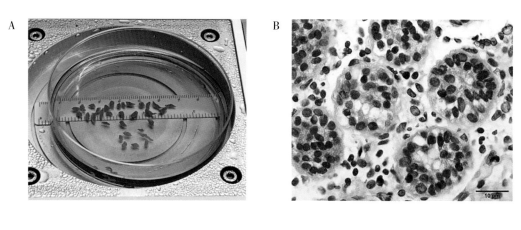

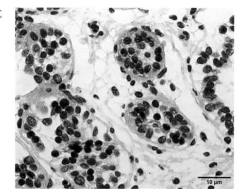

图 7-3-4　青春期前睾丸组织慢速程序化冷冻

A. 将睾丸组织切割为约 6mm³ 后进行慢速程序化冷冻；B. 新鲜睾丸组织；C. 冷冻 - 复苏后的睾丸组织。

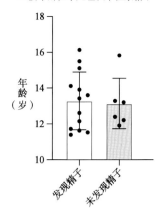

A.按年龄在睾丸组织中检索精子

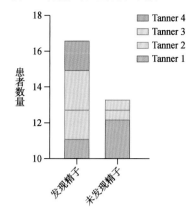

B.按Tanner分期在睾丸组织中检索精子

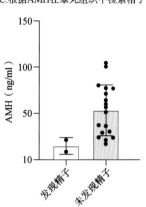

C.根据AMH在睾丸组织中检索精子

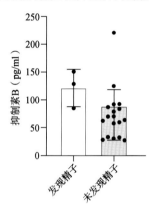

D.根据抑制素B在睾丸组织中检索精子

图7-3-5　可否发现精子的影响因素

［数据来源：中山大学附属第六医院生殖医学中心。］

单侧睾丸部分切除术

选取单侧阴囊横行切口，长约1cm，依次切开皮肤、皮下组织，沿睾丸鞘膜分离，松解精索至足够长度，打开睾丸鞘膜，显露睾丸，避开附睾等后用5-0缝线吊线，楔形切除约30%睾丸组织。缝合睾丸及白膜裂口，睾丸鞘膜翻转后，将其置于肉膜间隙并固定，检查无活动性出血、精索无张力后，缝合皮下组织，以5-0可吸收缝线缝合阴囊皮肤，并用胶水封闭切口［图7-3-3］。

睾丸冷冻

目前主流的冻存形式包括：①睾丸组织块冷冻保存；②睾丸细胞悬液冷冻保存。相较于细胞悬液冷冻保存，睾丸组织块冷冻保存可以维持解冻复苏后精原干细胞的微环境（包括体细胞、支持细胞、间质细胞和管周细胞所组成的微环境提供了最佳的细胞间相互作用和空间），更有利于促成完整的精子发生。睾丸细胞悬液冷冻保存将来只能用于细胞治疗。在国内，李铮教授团队进行了睾丸生精小管冷冻，相较于睾丸组织块冷冻，该方法保证了生精小管的

结构完整性和生殖细胞数量，并减少了冷冻保存后的精子凋亡率，为临床上有限睾丸患者的冷冻提供了希望。

在冷冻技术上，各生殖中心采用的冷冻方法不同，主要为慢速程序化冷冻，核心冷冻剂多为二甲基亚砜（dimethyl sulfoxide, DMSO）。睾丸组织慢速程序化冷冻［图7-3-4］是指依照所设置的冷冻程序，程序仪缓慢地降低睾丸组织的温度再投入液氮中长期存放。为了防止水产生冰晶，需加入冷冻保护剂，使其渗透并填充睾丸组织中的细胞，取代其中的大部分水分。由于研究有限，目前最佳冻存方案仍不明确。

在冷冻睾丸组织程序开始前，对于大于12岁或青春期发育至可能存在精子阶段［图7-3-5A、图7-3-5B］的患者，需同时取约10mm³组织在镜下找精子，若镜下发现患者已经存在精子，则一部分组织行睾丸组织冷冻保存，另一部分组织行单精子冷冻保存。此外，患者的AMH对睾丸组织内能否发现精子具有提示价值［图7-3-5C］。受限于样本数量，抑制素B能否提示睾丸组织中存在精子尚不明确［图7-3-5D］。

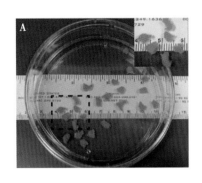
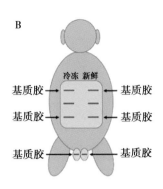
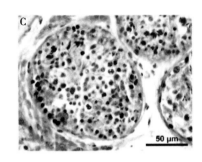
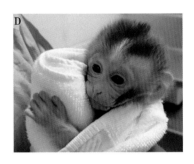

图 7-3-6　恒河猴睾丸冷冻 - 复苏

A. 将恒河猴一侧睾丸切成 9 ~ 20mm³ 的碎片进行慢速程序化冷冻；B. 复苏后进行自体睾丸处和背部皮下移植；
C. 睾丸移植物出现完整的精子发生过程；D. 获取移植物中的精子通过 ICSI 孕育后代。

睾丸冷冻与下游技术衔接

睾丸组织冻存只是生育力保存的第一步，后续需与下游技术衔接以帮助青春期前男性孕育生物学后代。

（1）睾丸冷冻 - 复苏后进行睾丸移植：当患者有生育意愿时，解冻睾丸，移植回阴囊或异位区，未成熟的睾丸组织在患者体内成熟，经历完整的精子发生过程形成成熟精子，通过 ART 孕育后代。

Fayomi 等将青春期雄性恒河猴睾丸组织冷冻保存后移植到自身背皮或阴囊皮下，实验发现移植的睾丸组织会继续生长并产生睾酮，有完整的精子发生过程，能够产生成熟精子，并且可通过 ICSI 产下健康的雌性恒河猴后代［图 7-3-6］。而在睾丸组织的异种移植中也被证明有精子生成，Ntemou 等将青春期前的狨猴睾丸组织于 4℃冷藏过夜后，异种移植到免疫缺陷小鼠的睾丸实质或背部皮下。4 个月后 50% 的睾丸内移植物和 21% 的异位移植物恢复睾丸功能；睾丸原位移植物中 33% 的移植物中观察到完整的精子发生过程，78% 的移植物表现出减数分裂后的分化（圆形精子细胞、长形精子细胞和精子）；背部皮下异

位移植物中，精母细胞是精子发生过程中最成熟的生殖细胞类型。移植 9 个月后，睾丸内移植物中 50% 继续存活，而背部皮下移植物无一存活。

遗憾的是，将人类青春期前睾丸组织冷冻保存后异种移植在免疫缺陷小鼠体内未证实其存在精子细胞分化。此外，小鼠睾丸异种移植可能导致鼠源病毒传播到人类的生殖细胞系。自体睾丸移植在人类癌症患者中具有局限性，有重新播种恶性细胞的风险，促进癌症复发。在非癌症患者中，这项技术无此局限性。

（2）自体精原干细胞（SSC）移植：患者在化疗前将 SSC 从睾丸组织分离出来冷冻保存，待需要时复苏并自体移植回睾丸内重启精子发生；或者冷冻睾丸组织，待患者有生育意愿时复苏睾丸组织，使用酶等消化后获得 SSC 再重新移植到患者睾丸内，使患者重新获得生育力。

SSC 移植技术最早由 Brinster 等于 1994 年提出，即将从 *lacZ* 转基因小鼠分离出的睾丸生殖细胞注射到不育小鼠生精小管中，数月后，不育的受体鼠出现精子发生，拥有生

气-液相培养示意图

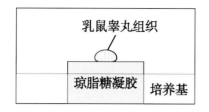

乳鼠睾丸组织体外培养

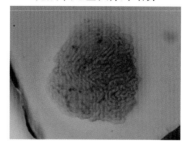

图 7-3-7　睾丸组织体外成熟

育能力，后代中含有 *lacZ* 基因。这项技术在其他物种身上也取得了成功，如大鼠、山羊、绵羊、狗和不同年龄的猴子，以及处于不同周期的冷冻保存的猴生殖细胞。即使在冷冻保存 14 年后，SSC 移植后小鼠精子发生过程也可以恢复。此外，通过 SSC 移植还可以恢复受辐射的青春期恒河猴的生精功能。也有临床研究报道，冷冻保存非霍奇金淋巴瘤患者的睾丸细胞，癌症康复后再移植回患者睾丸中。遗憾的是，目前这些患者的治疗后续并未报道。同时有研究将高级哺乳动物（包括狒狒、狨猴）和人类的生殖细胞异种移植到裸鼠体内可以定植，但未能分化。

在局限性上，SSC 移植一般需要百万量级的睾丸细胞，才能包含足够量的 SSC 来恢复精子发生。Nagano 等提出每移植 100 万个小鼠睾丸细胞大约可以诱导 19 个 SSC 进行精子发生。睾丸中 SSC 的数量非常少，青春期男性睾丸中，精原细胞约占 3%。手术获取的睾丸组织量非常少，包含的 SSC 数量也非常少。因此，开发高效的体外分离 / 富集 SSC 并增加其数量（增殖）的方法是生殖细胞技术的关键。SSC 移植效率非常低，需要数月才能恢复生育力，治疗白消安破坏生精功能的成年鼠恢复时间超过 8 个月，但受体鼠为未成熟小鼠时，效率显著提高，移植后 3 个月生育力即恢复。

这项技术对人类的主要限制除需要细胞量大、移植效率低外，还存在癌症细胞污染的风险。迄今为止，没有准确、安全的方法从癌症患者睾丸中分离出纯化的 SSC。

（3）睾丸组织体外成熟（in vitro maturation，IVM）：通过气 - 液相培养等经典的器官培养方法，使睾丸组织在体外成熟，该方法可以避免患者再次进行移植手术，避免重新

引入癌细胞的可能性。Yokonishi 等在小鼠中证实，经典的睾丸体外成熟技术也可以使冷冻 - 复苏后的睾丸组织进行完整的精子发生，产生圆形精子细胞或精子，之后通过圆形精子细胞注射（round spermatid injection，ROSI）或 ICSI 技术产生健康且有生育能力的后代［图 7-3-7］。袁艳等通过体外培养人类胚胎性腺组织从而产生了可育精子。

虽然睾丸器官体外成熟技术逐渐发展，但是目前人类青春期前睾丸组织冷冻复苏后的体外培养只能到精母细胞阶段，同时也受限于供体年龄等因素。

睾丸组织切除术后并发症与风险

睾丸组织冷冻为一项试验性的有创手术，术后短期并发症涉及伤口疼痛、伤口出血、伤口感染，长期并发症涉及睾丸发育受阻。目前学术界认为睾丸组织部分切除术对符合生育力保存适应证的男孩仍值得推荐。一项涉及 139 名睾丸组织冷冻患者的回顾性队列研究显示，睾丸部分切除术后有 3 名（2.2%）男孩出现了术后并发症。2 名男孩出现睾丸内血肿（1 名 11 岁，1 名 16 岁；已知后者患有先天性凝血功能障碍），1 名 12 岁男孩经历了严重的睾丸疼痛，尽管检查呈阴性（即没有外生殖器急性炎症，阴囊超声检查结果正常），但止痛药无效。

此外，有观点认为男孩接受睾丸手术会导致抗精子抗体（anti-sperm antibody，ASA）形成，这可能会影响其未来的生育力。然而，最新研究报告显示，青春期前睾丸固定术时行睾丸活检与 ASA 形成无关。这可能是因为成人和青春期前睾丸的构造不同：精子是潜在的抗原，但直到 10 岁左右才出现。精子一旦出现，就会被血 - 睾屏障覆盖。

血 – 睾屏障由支持细胞紧密连接构成，不会受睾丸手术中的外科缝线影响，进而不会影响血 – 睾屏障所保护的精原干细胞。

诱导多能干细胞

通过转录因子转染入体细胞，使之成为诱导多能干细胞（induced pluripotent stem cells, iPSC）。在男性生育力的保存方面，包括从体细胞发育为 iPSC，如从不育症患者的真皮成纤维细胞、血细胞或角质形成细胞到原始生殖细胞（primordial germ cell, PGC）。之后，这些 PGC 既可自体移植到睾丸（体内），也可用于体外诱导配子的发育。最近，有研究利用克兰费尔特综合征和 NOA 患者的体细胞培养出来了 iPSC。在人 iPSC 培养过程中添加骨形态发生蛋白（BMP）可以诱导它们分化为原始生殖细胞和减数分裂细胞；加入条件培养基和视黄酸可以诱导其分化为减数分裂前、减数分裂和减数分裂后（圆形精子细胞）阶段。

iPSC 是通过将致癌基因转染入体细胞而获取的，这可能导致后代产生肿瘤，说明该系统可能存在安全隐患，需要进一步研究和优化。除了遗传和表观遗传的稳定性外，获得的人类精子的伦理问题也值得商榷。近年来，将人 iPSC 在体外诱导分化至减数分裂前、减数分裂和减数分裂后阶段（包括精子样细胞）已经证实为没有涉及基因的操作。然而，本生育力保存技术还需要进一步验证。

性腺毒性药物的防治

男性癌症患者接受性腺毒素治疗可能导致永久性不育，不仅是精原细胞受毒性作用而增殖功能受损，也与睾丸体细胞受损相关。一项人类研究发现，化疗 / 放疗后激素抑制可保存精子发生功能，但也有其他人类研究并没有发现此现象。此外，在大鼠和小鼠研究中，激素抑制也能诱导化 / 放疗后睾丸移植生殖细胞的形成与分化，在某些情况下，进而恢复大鼠和小鼠的生育能力。激素抑制 (GnRH 拮抗剂) 联合自体生殖细胞移植或同种异体冷冻保存的睾丸细胞移植到受辐射的猴子睾丸中，显示出精子发生功能的恢复和精子数量显著增多。

该方法的局限是对男性生育力保存的效率低。此外，阐明激素抑制的作用机制有助于进一步认识激素在精子发生过程中的作用。安全性上，仍然需要考虑使用自体生殖细胞移植的潜在风险。

药物治疗

AS101

免疫调节剂 AS101 是一种合成的无毒有机碲化合物。AS101 能提高化 / 放疗后小鼠的存活率，与部分化疗药物协同作用，具有抗肿瘤作用。在人类中，AS101 联合化疗显著降低了化疗对造血系统的影响。其作用机制是能下调抗炎细胞因子（如 IL-10）的产生，使胶质细胞源性神经营养因子（glial cell derived neurotrophic factor, GDNF）生成增加。在环磷酰胺治疗期间，同时服用 AS101 可显著降低环磷酰胺对小鼠输精管的有害作用，使小鼠输精管数量增加。有学者认为其作用机制是通过减少 DNA 碎片产生，上调 Akt 和磷酸化的 GSK-3b 发挥作用。

目前，AS101 在人类男性睾丸中是否具有类似的保护作用尚未得到评估。

生长因子 / 细胞因子

粒细胞集落刺激因子（granulocyte colony-stimulating factor, G-CSF）是一种造血生长因子，调节造血祖细胞的增殖、分化和生存。动物研究初步表明，G-CSF 能缩短骨髓抑制的持续时间、增加功能性活性中性粒细胞的绝对数量。此外，在 G-CSF 对睾丸系统的放疗影响中，多个动物实验陆续报道，经 G-CSF 处理的放 / 化疗动物睾丸重量增加，精子数量和活力增加，同时高表达 DDX4、DAZL、TP2、PCNA 和 BrdU。这些都提示 G-CSF 可作为一种化疗保护药物应用于未来男性癌症患者的生育力保存。

然而，此项方案需要进一步在人体中进行优化和确认。此外，G-CSF 通过诱导骨髓干细胞增殖而诱导粒细胞生成，因此与化疗（对细胞增殖有毒性）联合使用可能会产生相反的效果。

（刘贵华）

参考文献

1. 中国男性生育力保存专家共识编写组 . 中国男性生育力保存专家共识 . 中华生殖与避孕杂志 , 2021, 41(3): 191−198.

2. 陈振文 . 辅助生殖男性技术 . 北京 : 人民卫生出版社 , 2016.

3. 世界卫生组织 . 世界卫生组织人类精液检查与处理实验室手册 . 5 版 . 国家人口和计划生育委员会科学技术研究所 , 中华医学会男科学分会 , 中华医学会生殖医学分会精子库管理学组 , 译 . 北京 : 人民卫生出版社 , 2011.

4. 邓春华 , 商学军 . 男科疾病诊断治疗指南（2022 版）. 北京 : 中华医学电子音像出版社 , 2021.

5. 戴玉田 , 姜辉 . 专科医师培训教材 : 男科学 . 北京 : 人民卫生出版社 , 2021: 25−29.

6. NETO F T, BACH P V, NAJARI B B, et al. Spermatogenesis in humans and its affecting factors. Semin Cell Dev Biol, 2016, 59: 10−26.

7. HESS R A, RENATO DE FRANCA L. Spermatogenesis and cycle of the seminiferous epithelium. Adv Exp Med Biol, 2008, 636: 1−15.

8. O'DONNELL L, O'BRYAN M K. Microtubules and spermatogenesis. Semin Cell Dev Biol, 2014, 30: 45−54.

9. L'HERNAULT S W. Spermatogenesis. Worm Book, 2006, 20: 1−14.

10. JOHNSON G D, LALANCETTE C, LINNEMANN A K, et al. The sperm nucleus: chromatin, RNA, and the nuclear matrix. Reproduction, 2011, 141(1): 21−36.

11. SALONIA A, RASTRELLI G, HACKETT G, et al. Paediatric and adult−onset male hypogonadism. Nat Rev Dis Primers, 2019, 5(1): 38.

12. PETERSON R. Medical imaging and infertility. Radiol Technol, 2016, 88(2): 169−188.

13. TOURNAYE H, KRAUSZ C, OATES R D. Novel concepts in the aetiology of male reproductive impairment. Lancet Diabetes Endocrinol, 2017, 5(7): 544−553.

14. SALZMANN M, TOSEV G, HECK M, et al. Male fertility during and after immune checkpoint inhibitor therapy: A cross−sectional pilot study. Eur J Cancer, 2021, 152: 41−48.

15. WYNS C, KANBAR M, GIUDICE M G, et al. Fertility preservation for prepubertal boys: lessons learned from the past and update on remaining challenges towards clinical translation. Hum Reprod Update, 2021, 27(3): 433−459.

16. LANFRANCO F, KAMISCHKE A, ZITZMANN M, et al. Klinefelter's syndrome. Lancet, 2004, 364(9430): 273−283.

17. KOH E, CHOI J, NAMIKI M. Y chromosome and new concept of azoospermia factor. Reprod Med Biol, 2005, 4(2): 123−127.

18. MÄKELÄ J, KOSKENNIEMI J, VIRTANEN H, et al. Testis Development. Endocr Rev, 2019, 40(4):857−905.

19. HUANG C, LEI L, WU H, et al. Long−term cryostorage of semen in a human sperm bank does not affect clinical outcomes. Fertil Steril,

2019, 112(4): 663-669.e1.

20. LI Y, ZHOU L, LV M, et al. Vitrification and conventional freezing methods in sperm cryopreservation: A systematic review and meta-analysis. Eur J Obstet Gynecol Reprod Biol, 2019, 233: 84-92.

21. HU J, XING L, WU H, et al. Safety of the offspring conceived by assisted reproductive technology with cryopreserved donor sperm. Zhonghua Nan Ke Xue, 2016, 22(6): 525-529.

22. LIU F, ZOU S, ZHU Y, et al. A novel micro-straw for cryopreservation of small number of human spermatozoon. Asian J Androl, 2017, 19(3): 326-329.

23. HULEIHEL M, LUNENFELD E. Approaches and technologies in male fertility preservation. Int J Mol Sci, 2020, 21(15): 5471.

24. OGAWA T. Spermatogonial transplantation: The principle and possible applications. J Mol Med(Berl), 2001, 79(7): 368-374.

25. SADRI-ARDEKANI H, MIZRAK S C, VAN DAALEN S K, et al. Propagation of human spermatogonial stem cells in vitro. JAMA, 2009, 302(19): 2127-2134.

26. FAYOMI A P, PETERS K, SUKHWANI M, et al. Autologous grafting of cryopreserved prepubertal rhesus testis produces sperm and offspring. Science, 2019, 363(6433): 1314-1319.

27. YOKONISHI T, SATO T, KOMEYA M, et al. Offspring production with sperm grown in vitro from cryopreserved testis tissues. Nat Commun, 2014,5: 4320.

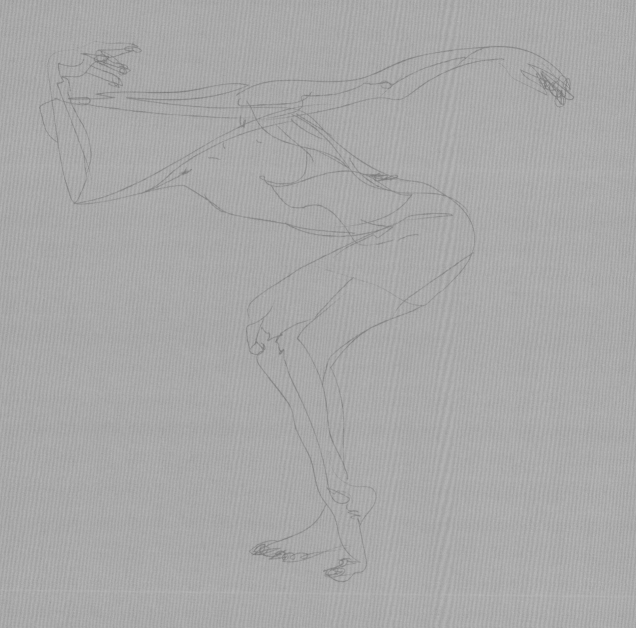

第 8 章

儿童患者的生育力保存

儿童生育力评估

儿童生育力评估方法

影响儿童生育力的因素

抗肿瘤治疗对生育力的影响

儿童生育力保存策略

儿童患者的生育力保存

儿童生育力评估

儿童生育力评估方法

抗米勒管激素（anti-Müllerian hormone, AMH）由未成熟卵泡的颗粒细胞产生，临床上多用于评估成人卵巢储备功能，预测卵巢早衰及绝经。AMH 还参与了儿童性发育过程，在儿童性腺、性器官的正常发育及生殖功能的成熟中具有重要意义，具有辅助区分两性畸形患儿的性别、辅助诊断儿童中枢性性早熟、协助早期诊断青春期延迟和性腺功能减退症、评估肿瘤患儿化疗后卵巢功能等作用。

胎儿脐带血中 AMH 极低甚至无法检测到，产后出现短暂快速上升后下降；随后呈上升趋势，4~8 岁逐渐上升，并在一段时间内维持稳定水平；20 岁左右达到高峰，然后呈非线性下降，直到围绝经期（40~50 岁）[图 8-1-1]。王进等人建立了我国湖北地区 0~12 岁女童 AMH 的参考区间，也得到了类似的变化趋势 [表 8-1-1]。

卵巢储备是指卵巢中剩余的卵细胞数量，超声下窦状卵泡

计数（antral follicle count, AFC）和激素测定（如 AMH、早卵泡期 FSH 与雌激素）是评估卵巢储备的重要指标。儿童及青少年不适合使用经阴道超声，虽然经腹部超声也可用于测定 AFC，但与 AMH 仅有中等程度的相关性。在青春期前儿童中，卵泡处于静止状态，原始卵泡或青春期前小卵泡不分泌 AMH，因此，青春期启动前，AMH 与卵巢储备的相关性可能并不高。恶性肿瘤治疗前儿童的 AMH 值虽然低，但是其卵巢组织的卵泡密度高，包含大量始基卵泡 [图 8-1-2]。此外，在 1~12 岁，健康女孩的 AMH 波动很大。尽管存在这些局限性，但是 AMH 仍被作为评估儿童卵巢储备的生物标志，以确定是否可行生育力保存或对存在 POI 风险的儿童和青少年提早进行生育力保存。

影响儿童生育力的因素

接受性腺毒性治疗的肿瘤患者，是生育力保存的主要关注人群；但是对具有潜在生育力损伤疾病的非肿瘤患者，也需提供生育力评估及生育力保护咨询。这些非肿瘤患者的生育力保存主要涉及免疫性疾病、血液性疾病、POI 相关疾病等（详见第五章非肿瘤患者生育力保存）。

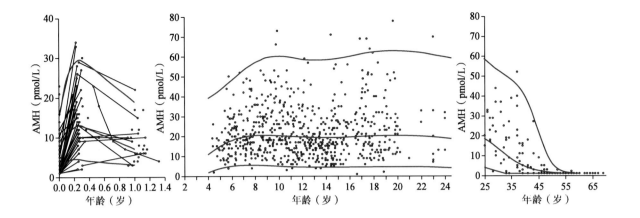

图 8-1-1　926 例健康婴儿、女童、青少年及成年女性的血清 AMH 水平

[资料来源：HAGEN C P, AKSGLAEDE L, SØRENSEN K, et al. Serum levels of anti-Müllerian hormone as a marker of ovarian function in 926 healthy females from birth to adulthood and in 172 Turner syndrome patients. J Clin Endocrinol Metab, 2010, 95(11):5003-5010.]

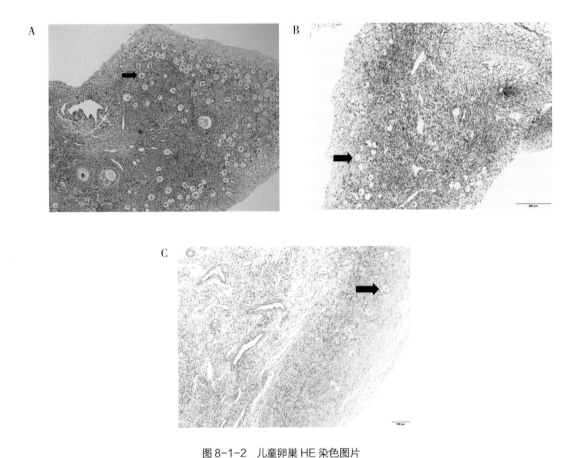

图 8-1-2　儿童卵巢 HE 染色图片

A. 4 岁女童卵巢；B. 8 岁女童卵巢；C. 12 岁女童卵巢。黑色箭头指示卵巢皮质中的始基卵泡。

表 8-1-1　各年龄段女童血清 AMH 百分位数

单位：ng/ml

组别	$P_{2.5}$	P_5	P_{10}	P_{25}	P_{50}	P_{75}	P_{90}	P_{95}	$P_{97.5}$
1 ～ 364 天组	0.10	0.11	0.23	0.68	1.27	2.43	5.44	6.99	7.00
365 天～ 1 岁 11 个月组	0.59	0.64	0.86	1.12	1.80	2.61	3.43	4.38	4.42
2 ～ 4 岁组	0.38	0.46	0.67	1.29	2.14	2.81	4.17	4.54	5.21
5 ～ 8 岁组	0.94	1.15	1.47	2.31	3.24	5.26	7.01	8.77	9.72
9 ～ 12 岁组	0.64	0.91	1.05	2.01	3.23	5.45	7.31	9.81	10.80

［资料来源：王进，陈梦祎，龚硕，等．湖北地区 0-12 岁儿童血清抗米勒管激素参考区间的建立．微循环学杂志，2021, 31(4):63-66.］

表 8-1-2　抗肿瘤治疗对儿童生育力的影响

危险度	治疗方案
高危（>80%）	造血干细胞移植合并环磷酰胺 / 全身放疗或者环磷酰胺 / 白消安
	外照射累及卵巢
	CMF、CEF、CAF×6 个周期（≥ 40 岁的女性）
中危（20% ～ 80%）	CMF、CEF、CAF×6 个周期（30 ～ 39 岁的女性）
	AC×4 个周期（≥ 40 岁的女性）
低危（<20%）	ABVD
	CHOP×（4 ～ 6）个周期
	CVP
	急性髓细胞白血病治疗（蒽环类 / 阿糖胞苷）
	急性淋巴细胞白血病治疗（多种药物）
	CMF、CEF、CAF×6 个周期（女性 < 30 岁）
	AC×4 个周期（女性 < 40 岁）
极低危或无风险	长春新碱、甲氨蝶呤、氟尿嘧啶
不明	紫杉类、奥沙利铂、伊立替康、单克隆抗体、酪氨酸激酶抑制剂

注：CMF. 环磷酰胺 + 甲氨蝶呤 + 氟尿嘧啶；CEF. 环磷酰胺 + 表柔比星 + 氟尿嘧啶；CAF. 环磷酰胺 + 多柔比星 + 氟尿嘧啶；AC. 多柔比星 + 环磷酰胺；ABVD.
多柔比星 + 博来霉素 + 长春新碱 + 达卡巴嗪；CHOP. 环磷酰胺 + 多柔比星 + 长春新碱 + 泼尼松；CVP. 环磷酰胺 + 长春新碱 + 泼尼松。

儿童生育力评估

抗肿瘤治疗对生育力的影响

肿瘤治疗过程中采用的化疗、放疗、手术、骨髓移植等可
导致女性生育力下降或丧失。儿童或青少年期接受过肿瘤
治疗的女性，发生卵巢早衰的风险是其同胞姐妹的 10 倍，
怀孕的概率也显著下降。抗肿瘤治疗的生殖毒性与患者年
龄、化疗药物种类、药物剂量、放疗部位、放疗剂量等多
种因素相关。

（赵伟娥）

儿童生育力保存策略

女性生育力保存的关键是保存卵母细胞。成年女性生育力保存最成熟的技术是利用促性腺激素刺激卵泡发育，使卵泡在体内成熟并冷冻保存成熟的卵母细胞（卵子冷冻），或者通过体外受精获得胚胎（胚胎冷冻）[图 8-2-1]。卵母细胞或胚胎冻存应用于青春期后女性，需要约 2 周时间促排卵。因此，对于青春期前女童或需紧急放化疗的女性患者来说，卵巢组织冷冻（ovarian tissue cryopreservation, OTC）是唯一的生育力保存手段。自 2019 年后 OTC 已成为接受性腺毒素治疗患者的标准生育力保存选项，通常通过腹腔镜手术切取单侧卵巢后，制作卵巢组织皮质薄片行冷冻保存[图 8-2-2]。自 2000 年世界第一例冷冻卵巢组织移植成功至今，全世界已有 360 多例冷冻卵巢组织移植和超 200 例活产的报道。Demeestere 等人报道了 1 例 14 岁女孩，因镰状细胞贫血需行造血干细胞移植，在化疗前行 OTC，10 年后行冻融卵巢组织移植，2 年后自然怀孕并活产。

冻存卵巢组织不仅保存了生育功能，也同时保留了卵巢的内分泌功能。而卵巢分泌的性腺激素对儿童的青春期正常启动及顺利进行是至关重要的。笔者中心截至 2023 年 6 月已行 70 余例儿童卵巢组织冻存，于 2022 年报道了 1 例 15 岁的重型地中海贫血女孩在造血干细胞移植前行 OTC，2 年后行冻融卵巢组织自体移植，术后 6 个月出现月经来潮，患儿也逐渐恢复青春期发育。

卵巢组织卵母细胞体外成熟培养（ovarian tissue oocyte-in vitro maturation, OTO-IVM）是指卵巢皮质冻存前从切除的卵巢组织窦状卵泡中抽取，或从处理卵巢组织的培养液中捡取卵丘 – 卵母细胞复合体（cumulusoocyte complex, COC），进一步将 COC 在体外培养成熟后行卵母细胞冷冻保存。对于有生育力保存需求的儿童患者而言，结合卵巢组织冻存及 OTO-IVM 可最大限度地保存生育力。

但目前为止，国际上报道的儿童 OTO-IVM 的成熟率[表 8-2-1]仍远低于成人（约 84%）。来自以色列的文献报道，0 ~ 5 岁的女孩中，OTO-IVM 的成熟率仅为 5%，5 ~ 10 岁女孩中成熟率为 18%，接近初潮年龄时，成熟率为 28% ~ 38%；5 ~ 10 岁女孩的获卵数、成熟率都较 0 ~ 5 岁的女孩明显更高；对于月经初潮前患者，年龄与冷冻卵巢片数、获卵数、成熟率呈正相关。迄今，笔者中心共有 74 例儿童或青少年行 OTO-IVM[表 8-2-2]，其中重型地中海贫血 69 例，再生障碍性贫血 2 例，淋巴瘤 1 例，卵巢肿瘤 1 例，铁粒幼细胞贫血 1 例；年龄最小的患儿为 4 岁，86.36% 的患者无月经来潮，平均卵母细胞成熟率为 40.42%；小于 10 岁患儿的 OTO-IVM 成熟率明显低于 10 ~ 14 岁患儿。基础研究表明，小于 20 岁的年轻女性成熟卵母细胞（排出第二极体）的染色体异常率较育龄期女性更高，可能与染色体内聚力过强而在分裂期染色体不分离相关。以上结果预示着低龄儿童不仅成熟卵母细胞少，根据极体排出情况判断的成熟卵母细胞也可能出现染色体非整倍体率高的情况。

为进一步提高儿童 OTO-IVM 成熟率，笔者中心在患者用药安全性及伦理评估通过后，为儿童或青少年提供 OTO-IVM 前的短期少量促性腺激素治疗，并对应用与否的两组患儿资料进行对比。如表 8-2-3 所示，两组患儿的年龄及 AMH 无明显差异，在 OTO-IVM 前应用短期少量促性腺激素的患儿，成熟率更高，差异均有统计学意义。以上结果初步提示了儿童 / 青少年 OTO-IVM 前短期应用促性腺激素在提高成熟率上的有效性，但仍需要更多关于安全性及有效性的研究。

由于成熟率低、针对小卵泡培养体系尚待完善、胚胎发育潜能未明、活产报道少，不推荐将 OTO-IVM 作为单一的生育力保护方案，仅作为 OTC 的补充方法。因此，增加研究验证 OTO-IVM 的临床应用价值至关重要，包括对 OTO-IVM 胚胎发育潜能及子代的随访。

胚胎冷冻　卵子冷冻　卵巢组织冷冻

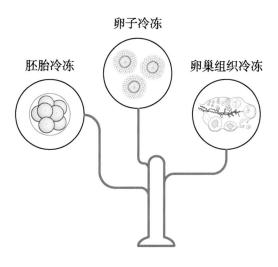

图 8-2-1　生育力保存的策略选择

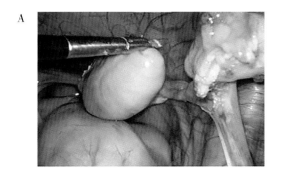
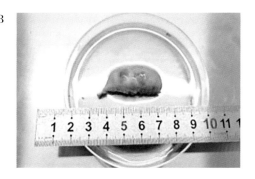

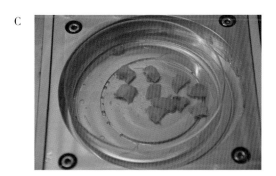
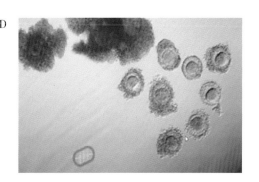

图 8-2-2　儿童卵巢组织冷冻与未成熟卵母细胞体外成熟培养
A. 腹腔镜下单侧卵巢切除；B. 切除后卵巢；C. 卵巢皮质片；D.IVM 前卵子。

表 8-2-1　卵巢组织未成熟卵母细胞体外成熟培养文献汇总

作者	年份	国家	人群	成熟率
R. Abir	2016	以色列	2～18 岁 肿瘤患者或造血干细胞移植前	化疗前：32.0% 化疗后：26.4%
Yuval Fouks	2020	以色列	0～25 岁 肿瘤患者	青春期前：25% 青春期后：38%
Gilad Karavani	2019	以色列	0～18 岁 肿瘤患者	0～4 岁：4.9% 5～10 岁：18.2% 初潮后：28.2%
Giovanna Fasano	2017	比利时	6 例青春期前 130 例成人肿瘤患者	成人：28.1% 儿童：10.3%

表 8-2-2　笔者中心儿童及青少年卵巢组织未成熟卵母细胞体外培养的总体结局

项目	平均值 ± 标准差
例数	74
年龄 / 岁	9.53 ± 3.96
BMI/（kg・m^{-2}）	16.40 ± 2.55
术前 AMH/（ng・ml^{-1}）	3.55 ± 1.83
术前 FSH/（U・L^{-1}）	3.41 ± 3.07
术前 LH/（U・L^{-1}）	2.02 ± 3.98
术前 E$_2$/（pg・ml^{-1}）	47.36 ± 116.52
获卵数	8.93 ± 6.61
冷冻卵母细胞数	3.6 ± 3.37

表 8-2-3　笔者中心儿童及青少年 OTO-IVM 前是否应用促性腺激素的比较

是否应用促性腺激素（例数[a]）	年龄 / 岁	AMH/（ng・ml^{-1}）	获卵数	OTO-IVM 成熟率
是 (n=32)	8.3 ± 3.3	3.63 ± 2.34	11 ± 7.20	47.7%[***]（163/342）
否 (n=39)	8.0 ± 2.8	3.46 ± 1.66	9.56 ± 7.52	33.8%[***]（126/373）

注：[a] 排除 IVM 前有化疗治疗史或 AMH ＜ 1.1ng/mL 者；OTO-IVM. 卵巢组织卵母细胞体外成熟培养；*** 两组 OTO-IVM 成熟率比较，$P ＜ 0.001$。

（赵伟娥 廖建云 郭映纯）

参考文献

1. 王进 , 陈梦祎 , 龚硕 , 等 . 湖北地区 0-12 岁儿童血清抗缪勒管激素参考区间的建立 . 微循环学杂志 , 2021, 31(4): 63-66.

2. HAGEN C P, AKSGLAEDE L, Sorensen K, et al. Serum levels of anti-Müllerian hormone as a marker of ovarian function in 926 healthy females from birth to adulthood and in 172 Turner syndrome patients. J Clin Endocrinol Metab, 2010, 95(11): 5003-5010.

3. LEE S J, SCHOVER L R, PARTRIDGE A H, et al. American Society of Clinical Oncology recommendations on fertility preservation in cancer patients. J Clin Oncol, 2006, 24(18): 2917-2931.

4. PORCU E, CIPRIANI L, DIRODI M, et al. Successful pregnancies, births, and children development following oocyte cryostorage in female cancer patients during 25 years of fertility preservation. Cancers (Basel), 2022, 14(6):1429.

5. WALLACE W H, ANDERSON R A, IRVINE D S. Fertility preservation for young patients with cancer: who is at risk and what can be offered?. Lancet Oncol, 2005, 6(4): 209-218.

6. DE ROO C, TILLEMAN K. In vitro maturation of oocytes retrieved from ovarian tissue: outcomes from current approaches and future perspectives. J Clin Med, 2021, 10(20):4680.

7. KARAVANI G, SCHACHTER-SAFRAI N, REVEL A, et al. In vitro maturation rates in young premenarche patients. Fertil Steril, 2019, 112(2): 315-322.

8. GRUHN J R, KRISTENSEN S G, ANDERSEN C Y, et al. In vitro maturation and culture of human oocytes. Methods Mol Biol, 2018, 1818: 23-30.

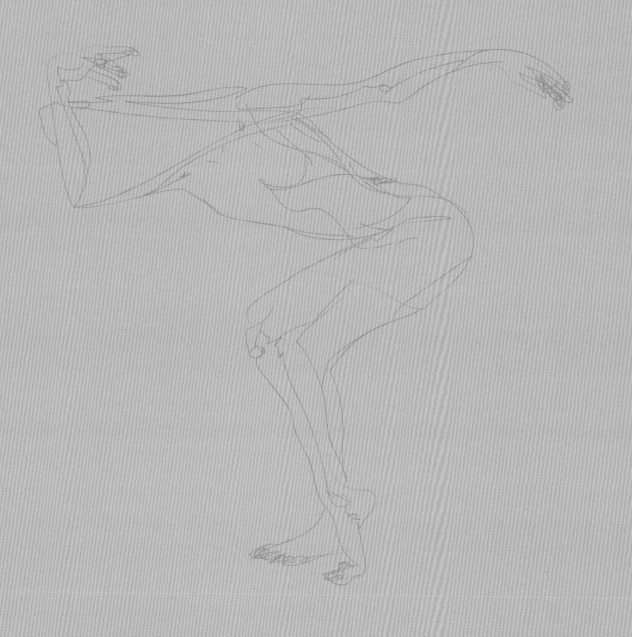

第9章

胚胎植入前遗传学检测在生育力保存中的应用

植入前遗传学检测的定义

植入前遗传学检测与遗传性肿瘤生育力保存

常见遗传性肿瘤的遗传模式

常见的遗传性肿瘤
遗传性乳腺癌
遗传性卵巢癌
遗传性胃癌
遗传性非息肉病性肠癌
家族性腺瘤性息肉病
黑斑息肉综合征
Li-Fraumeni综合征
Von Hippel-Lindau病
其他

遗传性肿瘤患者生育力保存前的遗传咨询及风险评估

遗传性肿瘤患者生育力保存时机的选择

胚胎植入前遗传学检测在生育力保存中的应用

植入前遗传学检测的定义

胚胎植入前遗传学检测（preimplantation genetic testing，PGT）又称第三代试管婴儿技术，是在体外受精胚胎移植术（in vitro fertilization and embryo transfer, IVF-ET）的基础上，对卵母细胞（极体）或胚胎（卵裂期或囊胚）进行活检，活检细胞行染色体和 / 或基因检测，选择不致病或染色体正常的胚胎进行移植，避免下一代发生相关的遗传疾病或因染色体异常导致的流产，达到优生优育的目的。PGT 进一步细分为 3 类，分别是植入前单基因遗传病检测（preimplantation genetic testing for monogenic disease, PGT-M）、植入前染色体结构重排检测（preimplantation genetic testing–structural rearrangement, PGT-SR）和植入前非整倍体检测（preimplantation genetic testing for aneuploidy, PGT-A），其关系见图 9-1-1。

其中 PGT-M 是针对单基因遗传病在胚胎阶段行遗传学检测，检测明确的致病基因变异，选择不致病的胚胎移植，从而阻断遗传病在家族中的传递。目前有超过 7 000 种单基因疾病，包括囊性纤维化、脊髓性肌萎缩、脆性 X 综合征、进行性假肥大性肌营养不良和地中海贫血等，可通过 PGT-M 生育健康后代。除此以外，目前 PGT-M 的应用内涵也进一步延伸，如人类白细胞抗原（HLA）配型选择、肿瘤易感基因剔除等。2018 年中国妇幼保健协会生育保健专业委员会等五个组织、学会的专家编写了《胚胎植入前遗传学诊断 / 筛查技术专家共识》，其中明确指出：具有较高致病概率的遗传易感性严重疾病，如遗传性肿瘤，是 PGT-M 的指征之一。夫妻双方或一方携带能导致严重疾病的具有高外显率、家族遗传倾向、较高致病概率的易感基因突变，如遗传性乳腺癌的乳腺癌 1 号基因（*BRCA1*）、乳腺癌 2 号基因（*BRCA2*）致病突变，可以选择通过 PGT-M 生育健康的后代。在生育力保存领域，致病基因明确的遗传性肿瘤或遗传性肿瘤综合征患者，可以选择在胚胎冻存前行 PGT，选择不致病的胚胎冻存，既可保存生育力，也可阻断疾病遗传。

PGT-SR 是针对染色体异常的胚胎植入前检测，包括染色体平衡易位、罗伯逊易位或倒位等。PGT-A 是针对胚胎染色体异常高风险人群，在胚胎植入前行染色体非整倍体筛查。如肿瘤患者为染色体异常或胚胎染色体异常高风险人群（如 ≥ 38 岁），在胚胎冻存前行 PGT，选择染色体正常的胚胎冻存，可以最大限度保存患者的生育力。

（任姿 李小兰）

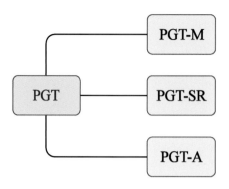

图 9-1-1　PGT 分类

植入前遗传学检测与遗传性肿瘤生育力保存

随着各年龄段人群的肿瘤发病率逐年上升和肿瘤治疗方法的改善，肿瘤患者治疗后的生存率大幅度提高，年轻恶性肿瘤患者的绝对数逐年增加。另一方面，由于女性生育年龄推迟，许多患者在肿瘤确诊时未完成生育。而肿瘤放化疗则可能发生生殖毒性问题，如化疗药物中的烷化剂可导致严重的睾丸损伤，导致男性少弱精子症或无精子症，女性卵巢损伤、卵巢萎缩等。因此，生育力保存和合理的生殖决策应成为改善肿瘤幸存者生活质量的重要部分［图9-2-1］。对于有生育力保存需求的遗传性肿瘤患者，是否需要在胚胎冷冻时进行 PGT 是本节要讨论的问题。

遗传性肿瘤综合征是由于特定致病基因突变导致个体患肿瘤的风险明显高于普通人群，是具有家族聚集性的肿瘤类型。遗传性肿瘤综合征占肿瘤的 5% ~ 10%，大部分为常染色体显性遗传方式，致病基因的遗传风险为 50%，因此有多代发病、连续传递的特点。肿瘤严重威胁患者的生命健康，对家庭是沉重的经济及心理负担。PGT 不是一种治疗方法，而是一种选择工具。作为遗传性肿瘤，特别是常染色体显性遗传的肿瘤，理论上一半的胚胎携带致病基因变异，患者可以通过 PGT，在胚胎阶段进行基因诊断，丢弃致病的胚胎，不仅可以阻断疾病在家族中的传递，还可以最大程度地保存患者的生育力，这对于患者、后代及家庭都具有非常重要的意义。

一项对受乳腺癌影响的女性的数据调查表明，大多数人在了解 PGT-M 后，都赞成为 BRCA1 和 BRCA2 基因突变的患者提供 PGT-M。一项针对 1 081 名 BRCA 突变携带者的调查显示，患者渴望获得生殖咨询，超过 50% 的患者表示需要 PGT-M 治疗，他们考虑 PGT-M 的最常见理由是避免未来的孩子遭遇 BRCA 突变的生理和心理影响。目前国际上 PGT-M 在生育力保存领域运用的报道较少，较多的是应用于携带 BRCA1/2 突变的乳腺癌患者。Derks-Smeets 等为至少有一位携带 BRCA 突变基因的 70 对夫妇提供了 PGT并进行随访研究，发现在 720 个接受 BRCA 基因检测的胚胎中有 294 个（40.8%）未检测到 BRCA 基因突变。文献报道，经过 PGT-M 检测发现，携带 BRCA1/2 突变的乳腺癌患者的 40.8% ~ 87.2% 的胚胎是可移植的。Yuval Fouks 等报道了 6 位家族性腺瘤性息肉病（familial adenomatous polyposis, FAP）患者进行了生育保存，其中 1 位患者选择同时行PGT-M，经过促排卵治疗后获得 9 枚囊胚，最后冻存 3 枚不携带致病基因的囊胚。该患者 1 年后移植了 1 枚囊胚并获得妊娠。

2018 年 ASRM 专家共识指出，多项随机对照试验表明 PGT-A 有助于增加选择性单胚胎移植，提高持续妊娠率和分娩率。通过 PGT-A 了解胚胎的整倍体性，为胚胎的生殖潜力提供有价值的预后信息，这可能对正在进行生育能力保存的癌症患者特别有用。2020 年一项回顾性研究对比了 51 例生育力保存患者的资料，其中 29 名患者选择了 PGT-A。研究发现 PGT-A 组和非 PGT-A 组患者在年龄、卵巢储备、促排卵治疗的结局无明显差异，PGT-A 有助于临床决策；无整倍体胚胎的 PGT-A 结果促使 3 名患者进行

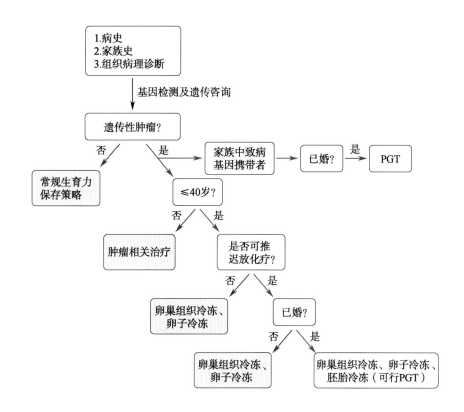

图 9-2-1　遗传性肿瘤患者的生育力保存策略

了另一个生育力保存治疗周期。这 3 名患者在第 2 个周期至少获得了 1 个整倍体胚胎。尽管第 2 周期治疗使从咨询到癌症治疗的平均时间延长了 1 个月以上，但是 PGT-A 的选择本身并没有延长治疗时间，从咨询到开始癌症治疗的时间在两组之间具有可比性，且与既往的报道相似。虽然两组患者都面临着是否继续另一个周期的决定，但 PGT-A 组的患者对其胚胎未来的生殖潜力有更准确的了解，从而为他们的决定奠定了更坚实的基础。2020 年报道的 1 例非遗传性乳腺癌患者，切除的卵巢组织获取了 32 枚未成熟卵子，通过未成熟卵子体外培养获得 12 枚成熟卵子，最后形成 3 枚囊胚，经过 PGT-A 获得 1 枚整倍体囊胚。在我国，目前暂无 PGT-A 运用于生育力保存领域的相关文章报道。根据《胚胎植入前遗传学诊断 / 筛查技术专家共识》，PGT-A 可运用于符合以下条件的人群：①高龄（≥38 岁）；②不明原因的反复流产；③不明原因的反复种植失败。如需生育力保存的肿瘤患者，符合以上条件，医生在给患者提供生育力保存咨询意见时，应为患者提供 PGT 的治疗选择，在充分知情的情况下，医患双方共同制订生育力保存的时间和方式。

对生育保存患者行遗传咨询时，需充分告知患者以下情况。

（1）可获得囊胚的数量受年龄、卵巢储备、促排卵药物等多种因素的影响，有无囊胚形成风险，特别是高龄、低储备或已进行放化疗治疗的患者。

（2）理论上胚胎有一定概率不携带致病性基因突变，但并非每例患者获得的囊胚中都有不携带致病性突变的胚胎，有无可移植囊胚的可能。

（3）PGT 并不能保证最终的活产，成功率很大程度上取决于患者年龄及卵巢的反应性。

对于有生育需求的遗传性肿瘤患者，应及早转诊至生殖专家及遗传咨询专家，综合评估基础卵巢储备及疾病遗传模式、后代患病风险，充分告知后医患双方共同制订生育力保存的时间和方式。

（任姿　李小兰）

常见遗传性肿瘤的遗传模式

大部分肿瘤的发生是体细胞突变积累导致的结果，但仍有一部分肿瘤是由高外显的胚系突变引起的。目前已发现200多种由高外显率胚系突变导致的遗传性肿瘤和遗传性肿瘤综合征，其中大多数呈染色体显性遗传。

常见的遗传性肿瘤

遗传性乳腺癌

乳腺癌发病率居全球女性恶性肿瘤的第 1 位，据最新的研究报道，中国乳腺癌年发病人数为 42 万例，已证实其中约 10% 的乳腺癌患者由已知的乳腺癌易感基因致病性胚系突变所致，称为遗传性乳腺癌。遗传性乳腺癌常呈家族聚集，即家系一级至三级亲属中常有多个（如 2 例或 2 例以上）原发性乳腺癌和 / 或卵巢癌患者，常有家族多个成员发病、发病年龄早、对侧（或双侧）乳腺癌发病率高等临床特点。

也已证实，十余个易感基因的致病性胚系突变与乳腺癌遗传易感相关。结合国内外研究及中国的人群数据，目前认为 *BRCA1*、*BRCA2*、*TP53* 和 *PALB2* 是高外显率的乳腺癌易感基因，携带上述基因突变可增加至少 5 倍的乳腺癌风险；且携带上述致病性基因突变的患者和健康个体，临床上可以采用治疗和干预措施。*BRCA* 是一种重要的抑癌基因 [图 9-3-1]，即在正常生理状况下可以抑制细胞生长，是具有潜在的抑癌作用的基因，包括 *BRCA1* 和 *BRCA2*，其翻译的蛋白在 DNA 双链断裂修复、基因转录调控、细胞分裂调控等中起重要作用，其突变不仅增加乳腺癌及卵巢癌风险，也降低女性的卵巢储备功能。队列研究也显示，在 6 478 例乳腺癌患者中，*BRCA1/2* 基因突变携带者的 5 年生存率低于非携带者，且与临床病理和治疗方式无关。*BRCA1/2* 基因是评估乳腺癌、卵巢癌和其他相关癌症发病风险的重要生物标志物，在相关肿瘤的遗传风险评估、治疗选择、预后判断等方面具有重要意义。

遗传方式：常染色体显性遗传，后代有 50% 的概率携带变

异基因，外显率低于 100%。携带 *BRCA1* 和 *BRCA2* 突变的女性 70 岁前分别有 55%~72% 和 45%~69% 的风险患乳腺癌。*TP53* 突变携带者乳腺癌的发病风险高，且 *TP53* 突变的乳腺癌患者发病年龄非常早（≤ 30 岁）；*PALB2* 基因胚系突变携带者的乳腺癌终生发病风险为 35%。

遗传性卵巢癌

卵巢癌是病死率最高的妇科恶性肿瘤，10%~15% 的卵巢癌（包括输卵管癌和腹膜癌）与遗传因素有关，遗传性卵巢癌综合征（hereditary ovarian cancer syndrome, HOCS）是一类涉及卵巢癌易感性增高的常染色体显性遗传综合征，包括遗传性位点特异性卵巢癌综合征（hereditary site specific ovarian cancer syndrome, HSSOCS）、遗传性乳腺癌 - 卵巢癌综合征（hereditary breast-ovarian cancer syndrome, HBOC）、林奇综合征（Lynch syndrome, LS）及其他肿瘤综合征伴发遗传性卵巢癌等。

HBOC 是指一个家族中有 2 个一级亲属或 1 个一级亲属和 1 个二级亲属患乳腺癌或卵巢癌，且具有遗传倾向，主要是由 *BRCA1* 或 *BRCA2* 突变引起。HOCS 的共同特点包括常染色体显性遗传，平均发病年龄较散发性患者早，可表现为一人罹患多种原发肿瘤，如乳腺癌、结直肠癌、子宫内膜癌等肿瘤，和 / 或家族中多人罹患同种或多种原发肿瘤。

遗传方式：常染色体显性遗传，后代有 50% 的概率携带变异基因，外显率低于 100%。携带 *BRCA1* 和 *BRCA2* 突变的女性在 70 岁前分别有 48.3% 和 20% 的风险患卵巢癌。

遗传性胃癌

家族聚集性胃癌指一个家族中呈现聚集性发病的胃癌，常因共同生活环境、饮食或某些偶然因素造成，也可由遗传因素导致，故家族聚集性胃癌的范畴应包括家族遗传性胃癌。家族遗传性胃癌为常染色体显性遗传病（或遗传性肿瘤综合征），大多有较明确的致病基因变异随家系向下遗传，主要包括三大综合征——遗传性弥漫型胃癌（hereditary diffuse gastric cancer, HDGC）、胃腺癌伴近端多发息肉（gastric adenocarcinoma and proximal polyposis of the stomach, GAPPS）及家族性肠型胃癌（familial intestinal gastric cancer, FIGG）。上述综合征以胃癌为主要临床表现。

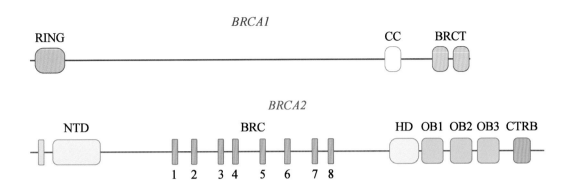

图 9-3-1　BRCA 的功能基序及其结构域

RING.Really Interesting New Gene结构域;CC:螺旋结构域；BRCT. BRCA1羧基末端；NTD.N末端DNA结合结构域；
BRC.乳腺癌重复序列；HD.螺旋结构；OB.寡核苷酸/寡糖结合；CTRB.C末端RAD51结合结构域。
[资料来源: ZHAO W, WIESE C, KWON Y, et al. The BRCA tumor suppressor network in chromosome damage repair by homologous recombination. Annu Rev Biochem, 2019, 88: 221-245.]

HDGC 是一种常染色体显性遗传综合征，以弥漫型胃癌、乳腺小叶癌高发为特征，多由抑癌基因 *CDH1* 失活突变引起，同时有一小部分 HDGC 家系具有 *CTNNA1* 基因异常。为常染色体显性遗传不完全外显，突变基因外显率为 70% ~ 80%。

FIGC 是常染色体显性遗传的肠型胃癌，且不伴有息肉病。肠型胃癌的癌前病变包括慢性萎缩性胃炎、肠上皮化生以及异型增生，尚未发现明确的特异性基因变异。

GAPPS 是一种罕见的胃息肉综合征，具有显著胃腺癌风险，其特点是局限于胃近端的常染色体显性遗传性胃息肉病，包括异型增生病变和 / 或肠型胃腺癌，无十二指肠、结直肠息肉病或其他遗传性胃肠道肿瘤综合征。其具有不完全外显的特征。

遗传方式：常染色体显性遗传，后代有 50% 的概率携带变异基因。具有不完全外显特征，其中抑癌基因 *CDH1* 突变外显率为 70% ~ 80%。

遗传性非息肉病性肠癌

遗传性非息肉病性结直肠癌（hereditary nonpolyposis colorectal cancer，HNPCC）又称为林奇综合征，是一种常染色体显性遗传的肿瘤综合征，约占所有肠癌的 2% ~ 4%，是错配

修复（mismatch repair, MMR）基因变异引起的结直肠及其他部位（包括子宫内膜、卵巢、胃、小肠、肝胆、上尿路、脑和皮肤等）发生肿瘤，是一种患癌风险明显增高的疾病。其临床表现主要为无息肉病性肠癌，同时伴有各种肠外器官的恶性肿瘤。

HNPCC 的诊断：早期通过各种临床遗传标准（如阿姆斯特丹标准Ⅰ、Ⅱ及各国的修正标准）；后期则以分子指标检测为主。其中阿姆斯特丹标准Ⅱ为：①家族中至少有 3 例病理证实的 HNPCC 相关癌（结直肠癌、子宫内膜癌、小肠癌、输尿管癌和肾盂癌），其中 1 例须是另外 2 例的直系亲属；②须连续累及两代人；③至少 1 例患者发病年龄在 50 岁前；④除外家族性腺瘤性息肉病（familial adenomatous polyposis, FAP）。HNPCC 的致病原因是 4 个 MMR 基因（*MLH1*、*MSH2*、*MSH6* 和 *PMS2*）之一发生胚系变异。此外，上皮细胞黏附分子（epithelial celladhesion molecule, EPCAM）基因的大片段缺失通过使 MSH2 启动子甲基化导致基因沉默，也可致病。因此，检测发现 MMR 基因胚系变异是诊断 HNPCC 的金标准。

遗传方式：常染色体显性遗传，后代有 50% 的概率携带变异基因。外显率与基因、性别相关。携带 *MLH1* 和 *MSH2* 突变的杂合子男性，70 岁前有 77% ~ 78% 的风险患癌症，而杂合子女性有 64% ~ 71% 的风险患癌症。女性子宫内膜癌的最高风险发生在具有 *MSH2* 和 *MSH6* 致病性变异的人群中，70 岁时患癌风险分别为 46% 和 41%。

家族性腺瘤性息肉病

家族性腺瘤性息肉病（familial adenomatous polyposis, FAP）是最常见的息肉病综合征，占所有肠癌患者的 1%，由 APC 基因突变引起，患者全结肠与直肠均可有多发性腺瘤，恶变可能性极高，平均在 35 岁以前发展为肠癌。大多数患者无症状，部分患者表现为腹泻、消化道出血、腹部绞痛甚至肠梗阻。

结合中国患者的特征，2018 年中国抗癌协会大肠癌专业委员会遗传学组推荐 FAP 临床诊断标准：结直肠内弥漫腺瘤性息肉 >100 个，发病年龄较早；常伴有肠外表型，如先天性视网膜色素上皮肥厚、骨瘤和硬纤维瘤；呈常染色体显性遗传方式。

遗传方式：常染色体显性遗传，由 APC 基因胚系变异导致，近 1/3 病例的基因变异属新发。后代有 50% 的概率携带变异基因，外显率几乎为 100%。

黑斑息肉综合征

又称家族性黏膜皮肤色素沉着胃肠道息肉病，以皮肤黏膜色素沉着、胃肠道多发息肉为主要特点。患者表现为皮肤黏膜黑斑，以鼻部和口周多见，消化道息肉多见于小肠、结肠，息肉导致肠套叠、肠梗阻、肠出血等并发症，胃肠道息肉发生癌变的风险较高，也可伴发乳腺癌、胰腺癌等肿瘤。

遗传方式：常染色体显性遗传，后代有 50% 的概率携带变异基因。发病率约为 1/200 000 ~ 1/50 000。致病基因为 STK11（LKB1），所有报告的 STK11 致病性变异个体均已出现临床表现，外显率为 100%。

Li-Fraumeni 综合征

Li-Fraumeni 综合征是一种癌症易患病体质综合征，发病年龄早，肿瘤发生率高，以软组织肉瘤、乳腺癌、白血病、骨肉瘤、黑色素瘤、肾上腺皮质和脑肿瘤等高肿瘤发病风险为特征，是罕见的遗传性癌症综合征。如果满足以下三条，受检者即可被判定患有 Li-Fraumeni 综合征。

（1）患者在年龄低于 45 岁时被诊断患恶性肉瘤。

（2）家族中存在年龄低于 45 岁时患癌的一级亲属（不限癌种）。

（3）家族中存在另一个一级亲属或二级亲属年龄低于 45 岁患癌（不限癌种）或者患恶性肉瘤（不区分年纪）。

遗传方式：常染色体显性遗传，50% 后代有 50% 的概率携带变异基因。致病基因主要包括抑癌基因 TP53 及 CHEK2，外显率在 40 岁、60 岁的分别为 50%、90%。

Von Hippel-Lindau 病

希佩尔 – 林道病（Von Hippel–Lindau disease）简称 VHL 病，又称 VHL 综合征、林岛综合征，是 VHL 抑癌基因突变所致的常染色体显性遗传病。VHL 基因突变时，VHL 蛋白功能丧失，导致低氧诱导因子（HIF）不能被正常降解而累积，引起下游分子（如血管内皮生长因子、血小板源性生长因子等）表达升高而导致多种肿瘤的发生。VHL 病患者表现为多器官肿瘤综合征，包括中枢神经系统血管母细胞瘤、视网膜血管母细胞瘤、肾细胞癌或肾囊肿、胰腺肿瘤或胰腺囊肿、嗜铬细胞瘤、内耳淋巴囊肿瘤和生殖系统囊肿等病变。文献报道，VHL 病的发病率为 1/91 000 ~ 1/36 000。

遗传方式：常染色体显性遗传，后代有 50% 的概率携带变异基因，致病基因为 VHL 抑癌基因，患者 60 岁时外显率可达 90%。

其他

其他常见的遗传性肿瘤及其遗传方式见表 9-3-1。

遗传性肿瘤患者生育力保存前的遗传咨询及风险评估

当遗传性肿瘤患者有可以实施生育力保存的条件及意向时，有遗传咨询能力的临床医师需要对夫妻双方进行详细

表 9-3-1　其他常见遗传性肿瘤及遗传方式

疾病名称	临床表现	遗传方式
遗传性骨软骨瘤	软骨肉瘤是一种恶性骨肿瘤。该病起源于软骨组织，最常发生在股骨和胫骨的末端以及肱骨和骨盆近端，常伴随明显的肿块和逐渐加重的疼痛	常染色体显性遗传
髓母细胞瘤	最常见的儿童脑瘤，大约16%的儿科脑瘤和40%的儿童小脑肿瘤都由髓母细胞瘤构成。髓母细胞瘤患者通常伴有其他综合征，1%～2%的患者伴有痣样基底细胞癌综合征，其中40%的患者伴有Turcot综合征。髓母细胞瘤被认为起于小脑颗粒细胞层神经干细胞前体	常染色体显性遗传/常染色体隐性遗传
神经纤维瘤病Ⅰ型	神经纤维瘤病Ⅰ型是以皮肤色素沉积为特征，并且在皮肤、大脑和身体其他部位沿神经周围出现肿瘤的一种疾病。该病发生于童年早期。几乎所有的患者身体多处都会出现咖啡色斑，这些色斑随着患者年龄的增长而增多、增大。腋下和腹股沟的色斑出现于童年期晚期。大部分成年患者会出现纤维神经瘤，一般发生于皮肤上或稍下部的良性肿瘤。手术移除丛状神经纤维瘤效果不佳。发病率约为1/4 000～1/3 000	常染色体显性遗传
神经纤维瘤病Ⅱ型	神经纤维瘤病Ⅱ型是一种神经系统良性肿瘤。常在青少年时期（20岁之前）发病。该病的典型症状为听力受损、耳鸣、平衡失调。该肿瘤的并发症包括视力减退、麻痹、手臂和大腿虚弱、脑积水等。部分患者会在童年期诱发白内障。该病尚无治愈方法，在全世界范围内的发病率在1/33 000左右	常染色体显性遗传
多发性内分泌系统腺瘤	多发性内分泌腺病是一组内分泌系统肿瘤相关的疾病。患者的肿瘤可能是良性或恶性（癌症），一般出现在内分泌器官（如甲状腺、甲状旁腺、肾上腺），但也可能发生于一些非典型的内分泌组织或器官	常染色体显性遗传
痣样基底细胞癌综合征	痣样基底细胞癌综合征是一种罕见的遗传病，可累及多个器官系统并显著增加个体对多种癌症及肿瘤的敏感性，尤其是基底细胞癌以及多发性角化囊肿，多在二三十岁发病。约60%的患病个体有大头畸形、额部肿块以及特殊面容畸形的表现，其他临床特征包括手足部皮肤点状凹陷以及脊柱、肋骨等部位骨骼畸形等。该病临床表现多样，应针对不同病症分别制订治疗方案，角化囊肿一般采用手术治疗，基底细胞癌可采用手术、冷冻疗法、激光疗法等多种手段组合治疗。该疾病较为罕见，发病率为1/57 000	常染色体显性遗传

的遗传咨询。必须让患者夫妻充分了解遗传性肿瘤的特征、诊疗进展以及生育风险；告知夫妻可选择的干预措施，如胚胎着床前检测、产前诊断等，以及现阶段不同检测技术和策略的优点和局限性，夫妻知情后自愿选择。不同肿瘤根据其不同遗传方式，其后代遗传风险不同。

（1）常染色体显性遗传病家系［图 9-3-2］，理论上 1/2 后代携带致病基因，1/2 后代正常。携带致病基因的后代有一定概率发病，需告知实施 PGT 的必要性及时机。对于携带突变的胚胎均不予保存、移植。遗传性肿瘤基因突变大部分为常染色体显性遗传。

（2）常染色体隐性遗传病家系［图 9-3-3］，理论上可获得 1/4 正常后代、1/2 携带致病基因后代、1/4 患病后代。携带双方突变的患病胚胎不予保存和移植。对于只携带一方突变的胚胎，理论上不致病，极少数情况有较轻症状。携带一方突变的胚胎需经过遗传咨询、签署知情同意书后方可保存和移植。

（3）对于 X 连锁隐性遗传病家系［图 9-3-4］，携带基因突变的男性胚胎，不予保存和移植；对于携带基因突变的女性胚胎，理论上不致病，但其男性后代有 50% 的患病风险，女性后代 50% 的概率为携带者，需进行遗传咨询，夫妻双方需慎重考虑做出取舍胚胎的决定。

（4）对于同时合并染色体结构异常的家系，如平衡易位，需告知所应用技术是否可以区分正常核型和平衡易位核型等，患者自愿选择。

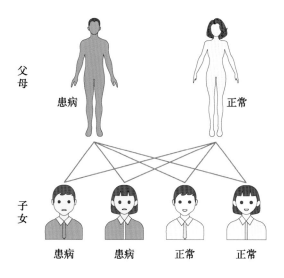

图 9-3-2　常染色体显性遗传示意图

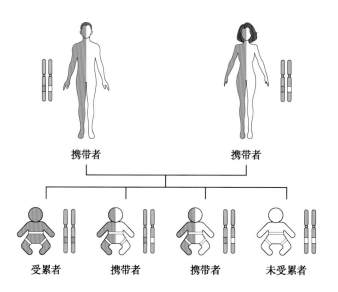

图 9-3-3　常染色体隐性遗传示意图

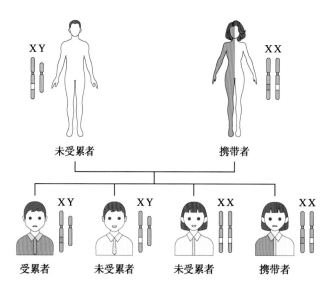

图 9-3-4　X 连锁隐性遗传示意图

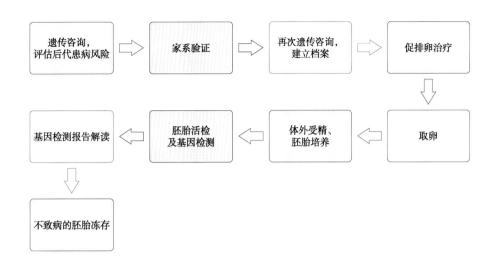

图 9-3-5 遗传性肿瘤患者的 PGT 流程

遗传性肿瘤患者生育力保存时机的选择

（1）对于在生育年龄发病且有生育要求的患者，如果疾病治疗影响生育功能，可考虑在手术或放化疗前冻存卵子或胚胎行生育力保存。同时结合患者后代的患病风险，已婚者可在胚胎冻存前行 PGT，选择不致病胚胎冻存，既可保存生育力，也可阻断肿瘤疾病的遗传。

PGT 是在生育力保存的基础上进行的，其流程如图 9-3-5 所示。由于前期家系验证需要约 1 个月的时间，因此需肿瘤专科和生殖科的联合诊治，进行合理的时间安排。

（2）对于未发病、有生育要求的患者，可选择 PGT，选择移植不致病的胚胎，全面保障生育健康。

（3）也可选择自然妊娠，孕中期行产前诊断。但该方法需面临致病胎儿的引产、流产、引产后宫腔粘连等风险，对产妇身心伤害大。

（任姿 李小兰）

参考文献

1. 中国抗癌协会家族遗传性肿瘤专业委员会. 中国家族遗传性肿瘤临床诊疗专家共识 (2021 年版)(1)——家族遗传性乳腺癌. 中国肿瘤临床 , 2021, 48(23): 1189−1195.

2. 中国抗癌协会家族遗传性肿瘤专业委员会. 中国家族遗传性肿瘤临床诊疗专家共识 (2021 年版)(2)——家族遗传性卵巢癌. 中国肿瘤临床 , 2021, 48(24): 1243−1247.

3. 中国抗癌协会家族遗传性肿瘤专业委员会. 中国家族遗传性肿瘤临床诊疗专家共识 (2021 年版)(3)——家族遗传性胃癌. 中国肿瘤临床 , 2021, 48(24): 1248−1252.

4. 中国抗癌协会家族遗传性肿瘤专业委员会. 中国家族遗传性肿瘤临床诊疗专家共识 (2021 年版)(4)——家族遗传性结直肠癌. 中国肿瘤临床 , 2022, 49(1): 1−5.

5. 《胚胎植入前遗传学诊断 / 筛查专家共识》编写组. 胚胎植入前遗传学诊断 / 筛查技术专家共识. 中华医学遗传学杂志 , 2018, 35(2): 151−155.

6. 中国医师协会生殖医学专业委员会 , 中国医师协会医学遗传医师分会. 单基因病胚胎着床前遗传学检测专家共识. 中华生殖与避孕杂志 , 2021, 41(6): 477−485.

7. CHAN J L, JOHNSON L N, SAMMEL M D, et al. Reproductive decision−making in women with *BRCA1/2* mutations. J Genet Couns, 2017, 26(3): 594−603.

8. FOUKS Y, SHEIMAN V, GOAZ S, et al. Fertility preservation and PGT−M in women with familial adenomatous polyposis−associated desmoid tumours. Reproductive biomedicine online, 2021, 43(4): 637−644.

9. Practice Committees of the American Society for Reproductive Medicine and the Society for Assisted Reproductive Technology, Practice Committees of the American Society for Reproductive Medicine and the Society for Assisted Reproductive Technology. The use of preimplantation genetic testing for aneuploidy (PGT−A): a committee opinion. Fertility and Sterility, 2018, 109(3): 429−436.

10. BLAKEMORE J K, TRAWICK E C, GRIFO J A, et al. Prognostic role of preimplantation genetic testing for aneuploidy in medically indicated fertility preservation. Fertility and Sterility, 2020, 113(2): 408−416.

11. KIRILLOVA A, KOVALSKAYA E, BROVKINA O, et al. Cryopreservation of euploid blastocysts obtained after fertilization of in vitro matured ovarian tissue oocytes: a case report. Journal of Assisted Reproduction and Genetics, 2020, 37(4): 905−911.

12. ZHAO W, WIESE C, KWON Y, et al. The BRCA Tumor Suppressor Network in chromosome damage repair by homologous recombination. Annu Rev Biochem, 2019, 88: 221−245.

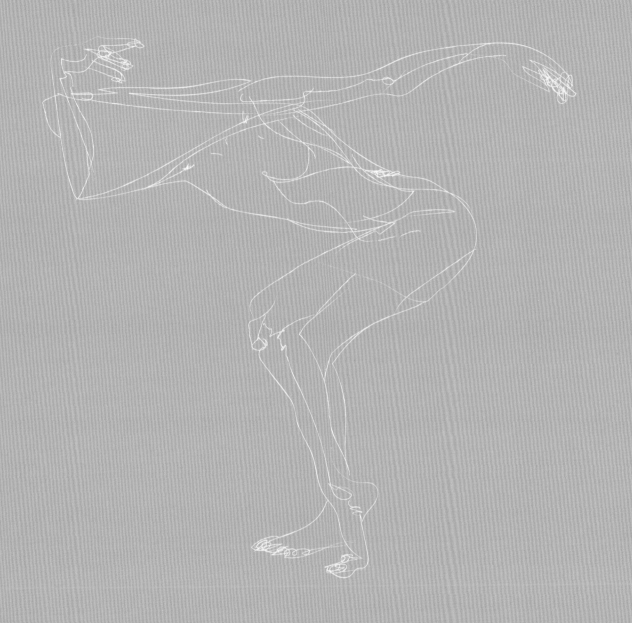

第 10 章

低温生物学在生育力保存中的应用

低温生物学的基本原理

冷冻及解冻损伤
冷冻与解冻
双因素模型——细胞内冰晶的形成机制
冷冻伤害的主要种类
卵子和胚胎的低温生物学特性

低温冷冻保护剂
低温冷冻保护剂的设计
冷冻保护剂的运用

冷冻保存方法——缓慢冷冻与玻璃化冷冻
低温冷冻保存的意义
低温冷冻保存的历史
低温冷冻保存的基本原理和方法

卵母细胞冷冻保存

卵母细胞的特点及冷冻难点

可冷冻卵子的标准及选择

玻璃化冷冻

玻璃化冷冻程序

卵子解冻程序

胚胎冷冻保存

卵裂期胚胎冷冻
胚胎冷冻标准及选择
玻璃化冷冻
解冻方法

囊胚期胚胎冷冻
囊胚冷冻标准及选择
玻璃化冷冻
解冻方法

卵巢组织冷冻保存

卵巢组织保存优势及发展史

卵巢程序化冷冻
设备
载体
程序化冷冻液 / 复苏液的配制

卵巢玻璃化冷冻
设备
载体
主要试剂配制

卵巢程序化冷冻与玻璃化冷冻对比

肿瘤转移患者的生育力保存

卵巢组织转运
卵巢运送装置
运送操作流程

卵巢组织中未成熟卵的提取及体外成熟
未成熟卵的体外提取
未成熟卵的体外成熟

低温生物学在生育力保存中的应用

低温生物学的基本原理

在字面意义上，低温生物学（cryobiology）是研究生命在低温状态下各种生理变化的科学。在实践中，它包括所有生物材料（如细胞、组织或者器官等）在低于正常生命活动温度范围的科学研究。低温生物学的应用范围包括细胞和组织的保存、药物的冻干、动植物的低温适应研究、低温外科手术等。一般而言，冷冻（freezing）对大多数生命系统都会造成致命的伤害，但是适宜的冷冻技术可以成功保存细胞及各种生命体的活性，未来冷冻技术的利用也许可以长期冷冻保存整个活的器官。冷冻既能减缓或停止某些生物体内的生化反应，也能加速其他生化反应；既可用于保持细胞的精细结构，又可用于破坏细胞。在自然界中，特定生物能够成功地应对这一严酷的挑战，而另一些生物则不能。这些悖论都与生物系统对冰点以下的温度反应和液态水凝固的方式有关。

低温生物学通常研究低于冰点的温度对生物系统的影响，处于物理学和生物学的交叉点。物理原理在低温生物学里是普遍适用的，这为该领域提供了科学知识的一致性，但生物学是多样的，包含着生命的坚强与脆弱，这给低温生物学增加了无穷的魅力。

冷冻及解冻损伤

冷冻与解冻

在冷冻和解冻过程中，细胞死亡的主要原因是细胞内冰晶的形成。在缓慢冷冻过程中，通过足够慢的降温方法，利用细胞外冰晶的形成，让细胞通过外部未冷区域的高渗作用让细胞脱水，最终让细胞内外接近化学势平衡（chemical potential equilibrium）。如果冷却速度太快，细胞内水偏离平衡越大，细胞内过冷化（supercooling）程度就越高。一个处在过冷化状态的细胞如果冷冻速度不足够快，最终会在某个低于零度的温度结冰。这个变化过程可以用4个方程来定量描述，这些方程最初是由Mazur推导、建立和修订。

1972年，Whittingham、Leibo和Mazur首次报道了小鼠胚胎成功冷冻保存和移植，发现胚胎的成活率与冷冻率的曲线以"倒U形"的形式出现[图10-1-1]。他们假设存活率下降是由于细胞内冰晶形成，并作出了理论的预测。随后Leibo等人用显微镜观察到小鼠卵母细胞细胞内冰晶发生概率与理论预测完全一致。正如Mazur所总结的，在许多其他的细胞中也发现了这种规律。由此得出一个重要的结论：细胞内冰晶形成是低温冷冻过程中的"致命"事件，细胞内冰晶形成导致以超过最优速率冷冻的细胞存活率下降。

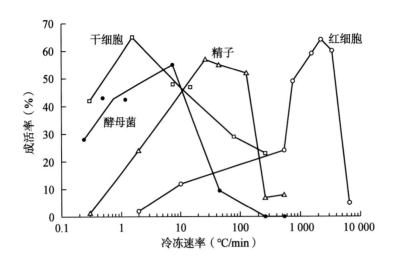

图 10-1-1　小鼠骨髓干细胞、酵母、小鼠精子和红细胞的冷冻速率与成活率的关系（"倒 U"形）

[资料来源：FULLER B J, LANE N, BENSON E E. Life in the frozen state. Boca Raton: CRC Press, 2004.]

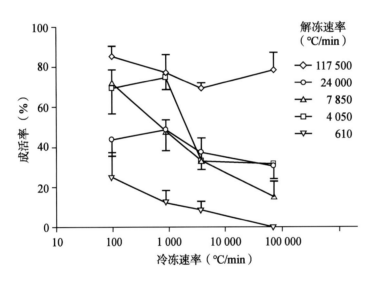

图 10-1-2　小鼠卵母细胞成活率与冷冻速率、解冻速率的关系

[资料来源：MAZUR P, SEKI S. Survival of mouse oocytes after being cooled in a vitrification solution to −196℃ at 95° to 70,000℃/min and warmed at 610° to 118,000℃/min: A new paradigm for cryopreservation by vitrification. Cryobiology, 2011, 62:1-7.]

图 10-1-1 显示了冷冻速率与成活率的关系，即无论是慢速降温还是高速降温都对细胞有伤害。从低温生物学角度考虑，首要的任务是对此作出合理的科学的解释，并揭示为什么在不同的细胞类型中，最佳冷冻速率是不同的。

细胞成活率也与解冻速率（warming/thawing rate）相关，细胞在最适冷冻速率以上冷冻时，细胞的成活率随着解冻速率升高而升高；反之，细胞在最适冷冻速率以下冷冻时，细胞的成活率不受解冻速率的影响 [图 10-1-2]。

通过理论预测和低温显微镜观察对快速解冻实现高成活率

的研究表明，当小鼠卵母细胞和胚胎在非常慢的速率下冷冻（0.5℃/min），细胞内没有冰晶形成，几乎所有细胞都成活；当在较高的速率下冷冻（30℃/min），几乎 100% 发生致命的细胞内冰晶伤害。但是在更高的冷冻速率下（> 100℃/min），细胞内冰晶相对更小，不会产生让细胞立刻致死的伤害，成活率取决于解冻速率，如果解冻速率太慢，会发生再结晶（recrystallization）过程，当冰晶生长到致命大小细胞则会受损。然而，如果先前形成的细胞内冰晶足够小和解冻过程足够快的话，细胞内形成的小冰晶就没有足够的时间让结晶再次生长，大部分细胞解冻后都能存活。

一般细胞内部冰晶越小，解冻过程中内部冰晶尺寸增大的

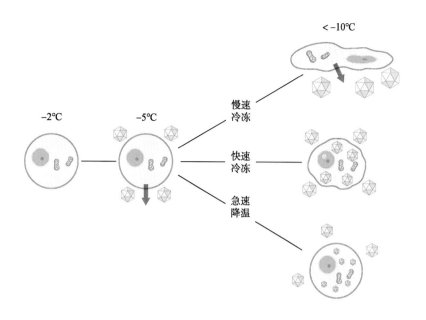

图 10-1-3　细胞内冰晶形成模式图

[资料来源: MAZUR P. Cryobiology: The freezing of biological systems. Science, 1970, 168(3934):939-949.]

驱动力就越大。为了弥补驱动力的增加，需要更快的解冻速率以阻止再结晶发生。这意味着在给定的冷冻保存系统中追求越来越高的冷冻速率实际上可能适得其反，因为更高的冷冻速率将需要越来越快的解冻速率。这些研究的发现代表了目前对玻璃化冷冻保存细胞科学认识的转变，细胞是否在冷冻过程中实现玻璃化变得相对不重要，重要的是在冷冻过程中形成的冰晶必须足够小，而且随后的解冻速率必须足够快。

双因素模型——细胞内冰晶的形成机制

一般来说，尽管细胞受到伤害的机制有所不同，但是过高或过低的冷冻速率都会损害细胞。1963 年，这些细胞对冷冻过程的应答首先由 Mazur 通过双因素假说描述：①慢速冷冻时，溶液效应造成冷冻伤害（包括溶质 / 电解质浓度变化、细胞严重脱水状态、细胞外未冷冻部分空间缩小的压力等）；②高速冷冻时，冷冻损伤是由于致命的细胞内冰晶形成。细胞存活的最佳冷冻速率应该足够低以避免冰晶的形成，但也应该足够高以减少溶液效应 [图 10-1-3]。基于上述假说，细胞冷冻存活的合适冷冻速率应该在两者之间。

在冷冻过程中，细胞面临的挑战不是必须承受极低温度（－196℃）的长期储存。相反，细胞冷冻和解冻必须在致命的温度区间（－60~－40℃）穿越 2 次，所以解冻速率在冻融胚胎过程中极其重要。

冷冻伤害的主要种类

低温损伤

一些动物细胞如猪牛胚胎的卵子和卵裂期胚胎在 -20 ~ 0℃ 的低温状态下很容易受到伤害，因为这些细胞内部有较多的脂肪颗粒，这种伤害经常被称为低温损伤（chilling injury）。人类的卵子和胚胎内脂肪颗粒较少，一般不太容易受到低温损伤为了避免低温损伤的发生通常的策略是提高冷冻速率，快速通过 -10 ~ 0℃ 的温度阈。

"冷休克"

精子从室温到 0℃ 快速冷冻时，其构造和生理功能很容易受到损伤。为避免这种"冷休克"伤害，经常在冷冻液中添加一些蛋白质成分。

细胞外冰晶

细胞在生理性溶液中直接冷冻时，溶液很容易变成没有冰晶形成的过冷化状态。如果这种过冷化状态程度进一步增加，冰晶会在某个温度点快速形成从而损害细胞。因此，在冷冻过程中，应先通过植冰（ice-seeding）方式让冰晶形成和缓慢生长，从而防止细胞外冰晶瞬间形成后诱导细胞内冰晶的形成。但是外部生理性溶液形成冰晶后会产生未冷区域高浓度的溶液伤害，所以在冷冻过程中往往需要添加冷冻保护剂，即使外部冰晶形成也能增加生理性溶液浓缩的空间从而减轻溶液伤害，同时保护剂进入细胞内部也能降低细胞内冰晶形成的可能。

细胞内冰晶

哺乳动物卵子和胚胎的细胞质中大约 85% 的成分是水，因此，如果细胞在生理状态下冷冻，冰晶很容易在细胞内形成，从而破坏细胞的结构，对细胞产生致命的伤害。为了防止细胞内冰晶形成，在保存液中需要添加抗冻保护剂。

冷冻保护剂毒性

用来保存卵子和胚胎的保存液中保护剂的浓度大都在 1mol/L 以上，渗透性保护剂有化学毒性，但其毒性与种类、浓度、处理的时间、温度及细胞种类相关。当细胞受到保护剂毒性损害后，胚胎发育会停止，但是很难从胚胎形态上判断是否受到毒性的影响。一般当胚胎形成致密性桑葚胚，受到毒性损伤后经过短时间培养，致密化的卵裂球就会重新分开，这是判断冷冻液毒性强弱的标志。

但是，为了避免细胞内冰晶的形成，细胞需要在高浓度保护剂溶液中处理较长时间。也就是说，在细胞内冰晶形成和保护液毒性之间往往是一个两难的选择，一般要根据不同的细胞特性（大小、形态、渗透性及对保护剂毒性的反应）作出选择。

低温破碎

在冷冻细胞过程中，需防止细胞内冰晶形成，使细胞最终形成固态的玻璃化状态。在解冻时，固相和液相转换，溶液体积急剧变化会产生一个断裂面（fracture plane）。如果细胞恰好在这个断裂面上就容易受到伤害，即使细胞没有受到伤害，透明带也往往在受伤后破裂。为了防止细胞破碎，在解冻过程中，冷冻样本要稍稍慢一点通过相变温度阈（−130℃）。例如，用麦管冷冻胚胎在解冻的时候，先在室温保持 5~10 秒后，再快速解冻处理。破碎伤害一般发生在慢速冷冻中，另外与保存的器具相关，细胞在硬质的保存器具中发生频率比较高。

渗透压膨胀

解冻后的细胞在细胞内部含有高浓度的保护剂，必须要尽快地除去这些有毒性的保护剂。如果将刚解冻的细胞直接转移到生理性溶液中，细胞很容易膨胀死亡。因此需要把细胞首先转移到与细胞内渗透压一致的溶液中，让保护剂渗透出细胞、水分进入细胞，最终恢复生理状态。对精子来说，因为体积很小，表面积相对体积的比例很大，细胞内低温保护剂很容易渗透出来，不容易受到渗透压膨胀的伤害。但是卵子和胚胎表面积相对体积的比例很小，保护剂从细胞内流出很慢，更容易受到渗透压膨胀的伤害。

与未受精卵相比，几乎同样大小的 1 细胞期胚胎对渗透压膨胀耐受性更高，可能是因为受精时表层颗粒释放改变了细胞膜的构成。另外，冻融后的细胞比新鲜的细胞更容易受到渗透压的伤害。解决办法是在解冻过程中，细胞首先放在高渗透压的碳水化合物溶液中，用来缓和渗透压膨胀的压力。适宜的碳水化合物浓度的选择要考虑细胞的大小、保护剂种类、对渗透压膨胀的耐受性及细胞膜的渗透性等因素。

渗透压收缩

在解冻过程中，高浓度碳水化合物溶液可以除去细胞内的低温保护剂。在室温状态下，细胞长时间在收缩状态下也容易受到渗透压收缩的损害。为了避免这种损害，解冻后的细胞在碳水化合物溶液中处理后，顺序转移进更低浓度的碳水化合物溶液中，直到最后转移到生理性溶液，这个过程一般控制在 10 分钟以内。

卵子和胚胎的低温生物学特性

大小与形态

一般较大的细胞冷冻保存相对较小的细胞更困难，主要原因是细胞内过多的水分不能充分渗透出去时，降温过程中容易形成冰晶。细胞在冻融后存活的关键是使低温保护剂进入细胞，同时细胞内水分流出，因此细胞的表面积与体积比很重要。例如，1 细胞期到 8 细胞期的胚胎体积没有变化，但是 8 细胞期胚胎所有卵裂球的总表面积比 1 细胞期增加了 2 倍，保护剂和水分渗透速度更快。而致密化的桑葚胚因为卵裂球形态与 1 细胞期胚胎类似，其表面积与体积比也类似。当胚胎发育到囊胚，因为囊胚腔内有大量水分，在冷冻过程中细胞内容易形成冰晶。因此，扩张囊胚的冷冻保存往往需要人为使囊胚腔收缩后，先用低浓度保护剂处理，再进行快速冻融。

细胞内固形物含量

水、离子及一些小分子物质可以通过细胞膜渗透，但是细胞内部存在应对渗透压变化保持体积不变化的成分，即固形物。细胞固形物的含量可以通过在不同浓度的细胞非渗透性溶液（常用蔗糖溶液）中达到平衡后，测定的体积变化绘制 Boyle-van't Hoff plot（BVH）图。小鼠的卵子和胚胎固形物含量大约占细胞的 15%。这个比例不仅因动物种类和胚胎发育阶段不同而异，即使是来源相同的卵子和胚胎，其个体之间也存在差异。

细胞膜渗透性

为了避免细胞内冰晶形成、低温保护剂毒性以及渗透压等的损害，细胞膜对水和低温保护剂的高渗透性是必要的。但是水和低温保护剂的渗透速率取决于细胞类型、温度和低温保护剂的种类。卵子和胚胎的水渗透系数（hydraulic conductivity, L_p）是通过细胞从生理性溶液转移到高渗透压溶液（通常是蔗糖溶液）的体积变化计算而得。细胞收缩速度越快，其水分渗透速率越高。卵子和胚胎对低温保护剂的渗透系数（permeability coefficient for the solute, P_s）是指细胞从生理性溶液转移到保护剂溶液的体积变化。因为细胞内外渗透压的不同，细胞内水分流出，细胞外低温保护剂流入细胞。细胞的体积呈现先收缩，再慢慢恢复原来的状态。目前已知的水和小分子保护剂等通过细胞膜主要是通过简单扩散或水通道蛋白（aquaporin, AQP），已经发现有 13 种 AQP（AQP 0 ~ AQP 12）。

低温冷冻保护剂

低温冷冻保护剂的设计

设计低温保存保护剂往往要根据以下几个因素。

化学因素

（1）渗透性保护剂：甘油、乙二醇、二甲基亚砜（dimethyl sulfoxide, DMSO）等。

（2）非渗透性保护剂：具体可以分为碳水化合物（蔗糖、海藻糖、棉子糖、葡萄糖苷等），高分子类（聚蔗糖、聚乙烯吡咯烷酮等），抗冻蛋白（antifreeze protein, AFP），抗氧化剂（谷胱甘肽、维生素 E、辅酶 Q_{10} 等），新合成抗冻剂（羧基化的 ε-聚 -1- 赖氨酸等）。

物理因素

①冷冻速率；②复温速率；③载体选择；④热量传递；⑤相变过程；⑥过冷化状态；⑦内外冰晶形成；⑧样本内热应力变化等。

生物因素

①低温耐受性；②毒性耐受性；③渗透压耐受性；④细胞膜渗透应答等。

交互因素

这类似中医处方药里面的"君臣佐使"，渗透性冷冻保护剂就是"君药"，非渗透性保护剂是"臣药"，其他添加的一些抗冻物质就是"佐使"。这些成分组合起来的配方，往往可以降低保护液的毒性，提高细胞的成活率。

冷冻保护剂的运用

最近的研究发现，细胞膜上的 AQP 是冷冻保护剂和水分进出的重要通道，并且在低温冷冻过程中扮演着重要的角色。深入解析卵子以及胚胎中 AQP 的表达种类，以及 AQP 对不同冷冻保护剂的选择性，为成功设计保存人类卵子以及胚胎的方案提供了重要参考。研究发现，冷冻保护剂更倾向于保护缓慢冷冻的细胞，而不是超速冷冻和解冻的细胞。某些情况下，如金波等的激光复温技术研究，发现低温保护剂的存在可能是有害的。

冷冻保存方法——缓慢冷冻与玻璃化冷冻

低温冷冻保存的意义

在人类辅助生殖技术中，剩余胚胎冷冻保存是重要的治疗技术之一，超低温保存技术也对一些濒危动物的种质保存以及家畜繁殖具有重要的意义。

表 10-1-1　生殖细胞保存技术发展的里程碑性报告

年份	内容	文献
1949	禽类精子保存成功，冷冻保护剂的首次发现	POLGE C, et al. Nature, 164:666
1952	牛精子保存成功	POLGE C, et al. Nature, 169:626
1953	人精子保存成功	BUNGE R G, et al. Nature, 192:767
1963	细胞保存的低温生物学理论建立	MAZUR P. J Gen Physiol, 47:347
1972	小鼠胚胎保存成功（最初的程序化冷冻技术）	WHITTINGHAM D G, et al. Science, 178:411
1973	牛胚胎保存成功	WILMUT I, et al. Vet Rec, 92:686
1976	胚胎最初保存技术（程序化冷冻技术）的简化	WILLADSEN S M, et al. J Reprod Fertil, 46(1):151-154
1977	小鼠卵子（M Ⅱ）保存成功	WHITTINGHAM DG. J Reprod Fertil, 49:89
1980	卵子细胞膜渗透性的测定法	JACKOWSKI S, et al. J Exp Zool, 212:329
1983	人冷冻胚胎成功妊娠	TROUNSON A, et al. Nature, 305:707
1984	人冷冻胚胎成功出生	ZEILMAKER G H, et al. Fertil Steril, 42:293
1985	玻璃化保存技术（首次报道）	RALL W F, et al. Nature, 313:573
1986	人的卵子（M Ⅱ）保存成功	CHEN C. Lancet, 1(8486):884
1990	乙二醇为基础保护剂胚胎玻璃化保存方法	KASAI M, et al. J Reprod Fertil, 89:91
1990	小鼠精子保存成功	OKUYAMA M, et al. J Fertil Implant, 7:116
1990	人胚胎玻璃化保存成功	BARG P E, et al. J In Vitro Fert Embryo Transfer, 7:355
1994	小鼠卵子保存成功	CANDY C J, et al. Hum Reprod, 9: 1738
1996	电镜 GRID 超极速玻璃化方法开发	MARTINO A, et al. Biol Reprod, 54:1059
1998	小鼠干燥精子组合 ICSI 成功出生	WAKAYAMA T, et al. Nature Biotech, 16:639
1998	人卵子保存成功	TUCKER M J, et al. Hum Reprod, 14:3077
1998	卵子和胚胎超极速玻璃化保存成功	VAJTA G, et al. Mol Reprod Dev, 51:53
1999	人的卵子超极速玻璃化保存成功	KULESHOVA L, et al. Hum Reprod, 14:3077
2000	人的胚胎超极速玻璃化保存成功	Choi, et al. Fertil Steril, 74:838
2010	平衡玻璃化保存技术研究	JIN B, et al. Biol Reprod, 82:444
2014	激光卵子和胚胎解冻技术研究	JIN B, et al. Cryobiology, 68(3):419

低温冷冻保存的历史

1949 年，英国的 Polge 等偶然发现添加甘油可以成功保存精子，从此低温生物学开始了真正的发展。目前，基于各种低温保护剂的深入研究，已经建立了各种各样的冷冻保存细胞的技术方案。1972 年，Whittingham 等首次成功保存了小鼠胚胎，这是基于 Mazur 的缓慢冷冻理论建立的技术方案。随后在多种动物的胚胎保存中得到验证并成功应用于人类胚胎的保存。但是最初的缓慢冷冻方法是缓慢降温到-70℃，需要花费数小时。1977 年，Willadsen 修订了该技术方案，细胞缓慢降温到-30℃附近后快速在液氮中冻融，也获得了很高的成活率。1985 年，Rall 和 Fathy 首次成功报道玻璃化保存胚胎，胚胎在高浓度的玻璃化保存液中短时间处理后，直接在液氮中冷冻保存，相较于缓慢冷冻法，此法不需要长时间的冷冻过程，非常便利。

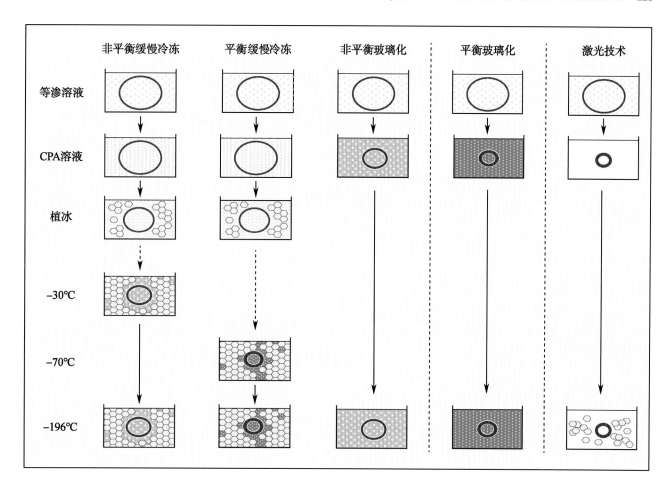

图 10-1-4　低温冷冻保存技术的发展过程

但是最初的玻璃化保存方案使用的高浓度保存液有很高的毒性，1990 年 Kasai 等建立以乙二醇为基础的玻璃化保存液，极大地降低了毒性影响。随着玻璃化保存方案的普及，新技术研究也进展迅速，如金波等报道的低浓度平衡玻璃化保存技术，降低了胚胎玻璃化冷冻过程中细胞内不稳定的过冷化状态，冷冻的胚胎可以短期内保存在冰箱温度（－80℃）几周到几个月。另外，金波等建立的激光超极速解冻细胞技术，尽管卵子和胚胎没有经过渗透性冷冻保护剂的处理，但是细胞冻融后却能维持很高的成活率和发育潜能，这在技术上完全避免了冷冻保护剂的毒性影响。精子冻干技术近年来发展迅速，经历了从 Wakayama 和 Yanagimachi 冻干小鼠精子到 Matsugawa 冻干牛精子并生下健康牛犊。未来细胞冻干技术也许会走向人类辅助生殖临床，但是目前卵子和胚胎的冻干还是一个遥远的梦想［表 10-1-1］。

低温冷冻保存的基本原理和方法

为了能长期保存细胞而不丧失其活性，细胞最终都需要在玻璃化转变温度（－130℃）以下的液氮中保存。因此，

为了防止在此温度下细胞内形成冰晶，必须在保存液中使用保护剂。目前约有 20 种以上的哺乳动物卵子和胚胎被成功地保存和应用，其中最重要的两点就是防止细胞内冰晶形成和减少保护剂毒性。

在低温生物学领域，1972 年 Mazur 等最初建立的外部有冰晶形成的缓慢冷冻法（slow freezing）中，冻融过程经常被称为冷冻（freezing）和解冻（thawing）。在 Rall 和 Fathy 建立的玻璃化方法中，因为没有冰晶的形成，经常被称为冷冻（cooling）或玻璃化（vitrifying）和解冻（warming）［图 10-1-4］。

缓慢冷冻法的基本过程：在室温下，细胞首先在约 1.0～1.5mol/L 的低温保护剂溶液中充分平衡后，通过程序化冷冻仪器缓慢降温到低于冰点的温度并植冰（－5℃左右），然后持续降温到一定的温度再放入液氮中。在缓慢冷冻法中，因为人为植冰的过程破坏了低温下保存液过冷化状态，在细胞外溶液中未冷区域随着细胞外冰晶形成进一步浓缩，渗透压变高。但是在冷冻状态下，保护剂几乎不能通过细胞膜运动，因此细胞内的水分会因为渗透压流出细胞。在最初的缓慢冷冻法中，缓慢降温到－70℃后放

入液氮，最终细胞内部是没有冰晶形成的稳定玻璃化状态，这种方法冷冻的细胞可以暂时放在–80℃冰箱中6个月而不会使细胞失活，也被称为平衡缓慢冷冻技术（equilibrium slow freezing）。但是在缓慢降温到–30℃后放入液氮，最终细胞内部是过冷化的亚稳定玻璃化状态，被称为非平衡缓慢冷冻技术（nonequilibrium slow freezing），则需要快速解冻，避免冰晶的再次形成。

在缓慢冷冻法中，既然细胞最终因为在外部溶液中未冷区域高浓度的液体作用下形成玻璃化状态，那么细胞如果直接在常温高浓度保存溶液中处理后，再直接在液氮中冷冻也应该维持很高的成活率，这就是建立玻璃化方法的最初理论依据。玻璃化保存方法不仅简单、便利，重要的是可以避免细胞外冰晶形成的伤害。但是在细胞内渗透不充分的情况下，尽管外部没有冰晶形成，但在细胞内部也可能形成冰晶。另外，玻璃化冷冻的细胞大多数是保持过冷化状态，因此快速解冻是必要的。玻璃化保存溶液一般浓度都比较高（30%～40%，v/v），因此必须要考虑其毒性的影响。所以玻璃化方案中的处理过程、处理温度、处理时间及解冻后低温保护剂的移走，每一个节点都很重要。

超极速玻璃化方法最初是为了冷冻容易受到低温伤害的细胞而采取的超快速冷冻和解冻的技术，这个方法对于细胞膜渗透性较低的细胞也比较适合。另外，因为采用极微细的细胞冷冻载体，其细胞处理时间也能够缩短，从而降低保存液毒性对细胞的影响。

平衡玻璃化保存技术（equilibrium vitrification）最初由金波等报道，基本原理是在玻璃化冷冻细胞过程中，进一步促进细胞脱水，类似于最初缓慢冷冻法中最终细胞内的状态。因为细胞的充分脱水，在液氮中冷冻后会形成相对稳定的玻璃化状态，因此，从液氮转移冷冻的胚胎到–80℃冰箱中，可以保存十几天到数月而不丧失细胞的活力。

激光解冻技术（laser warming technique）是通过样本周边溶液吸收激光能量而实现的超快速解冻技术，其解冻速度是目前常规解冻速度的100倍左右（1×10^7℃/min）。如此快速的解冻方法能够进一步降低冷冻保护液的浓度，其至可以将渗透性保护剂浓度降低到零，解冻后卵子和胚胎的形态成活率和发育潜能都很高。

（金波）

卵母细胞冷冻保存

卵母细胞、胚胎及卵巢组织的冷冻保存是女性生育力保存的主要方法。其中，卵母细胞冷冻及胚胎冷冻是青春期后女性患者首选的冷冻保存方案，而卵巢组织冷冻是主要针对青春期前儿童的生育力保存方案。本节主要讨论的是青春期后女性采用卵母细胞冷冻的生育力保存方案。该方案适用于：①青春期后女性罹患癌症在接受有生殖腺毒性的治疗前；②青春期后患有良性疾病需要接受有卵巢损伤的治疗（包括手术）或有过早丧失生育能力可能的患者（如特纳综合征）；③出生时为女性的跨性别手术者；④与年龄相关的生育力下降。对于有配偶的女性患者，冷冻保存胚胎是首选的生育力保存方案。但是，患者有权选择冷冻卵母细胞或在一个取卵周期中既冷冻卵母细胞也冷冻胚胎。

卵母细胞的特点及冷冻难点

卵母细胞冷冻保存是采用特殊的冷冻保存技术使卵母细胞在–196℃的条件下停止代谢，而复温后又不丧失其代谢能力的一种长期保存卵母细胞的低温冷冻保存技术。与男性睾丸生精细胞每天不断合成精子不同，女性卵巢中的始基卵泡在一出生时处于丰富状态，到青春期第一次月经时已经消耗了大半。此后每个月经周期的卵泡募集以及优势卵泡成熟排卵，都会伴随着一批卵泡的闭锁退化，直至绝经期卵泡耗竭。因此，女性的生育力具有不可再生性。

随着女性年龄的增长，除了生理性的卵巢功能减退、卵母细胞质量下降外，手术操作及其他临床治疗也可能会对卵巢功能造成严重的损伤。卵母细胞冷冻保存为卵母细胞按下了"暂停"键，是女性生育力保存的重要组成部分，为卵巢早衰、罹患肿瘤及推迟生育等可能丧失卵巢功能的女性提供了生育的可能，在生殖医学领域具有极其重要的应用价值。

细胞冷冻保存的难点不在于能否耐受低温，而在于冷冻与解冻过程（温区为–50～15℃）对细胞的致死性作用。卵母细胞作为生殖细胞，在低温冷冻过程中具有一定的特殊性，但是其冷冻保存的基本理论与其他体细胞一致。目前关于细胞冷冻损伤有两个假说：细胞内冰晶形成（intracellular ice formation）与溶液损伤（solution effect）。由于卵母细胞结构的特殊性，自 1986 年 Chen 首次报道了采用慢速程序化冷冻的人类卵母细胞体外受精获得妊娠以来，卵母细胞冷冻技术在相当长的一段时间内发展缓慢，直到玻璃化冷冻技术的问世。

卵母细胞自身的结构特点及冷冻难点包括：①细胞体积大。卵母细胞是人体内最大的细胞，其直径约为 80～130μm，而体细胞仅 10～20μm。细胞的体积越大，冷冻越困难。例如，病毒和细菌即使不经过特别处理也可在冷冻后存活，而精子、卵裂期胚胎及囊胚的细胞由于远远小于卵母细胞，也可以获得满意的复苏率。②细胞表面积与体积比小，不利于保护剂和水分的置换，与外形不规则的纤维细胞和淋巴细胞相比更容易形成冰晶。③含有大量的水分，其细胞膜的渗透性也低于分裂期胚胎，冷冻过程中渗透性保护剂进入细胞内和水分渗出的速度较慢，容易导致脱水不充分从而形成细胞内结晶，造成冷冻损伤。④卵母细胞的纺锤体对于温度、pH 值、渗透压的变化均很敏感，在这些变化下可发生解体以及构成纺锤体的微管和微丝的解聚。卵母细胞作为单细胞个体，无法像卵裂期胚胎或囊胚那样即使一两个细胞复苏后凋亡，仍然可以作为一个整体继续存活。除此以外，冷冻会导致卵母细胞的透明带变硬，并减少受精过程中胞质内皮质颗粒内容物释放入卵周间隙。因此，在临床上通常采用单精子胞质内注射（intracytoplasmic sperm injection，ICSI）的方式对冻融卵子进行受精，以避免常规体外受精（in vitro fertilization，IVF）可能造成的风险。

可冷冻卵子的标准及选择

卵母细胞冷冻包括未成熟卵母细胞（GV 期和 M I 期）冷冻和成熟卵母细胞（M II 期）冷冻。GV 期卵母细胞处于减数分裂的双线期，此阶段减数分裂纺锤体尚未形成且染色质有完整的核膜包裹，理论上应该比停留在第二次减数分裂中期且核膜已经溶解，染色体规则排列在赤道板上的 M II 期卵母细胞更适合冷冻保存，染色体损伤的可能性更小。特别对于女性肿瘤患者而言，由于生育力保存的所需时间与肿瘤治疗的急迫性相矛盾，在冷冻卵巢皮质片的同时从窦前卵泡中分离卵母细胞对患者来说也是不错

的选择。从未经药物［促卵泡激素（FSH）］刺激或人绒毛膜促性腺激素（hCG）扳机、不考虑月经周期的卵巢中获得的卵母细胞均为 GV 期卵母细胞。那么，是直接冷冻未成熟卵母细胞还是经体外成熟培养（IVM）至 M II 期卵母细胞再冷冻保存呢？既往研究显示，冻融 GV 期卵母细胞的体外成熟率显著低于新鲜 GV 期卵母细胞（50.8% vs. 70.4%），这可能是由于冷冻影响了皮质颗粒的分布、胞质细胞器的功能、转录及翻译等，从而降低了卵母细胞发育成熟的潜能。随着 M II 期卵母细胞玻璃化冷冻技术的日趋成熟以及 IVM 技术的广泛应用，建议选择成熟的 M II 期卵母细胞行卵母细胞冷冻保存；对于不成熟的卵母细胞，建议行 IVM 成熟后再冷冻。

玻璃化冷冻

玻璃化冷冻是利用高浓度的冷冻保护剂，使细胞本身及冷冻保护剂在超低温环境下超速凝固，呈现黏稠而不产生冰晶的玻璃化状态，即细胞瞬间玻璃化，以减少细胞外及细胞内冰晶形成对细胞造成损伤的技术。尽管玻璃化冷冻可以令卵母细胞在没有冰晶形成的情况下迅速冷冻，但是整个冷冻过程是否会对卵母细胞的质量及后续的胚胎发育潜能造成负面影响仍然不得而知。

1986 年，Chen C 等首次采用程序化冷冻方案获得了人类第一个"冷冻卵"婴儿。尽管程序化冷冻方案在过去的 30 年里不断改进，但其冷冻的卵母细胞所产生的胚胎无论是胚胎质量、妊娠率还是种植率都显著低于新鲜卵子，而玻璃化冷冻的卵母细胞在受精、发育潜能及种植力方面都与新鲜卵子相当。除此以外，传统的程序化冷冻技术由于需要昂贵的设备，且整个冷冻过程耗时、容易形成冰晶，已逐渐被玻璃化冷冻技术所替代。

最初的玻璃化冷冻采用的是单一的渗透性冷冻保护剂［7.1mol/L 的乙二醇（ethylene glycol，EG）］及单一的非渗透性保护剂（0.6mol/L 蔗糖）。随后，改良的保护剂配方（5.5mol/L 乙二醇和 1.0mol/L 的蔗糖）被应用于临床并获得妊娠。玻璃化冷冻方案经过不断的优化发展，成为了目前辅助生殖领域应用最为广泛的联合 2 种渗透性保护剂的配方，即 2.7mol/L 乙二醇 +2.1mol/L 二甲基亚砜（dimethyl sulfoxide，DMSO）+0.5mol/L 蔗糖，获得了较满意的复苏

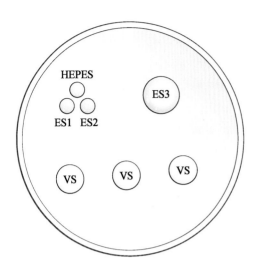

图 10-2-1　卵子冷冻皿示意图

率（90%）、受精率（90%）以及囊胚形成率（50%）。随后报道的采用这一方案的冷冻卵子均可以获得与新鲜卵相似的受精率、卵裂率、植入率。大样本的 RCT 和队列研究也证实玻璃化冷冻卵子和新鲜卵子的临床妊娠率和活产率均没有差异。

玻璃化冷冻程序

制备卵子冷冻皿

采用玻璃化冷冻试剂盒。冷冻前将冷冻试剂盒恢复至室温。在直径 60mm 的培养皿中，如图 10-2-1 所示做 3 个 20μl 的液滴，尽量等大且呈等边三角形排列：①左上角含 20% 浓度血清蛋白替代品（serum protein substitube，SPS）的 HEPES（N-2-hydroxyethylpiperazine-N-ethane-sulfonic acid）缓冲液滴 1 个；②平衡液（equilibration solution，ES）液滴 2 个，分别为平衡液 1（ES1）和平衡液 2（ES2）；③右上角用 ES 做 300μl 的液滴 1 个（ES3）；在第二排用 100μl 做 3 个玻璃化冷冻液（vitrification solution，VS）液滴，室温下平衡 30 ~ 60 分钟备用。

卵子在 ES 中平衡

将拆除颗粒细胞的 MⅡ卵子用含 20% SPS 的 HEPES 缓冲液冲洗去油，然后移入 HEPES 缓冲液滴停留 1 分钟；将 HEPES 缓冲液滴与 ES1 液滴连线，计时 2 分钟；在 HEPES

缓冲液滴与 ES1 连线的中点与 ES2 液滴再次连线，计时 2 分钟；再将卵子移入 ES3 液滴，停留 5 分钟［图 10-2-2］。

卵子在 VS 中的操作

将平衡好的卵子迅速转移到 VS 中，在 VS 中轻轻地反复吹吸，逐滴进行，直至最后一个 VS 液滴，然后将卵子装到载杆上，迅速插入液氮，插入后在液氮中摇动，以加速降温，接着套上套管，放入相应位置的液氮罐中［图 10-2-3］。注意从卵子接触 VS 到进入液氮不超过 90 秒。

注意事项

（1）从 ES 至 VS，携带尽量少的 ES。

（2）装载体时，尽量减少 VS 液量，以增加降温速度；可以采用多次少量在载杆上点滴的方式吐出卵母细胞，避免过度吸取 VS 而给卵子造成压力。

卵子解冻程序

（1）卵子解冻皿的制备　采用解冻试剂盒。将 1ml 解冻液（thawing solution，TS）置于培养皿中，放入培养箱预热至 37℃备用，然后分别将 300ml 的稀释液（diluent solution，DS）、洗液 1（washing solution 1，WS1）、洗液 2（washing solution 2，WS2）吸入多孔皿中相应的位置，恢复至室温备用［图 10-2-4］。

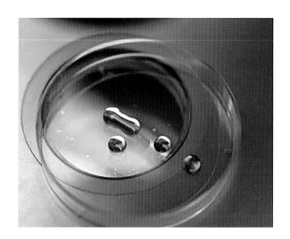
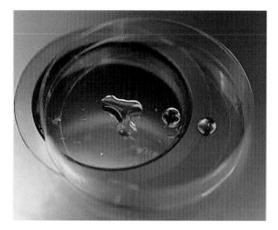

图 10-2-2　HEPES 缓冲液滴与 ES1 液滴连线

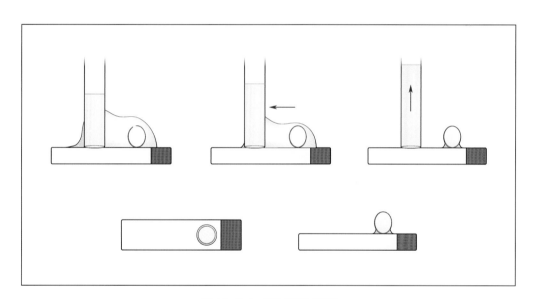

图 10-2-3　卵子装载示意图

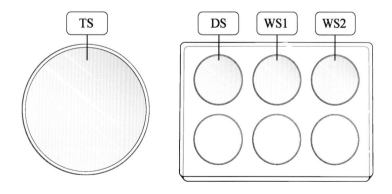

图 10-2-4　卵子解冻皿示意图

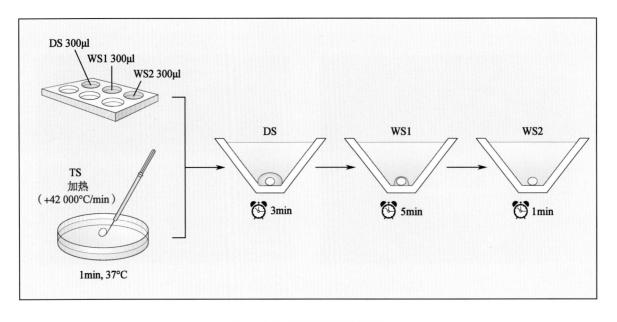

图 10-2-5　卵子解冻过程示意图

（2）核对解冻信息。

（3）将装液氮的容器尽量靠近显微镜，以取得与 TS 之间最短的距离。在液氮中取下 Cryotop 的套管。以最快速度将 Cryotop 插入 TS 中，并在显微镜下确定卵子已从载体上落到 TS 中（可轻晃使其落下），卵子在 TS 中停留 1 分钟。注意未发现卵子或卵子未落入 TS 前不能将载杆离开液面。

（4）将卵子转移到 DS 时，须带有少量的 TS，把卵子放入培养基底部，液体会慢慢扩散。使卵子慢慢适应 DS，3分钟。

（5）将卵子从 DS 中转移到 WS1 中，在操作 DS → WS1步骤时把卵子放入液面底部，并带少许 DS，不用吹吸，5分钟。

（6）将卵子转移至 WS2 中，在这一操作步骤中，转移卵子时 WS1 的量应减到最少，在 WS2 中打开热台操作，反复吹洗卵子几次，室温 5 分钟。

（7）在培养皿中冲洗后，将卵子移入培养皿中等待受精。

（方丛　贾磊）

胚胎冷冻保存

自 20 世纪 80 年代初，首例人类冷冻、解冻胚胎移植后获得临床妊娠，胚胎冷冻保存技术在人类辅助生殖技术（assisted reproductive technology，ART）中一直发挥着核心作用，是辅助生殖技术中的重要环节。胚胎冷冻保存的意义在于为新鲜移植周期失败的患者提供再次胚胎移植的机会，提高单次取卵的累积成功率；同时能够降低下一个治疗周期的费用，并减轻患者痛苦；将剩余的新鲜胚胎冷冻保存，限制单次胚胎移植数目，实现单胚胎移植，从而降低多胎妊娠率；预防促排卵周期出现卵巢过度刺激综合征（ovarian hyperstimulation syndrome，OHSS）；生育力保存。另外，胚胎冷冻保存技术也为胚胎的转运和科研等提供了便利。

冷冻胚胎的适应证主要包括：① IVF/ICSI 治疗周期中，新鲜胚胎移植后可以通过胚胎冷冻技术保存剩余的可利用胚胎。②如果新鲜治疗周期中子宫环境不适合移植胚胎，可先冷冻保存暂缓移植，等到合适的时机再进行解冻移植胚胎。例如，在某些情况下，新鲜胚胎移植后可导致 OHSS，为了避免新鲜胚胎移植带来 OHSS，Devroey 等在2011 年提出了在新鲜治疗周期冷冻所有可利用胚胎，并在后续周期中复苏、移植冷冻保存的胚胎，这也被称为"全胚冷冻"策略。③有可能丧失卵巢功能的患者。例如，要接受化疗、放疗或卵巢切除手术等的患者，也可选择冷冻胚胎来保存其生育能力。④其他不适宜移植新鲜胚胎的情况等，如新鲜周期有发热、腹泻等症状的全身性疾病。

胚胎冷冻的冷冻方法主要有慢速程序化冷冻和快速玻璃化冷冻两种。1983 年，Trounson 等采用慢速冷冻技术冻融 8 细胞期胚胎，成为世界首例人类冷融胚胎移植后获得临床妊娠的案例。1985 年，Cohen 等获得了世界首例来自移植慢速冷冻解冻囊胚的婴儿。1990 年，世界首例玻璃化冷冻卵裂期胚胎复苏移植后成功分娩。2000 年，Yokota 等完成了第一例移植玻璃化冷冻复苏囊胚并成功妊娠。

近年来，玻璃化冷冻正在取代慢速程序化冷冻，成为胚胎冷冻的首选方法。玻璃化冷冻技术的持续发展为人类胚胎低温保存提供了极大的便利。与传统的慢速程序化冷冻相比，玻璃化冷冻技术具有简便、快速、经济等优点，同时避免了冷冻过程中细胞内形成冰晶所引起的细胞损伤。越来越多的实践表明，玻璃化冷冻技术提高了胚胎在冻融后的存活率，获得了更高的植入率、临床妊娠率和活产率。因此，玻璃化冷冻可以获得更好的临床结局。

然而，玻璃化冷冻技术通常使用开放式载体，卵母细胞或胚胎与液氮直接接触。因此，开放式玻璃化保存过程中存在胚胎被液氮中微生物污染或者交叉污染的潜在风险。实际工作中，通常将不同传染病患者的胚胎集中在相应的液氮罐中保存，或者使用封闭式玻璃化冷冻，可以尽可能避免微生物在冷冻储存过程中通过液氮传播的风险。但是，封闭式载体降温速率和升温速率较低，可能对冷冻效果有不利影响。一项荟萃分析显示，虽然封闭开放玻璃化冷冻后的存活率、植入率、临床妊娠率或活产率与开放式玻璃化冷冻之间的差异没有统计学意义，但可以清楚确定封闭式玻璃化冷冻的活产率低于开放玻璃化冷冻的趋势。该研究认为目前还不能认为封闭式玻璃化冷冻可以替代开放玻璃化冷冻成为一种无菌的冷冻保存方案。另一种避免交叉污染的方法是使用液氮蒸汽储存系统，其中的卵母细胞或胚胎不直接接触液氮。Cobo 等将玻璃化冷冻的供体母细胞储存在蒸汽储存系统中，与储存在液氮中的卵子相比，在复苏后的存活率、受精率、卵裂率、囊胚形成率和着床率方面，均未发现明显差异。另外，Parmegiani 等人在开放式玻璃化冷冻系统中使用经紫外线辐射灭菌的液氮来储存胚胎，从而避免来自液氮中微生物的污染，并认为这种方法可以与开放载体结合使用。相信随着科技的进步，玻璃化冷冻的不足会得到弥补，同时将其优势充分发挥，更好地应用在辅助生殖领域。

目前，胚胎玻璃化冷冻的最佳阶段仍有待确定。许多研究比较了在卵裂期和囊胚期进行移植的妊娠率，每个阶段都有其固有的优势。

卵裂期胚胎冷冻

胚胎冷冻标准及选择

卵裂期胚胎冷冻保存的目的和意义

对于因获卵数少、正常受精率低等造成的可利用胚胎数量过少者，高龄且卵巢功能低下的患者，若进行囊胚培养，即使卵裂期胚胎形态良好，也难以避免无囊胚形成的风险，导致周期取消率增加，降低了胚胎的利用率及移植的成功率。

卵裂期胚胎冷冻保存的优点

与培养到囊胚阶段冷冻相比，卵裂期胚胎冷冻保存可以保存相对较多的胚胎数量，拥有相对较高的累积妊娠率。

卵裂期胚胎冷冻保存选择的标准

有研究表明，在卵裂期胚胎中，与卵裂球大小均一或者碎片 < 10% 的胚胎相比，卵裂球大小不均一或者胚胎碎片 > 10% 的胚胎着床率降低。并且卵裂期胚胎中的碎片化比例与非整倍体的发生率有关，同时卵裂球大小不均一与较低的妊娠率、着床率和较高的染色体畸变率有关。因此，卵裂期胚胎需在冷冻保存之前通过胚胎形态特征进行选择。在 Alpha 共识会议中，最佳卵裂期胚胎，即受精后（44±1）小时的 4 细胞期胚胎，受精后（68±1）小时的 8 细胞期胚胎，碎裂 < 10%，特定阶段的细胞大小且无多核卵裂球。

卵裂期胚胎冷冻保存前的选择标准

所有进行冷冻的胚胎必须满足 D1 为正常受精双原核（2 pronuclei，2PN）且至少满足以下条件之一：①4 细胞：卵裂球大小均匀、形态规则，透明带完整，胞质均匀清晰，胚胎内碎片 ≤ 5%；②5 细胞或 6 细胞：卵裂球大小不均匀、形态不规则，胚胎内碎片 ≤ 5%，或者卵裂球大小均匀、形态规则，透明带完整，胞质均匀清晰，胚胎内碎片 < 20%；

③≥7细胞：卵裂球大小不均匀、形态不规则，胚胎内碎片<20%，或者卵裂球大小均匀、形态规则，透明带完整，胞质均匀清晰，胚胎内碎片<30%。

玻璃化冷冻

载体

影响玻璃化成功的因素主要有降温和升温速率、样品黏度和样品体积。如果降温和升温速率或样品黏度增加，或样品体积减小，玻璃化成功的概率将增加。一些研究表明，在影响玻璃化冷冻效果的因素中，升温速率比降温速率发挥着更重要的作用。

通常玻璃化冷冻载体的种类和材质等因素直接决定着降温和升温速率的高低。目前，玻璃化载体种类较多，根据冷冻过程中胚胎是否与液氮直接接触分为开放式载体和封闭式载体。而因为结构不同，封闭式载体的降温速率和升温速率通常低于开放式载体。例如，开放式载体的冷冻速度高于20 000℃/min，而封闭式载体的冷冻速度低于2 000℃/min。

一项研究表明，使用封闭式玻璃化冷冻可能不如开放式玻璃化冷冻保留卵母细胞的超微结构。另一项卵母细胞冷冻研究中，Paffoni等人比较了开放式和封闭式玻璃化冷冻系统，发现后者的受精率、卵裂率和临床妊娠率降低。

目前使用较多的是开放式载体，包括开放式冷冻载杆（crytop）、冷冻环（cryloop）、电子显微镜铜网、开放式拉长麦管（open pulled straws，OPS）等。其中使用最广泛、接受度最高的是crytop，其装载胚胎的位置为一透明的聚对苯二甲酸乙二酯薄片，薄片后部固定在塑料柄。因此，在装载胚胎时，可以清楚、直观地看到胚胎放置的位置及所带冷冻液体的体积。有文献报道，crytop冷冻时的降温速度为23 000℃/min，解冻时的升温速度为42 000℃/min，可以尽可能避免冷冻和复苏过程中细胞内形成冰晶。使用crytop进行玻璃化冷冻是一种高效的方法，易于学习和应用，并可取得一致稳定的结果。然而，crytop是一种开放式玻璃化冷冻载体，液氮与含有卵母细胞和胚胎的冷冻液滴直接接触，可能有潜在的生物安全问题。

冷冻液

玻璃化冷冻液中的冷冻保护剂主要分为渗透性保护剂和非渗透性保护剂。渗透性保护剂主要包括乙二醇（ethylene glycol，EG）、二甲基亚砜（dimethylsulfoxide，DMSO）、丙二醇（propylene glycol，PG）、甘油（glycerinum，又称丙三醇）等小分子物质，可以穿透质膜并与水分子形成氢键，从而降低冰点，抑制细胞内冰晶的产生。由于高浓度的一种渗透性冷冻保护剂具有极强的细胞毒性，玻璃化冷冻液中通常使用两种或多种渗透性冷冻保护剂的组合来降低每种渗透性保护剂的浓度，从而降低细胞毒性作用。非渗透性冷冻保护剂主要包括蔗糖（sucrose）、葡聚糖（dextran）、海藻糖（trehalose，TR）、聚乙烯吡咯烷酮（polyvinylpyrrolidone，PVP）等大分子物质，因而不会穿透质膜，在细胞外降低自由水含量，减少冰晶的形成，细胞毒性相对较低。非渗透性和渗透性冷冻保护剂的组合可能会进一步降低渗透性冷冻保护剂的细胞毒性作用并提高玻璃化冷冻的效果。此外，玻璃化冷冻液中还包含HEPES缓冲液和血清蛋白替代品（SPS）等基础成分。玻璃化冷冻液又包括平衡液（ES）和冷冻液（VS）。

基础液（basic solution，BS）：HEPES+20% SPS。
平衡液：HEPES+20% SPS+7.5% DMSO+7.5% EG。
玻璃化冷冻液：HEPES+20% SPS +0.7mol/L 蔗糖 +7.5% DMSO+7.5% EG。

玻璃化冷冻方法

提前将玻璃化冷冻液置于室温（20~27℃）下平衡1小时。①将胚胎从培养液液滴中转入BS中冲洗。②再转入ES的表面，静置10~15分钟。③最后，带尽可能少的ES，将胚胎转入VS中，并充分洗掉胚胎周围的ES。④立即将胚胎置于crytop载杆前端薄片的黑点附近，带极少的玻璃化冷冻液。直接投入液氮，用镊子装入杆套，放入液氮储存罐。胚胎从放入VS到放入液氮须在45~60秒内完成[图10-3-1]。

解冻方法

解冻过程主要包括复温和去除胚胎中的玻璃化冷冻保护剂。复温要迅速将胚胎从液氮放入37℃的解冻液中，避免重结晶对胚胎造成损失。通过解冻液中的非渗透性保护剂，使胚胎中的渗透性保护剂渗出，同时，水分渗入胞内。并且通过解冻液中保护剂从高到低的浓度梯度，使水分逐步替代冷冻保护剂渗入胞内，避免细胞体积的迅速变化造成胚胎损伤。解冻液中常用的保护剂为蔗糖、海藻糖等。

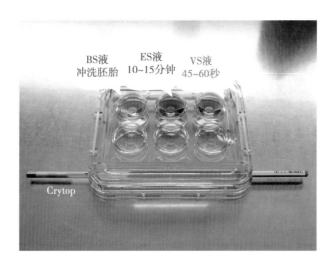

图 10-3-1　胚胎冷冻流程示意图

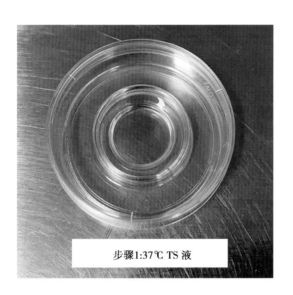

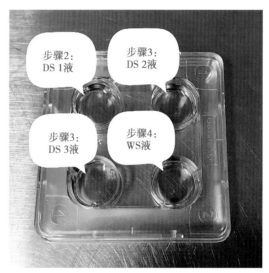

图 10-3-2　胚胎解冻流程示意图

解冻液

解冻液（thawing solution，TS）：HEPES+20% SPS+1.0mol/L 蔗糖。

稀释液 1（diluent solution 1，DS1）：HEPES+20% SPS+0.75mol/L 蔗糖。

稀释液 2（diluent solution 2，DS2）：HEPES+20% SPS+0.50mol/L 蔗糖。

稀释液 3（diluent solution 3，DS3）：HEPES+20% SPS+0.25mol/L 蔗糖。

冲洗液（washing solution，WS）：HEPES+20% SPS

方法

①将 TS 放入 37℃预温至少 60 分钟，稀释液和冲洗液提

前平衡至室温；②将载杆从液氮中取出置于 TS 中 1 分钟；③再将胚胎转入 DS1 中室温下 3 分钟；④然后依次转入 DS2、DS3、WS 中各 3 分钟；⑤最后直接转入平衡后的胚胎培养皿中，置 37℃、6% CO_2 培养箱中继续培养［图 10-3-2］。

囊胚期胚胎冷冻

研究表明，与卵裂期胚胎移植相比，囊胚移植的着床率和妊娠率更高。研究发现，与卵裂期冻融胚移植相比，囊胚冻融胚移植的临床妊娠率及活产率显著提高，流产率降低。

另一项研究表明，与卵裂期冻融胚移植相比，囊胚期冻融胚移植后异位妊娠的发生率显著降低。研究人员认为，囊胚阶段移植的胚胎可以更好地与子宫内膜的容受性同步，在囊胚期将胚胎移植到子宫内更接近自然受孕期间胚胎在子宫中的阶段。

囊胚冷冻标准及选择

囊胚期冷冻保存的优点

培养至囊胚期的胚胎拥有的优点，使囊胚期进行冷冻保存和移植更具有优势。

（1）通过囊胚培养筛选淘汰胚胎：部分卵裂胚虽然具有正常的形态，但可能存在染色体数目异常（非整倍体），将胚胎培养到囊胚阶段是一场优胜劣汰的过程，可以筛选出发育潜能高的胚胎，提高种植率，进而得到更好的临床结局。

（2）增加可利用胚胎的数量：有研究显示，卵裂期评分差的胚胎继续体外培养，仍有一部分胚胎能够发育为囊胚，并获得妊娠。可见，非优质胚胎继续囊胚培养，能够提高胚胎利用率。

（3）囊胚期移植更符合自然生理状态：子宫内膜的容受状态会直接影响胚胎植入的成功率。囊胚阶段移植的胚胎更好地与子宫内膜的容受性同步，在囊胚期将胚胎移植到子宫内更接近自然受孕期间胚胎在子宫中的阶段。因此，选取囊胚期胚胎移植更符合生理状态，更接近自然受孕着床时间。还有大量研究显示，囊胚期移植后异位妊娠的发生率显著低于移植卵裂期胚胎。

（4）囊胚期胚胎更适合植入前遗传学检测：胚胎植入前遗传学检测（PGT）通常需要进行胚胎活检取样。卵裂期胚胎活检只取1~2个卵裂球细胞用于检测，而囊胚滋养层细胞活检通常取5~8个滋养层细胞来检测，因此，可以增加诊断的准确性和可靠性。另一方面，一些研究表明，即使是卵裂期胚胎的单细胞活检也会显著损害胚胎着床潜力，而囊胚活检则不会。这些结果表明囊胚活检比卵裂期胚胎活检更安全。

（5）囊胚的细胞数目多，冷冻复苏过程中损伤的影响相对更小：相对于卵裂期胚胎和卵母细胞，囊胚拥有更多的细胞个数，即使在冷冻和复苏过程中个别细胞受到损伤，剩余较多的细胞数仍可以使囊胚具有较强的生命力和复苏力。一些研究表明，在新鲜周期或解冻周期中，相比于内细胞团形态和囊胚腔扩张，滋养层形态是预测妊娠结局的最重要参数。

囊胚的成功植入主要取决于一定数量的功能性滋养层细胞。对于滋养层评分为A级的囊胚，即使去除16~41个滋养层细胞，植入率也没有下降。因此，对于在胚胎的玻璃化冷冻和复苏过程中出现的细胞损伤，囊胚比卵裂期胚胎和卵母细胞具有更强的耐受力，并能保持较强的生命力和复苏能力。

囊胚期冷冻保存的缺点

囊胚冷冻复苏效果最重要的影响因素就是囊胚腔的存在。由于囊胚腔内存在大量水基液体，玻璃化冷冻过程中可能容易形成冰晶，这会导致囊胚超微结构损伤并干扰交换存在于玻璃化冷冻试剂中的冷冻保护剂，影响其随后的植入潜力。

Vanderzwalmen等将取卵后第4天的桑葚期胚胎和第5天的早期囊胚与囊胚和扩张囊胚进行玻璃化冷冻复苏效果比较。结果显示：桑葚期胚胎和早期囊胚的复苏后存活率显著高于囊胚和扩张囊胚，胚胎解冻后的存活率与囊腔的体积呈负相关。而通过减少囊胚腔内液体含量可以提高囊胚玻璃化冷冻复苏后的存活率。

人工收缩（artificial shrink，AS）是在囊胚进行玻璃化冷冻前将囊胚腔脱水并使囊胚腔塌陷的技术。通过人工皱缩技术缩小的囊腔，在复苏后仍然具有逐渐恢复其皱缩前大小和形状的潜力。有研究表明，玻璃化冷冻前经过人工皱缩的囊胚，复苏后具有更高的存活率和更好的临床结局。因此，可以在玻璃化冷冻前通过人工皱缩将囊胚腔中的液体释放出来，使囊腔塌陷。人工皱缩主要有机械皱缩方法和激光皱缩方法。其中，激光皱缩方法更方便、更常用。

扩张囊胚冷冻前选择胚胎评分为4BB及以上的囊胚进行激光打孔使其皱缩。具体过程如下：采用激光破膜系统，单个激光脉冲（300 μs），在远离内细胞团的较薄弱滋养细胞连接处打孔，使囊腔内液体释放出来，并迅速皱缩，然后将囊胚置于培养箱孵育5~10分钟。

囊胚期的选择

通常从D5、D6形成的囊胚中挑选符合冷冻标准的囊胚。

按照 Gardner 评分系统对囊胚进行质量评级，达到 3 期以上的囊胚。

冷冻囊胚的选择标准

所有进行冷冻的胚胎必须满足 D1 为 2PN，根据囊胚形成时间标记为 D5 囊胚和 D6 囊胚，按照 Gardner 评分系统对囊胚进行质量评级。达到 3 期以上，内细胞团和滋养层细胞均 ≥ B 级定义为优质囊胚；内细胞团和滋养层细胞仅有一项为 B 级定义为非优质囊胚。囊胚内细胞团和滋养层评分均为 "CC" 时不符合冷冻标准，内细胞团和滋养层评分为 "CC" 以上的囊胚均符合冷冻标准。

玻璃化冷冻

同卵裂期胚胎玻璃化冷冻。

解冻方法

同卵裂期胚胎解冻方法。

（方丛　苏文龙）

卵巢组织冷冻保存

卵巢组织保存优势及发展史

相较于卵子冷冻保存与胚胎冷冻保存，选择卵巢组织进行冷冻保存的优势在于：第一，已知在卵泡发育出成熟卵子的过程中，卵细胞、颗粒细胞以及卵泡膜细胞间的通信和协调对于卵泡的生长发育是必需的，因此相对于独立卵子的体外冻存，取卵巢组织进行冷冻保存可能更有利于保护

卵泡发育的天然微环境，更有利于复苏后卵细胞的继续发育。第二，对于胚胎冷冻保存，由于伦理及法律的要求，该女性必须为已婚个体，而需要保存生育力的未婚未孕女性并非少数，对于她们而言以卵巢组织进行冷冻保存和自体移植更符合伦理和法律的要求。第三，卵巢组织冻存除了保护生育力外，还可提供内分泌功能，这是卵子、胚胎冻存所不具备的。第四，对于已经在近期接受了化疗的患者，卵子冷冻或者不成熟卵母细胞体外培养均不适用，则只能选择卵巢组织冷冻。动物实验证明，近期化疗后卵巢对于促排卵药物不敏感并伴有卵子异常，流产率和后代畸形率明显升高，而卵巢组织则在化疗后仍保留部分始基卵泡，可以进行冷冻保存。

20 多年前，卵巢组织冻融和移植的动物实验就已报道取得成功。2004 年，Donnez 等首次报道了一例霍奇金淋巴瘤患者冷冻保存化疗前的卵巢组织，解冻后行自体原位移植，获得自然妊娠并分娩一名健康女婴的案例。2014 年，Macklon 等报道了在两位患者进行卵巢皮质组织移植 5 年后，其中一位自然妊娠并生育了一名健康的男婴，另一位则在进行体外受精胚胎移植术治疗 1 个周期后成功妊娠并生育了一名健康的男婴，为卵巢皮质组织移植术后的长期时效增加了证据支持。至 2015 年，全世界共报道 40 名婴儿的出生得益于卵巢组织冷冻技术。由于卵巢组织解冻通常要在癌症痊愈后，目前尚不太可能精确地计算卵巢组织解冻移植后的妊娠率，综合 4 个生殖中心的共 80 例患者得出的数据，卵巢组织解冻移植后的妊娠率为 25%，但随着技术的提高，卵巢组织解冻后的妊娠率有望不断升高。

卵巢程序化冷冻

设备

卵巢程序化冷冻所需设备见图 10-4-1、图 10-4-2。

载体

目前用于卵巢组织冷冻保存的载体主要是由日本生产的载体，如图 10-4-3、图 10-4-4 所示，两者的区别是载体 1 可以装载 1 ~ 5 片组织片，直接接触组织的部位是经特殊

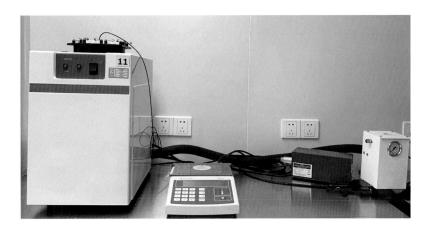

图 10-4-1　程序化冷冻操作仪

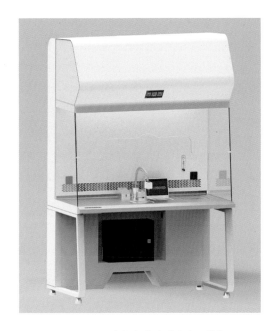

图 10-4-2　低温操作台（自主研发）

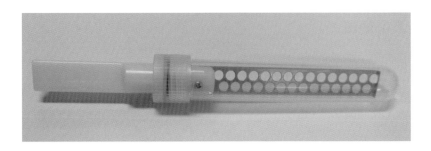

图 10-4-3　日本载体 1

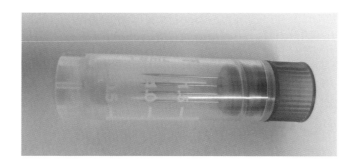

图 10-4-4　日本载体 2

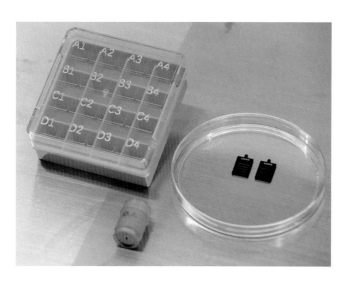

图 10-4-5　自主研发的卵巢组织冷冻载体及保存盒

处理的铜片，载体 2 只能装载 1 片组织片，承载部位是 4 根金属针，该载体更方便后期灵活地解冻与移植。由于目前国内进口卵巢组织的载体比较困难，本中心自主研发了国产的卵巢组织冷冻载体及保存盒 [图 10-4-5]，已证明卵巢组织冷冻载体冻存卵巢皮质片的有效性。

程序化冷冻液 / 复苏液的配制

程序化冷冻液的配制

称取 20.528g 蔗糖，溶解于 550ml PBS 中，震荡混匀后再加入 50.34ml EG，充分混匀，0.22μm 滤器除菌，分装，4℃保存。

程序化解冻液的配制

（1）解冻液 I：称取 3.849g 蔗糖，溶解于 45ml PBS，震荡混匀后再加入 1.89ml EG，充分混匀，0.22μm 滤器除菌，

4℃保存。

（2）解冻液 II：称取 3.849g 蔗糖，溶解于 45ml PBS，震荡混匀，0.22μm 滤器除菌，4℃保存。

（3）解冻液 III：吸取无菌 PBS 45ml，置于 50ml 培养瓶中。

人卵巢组织的获取和处理（手术刀片剥离法）

（1）在 100mm 培养皿中倒入 20ml 无菌 PBS。

（2）将卵巢组织从离心管中转移至上述培养皿中。

（3）将卵巢切成两半：用镊子固定卵巢一端，用手术刀轻柔切割。

（4）取其中 1/2 置于新的装有 20ml 无菌 PBS 的 100mm 培养皿中，用镊子和手术刀沿皮质小心地分离髓质，并切掉其他

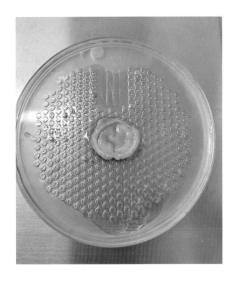

图 10-4-6 卵巢组织处理

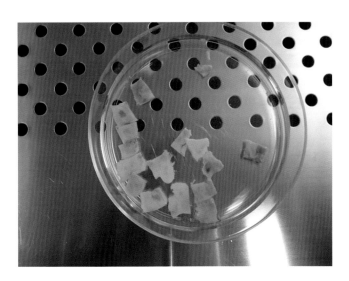

图 10-4-7 卵巢组织片

组织，最终留下的组织厚度约为 1 ~ 2mm [图 10-4-6]。

（5）修剪组织片，将破碎的和不规则的部分切掉。

（6）将皮质切成 5mm × 5mm 的组织块 [图 10-4-7]。

卵巢组织程序化冷冻

（1）将 2.5ml 人血清白蛋白添加进 47.5ml 备好的冷冻液中，配制成 50ml 的冷冻液。

（2）从 50ml 冷冻液中分别取 1ml 预充在各冻存管中（1ml/管），4℃暂存。

（3）剩余 30ml 冷冻液倒入 60mm 培养皿，将上述组织片

置于冷冻液中放入冰盒，摇床（100r/min）平衡 30 分钟。

（4）等待过程中打开并设置程序化冷冻仪，使其预冷到 1℃。程序化冷冻仪程序设置如下：

1）平衡 - 循环（1 ~ 2℃，30 分钟）。

2）- 2℃ /min 至 - 9℃。

3）保持 - 9℃，5 分钟。

4）人工植入冰晶。

5）- 0.3℃ /min 至 - 40℃。

6）- 10℃ /min 至 - 140℃。

（5）平衡约 20 ~ 25 分钟时将组织片倒入洁净的 100mm 培养皿中，用无菌镊子分装 1~2 片至每个冻存管内，冰上转移至冷冻仪，将冻存管在 holder 上排列好，启动冷冻程序。

（6）程序化冷冻仪完成工作后，按提示将冻存管转移至液氮罐中保存。

人卵巢组织的程序化解冻

（1）提前 30 分钟将解冻液Ⅰ、Ⅱ、Ⅲ均置于超净台上，复温至室温，分别倒 5ml 解冻液Ⅰ、Ⅱ、Ⅲ于 3 只洁净的 60mm 培养皿中。

（2）将装有卵巢组织的冻存管于 37℃水浴，至管内冷冻液融化。

（3）将冻存管内容物全部倒入 60mm 培养皿。

（4）用无菌镊子将皮质片转移至解冻液Ⅰ，摇床上复温 10 分钟。

（5）用无菌镊子将皮质片转移至解冻液Ⅱ，摇床上复温 10 分钟。

（6）用无菌镊子将皮质片转移至解冻液Ⅲ，摇床上复温 10 分钟，完成解冻。

卵巢玻璃化冷冻

设备

玻璃化冷冻无需特殊的仪器设备。

载体

同程序化冷冻的载体。

主要试剂配制

卵巢组织运输液

将 90ml HEPES 加入无菌细胞培养瓶，加入 10ml HSA，充分混合，分装，4℃保存。

卵巢组织玻璃化冷冻液体

（1）平衡液（ES）：将 65ml HEPES 加入无菌细胞培养瓶，依次加入 7.5ml EG、7.5ml DMSO 及 20ml SPS，充分混合，0.22μm 滤器除菌，分装，4℃保存。

（2）冷冻液（VS）：称取 17.12g 蔗糖，充分溶解于 27.5ml HEPES，依次加入 20ml EG、20ml DMSO 及 20ml SPS，充分混合，0.22μm 滤器除菌，分装，4℃保存。

卵巢组织玻璃化解冻液体

（1）解冻液（TS）：称取 34.24g 蔗糖，充分溶解于 55ml HEPES，加入 20ml SPS，充分混合，0.22μm 滤器除菌，分装，4℃保存。

（2）稀释液（DS）：称取 17.12g 蔗糖，充分溶解于 65ml HEPES，加入 20ml SPS，充分混合，0.22μm 滤器除菌，分装，4℃保存。

（3）冲洗液（WS）：将 40ml HEPES 加入无菌细胞培养瓶，再加入 10ml SPS，充分混合，分装，4℃保存。

人卵巢组织的获取和处理（切割器法）

（1）在 100mm 培养皿中倒入 20ml 无菌 HEPES。

（2）将卵巢组织从离心管转移至上述培养皿中。

（3）将卵巢切成两半：用手术刀沿着卵巢的长轴，横切两半。

（4）取其中 1/2 置于新的装有 20ml 无菌 HEPES 的 100mm 培养皿中，用切割器的框和手术刀沿切割器框的四周，将组织先切割成 1cm×1cm 大小的方块，然后将组织块填进切割器的槽内，用薄刀片从切割器第二层与第三层之间将皮质与髓质分开，如图 10-4-8 所示。

（5）切割器切下来的组织片为 1cm×1cm×1mm 大小 [图 10-4-9]，然后再修剪组织片，将切割好的组织片用眼科剪剔除髓质与血块，放 4℃待冷冻。

（6）对于儿童期的卵巢组织冷冻，卵巢本身较小，冷冻时皮质与髓质均冷冻，切割如图 10-4-10 所示。

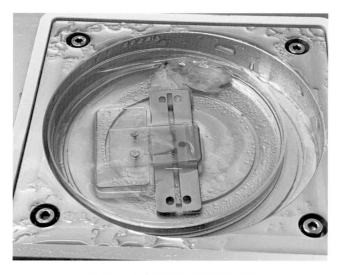

图 10-4-8　切割器法分离卵巢皮质

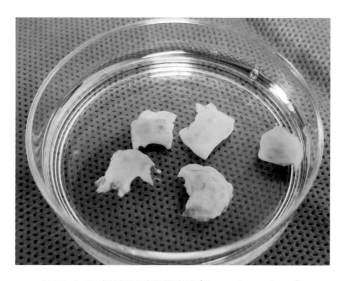

图 10-4-9　切割器分离卵巢皮质（1cm×1cm×1mm）

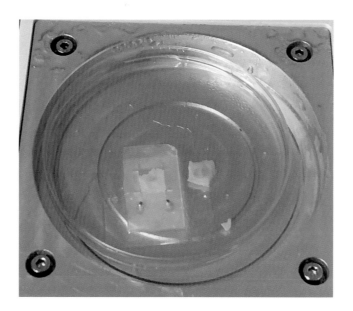

图 10-4-10　切割器分离儿童期卵巢组织的皮质与髓质

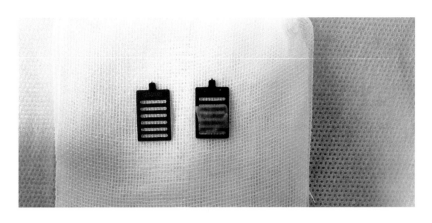

图 10-4-11　卵巢组织皮片置于冷冻载体上

人卵巢组织的玻璃化冷冻

（1）提前 30 分钟将 ES 和 VS 复温至室温（25～27℃）。

（2）将 ES 倒入 60mm 培养皿中，将卵巢组织置于其中 25 分钟。

（3）将 VS 倒入 60mm 培养皿中，用无菌纱布吸干上述卵巢组织表面多余的液体，放在 VS 表面。

（4）在 VS 中充分平衡 15 分钟，卵巢组织降至 VS 底部。

（5）用无菌镊子将卵巢组织置于冷冻载体上，髓质侧贴紧载体，用无菌纱布吸取多余的 VS，快速置于液氮中，观察组织变为玻璃化样［图 10-4-11］。

（6）于液氮中套外管并旋紧，置于液氮罐保存。

人卵巢组织的玻璃化解冻

（1）提前 45 分钟将 TS 复温至 37℃，DS、WS 复温至室温（25～27℃）。

（2）将 TS 置于 90mm 培养皿中，保存于 37℃温箱中，待使用时取出；DS、WS 均置于 60mm 培养皿中。

（3）在液氮中旋掉外套管，快速将载体置于 37℃的 TS 中，随着复温，组织片自动从载体上脱落，取出载体，组织片在 TS 中的总时间为 1 分钟。

（4）用无菌镊子将组织片从 TS 转移至 DS，平衡 3 分钟。

（5）用无菌镊子将组织片从 DS 转移至 WS，平衡 10 分钟，完成解冻。

卵巢程序化冷冻与玻璃化冷冻对比

程序化慢速冷冻采用低浓度的冷冻保护剂，在程序化冷冻仪的控制下缓慢降温，使细胞充分脱水。在脱水过程中冷冻保护剂进入细胞稀释细胞内电解质，使细胞内渗透压改变和冰晶生成的损伤降到最小，从而保护细胞。比较适合冷冻保存卵泡中体积小、代谢率低、缺乏细胞器以及皮质颗粒的原始卵泡。与玻璃化冷冻相比，程序化冷冻的方案较为固定，目前应用最多的是 Oktay 等采用的方案，即使用二甲基亚砜和蔗糖作为冷冻保护剂。当前世界上已有报道的活产婴儿多数来自程序化冷冻的卵巢组织自体原位或异位移植。但是，程序化慢速冷冻不仅需要价格昂贵的程序降温仪来控制降温速度，费时费力、过程烦琐，而且消耗液氮多，花费增加，一般实验室不易实施。

玻璃化冷冻技术作为一种新兴的冷冻保存技术，已广泛应用于卵母细胞及胚胎的冷冻保存。Silber 等提出体外培养结果提示玻璃化冷冻可能更适合冷冻卵巢组织。玻璃化冷冻是通过高浓度的冷冻保护剂在快速降温过程中由液态转变为无结构的玻璃化状态或无冰晶结构的固态，减少冷冻过程中冰晶的形成，从而降低冻融损伤。卵巢组织玻璃化冷冻的可能影响因素有：①卵巢组织大小。一方面，卵巢组织进行玻璃化冷冻前需要先提出髓质及黄体等，再修剪成较小的组织块，以利于冷冻保护液的渗透；另一方面，组织块面积太小，又会造成切割过程中丢失更多的卵泡或造成更大的机械损伤。Gook 等将卵巢组织块切割成 2.0 ~ 5.0mm 大小，认为对冷冻的结果影响不大，同时减少了操作时间，保护了窦前卵泡。而 Silber 等则将卵巢组织块切割成 10.0mm 大小，减少操作时间，也使后续的移植操作更加简便，并获得了较好的临床应用效果。②患者的年龄。正常生理状态下，女性的卵巢储备随年龄增加逐渐下降。Poirot 等指出超低温保存卵巢组织对年轻女性患者有重要的价值，但对年龄 > 35 岁的患者则意义不大，可能是由于 36 岁以后卵泡加速闭锁。③冷冻保护剂具有细胞毒性作用。目前尚无公认的、标准的最佳玻璃化冷冻液配方。常用的渗透性冷冻保护剂包括乙二醇、二甲基亚砜和丙二醇，非渗透性保护剂为蔗糖。多个实验证明，联合使用两种或以上冷冻保护剂能增强冷冻效果并减少对卵巢组织的损伤，提高卵母细胞存活率。有研究显示丙二醇联合乙二醇更能增强冷冻保护作用。经该溶液处理后，卵巢组织内卵泡凋亡率、卵母细胞凋亡率和颗粒细胞凋亡率明显降低，卵巢皮质结构保存完好，进行体外培养约 80% 的卵母细胞发育成熟。卵巢组织在进行玻璃化冷冻中造成卵泡损伤的原因可能是冷冻保护剂浓度较高，组织暴露在冷冻保护剂中的时间较长所致。另有研究提示，经玻璃化冷冻卵巢间质的电镜超微结构分析结果明显好于程序化冷冻，这对后续的卵巢移植术后血管重建意义重大。④冷冻载体的选择。目的是提高降温速率，减轻冷冻对卵巢组织细胞的损伤。国内外文献已报道了自制冷冻环、筛网、微滴管、麦管、针灸针等方法实现人卵巢组织皮质片的玻璃化冷冻保存，并取得了较好的保存效果。目前，卵巢组织玻璃化冷冻的最佳载体和冷冻保护剂的种类、浓度选择尚无定论。

中山大学附属第六医院生殖医学中心研究团队对于卵巢程序化冷冻和玻璃化冷冻进行了研究，比较了玻璃化冷冻和程序化冷冻对人卵巢组织卵泡形态、细胞凋亡率、卵泡存活率及体外培养中激素分泌功能的影响，发现玻璃化冷冻和程序化冷冻均能维持正常的卵巢组织卵泡和间质形态，且各级卵泡所占比例在冻融前后无明显变化，但程序化冷冻后卵巢组织细胞凋亡率明显高于玻璃化冷冻，两者间差异有统计学意义 [图 10-4-12、图 10-4-13]。玻璃化冷冻和程序化冷冻后卵巢组织中都有大量的卵泡存活，两者间

差异无统计学意义。两种冷冻方法冻融后的卵巢皮质组织体外培养激素检测证明冻融后的卵巢皮质组织具有分泌雌激素和孕酮的功能。

笔者的研究结果显示玻璃化冷冻和程序化冷冻均能维持正常的人卵巢组织卵泡形态，两种方法对人卵巢组织卵泡和间质形态的影响没有明显的区别。笔者对玻璃化冷冻和程序化冷冻冻融后的卵巢皮质组织进行体外培养，发现培养液中的 E_2 和 P_4 水平随时间增加，间接证实了冻融后卵巢皮质组织卵巢激素分泌细胞功能是可以恢复的。

但也有文献持不同的观点，Isachenko 等比较了程序化冷冻和玻璃化冷冻对人卵巢组织中卵泡质量、类固醇活性及增殖能力的影响，认为程序化冷冻较玻璃化冷冻能更好地保存人卵巢组织中的各类型卵泡和细胞增殖能力。卵巢组织冷冻保存技术的影响因素包括组织大小、冷冻保护剂的种类和浓度、冷冻载体等，目前这一技术在这些方面尚无统一标准。

肿瘤转移患者的生育力保存

卵巢肿瘤患者，特别是卵巢转移可能性大的患者，卵巢移植入体内后存在残留肿瘤细胞再种植的风险，目前常用的方法是冻存卵子，但多数患者没有足够的时间借用辅助生殖技术储备足够的卵子，需要立即进行放化疗的患者甚至需要进行不成熟卵子体外成熟培养后再冷冻，而此时能获得的卵子数量少，以后妊娠的成功率较低。对于此类患者，如将解冻后卵巢中的卵泡体外培养，则可通过体外的组织学检查避免肿瘤细胞残留；同时，始基卵泡作为最丰富的卵泡库，将其体外培养至成熟卵泡，可充分利用患者剩余的生育力。

卵泡体外培养的研究经历了从啮齿类动物、家畜、灵长类到人类的过程。卵泡发育的特性决定了模型建立的难易程度及其临床价值。啮齿类动物如鼠类是最常用的模型，除了经济原因，鼠类卵泡发育过程较为简单、易于模拟也是重要的因素。最初获得成功的卵泡体外培养模型是在 1996 年，Eppig 实验室将新生小鼠卵巢组织分离，体外培养 8 天后获取卵丘 – 卵母细胞复合物，再经体外培养 14 天后受精，形成 2 细胞胚胎后移植，190 个 2 细胞期胚胎移植最终获得 1 只存活的小鼠。新生小鼠卵巢由于足够小，

卵巢组织冷冻保存

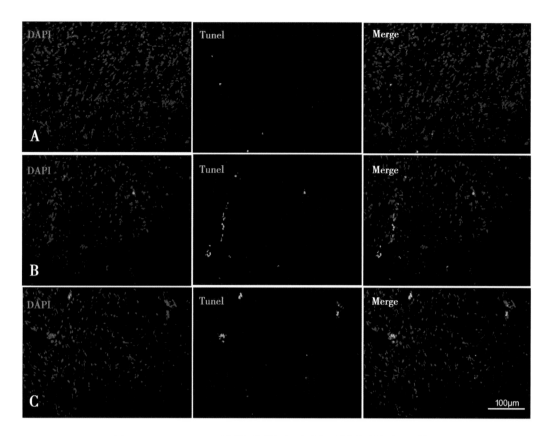

图 10-4-12　TUNEL 法检测卵巢组织冻融前后的组织内细胞凋亡情况

A. 新鲜卵巢组织的 TUNEL 染色结果（×200）；B. 玻璃化冷冻后复苏卵巢组织的 TUNEL 染色结果（×200）；
C. 程序化冷冻后复苏卵巢组织的 TUNEL 染色结果（×200）。绿色为卵巢组织中 TUNEL 染色阳性的细胞；蓝色为 DAPI 染色的细胞核。

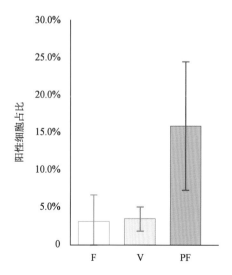

图 10-4-13　卵巢组织冻融复苏后细胞凋亡对比图

F. 新鲜组；V. 玻璃化冷冻组；PF. 程序化冷冻组。TUNEL 阳性细胞所占比例在三组间的差异有统计学意义（$P=0.001$），F 组与 V 组的差异无统计学意义（$P=0.932$），而 F 组与 PF 组、V 组与 PF 组的差异均有统计学意义（$P=0.001$）。三组比较用单因素方差分析：当 $P < 0.05$ 时，认为差异具有统计学意义。两两比较用 LSD 检验：当 $P < 0.017$ 时，认为差异有统计学意义。

能完整地培养，且组织基质少，易于酶解获得卵泡。新生小鼠卵巢中只含始基卵泡，在出生后数天即开始发育，且卵母细胞在不含激素或生长因子的培养基中也能继续发育，由此可推测鼠类始基卵泡的激活基本不需要特殊的刺激因子。通过建立鼠类模型，可探究不同影响因子对卵泡体外发育的影响，如 EGF、FSH，指导鼠类及其他物种系统的建立，同时反向促进对卵泡体内发育机制的认识。

然而，在鼠类卵泡体外培养获得成功后的很长一段时间，其他哺乳动物如家畜类、灵长类，包括人类卵泡体外培养研究进展缓慢，主要原因在于相比啮齿类动物，大型家畜动物卵巢体积大，培养及分解困难，且卵泡生长周期长，体积大，体外培养难度大。例如，从始基卵泡激活到排卵阶段，猪、羊、牛需要经过 3~6 个月的时间，猪和牛卵母细胞需从 30μm 发育至 120~125μm。特别的是，人类及家畜卵泡生长是一个断续的、分阶段进行的过程，因此体外模拟的培养系统也是分步骤进行的，每个阶段的成功启动都对卵泡的正常发育至关重要，其中始基卵泡的激活是体外培养的技术难点，其相关的激活因子、抑制因子也成为研究热点。如 Miyano 研究发现牛和猪始基卵泡的激活需要 Cdc2 酶与 MAP 酶的激活。大部分从卵巢组织中分离的始基卵泡体外培养时，卵母细胞很快走向凋亡。因此，多数实验室选择在卵巢皮质中培养始基卵泡，而少部分实验室如 Muruvi 实验室，将 7 天新生小羊卵巢组织切碎，酶解分离出始基卵泡后，用 Waymouth 培养基培养卵泡。但仍然采取了保持卵泡间联系的措施，即在培养皿每个孔中用植物凝集素包裹或添加纤连蛋白覆盖 50 个始基卵泡，培养 28 天后卵母细胞体积明显增大，但尚未见发育成窦前卵泡。由此可见，颗粒细胞及皮质内环境对始基卵泡激活的重要性，目前尚未能人工替代。成功激活始基卵泡后，继续促进卵泡获得发育潜能以至受精，形成正常的胚胎是另一个难点。目前已有的家畜类达到妊娠结局的成功案例较少，1999 年 Yamamoto 等从牛卵巢中分离出小窦状卵泡（0.5~0.7mm），将卵丘细胞 - 卵母细胞复合物体外培养 14 天，卵母细胞达到 GV 期后，经 24 小时体外成熟，受精后移植，获得成功的妊娠结局。更早期的卵泡阶段体外培养暂未有妊娠结局。由于牛和羊的卵泡生长周期和大小与人类相似，而可用于研究的人类或灵长类卵巢组织来源稀少，对家畜类特别是牛、羊卵泡体外培养系统的研究有较高的临床价值，需要进一步探索。目前灵长类动物卵泡体外培养主要分为始基卵泡激活及从窦前卵泡发育至成熟两种系统，如何将两者结合，实现完整的体外培养流程是目前的主要研究方向。

卵巢组织转运

如果卵巢切除手术与冷冻保存在同一医院进行，则切除后将卵巢置于前述的运输液运至实验室即可开始冷冻操作。如果切除的卵巢需要运送到外地实验室进行保存，则需要特殊处理。动物实验表明，卵巢组织在 4℃ 中 18 小时，其中形态正常的卵泡数与对照组无差别，而如果在 20℃ 中 18 小时则将显著减少形态正常的卵泡比例。有数个研究显示，采用特殊的低温运输装置可以将卵巢组织从某个地方送至异地保存，甚至有报道运输时间超过 20 小时的卵巢组织冷冻解冻后也可获得成功妊娠。

卵巢运送装置

运输设备

本中心的卵巢运输装箱 [图 10-4-14] 为坚固可锁的箱子，包括外边的保温层箱体与提供冷源的冷冻模块。卵巢组织可保存在模块的夹层内，其中模块的尺寸为 410mm×310mm×380mm 的 TempeShell，它是可交换的绝缘聚苯乙烯容器，是卵巢组织冷链运输中的冷却元件，可以保持 2~8℃ 长达 36 小时。

试剂及耗材

已预冷的 HEPES 缓冲液 500ml，50ml 离心管 2 支，SPS 1 支，10ml 移液管 2 支，无菌手术贴膜。

运输液的准备

90ml HEPES 缓冲液加 SPS 10ml，然后在 2 支离心管内分别加入 45ml 10% 的 HEPES 缓冲液，无菌手术贴膜封口，放 4℃ 备用。

冷冻模块的准备

冷冻模块有 4 个，从上至下标记为"A""B""C""D"，A 与 D 平放在 4℃ 预冷，B 与 C 平放在 -20℃ 预冷，至少提前 4 小时预冷备用。

运送操作流程

携带前述备好的卵巢组织运输箱及装好的卵巢转运液体，

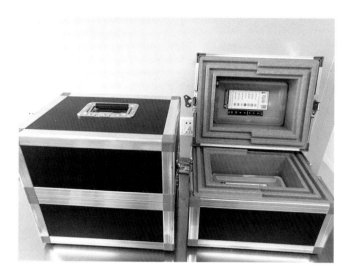

图 10-4-14　卵巢运输装箱

赶往本院/外院手术室。需于卵巢摘取操作前至少 30 分钟抵达手术室，至手术室后立即开始准备。

卵巢运输箱的装箱

向左或右镜像打开箱子，依次将 D 模块、C 模块、2 支50ml 离心管、B 模块、A 模块放入箱内，然后扣上箱子的另一半，带至手术室。

卵巢组织的装管

待卵巢组织快要取出时，将运输箱打开，依次将 A、B 模块放入另一侧箱体，取出一支装有 10% HEPES 缓冲液的离心管，将取出的卵巢组织依次洗涤，然后将卵巢组织转移到另一支干净的离心管内并封口，此操作要求无菌，然后装箱带回生育力保存实验室。

卵巢组织中未成熟卵的提取及体外成熟

未成熟卵的体外提取

在妇科手术过程中，将切下来的卵巢组织转入 50ml 的离心管内，离心管内应装满含 10% SPS 的 HEPES 缓冲液，然后以最快的速度转至实验室。在生育力保存实验室内将离体卵巢组织从离心管转入 100mm 的培养皿内，皿内含50ml 的 HEPES 缓冲液，然后用配有 18G 针头的 10ml 注射器抽吸卵巢内可视的卵泡，抽取的卵泡液在体视镜下拾取未成熟卵复合体，抽吸方法如图 10-4-15 所示。

未成熟卵的体外成熟

根据卵丘颗粒细胞的松散程度，判断收集的卵丘 – 卵母细胞复合体是否成熟，成熟的卵母细胞根据保存生育力患者的方案，决定是否冷冻卵子或者受精后冷冻胚胎。对于未成熟的卵丘 – 卵母细胞复合体进行体外成熟，体外成熟液可以采用买到商品化的，也可以自配。例如，Chan Woo Park 采用 G2 培养液，在 G2 中添加 10% 的 HAS、FSH（75mU/ml）、hCG（0.5U/ml）等。在 37℃、5% 的二氧化碳培养箱内培育最多 48 小时，然后用 0.1% 的透明质酸酶脱颗粒，在体视镜下根据第一极体或者生发泡判断卵子的成熟度。在培养的过程中也可根据卵丘颗粒细胞的松散程度决定是否拆除卵丘颗粒细胞 [图 10-4-16]。

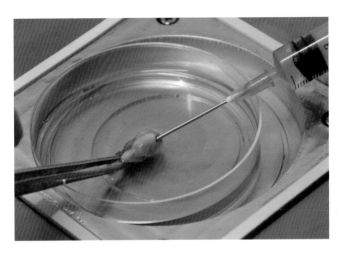

图 10-4-15　未成熟卵母细胞的体外穿刺

A

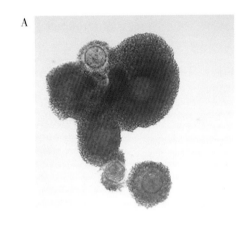

B

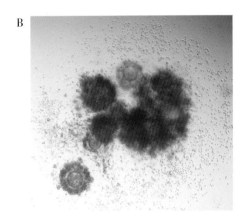

C

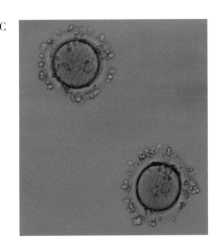

图 10-4-16　未成熟卵的体外培养

A. 从卵巢抽吸的未成熟卵，卵丘颗粒细胞致密；
B. 培养 24 ~ 48 小时的卵丘 - 卵母细胞复合体，颗粒细胞松散，呈放射状；
C. 经体外成熟培养后成熟的卵母细胞。

（孙鹏　郭映纯　方丛）

参考文献

1. MAZUR P. Cryobiology: The freezing of biological systems: the responses of living cells to ice formation are of theoretical interest and practical concern.Science, 1970, 168(3934):939-949.

2. MAZUR P, SEKI S. Survival of mouse oocytes after being cooled in a vitrification solution to −196 ℃ at 95 ° to 70,000 ℃ / min and warmed at 610° to 118,000 ℃ /min: A new paradigm for cryopreservation by vitrification. Cryobiology, 2011,62:1-7.

3. JIN B, HIGASHIYAMA R, NAKATA Y, et al.Rapid movement of water and cryoprotectants in pig expanded blastocysts via channel processes: its relevance to their higher tolerance to cryopreservation. Biology of Reproduction, 2013, 89(4):87.

4. JIN B, KAWAI Y, HARA T,et al. Pathway for the movement of water and cryoprotectants in bovine oocytes andembryos. Biology of Reproduction, 2011, 85(4):834-847.

5. JIN B, MOCHIDA K, OGURA A,et al. Equilibrium vitrification of mouse embryos at various developmental stages. Molecular Reproduction and Development, 2012, 79 (11):785-794.

6. JIN B, KLEINHANS F W, MAZUR P. Survivals of mouse oocytes approach 100% after vitrification in 3−fold diluted media and ultra−rapid warming by an IR laser pulse. Cryobiology, 2014, 68(3): 419-430.

7. JIN B, MAZUR P. High survival of mouse oocytes and preimplantation embryos after vitrification in the absence of permeating cryoprotectants followed by ultra−rapid warming with an IR laser pulse. Scientific Reports, 2015, 5:9271.

8. JIN B, QIU J, MA C H, SHAO X G. Ultra−rapid warming technology with a laser pulse for vitrified mouse/human oocytes and embryos. Cryobiology, 2016, 73(3):421.

9. JIN B, SEKI S, PAREDES E,et al. Intracellular ice formation in mouse zygotes and early morulae vs. coolingrate and temperature− experimental vs. theory. Cryobiology, 2016, 73(2):181-186.

10. ESHRE Guideline Group on Female Fertility Preservation, ANDERSON R A, AMANT F, et al. ESHRE guideline: female fertility preservation. Hum Reprod Open, 2020, 2020(4):hoaa052. .

11. Practice Committees of the American Society for Reproductive Medicine and the Society for Assisted Reproductive Technology. Mature oocyte cryopreservation: a guideline. Fertil Steril, 2013, 99(1): 37-43.

12. CHANG C C, SHAPIRO B D, NAGY Z P. The effects of vitrification on oocyte quality. Biol Reprod, 2022, 106(2): 316-327.

13. CHEN C. Pregnancy after human oocyte cryopreservation. Lancet, 1986, 1(8486): 884-886.

14. MAGLI M C, LAPPI M, FERRARETTI A P, et al. Impact of oocyte cryopreservation on embryo development. Fertil Steril, 2010, 93(2): 510-516.

15. BORINI A, SCIAJNO R, BIANCHI V, et al. Clinical outcome of oocyte cryopreservation after slow cooling with a protocol utilizing a

high sucrose concentration. Hum Reprod, 2006, 21(2): 512−517.

16. COBO A, MESEGUER M, REMOHÍ J, et al. Use of cryo-banked oocytes in an ovum donation programme: a prospective, randomized, controlled, clinical trial. Hum Reprod, 2010, 25(9): 2239−2246.

17. NAGY Z P, CHANG C C, SHAPIRO D B, et al. Clinical evaluation of the efficiency of an oocyte donation program using egg cryo-banking. Fertil Steril, 2009, 92(2): 520−526.

18. UBALDI F, ANNIBALLO R, ROMANO S, et al. Cumulative ongoing pregnancy rate achieved with oocyte vitrification and cleavage stage transfer without embryo selection in a standard infertility program. Hum Reprod, 2010, 25(5): 1199−1205.

19. YOON T K, CHUNG H M, LIM J M, et al. Pregnancy and delivery of healthy infants developed from vitrified oocytes in a stimulated in vitro fertilization−embryo transfer program. Fertil Steril, 2000, 74(1): 180−181.

20. ROQUE M,VALLE M,KOSTOLIAS A. Freeze−all cycle in reproductive Medicine:Current Perspectives. JBRA, 2017, 21(1):49−53.

21. DEBROCK S, PEERAER K, GALLARDO E F, et al. Vitrification of cleavage stage day 3 embryos results in higher live birth rates than conventional slow freezing: a RCT. Hum Reprod, 2015, 30(8):1820−1830.

22. KUĆ P, KUCZYŃSKA A, STANKIEWICZ B, et al. Vitrification vs. slow cooling protocol using embryos cryopreserved in the 5th or 6th day after oocyte retrieval and IVF outcomes. Folia Histochem Cytobiol, 2010, 48:848−858.

23. KESKINTEPE L, SHER G, MACHNICKA A, et al. Vitrification of human embryos subjected to blastomere biopsy for preimplantation genetic screening produces higher survival and pregnancy rates than slow freezing. J Assist Reprod Genet, 2009, 26:629−635.

24. YOUM H S, CHOI J R, OH D, et al. Closed versus open vitrification for human blastocyst cryopreservation: A meta−analysis. Cryobiology, 2017, 77:64−70.

25. GALLARDO E F, SPIESSENS C, D'HOOGHE T, et al. Effect of embryo morphology and morphometrics on implantation of vitrified day 3 embryos after warming: a retrospective cohort study. Reprod Biol Endocrinol, 2016, 14(1):40.

26. EMILY C H, BANAFSHEH N K, SARA S M, et al. Improved outcomes after blastocyst−stage frozen−thawed embryo transfers compared with cleavage stage: a Society for Assisted Reproductive Technologies Clinical Outcomes Reporting System study. Fertility and Sterility, 2018, 110(1):89−94.

27. FRANASIAK J M, FORMAN E J, GEORGE P, et al. Investigating the impact of the timing of blastulation on implantation: management of embryo−endometrial synchrony improves outcomes. Hum Reprod Open, 2018, 2018(4):hoy022.

28. ZHANG S, LUO K, CHENG D, et al. Number of biopsied trophectoderm cells is likely to affect the implantation potential of blastocysts with poor trophectoderm quality. Fertility & Sterility, 2016, 105(5):1222−1227.e4.

参考文献

29. LEVI-SETTI P E, MENDUNI F, SMERALDI A, et al. Artificial shrinkage of blastocysts prior to vitrification improves pregnancy outcome: analysis of 1028 consecutive warming cycles. Journal of Assisted Reproduction & Genetics, 2016, 33(4):461-466.

30. KUJJO L L, CHANG E A, PEREIRA R J, et al. Chemotherapy-induced late transgenerational effects in mice. PLoS One, 2011, 6(3): e17877.

31. GREVE T, CLASEN-LINDE E, ANDERSEN M T, et al. Cryopreserved ovarian cortex from patients with leukemia in complete remission contains no apparent viable malignant cells. Blood, 2012, 120(22): 4311-4316.

32. DONNEZ J, SILBER S, ANDERSEN C Y, et al. Children born after autotransplantation of cryopreserved ovarian tissue. a review of 13 live births. Ann Med, 2011, 43(6): 437-450.

33. MACKLON K T, JENSEN A K, LOFT A, et al. Treatment history and outcome of 24 deliveries worldwide after autotransplantation of cryopreserved ovarian tissue, including two new Danish deliveries years after autotransplantation. J Assist Reprod Genet, 2014, 31(11): 1557-1564.

34. DONNEZ J, DOLMANS M M, PELLICER A, et al. Fertility preservation for age-related fertility decline. Lancet, 2015, 385(9967): 506-507.

35. DONNEZ J, DOLMANS M M, PELLICER A, et al. Restoration of ovarian activity and pregnancy after transplantation of cryopreserved ovarian tissue: a review of 60 cases of reimplantation. Fertil Steril, 2013, 99(6): 1503-1513.

36. DONNEZ J, DOLMANS M M. Transplantation of ovarian tissue. Best Pract Res Clin Obstet Gynaecol, 2014, 28(8): 1188-1197.

37. DITTRICH R, HACKL J, LOTZ L, et al. Pregnancies and live births after 20 transplantations of cryopreserved ovarian tissue in a single center. Fertil Steril, 2015, 103(2): 462-468.

38. ANDERSEN C Y. Success and challenges in fertility preservation after ovarian tissue grafting. Lancet, 2015, 385(9981): 1947-1948.

39. PARK C W,SUN H W,KWANG M L, et al. Cryopreservation of in vitro matured oocytes after ex vivo oocyte retrieval from gynecologic cancer patients undergoing radical surgery. Clinical and Experimental Reproductive Medicine, 2016, 43(2): 119.

• 生育力保护及保存临床技术

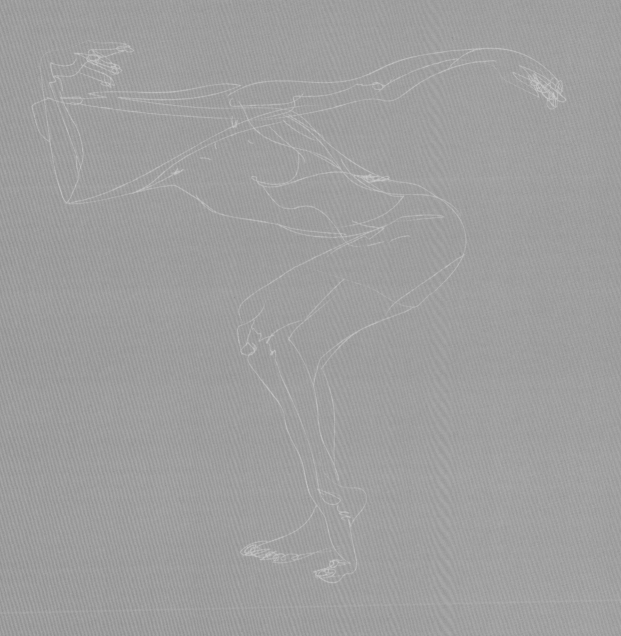

第 11 章

生育力保护及保存相关生殖
外科手术

卵巢组织获取与移植

卵巢组织获取的手术方式

卵巢皮片组织移植的几种方式及其对比

术中注意事项

卵巢组织移植时机

改善局部血供与避免缺血再灌注损伤
手术操作
新材料及手术机器人
促血管生成因子
活性氧自由基清除剂

恶性肿瘤患者自体卵巢组织移植的安全性评估与监测

子宫内膜异位症与生育力保护

子宫内膜异位症对生育力的影响

卵巢子宫内膜异位囊肿的生育力保护手术
卵巢子宫内膜异位囊肿的治疗方式
腹腔镜下卵巢子宫内膜异位囊肿无水乙醇固化术的要点及优势

腺肌病与生育力保护

生育力保护及保存相关生殖外科手术

生育力指夫妻、伴侣双方能够生育活产婴儿的生理能力；生育力保护是指使用手术、药物、辅助生殖技术等手段，保护患者获得遗传学后代的生理能力。女性育龄期恶性肿瘤发生率高达 2%，且呈低龄化趋势，未成年恶性肿瘤患者约占 0.4%，＜35 岁的女性恶性肿瘤患者约占 4%，大部分年轻恶性肿瘤患者仍有生育愿望。随着诊断和治疗水平的提高，育龄期女性恶性肿瘤患者 5 年生存率大幅度增加。对于年轻的恶性肿瘤女性患者，在肿瘤治疗过程中，应重视肿瘤治疗带来的不孕不育和卵巢功能不全问题，并进行生育力的保护；此外，对于患重型地中海贫血等疾病的未成年女性，在治疗前也应进行生育力保护。在实现患者生命延续的同时，赋予患者生育后代的可能。目前生育力保存的方法包括辅助生殖技术（胚胎冷冻、卵子冷冻）及手术干预（卵巢移位术、卵巢组织冷冻及移植等）。卵巢组织冷冻及移植技术在国内外已构建了成熟体系，本章将重点阐述卵巢组织获取及移植技术。

此外，提及生育力问题，还必须关注卵巢储备功能及子宫，卵巢和子宫均是生育力保护体系中必须重视的关键一环。卵巢子宫内膜异位症囊肿及子宫腺肌病均属于子宫内膜异位症，也是生殖医学临床面临的长期难题之一。如今已成熟开展腹腔镜下卵巢子宫内膜异位症囊肿无水乙醇固化术及子宫腺肌病改良三瓣法缝合法。因此，本章除重点阐述卵巢组织获取及移植技术外，还将重点阐述以上两种手术方式。

（曾海涛　彭金涛）

卵巢组织获取与移植

卵巢组织获取的手术方式

腹腔镜下单侧卵巢切除是卵巢组织获取的主要方式，术前根据超声波检查确定两侧卵巢的窦状卵泡数及卵巢大小，结合术中直视下的卵巢外观，综合考量后，原则上优先选择体积较大、窦状卵泡数量较多的一侧卵巢进行切除。

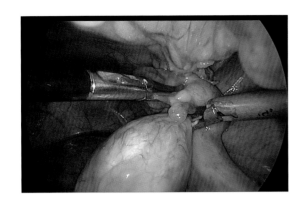

图 11-1-1　沿卵巢与输卵管间隙切开游离卵巢

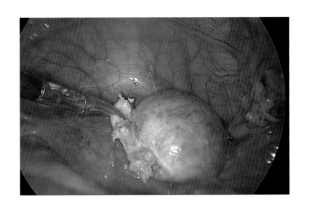

图 11-1-2　完整切下卵巢

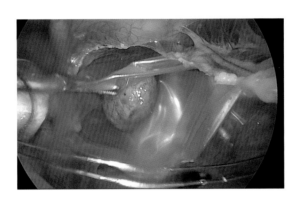

图 11-1-3　将卵巢置入标本袋中取出

用超声刀先于卵巢骨盆漏斗韧带附近夹闭离断、沿卵巢与输卵管间隙切开游离卵巢 [图 11-1-1]，至卵巢固有韧带处，用超声刀夹闭、离断 [图 11-1-2]，卵巢组织完整游离。标本袋置于盆腔，将卵巢组织放入袋中 [图 11-1-3]，左下腹原 0.5cm 穿刺鞘更换为 1.5cm 穿刺鞘，沿穿刺鞘缓慢取出。少数情况下，如消化道肿瘤或盆腔粘连严重的患者，腹式手术获取卵巢组织也是一种方案，此种方案同样可以使用超声刀完成，与腹腔镜手术的操作类似。卵巢组织取出后，交于台下培养室人员进行下一步处理。所有进行卵巢组织冷冻保存的患者均需要进行卵巢组织病理检查。

卵巢皮片组织移植的几种方式及其对比

卵巢组织移植按移植位置分为原位移植和异位移植，原位移植分为卵巢原位移植（有卵巢侧，[图 11-1-4]）和"腹膜窝"原位移植（无卵巢侧，[图 11-1-5]）；异位移植包括四肢 [图 11-1-6、图 11-1-7]、腹部皮下埋植 [图 11-1-8]、盆腹壁腹膜下埋植等。根据治疗目的，如果年幼患者仅需要内分泌功能维持生长及第二性征发育，可采用创伤小的皮下埋植；育龄期女性有生育需求，应采用原位移植。

术中注意事项

卵巢组织获取的注意事项包括：应沿输卵管系膜尽量远离卵巢组织以减少潜在的热损伤；卵巢组织取出时应避免挤压破坏，此举可减少表面窦状卵泡的丢失。卵巢组织移植的注意事项包括：卵巢组织解冻后要尽快到达移植部位、迅速建立组织间接触。

卵巢组织获取与移植

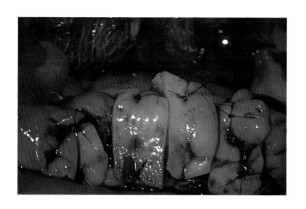

图11-1-4　卵巢原位移植于有卵巢侧（卵巢皮片缝合在卵巢髓质表面）
［资料来源：DONNE Z J, DOLMANS M M. Transplantation of ovarian tissue. Best Pract Res Clin Obstet Gynaecol, 2014.］

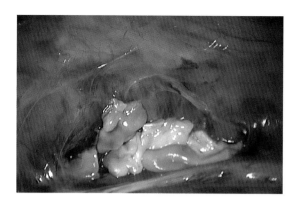

图11-1-5　卵巢原位移植于无卵巢侧（卵巢皮片移植在腹膜窝）
［资料来源：DONNE Z J, DOLMANS M M. Transplantation of ovarian tissue. Best Pract Res Clin Obstet Gynaecol, 2014.］

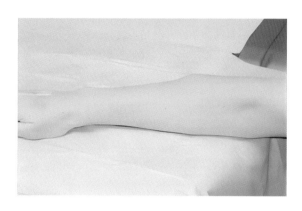

图11-1-6　卵巢异位移植（卵巢皮片移植于前臂皮肤下）
［资料来源：OKTAY K, ECONOMOS K, KAN M, et al. Endocrine function and oocyte retrieval after autologus transplantation of ovarian cortical strips to the forearm. JAMA, 2001, 286(12):1490-1493.］

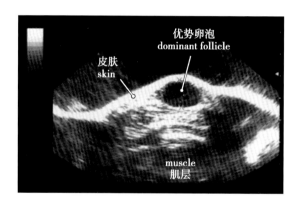

图11-1-7　卵巢异位移植超声影像
［资料来源：OKTAY K, ECONOMOS K, KAN M, et al. Endocrine function and oocyte retrieval after autologus transplantation of ovarian cortical strips to the forearm. JAMA, 2001, 286(12):1490-1493.］

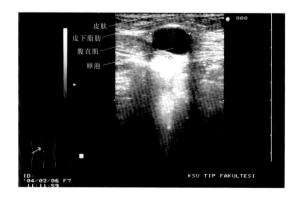

图11-1-8　卵巢异位移植：卵巢皮片移植于腹壁下
［资料来源：KIRAN G, KIRAN H, COBAN Y K. Fresh autologous transplantation of ovarian cortical strips to the anterior abdorminal wall at the fannenstiel incision site. Feril Steril, 2004, 82(4):954-956.］

卵巢组织移植时机

卵巢组织移植时机由生殖医学专家与原发疾病专科医生协商后确定。根据目前大部分的文献报道，卵巢组织移植的较恰当时机应包含以下几点：①患者原发疾病完全缓解或痊愈；②患者内分泌结果提示卵巢功能衰竭，超声提示双侧卵巢仅可见少量窦状卵泡或无窦状卵泡；③患者有生育要求；④患者的身体条件可耐受移植手术。

改善局部血供与避免缺血再灌注损伤

卵巢皮质移植是一项没有血管吻合的移植手术，在移植术后、血管重建前会经历一段缺血缺氧期。在此期间，局部组织灌注不足和动脉或静脉血流会减少，造成细胞能量储存的耗竭和有毒代谢物的堆积，导致细胞内脂质、酶类、结构蛋白的破坏，进而导致细胞死亡。卵巢皮质移植部位通常需要 4 ~ 5 天时间才能恢复供氧，这期间的局部缺血缺氧状态是造成移植后短期内卵泡大量丢失的主要原因。有数据显示，这期间的卵泡丢失率可能高达 50% ~ 90%。

那么在血管完成重建后，是否就能弥补缺血缺氧损害呢？事实证明并非如此。移植后早期的缺血状态在血管重建后带来了另一种后续损害，即缺血再灌注损伤。新生血管的形成带来了氧气，但也同时带来了活性氧（reactive oxygen species，ROS）。ROS 是缺血再灌注过程中的主要破坏性成分之一，进一步加重缺血性损伤。Luciana 的研究表明，缺血再灌注损伤会在缺血导致的大量卵泡丢失的基础上，进一步导致少量卵泡丢失。而且，这种损伤通常不可逆。

然而，在卵巢皮质移植后，由于始基卵泡非常低的代谢需求，使其仍能在相对较长的缺血期中存活。此外，由于它们分布在卵巢表面，使得它们可最先受益于新血管的生成。一项对冷冻保存的牛卵巢皮层的研究表明，始基卵泡比基质细胞更能耐受缺血损伤。种种证据表明，改善卵巢皮质移植后的卵泡质量及延长皮质寿命的两个关键点是：①促进血管生成，缩短缺血期，减少缺血损害；②降低 ROS 水平，预防缺血再灌注损伤。

手术操作

冻融卵巢组织移植过程中，人为形成手术性创伤，可快速而有效地促进血管形成，增加局部血供；血管形成的同时伴随胶原沉积，有助于新生组织形成，对移植后的卵巢皮质组织片的存活大有裨益。移植过程中应尽量避免局部烧灼和电凝，因为会破坏局部血管床。尽可能缩短手术时间也是关键因素之一，这样可以缩短卵巢皮质组织无养分供应的时间。

新材料及手术机器人

Oktay 团队对卵巢组织移植手术的优化做出了深度的探索和巨大的贡献，主要是生物新材料及手术机器人方面。去细胞的细胞外基质因其有助血管再生的特性而在美容整形、乳房重建等外科重建领域得到广泛的应用。而手术机器人对卵巢皮质组织的操作更加精细和温和，同时可明显缩短冻融卵巢组织完成移植的时间，减少缺血时间，Oktay 团队得到启发，将去细胞的细胞外基质和手术机器人应用于卵巢皮质组织移植中。在前期实验中，该团队已经证实卵巢组织和去细胞的细胞外基质之间并不发生排斥。然后，他们将卵巢皮质组织片缝合在去细胞的细胞外基质上，利用机器人辅助完成了 2 例卵巢皮质组织移植手术。该 2 例患者在卵巢组织移植后，分别行 7 个和 8 个超促排卵周期，获卵数在卵巢移植后约 1 年达到最高，她们分别积攒了 9 个和 10 个卵裂期胚胎。最终，这 2 名患者，1 名获得活产，1 名持续妊娠。以上成果证实了去细胞的细胞外基质联合手术机器人可明显优化卵巢组织移植术后效果。

Oktay 团队在最新发表的研究成果中，公布了最新的去细胞的细胞外基质 + 手术机器人行卵巢皮质组织移植的 7 例患者的随访结果。与 2017 年荟萃分析的结果相比，采用去细胞的细胞外基质 + 手术机器人的患者，卵巢皮质存活时间平均可达（43.2 ± 23.6）个月，明显长于未采用去细胞的细胞外基质 + 手术机器人的患者 [（29.4 ± 22.7）个月]。再一次证实了新材料 + 新科技在卵巢皮质组织移植手术中的光明应用前景。

华中科技大学同济医学院附属同济医院相文佩课题组成功地将新型氧化石墨烯 / 聚左旋乳酸纳米纤维支架用于小鼠卵巢组织移植，并获得振奋人心的结果。这种新型材料具有亲水表面和多孔网络结构，非常有利于细胞浸润，可促进移植组织的存活和血管生成。他们的研究发现，正常卵巢皮质组织片在最适质量百分比的纳米纤维支架的支撑下，可很好地与 POI 小鼠的原位受损卵巢组织融合，不仅能清楚地观察到血管的生成，还能在移植后的一段时间内增加卵泡数量，提升卵巢内分泌功能。此外，他们的研究还证明了该新型材料提高移植卵巢皮质组织的存活率是通过体内磷酸化内皮一氧化氮合成酶产生的一氧化氮实现的。这项研究为提高移植卵巢皮质组织的存活率提供了一种新的方法，同时也为其他器官的移植提供了新的策略。

促血管生成因子

血管内皮生长因子

血管内皮生长因子（vascular endothelial growth factor，VEGF），特别是 VEGF-A，是一种强效的血管生成因子，可刺激血管内皮细胞的生存、增殖、迁移和分化。有研究表明，颗粒细胞中存在 VEGF-A 受体，侧面证实 VEGF-A 参与了卵泡的形成。迄今为止，已经有多项研究证实了 VEGF 的作用。Henry 的研究发现，VEGF 可明显增加移植后卵巢皮质组织片上功能血管的数量，应用 VEGF 的小鼠，其卵巢皮质片上的血管密度明显更高。Li 的研究则发现，联合应用 VEGF 与成纤维细胞生长因子 2（fibroblast growth factor 2，FGF2）促进了血管再生，并显著提高了皮下移植冻融卵巢皮质组织片的存活率。运用 VEGF 与 FGF2 的卵巢皮质组织片的卵泡生长发育显著优于对照组，在施加促性腺素后，前者各阶段的卵泡都显著多于后者，且受精率也显著优于后者。除此以外，VEGF 的应用效果可能会得益于新型生物材料的发明。Rieux 等人的研究证实，利用 3D 材料包裹 VEGF 可使 VEGF 促血管生成的效果提高 3.5 ~ 7.5 倍，这为 VEGF 在加快卵巢皮质组织移植时新血管生成的应用开启了新的思路。

血管生成素

Kong 等人的研究发现，小鼠腹腔联合注射血管生成素 2（angiopoietin-2，Ang-2）及 VEGF 可显著增加异种移植的牛卵巢组织的微血管密度、正常卵泡率、卵泡密度，降低凋亡卵泡比率及纤维化面积，证实了血管生成素 2 在卵巢皮质组织移植后促血管生成的作用。

碱性成纤维细胞生长因子

碱性成纤维细胞生长因子（basic fibroblast growth factor，bFGF）是血管生成的主要调节因子之一，不仅在新血管的形成中发挥重要作用，而且在调节 VEGF 及其受体方面也发挥着重要作用。Tanaka 等人的研究使用可生物降解的酸性明胶水凝胶开发了一种片状的 bFGF 持续释放药物输送系统，后称 bEGF 片。他们将冻融的人类卵巢组织与 bEGF 片联合皮下移植到严重联合免疫缺陷小鼠的背部，将磷酸盐缓冲生理盐水片（phosphate-buffered saline sheets，PBS sheets）作为阴性对照组，异种移植后 6 周，分析卵巢移植组织的新生血管、细胞增殖、纤维化和卵泡存活情况。结果发现，bEGF 片释放 bFGF 的时间至少为 10 天。bFGF 片与冻融卵巢组织的共移植明显增加了基质和内皮细胞的增殖。bFGF 片的使用也显著减少了移植体中纤维化区域的百分比，原始和初级卵泡密度显著增加。

1- 磷酸 - 鞘氨醇

Soleimani 等人将经过 1- 磷酸 - 鞘氨醇（sphingosine-1-phosphate，S1P）预处理过的卵巢组织异种移植入严重联合免疫缺陷小鼠体内，结果发现 S1P 预处理显著增加了移植后卵巢皮质组织片的血管密度，不仅如此，在 S1P 的作用下，血管生成速度加快，卵巢基质细胞显著增殖，坏死率降低，组织缺氧的情况也得到了改善，凋亡卵泡的百分比显著降低。

卵泡刺激素

国内有学者针对卵泡刺激素（follicle-stimulating hormone，FSH）对冻融卵巢组织的血管生成相关蛋白表达的作用开展研究。结果发现，玻璃化冻融过程中添加 FSH 可以上调小鼠卵巢 FSH 受体及促血管生成的相关因子如 integrin β3、血管生成素 2 和 Kindlin-2 蛋白的表达，提高正常卵泡数。田媛的研究则发现，玻璃化冻存过程中 FSH 联合 S1P 的干预可抑制卵泡闭锁，但需要维持合适剂量，过高的 FSH 和 S1P 可导致卵泡激活成熟；0.3U/ml 的 FSH 与 2 μmol/L 的 S1P 干预可维持较高数目的原始卵泡池，该作用与提高 VEGF、VEGFR-2、CX43 及 CX37 蛋白表达有关，该项研究结果为提高冻融卵巢内卵泡的存活及血管生成提供了新的思路。

脂肪源性干细胞

近年的研究重点在间充质干细胞，其促进血管生成、抗凋

表 11-1-1　不同类型恶性肿瘤行自体卵巢组织移植后肿瘤复发风险等级表

风险等级	疾病
高	白血病
中~高	胃癌、结直肠癌等消化系统恶性肿瘤，子宫内膜癌
中	乳腺癌、低期别宫颈癌
低	淋巴瘤

亡和免疫调节的特性，在卵巢移植中可发挥重要作用。脂肪源性干细胞（adipose tissue–derived stem cell，ASC）是一种容易获得的自体间充质干细胞，具有多分化潜能。在 2017 年发表在 *Human Reproduction* 的一项研究中，Manavella 等人发现，纤维支架蛋白中添加高浓度 ASC 再行移植，可增强移植局部的血管形成过程，局部氧分压也得以提升。在 2018 年该研究小组更进一步，将 ASC 应用到人类卵巢皮质异种移植中。与未添加 ASC 相比，添加了 ASC 的组别，在移植后 14 天，血管标志物 CD34 的表达更加明显，卵泡凋亡率显著下降，始基卵泡存活率显著提高。ASC 甚至有良好的长期效应。2020 年 Donnez 课题组的一项研究发现，在卵巢皮质移植后 6 个月，移植前添加了 ASC 的皮质，其始基卵泡池的保持显著优于未添加 ASC 的皮质。说明 ASC 可能有潜在的延长卵巢皮质组织片寿命的作用。

活性氧自由基清除剂

褪黑素和维生素 E 是自由基清除剂，具有广泛的抗氧化活性谱和抗凋亡功能。褪黑素可以防止包括癌症在内的各种疾病中的自由基损害，并通过降低 Bcl2 的表达和 caspase-3 的活性，防止线粒体凋亡的发生。维生素 E 的天然形式 α‐生育酚可以调节凋亡基因，防止死亡受体配体介导的凋亡和调节细胞周期、黏附和生长。Friedman 等人的研究发现，只有植入经褪黑素处理的宿主的卵巢皮质片和用富含透明质酸的生物胶水孵育的卵巢皮质片才能保持其原有尺寸。用褪黑素处理宿主和用富含透明质酸的生物胶水加 VEGF-A 和维生素 E 孵育移植的皮片后，凋亡率明显低于未经处理的卵巢皮质片。这个研究也证实了褪黑素、维生素 E 在卵巢皮质移植中的作用。

恶性肿瘤患者自体卵巢组织移植的安全性评估与监测

恶性肿瘤患者的卵巢皮质组织片可能含有癌细胞。理论上这种卵巢皮质组织的自体移植可能导致肿瘤疾病的复发。自体卵巢组织移植后的恶性细胞再植导致肿瘤复发的风险大小目前尚不清楚，但据推测，受癌症类型［表 11-1-1］和阶段、转移的恶性细胞数量以及卵巢组织获取手术时机的影响。对恶性肿瘤患者的卵巢组织进行安全性评估及自体卵巢组织移植后的长期安全性监测是非常重要且必不可少的。对卵巢组织残留恶性肿瘤细胞的评估需要临床医生、病理学家及基础医学专家的多个学科合作。目前的安全性评估及监测主要有以下几种方法。

（1）对于拟行卵巢组织冻存的恶性肿瘤患者，术前必须充分评估是否存在恶性肿瘤卵巢转移，有卵巢转移者，不适宜行卵巢组织冻存；此类患者，在手术获取卵巢组织后，必须取部分卵巢组织送组织病理学检查，评估是否存在恶性细胞。

（2）多种分子生物学和细胞遗传学技术　对于少数含特异性染色体畸变的恶性肿瘤，可采用聚合酶链式反应（polymerase chain reaction，PCR）检测卵巢组织片中是否含有肿瘤特异性遗传物质。但是也需要知晓，检测到肿瘤特异性遗传物质并不一定意味着卵巢皮质有存活的癌细胞。另外，即使被检测的卵巢组织片无恶性细胞，也不能保证冻存及待移植的卵巢皮质片完全安全。Shapira 报道的一例急性白血病治愈后行卵巢组织移植的患者，移植前采用如光镜、荧光原位杂交、第二代测序等多种检测手段对卵巢组织中是否存在白血病细胞进行评估。

（3）异种移植可以更好地了解移植物中存在的癌细胞的生存能力，也是一种评估卵巢组织片安全性的方法。然而，一方面，由于受体动物免疫系统受损，与人体存在差异；另一方面，由于受体动物的最小随访期从未被明确规定，可能因为随访时间过短而错过了卵巢受累。所以，异种移植结果的可靠性还有待更多研究进一步确定。

（4）自体卵巢组织移植术后，对患者长期的跟踪随访也是安全性监测中必不可少的一个环节。

综上所述，目前对于恶性肿瘤患者行自体卵巢组织移植的研究还处在探索阶段，当今大部分研究都还是个案报道，无法给出明确的指导意见。在全世界范围内，恶性肿瘤患者是一个庞大的群体，其中有生育需求的人不在少数，所以对于这类患者的生育力保存，还需要生殖医学及各学科专家付出艰苦卓绝的努力。

（李满超　陈攀宇）

子宫内膜异位症与生育力保护

子宫内膜异位症对生育力的影响

子宫内膜异位症在育龄女性中所占比例达到 10% 以上，在不孕女性中所占比例达到 30% 以上。一方面，子宫内膜异位症患者的子宫内膜容受性降低，种植窗位移风险翻倍，对于孕激素抵抗的子宫内膜异位症患者，子宫内膜基质细胞发生过度增殖，不利于胚胎种植。另一方面，子宫内膜异位症使卵子质量降低，并与卵泡内炎症微环境改变、颗粒细胞凋亡率增加相关。相关研究显示，Ⅰ期和Ⅱ期子宫内膜异位症不需进行生育力保护的评估。卵巢子宫内膜异位囊肿（巧克力囊肿）属于子宫内膜异位症的一种特殊类型，与 IVF 助孕结果密切相关。研究结果提示，不同时期的子宫内膜异位症患者的获卵数、受精率、移植周期临床妊娠以及单胚着床率显著降低。笔者中心初步数据显示，

与盆腔因素不孕患者相比，卵巢子宫内膜异位囊肿患者的可移植胚胎率、优质胚胎率、囊胚形成率及 hCG 阳性率均降低（$P < 0.05$，患者年龄 < 36 岁，AMH > 1.2ng/ml）。卵巢子宫内膜异位囊肿是生殖科临床面对的疑难病种之一，除外前述子宫内膜异位症对生育力的影响外，其对生育力的影响还与以下因素相关：①卵巢子宫内膜异位囊肿导致卵巢功能下降；②降低卵巢微环境的质量，进一步影响卵子的治疗和胚胎移植；③在助孕治疗的过程中卵巢子宫内膜异位囊肿进一步长大，破坏卵巢组织，降低治疗效果。对于双侧卵巢子宫内膜异位囊肿 > 3cm、复发的单侧卵巢子宫内膜异位囊肿 > 3cm 或只有一侧卵巢且有卵巢子宫内膜异位囊肿的患者，应考虑进行生育力保护的决策，具体方案需个体化。

卵巢子宫内膜异位囊肿的生育力保护手术

卵巢子宫内膜异位囊肿的治疗方式

药物治疗

其指征包括：①卵巢子宫内膜异位囊肿直径 < 4cm；②有盆腔疼痛。卵巢子宫内膜异位囊肿诊断应比较明确，不能除外为卵巢其他肿物时应行腹腔镜手术治疗。

手术治疗

其指征包括：①卵巢子宫内膜异位囊肿直径 > 4cm；②合并不孕；③止痛药物治疗无效。

手术处理可以改善盆腔环境，进一步提高胚胎的临床妊娠率和降低流产率。目前卵巢子宫内膜异位囊肿的手术方式包括腹腔镜下卵巢子宫内膜异位囊肿壁剥除术、腹腔镜下卵巢子宫内膜异位囊肿穿刺术、腹腔镜下卵巢子宫内膜异位囊肿壁切开术，其中，腹腔镜下卵巢子宫内膜异位囊肿壁剥除术为最常见术式。但是，该常见术式会导致卵巢功能显著下降达 20% ~ 100%，甚至卵巢功能丧失，且术后复发率最高达 67%，进一步增加临床处理的难度。子宫内膜异位症指南建议，复发的卵巢子宫内膜异位囊肿及卵巢功能已低下的患者不进行手术治疗，而采用被动助孕治疗。此外，超促排前行卵巢子宫内膜异位囊肿穿刺引流可提高辅助生殖的效率及效果。

• 子宫内膜异位症与生育力保护

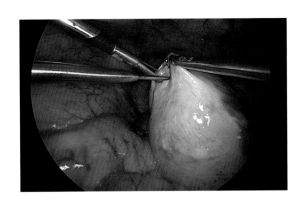

图 11-2-1　腹腔镜下卵巢子宫内膜异位囊肿无水乙醇固化术

为了解决临床困难，目前超声下经阴道进行卵巢子宫内膜异位囊肿穿刺抽液联合无水乙醇注射术已在国内外均有进行，并得到了推广。与药物和传统手术治疗（腹腔镜手术剥除卵巢子宫内膜异位囊肿壁）相比，超声下经阴道卵巢子宫内膜异位囊肿穿刺抽液联合无水乙醇注射术具有复发率低、疼痛小、费用低以及可重复治疗等优势，对于辅助生殖助孕患者，该治疗方案可提高患者的获卵数。但是，该治疗方式可能存在腹腔内出血、肠损伤以及无水乙醇渗漏导致的化学性腹膜炎等风险，采用腹腔镜下卵巢子宫内膜异位囊肿无水乙醇固化术可最大限度降低以上风险 [图 11-2-1]。

腹腔镜下卵巢子宫内膜异位囊肿无水乙醇固化术的要点及优势

腹腔镜下卵巢子宫内膜异位囊肿无水乙醇固化术适用于卵巢子宫内膜异位囊肿 ≥ 3cm 且卵巢储备功能下降或复发性卵巢子宫内膜异位囊肿 ≥ 3cm 的患者。其手术要点包括：①暴露卵巢子宫内膜异位囊肿侧卵巢。对于卵巢粘连的患者，注意分离粘连过程中不要使卵巢子宫内膜异位囊肿破裂。②抽出囊液并反复冲洗囊腔 5 ~ 10 次至囊液清亮。抽出囊液可选择以下两种方法：a. 剪刀切开约 0.5cm 破口，吸引器洗出囊液，并使用吸引器反复冲洗囊腔，注意尽量不要使囊液外露，如果外露，需要反复冲洗并吸尽冲洗液；囊液清亮后使用 3-0 可吸收缝线荷包缝合切口。b. 使用妇

科腔镜穿刺器于囊肿顶部穿刺，注射器吸净囊液并使用生理盐水反复冲洗。③无水乙醇固化。a. 无水乙醇加入少许亚甲蓝，可有助于观察在无水乙醇固化过程中是否有无水乙醇渗漏。b. 患侧卵巢处留置少许生理盐水，以备无水乙醇渗漏后可稀释无水乙醇浓度。c. 使用妇科腔镜穿刺器穿刺原切口或原穿刺部位，并使用腔镜器械钳夹固定（穿刺部位卵巢皮质及妇科腔镜穿刺器）。使用注射器注入无水乙醇，量稍少于卵巢子宫内膜异位囊肿囊液的量。d. 依据囊肿壁的厚度，无水乙醇固化时间为 3 ~ 10 分钟，固化过程中注意有无无水乙醇渗漏。e. 抽出无水乙醇，并反复冲洗囊腔 6 ~ 10 次，然后剪开囊肿壁，继续使用吸引器冲洗囊腔 5 次。f.2-0 可吸收缝线间断外翻缝合切开两侧卵巢皮质各 1 ~ 2 针。

腹腔镜下卵巢子宫内膜异位囊肿无水乙醇固化术的优势在于：①使用腹腔镜直视下卵巢子宫内膜异位囊肿无水乙醇固化代替传统的卵巢囊肿壁剥除术，尽可能保护卵巢储备功能；②代替经阴道穿刺卵巢子宫内膜异位囊肿并行无水乙醇固化术，直视下操作，简单方便，安全性高，可减少相关并发症，并同时处理其他盆腔相关问题。

（曾海涛　彭金涛）

腺肌病与生育力保护

子宫腺肌病患者的产科预后均较差，主要表现为早产和胎膜早破，活产率比非腺肌病患者低 41%，而且腺肌病对试管助孕也有严重的影响，不管是临床妊娠率还是每胚胎种植率、持续妊娠率远低于非腺肌病患者，而流产率又远高于非腺肌病患者。试管助孕前使用促性腺激素释放激素激动剂（gonado-tropin-releasing hormone agonist，GnRH-a）能提高妊娠率，对有症状的弥漫型腺肌病患者的治疗，保守手术或联合治疗（保守手术 +GnRH-a）与单独使用 GnRH-a 相比较能更长时间地控制症状，生殖预后也更好。

保留生育功能的子宫腺肌病术式从 20 世纪 90 年代或更早以前的楔形切除手术，逐渐发展到现今的多种子宫肌层皮瓣法。既有开腹手术也有腹腔镜手术，笔者认为腹腔镜手术在腺肌病手术中更多地是作为辅助方式，如局限性的腺肌瘤切除，或因为患者盆腔广泛粘连需要腹腔镜协助分离粘连。腹腔镜手术受限于角度、器械的活动度以及不能触诊等限制，对局灶型腺肌病尚可遵循子宫肌瘤的手术方式进行，但对于弥漫型子宫腺肌病，上述缺点最终导致其无法胜任。弥漫型腺肌病手术需要仔细分辨腺肌病病灶与正常子宫肌层的界限，才能准确切除病灶和重构子宫肌层。

楔形切除手术分两种，一种是切口不进入宫腔，另一种是切口进入宫腔，两种术式都是在切除病灶后将肌层及浆膜层缝合，腺肌病复发率与留存的腺肌病病灶多少有关，当病灶范围大时，在切口两侧均可能留存病灶，同时考虑到缝合子宫时可能因为张力过大而失败，因此此术式建议使用在局灶型腺肌病或腺肌瘤的患者中。此方法的优点是简单，但对痛经及月经过多的改善不明显，而且只适用于病灶范围不大者。

20 世纪 90 年代后更多新型手术开始施行，与楔形切除手术最大的区别是不再简单切除子宫肌层，而是使用不同的切口入路，保留子宫肌层特别是浆膜层，尽可能多地去除病灶，再将子宫肌层缝合，不同的切口入路成就了不同的新术式，这些新术式统称为子宫肌层皮瓣法，较常用的有 H 型切除法、不对称切除法、三瓣法。

H 型切除法 [图 11-3-1] 较常用于病灶位于前壁或后壁者，准确来说，应该称为"工"型切除法。以病灶位于子宫前壁为例，先在子宫前壁正中行一纵切口，然后在病灶上缘以及病灶下缘各行一横切口（病灶上缘一般在宫底部，病灶下缘一般在子宫前壁下段），两横切口与纵切口垂直，从而形成"工"字，在前壁中央纵切口朝两侧宫旁方向游离浆膜层皮瓣，皮瓣厚度为 5mm，游离皮瓣至病灶两侧缘，将前壁左右两皮瓣以开窗方式掀开后，用刀切除皮瓣下的腺肌病病灶至贴近内膜层，然后用可吸收线缝合皮瓣至创面，在缝合皮瓣边缘时应使用无张力缝合的方式。此方法能切除"工"字切口下、内膜层以上几乎所有病灶，缺点是容易切穿内膜层，当内膜层仅剩很薄时，缝合重构子宫时难度大，即使缝合后也会使宫腔变形，当腺肌病病灶为前后壁弥漫型者时此手术亦不适合。

不对称切除法 [图 11-3-2 ~ 图 11-3-4] 是有文献报道以来施行手术例数最多的方法，适用于弥漫型子宫腺肌病患者，其缺点是要牺牲一侧输卵管，同时因要切开宫腔，故可能增加术后感染和宫腔粘连的可能。起始切口选择在宫底靠近一侧宫角间质部，做一纵切口，前后壁切口达前后壁病灶下缘，一般不超过子宫动脉水平，但不进入宫腔，然后将两宫角左右相对牵拉，在宫底切口靠近宫角一侧对角线斜行切开肌层，像挖空子宫腔一样，将宫腔完整与对侧宫角及侧壁分离，然后在宫底横行切开宫腔，术者示指进入宫腔，将内膜层 5mm 以上腺肌病病灶片状切除，同法切除游离浆膜层 5mm 以下的病灶，切除病灶后缝合宫腔，再将左右浆膜层采用褥式缝合方法重构子宫。此方法会在一侧宫角处切断输卵管，故切口选择时要保留正常侧输卵管，如两侧输卵管均正常者，则选择保留病灶少的一侧输卵管。

三瓣法手术 [图 11-3-5] 对弥漫型及局灶型腺肌病均适用，而且还有阻止妊娠后子宫破裂的潜力。在宫底部正中行一纵切口，直接进入宫腔，切口下缘至子宫前壁和 / 或子宫后壁病灶下缘，示指进入宫腔作为指示，将内膜层以上 5mm 至浆膜层以下 5mm 之间的腺肌病病灶切除，然后关闭宫腔，将左（或右）浆膜皮瓣分层缝合在内膜层上，在宫底部将左（或右）浆膜皮瓣再分为前后两瓣，将后瓣缝合在内膜层宫底部上，前瓣缝合在后瓣和内膜层上，再将右（或左）浆膜皮瓣缝合在内膜层及左（或右）浆膜皮瓣上，至此三个皮瓣叠瓦式缝合在一起重构子宫。此方法使用面广，而且重构子宫时皮瓣相互重叠、分层缝合，抗拉力更强，子宫破裂可能性更低。但此方法不适用于腺肌病病灶位于子宫侧壁者，同样因需要切开宫腔故可能增加术后感染和宫腔粘连的可能。对于腺肌病病灶位于子宫侧壁者，笔者借鉴三瓣法手术，将切口选择在侧壁正中，以相同原则切除病灶，游离侧壁子宫前后浆膜，最后重构子宫，

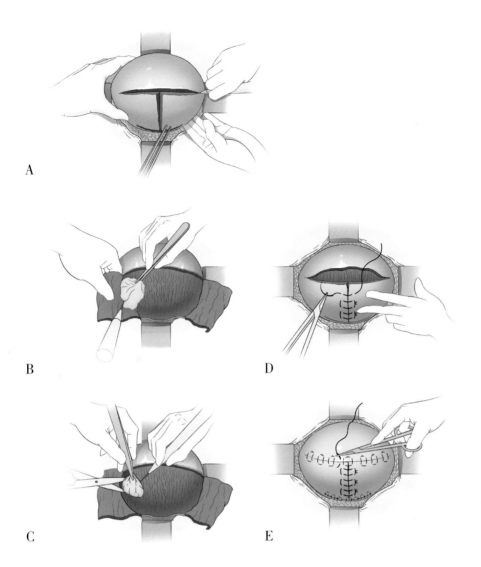

图 11-3-1 H 型切除法

A. 子宫前壁行 "H" 型（或 "工" 型）切口；B. 游离左右两侧浆膜层皮瓣；C. 切除腺肌病病灶；D、E. 无张力缝合皮瓣边缘。

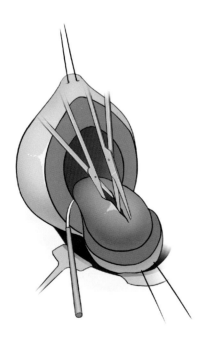

图 11-3-2 不对称切除法

牵拉两侧宫角，斜行切开肌层，将宫腔与对侧肌层分离；宫底横行切开宫腔。

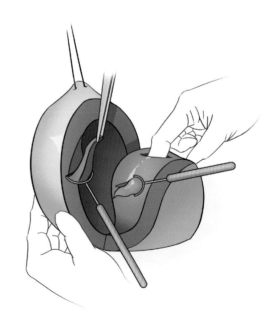

图 11-3-3 不对称切除法

切除内膜层以上 5mm 的腺肌病病灶；切除浆膜层下 5mm 腺肌病病灶。

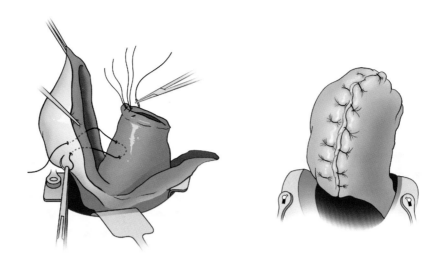

图 11-3-4　不对称切除法
缝合游离浆膜皮瓣与宫腔；缝合子宫。

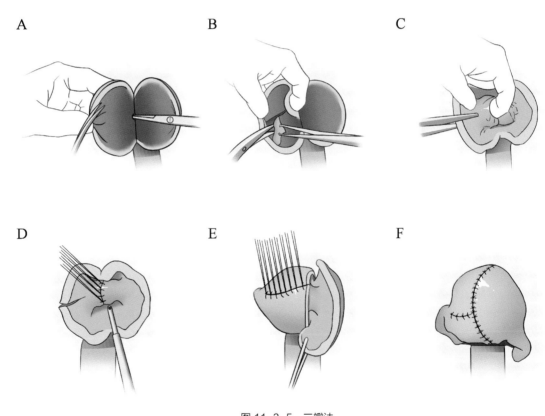

图 11-3-5　三瓣法

A. 子宫正中纵切口进入宫腔；B. 切除内膜层以上、浆膜层以下腺肌病病灶；C. 在左侧浆膜层皮瓣宫底部切开，分成前、后两瓣；
D. 缝合宫腔；E. 将左侧浆膜层皮瓣"叠瓦式"缝合在内膜层上；F. 将右侧浆膜层皮瓣缝合在内膜层及左半皮瓣上。

手术难点在于术中切开侧壁时要准确进入宫腔，并以此为指示切除病灶，缺点为需要牺牲病灶一侧输卵管。

以上几种手术是目前腺肌病手术中保存生育力较常用的术式，截至 2018 年，有文献报道的腺肌病切除手术共有

2 365 例，其中大部分（89.9%）是日本 13 所医学机构报道的，在接受手术的患者中，有 449 人手术后妊娠，其中 363 人（80.8%）成功分娩。患者术后妊娠发生子宫破裂的准确概率目前不得而知，因为目前数据多为小样本报道。目前最大样本量的报道来自日本 Nishida 教授的报道，其完成

1 349 例腺肌病手术，术式为不对称切除法，术后有 176 人共妊娠 221 次，其中有 5 例发生子宫破裂，子宫破裂概率为每人 2.8%，每次妊娠 2.3%。有报道 103 例患者接受楔形切除术，其中 57 人为不孕症者，术后 4 人发生宫腔粘连，2 人在妊娠晚期发生子宫破裂。日本 Hisao Osada 教授报道了一项研究，113 名患者接受三瓣法手术，其中 62 人希望妊娠，有 46 人临床确认妊娠，32 人活产，没有出现子宫破裂。上述报道的 2 365 例手术，同期报道发生子宫破裂 24 例（1.01%），这 24 例子宫破裂，其中 18 例使用了能量器械（包括激光器械、单极电刀），6 例没有描述使用何种器械，虽然能量器械与子宫破裂有相关性是不严谨的说法，但单纯从数量上能量器械可能与子宫破裂的发生有关。在保留生育功能的腺肌病手术中，仔细辨别病灶和正常子宫肌层是手术成功非常重要的一步，但是能量器械的使用使切口表面变硬变色，当术中广泛使用能量器械时，病灶与正常肌层的界限越发模糊从而难以辨别。同时组织学研究发现，电刀极大影响伤口愈合，伤口愈合障碍可能因组织坏死、瘢痕和大量胶原蛋白的积累从而导致缝合失败，能量器械使蛋白发生热变性从而凝结血管，这对止血是有利的，但这些热变性蛋白在伤口凝结会反过来影响伤口的愈合，因此笔者建议保留生育功能的腺肌病手术均使用冷刀，特别是弥漫型子宫腺肌病。

笔者中心所有保留生育功能的腺肌病手术均使用冷刀切除病灶。2018 年 1 月—2021 年 11 月，笔者中心对弥漫型腺肌病患者行保留生育功能手术共 80 例，其中 65 人行试管助孕治疗，截至 2021 年 12 月接受胚胎移植 46 人，移植周期数为 77 次，术后累计妊娠率为 51%，活产率和持续妊娠率为 41.3%，流产率和生化妊娠率为 11.7%，其中 1 例发生子宫破裂，为双胎妊娠 29[+4] 周住院保胎时发生子宫破裂，马上行急症手术治疗，术中修复子宫，术后孕妇及两名婴儿平安。在 Nishida 教授的报道中，有 5 例子宫破裂分别发生在 31 周、27 周、30 周、16 周和 19 周，子宫破裂一般发生在孕中晚期，子宫破裂的症状为无宫缩性腹痛，与笔者中心病例情况相似，因此对于术后患者应该严格单胚胎移植，对于双胎妊娠者应予以减胎。结合国内外文献报道，保留生育功能的腺肌病手术，术后妊娠发生子宫破裂的概率在 1%～7.1%，风险较高，故对于有生育力保护需要的患者需要充分知情，同时相关医生及医疗机构也需要有充分的应急预案，保证孕妇与婴儿的安全。

目前对于术后避孕需要多长时间没有共识，不同医疗机构有不同的建议，绝大部分机构建议为术后避孕 6～12 个月。手术后可通过彩超及增强 MRI 观察手术区域的血流变化，Hisao Osada 教授报道的 113 例手术后患者，其中 92 例（81.4%）在术后 6 个月时，手术区域的血流已经恢复。对于巨大病灶者，手术区域可能要超过 2 年时间才能恢复。笔者中心患者在术后每 3 个月复查一次子宫 MRI，移植胚胎前均复查子宫三维彩超与宫腔镜，判断子宫肌层愈合良好及排除宫腔粘连后再行胚胎移植。笔者中心患者术后移植胚胎在 7～18 个月，其中发生子宫破裂的病例为术后 8 个月移植胚胎，但考虑到此患者为双胎妊娠，而且孕期中出现羊水过多，故笔者认为其子宫破裂主因是双胎妊娠，笔者中心另有 4 名患者亦为术后 8 个月时移植胚胎，均顺利分娩（1 名孕 34 周剖宫产，另 3 名均为足月剖宫产）。子宫破裂受多个因素影响，包括子宫腺肌病的切除方法、病灶大小、子宫肌层缺损范围、重建宫腔及子宫壁的方法、术后伤口愈合情况、术后避孕时间和手术医生的技巧等。

对于患者及医生来说终极目标是活产率，但影响活产率的因素非常多，而手术对腺肌病合并不孕症患者来说，只是其中一个可采取的、可能提高活产率的方法。同时对于子宫腺肌病保留生育功能手术来说，其本身是一个姑息性手术而非根治性手术，是个体化手术而非标准化手术，因为每个患者的病灶范围不确定，合并症也不同，对手术医生的要求极高，因此是否对患者施行手术必须慎重，建议对接受辅助生殖技术失败或反复流产者，再考虑手术治疗，严格把控手术指征。建议做到以下几点：①术前充分评估病情了解既往手术史，完善子宫三维彩超、盆腔增强 MRI，了解病灶范围及与宫腔的关系，帮助医生判断病灶位置、宫腔位置，从而决定切口的位置、方向以及深度，也能帮助判断盆腔粘连情况，并且排除宫腔中重度粘连可能；②术前冻存足够的胚胎，术后评估子宫愈合良好，尽早移植胚胎。在笔者中心，患者术后接受 2 次移植后临床妊娠率达 80%，因此笔者建议患者在术前至少冻存 3 枚优质囊胚。同时术前要让患者充分知情，了解手术中的风险及术后妊娠的相关风险，并组织好相关的科室及医护人员，做好相对应的应急预案。目前对于腺肌病保留生育功能手术没有共识，因此需要更多的临床和基础研究来进一步探讨，希望在不久的将来能更好地帮助腺肌病患者。

（曾智）

参考文献

参考文献

1. 中国医师协会妇产科医师分会 , 中华医学会妇产科学分会子宫内膜异位症协作组 . 子宫内膜异位症诊治指南 (第三版). 中国妇产科杂志 ,2021,56(12):812－824.

2. CACCIOTTOLA L, MANAVELLA D D, AMORIM CA. In vivo characterization of metabolic activity and oxidative stress in grafted human ovarian tissue using microdialysis. Fertil Steril, 2018,110(3):534－544.

3. OKTAY K, BEDOSCHI G, PACHECO F. First pregnancies, live birth, and in vitro fertilization outcomes after transplantation of frozen－banked ovarian tissue with a human extracellular matrix scaffold using robot－assisted minimally invasive surgery. Am J Obstet Gynecol, 2016,214(1):91－94.

4. OKTAY K, MARIN L, BEDOSCHI G. Ovarian transplantation with robotic surgery and a neovascularizing human extracellular matrix scaffold: a case series in comparison to meta－analytic data. Fertil Steril, 2022,117(1):181－192.

5. KONG H S, LEE J, YOUM H W. Effect of treatment with angiopoietin－2 and vascular endothelial growth factor on the quality of xenografted bovine ovarian tissue in mice. Plos One, 2017,12(9):e184546.

6. TANAKA A, NAKAMURA H, TABATA Y. Effect of sustained release of basic fibroblast growth factor using biodegradable gelatin hydrogels on frozen－thawed human ovarian tissue in a xenograft model. J Obstet Gynaecol Res, 2018,44(10):1947－1955.

7. MANAVELLA D D, CACCIOTTOLA L, POMME S. Two－step transplantation with adipose tissue－derived stem cells increases follicle survival by enhancing vascularization in xenografted frozen－thawed human ovarian tissue. Hum Reprod, 2018,33(6):1107－1116.

8. FRIEDMAN O, ORVIETO R, FISCH B. Possible improvements in human ovarian grafting by various host and graft treatments. Hum Reprod, 2012, 27(2):474－482.

9. LIANG Y, WANG L, WU J. Multi－biofunctional graphene oxide－enhanced poly－L－lactic acid composite nanofiber scaffolds for ovarian function recovery of transplanted－tissue. NPJ Regen Med, 2022, 7(1):52.

10. GARCIA－TEJEDOR A, MARTINEZ－GARCIA J M, CANDAS B, et al. Ethanol sclerotherapy versus laparoscopic surgery for endometrioma treatment: A prospective, multicenter, cohort pilot study. J Minim Invasive Gynecol, 2020,27(5):1133－1140.

11. KHEIL M H, SHARARA F I, AYOUBI J M, et al. Endometrioma and assisted reproductive technology: a review. J Assist Reprod Genet,2022,39(2):283－290.

12. KIM G H, KIM P H, SHIN J H, et al. Ultrasound－guided

sclerotherapy for the treatment of ovarian endometrioma: an updated systematic review and meta-analysis. Eur Radiol,2022,32(3):1726-1737.

13. YOUNES G, TULANDI T. Effects of adenomyosis on in vitro fertilization treatment outcomes: a meta-analysis. Fertil Steril, 2017,108(3):483-490.e3.

14. OSADA H, SILBER S, KAKINUMA T, et al. Surgical procedure to conserve the uterus for future pregnancy in patients suffering from massive adenomyosis. Reprod Biomed Online,2011,22:94-99.

15. FUJISHITA A, MASUZAKI H, KHAN KN, et al. Modified reduction surgery for adenomyosis. A preliminary report of the transverse H incision technique. Gynecol Obstet Invest,2004,57:132-138.

16. NISHIDA M, TAKANO K, ARAI Y, et al. Conservative surgical management for diffuse uterine adenomyosis. Fertil Steril,2010,94:715-719.

17. SAREMI AT, BAHRAMI H, SALEHIAN P, et al. Treatment of adenomyomectomy in women with severe uterine adenomyosis using a novel technique. Reprod Biomed Online,2014,28:753-760.

18. DUEHOLM M. Uterine adenomyosis and infertility, review of reproductive outcome after in vitro fertilization and surgery. Acta Obstet Gynecol Scand,2017,96(6):715-726.

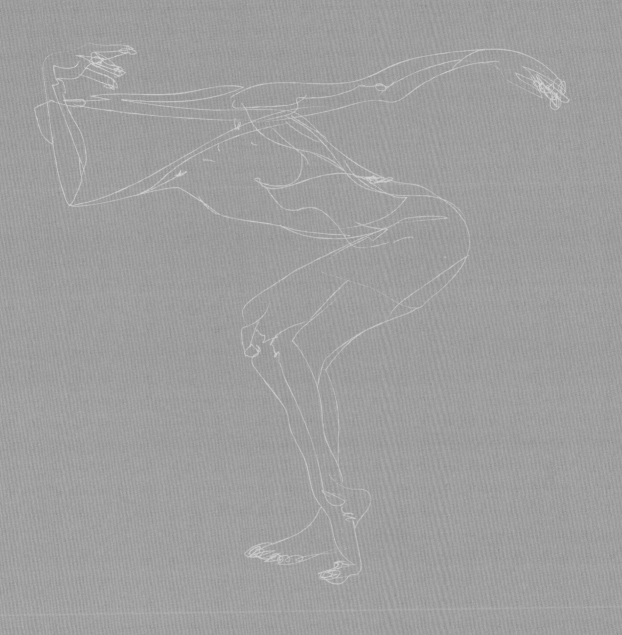

第 12 章

生育力保存协作网络

第 12 章　生育力保存协作网络

推荐要点

生育力保存协作网络

随着癌症发病率的增加，癌症治疗后的生育力低下日趋受到关注。女性癌症幸存者妊娠率较一般人群低约40%。肿瘤的多种治疗方案均对生育力产生毁灭性的打击。对癌症女性开展的一项调查研究显示，超半数的癌症女性依然希望拥有自己的孩子。与癌症治疗有关的不孕风险甚至可能影响他们对癌症治疗的决定。因此，美国临床肿瘤学会（the American Society of Clinical Oncology，ASCO）建议将对自己的生育意愿感到不确定的癌症患者转诊至生殖专家，以进行生育力保存咨询。尽管许多癌症患者表示有意愿成为父母，但获得生育力保存的患者数量仍然相对较少。患者对与癌症治疗有关的生育力低下缺乏认识，加之专科医生希望尽快开展癌症治疗，均可能阻碍肿瘤科医生与患者进行充分的生育讨论和生育力保存转诊。由此可见，生育力保存协作网络和多学科会诊（multidisciplinary team，MDT）平台的建立尤为重要。ASCO制定了生育力保存MDT指南，提出了几个重要的推荐要点，为临床医生特别是肿瘤科医生处理女性癌症患者生育力保存问题提供了一个全面的参考。

推荐要点

1. 肿瘤科医生、血液内科医生或相关专业人员应主动询问癌症患者的生育意愿，及时将患者转诊至生殖科专家处。

每个育龄期的女性癌症患者，无论孕期、年龄或预后如何，都应询问其生育意愿。及时告知肿瘤治疗相关的不孕风险。在最初的癌症诊断和癌症治疗开始之前，肿瘤科专家、血液病学专家或相关的专业人员就应发起这种讨论。这种讨论有助于及时将合适的患者转诊给生育专家。沟通要点见表12-0-1。

2. 癌症患者应该及时得到全面的关于肿瘤生殖学的信息，以便作出最佳的生育力保存方案的选择。

（1）生育力的危险因素：癌症治疗的类型和剂量不同，会带来不同的不孕风险。患者需要在早期阶段获得所有适当的信息，了解具体的不孕不育风险，生育力保存技术的可行性，生育力治疗的优点和缺点，以及辅助生殖技术成功的可能性，综合多方面考虑，作出最优选择。

1）向患者提供更多关于肿瘤生殖学的标准化的书面信息，在肿瘤治疗的早期阶段和疗程中反复、多次讨论。

2）这些信息应主要针对生育力保存，而不仅仅是基于不孕不育的统计数据。

3）应为癌症患者提供接触生殖专家、顾问的机会，以帮助他们作出最合适的决定。

（2）生育力保存措施：患者应接受个性化的生育力保存方案。因此，每位患者应被单独评估，同时提供的生育力保存方案也取决于每个国家的法规和伦理监督。

表 12-0-1　沟通要点

沟通要点	是	否
初次咨询时		
· 问及患者的生育意愿		
患者是否具有生育力保存的条件		
· 冻卵患者，年龄 < 43 岁？		
· 卵巢组织冷冻患者，年龄 < 36 岁？		
· 是否有较好的预后？		
· 身体一般情况如何？		
· 肿瘤是否可治愈？		
· 肿瘤治疗方案的性腺毒性？		
· 是否适合接受生育力保存措施 / 手术？		
· 是否有时间进行生育力保存措施？（癌症治疗的紧迫程度）		
· 是否有生育史；目前拥有孩子的数量？		
是否告知患者如下内容		
· 早发性卵巢功能不全和 / 或不孕的风险（高 / 中 / 低 / 不存在）		
· 生育力保存技术的可用性		
· 保留生育能力的替代方案（即卵母细胞捐赠、代孕、收养）		
· 生育力保存与卵巢功能保存的不同		
· 月经不等同于生育能力		
其他需要考虑的因素		
· 是否需要多学科团队参与患者护理或护理合作（即导诊护士、心理健康专业人员）？		
· 患者是否需要接受心理评估 / 支持？		
· 是否与适当的生育中心合作，以便转诊？		
· 是否在患者的档案中记录了生育意愿？		
完成癌症治疗以后		
· 癌症治疗后患者被转回生育专家处就诊		

· 第 12 章　生育力保存协作网络

最常用的生育力保存方案是胚胎和卵细胞冷冻保存。它们被认为是生育力保存的"金标准"技术。卵母细胞冷冻要求患者在开始任何癌症治疗之前，有 2 周的时间来进行超促排卵及取卵。对于需要立即进行癌症治疗的患者和青春期前的患者，卵巢组织冷冻保存则是唯一的选择。在全世界范围内，已有 130 例报道经卵巢组织冷冻保存后获得活产。

在特定情况下，卵巢移位、保留生育功能术式或卵母细胞体外成熟后的卵母细胞或胚胎冷冻也是生育力保存的备选方案。对于准备接受化疗的患者，同时使用促性腺激素释放激素激动剂（GnRH-a）进行临时的卵巢抑制也是一种选择，然而其有效性有待商榷。目前 ASCO 的建议是在其他生育力保存方案都不可行的前提下，患有乳腺癌的年轻女性可使用 GnRH-a 进行暂时性的卵巢抑制。

肿瘤科和血液科医生应在患者最初就诊时提供肿瘤生殖关键问题的咨询。

1）患者癌症治疗方案有可预期的性腺毒性风险（包括不孕不育和提前绝经）。

2）患者癌症病情是否适合行生育力保存，包括癌症类型、癌症治疗的紧迫程度、复发风险、疾病预后等。

3）告知现有的辅助生殖技术。

4）胚胎冷冻和卵母细胞冷冻要求患者尚未接受化疗，若已进行有限的化疗，可选择卵巢组织冷冻保存；但是所有生育力保存方案最好都能在系统的癌症治疗之前完成。

5）保存配子、胚胎或保留生育能力并不能保证在癌症治疗后妊娠。

6）转诊至生殖专家或行生育力保存并不一定会推迟癌症的治疗。

7）生育力保存不影响癌症患者的治疗结局，其中包括在新辅助化疗前行生育力保存的乳腺癌人群，但是该研究数据有限，无法提供有确切证据的结论。

8）化疗后的月经恢复不等同于生育能力恢复。数据表明，至少有40%的35岁女性在接受癌症治疗后可恢复正常月经，但由于卵巢储备严重下降而导致不孕。卵巢仅需10%的功能就可维持长期的月经来潮。因此，利用月经评估卵巢功能，是非常不准确的。

（3）生殖专家应提供有关生育力保存的深入信息。

1）辅助生殖技术的种类、利弊及费用。

2）不同技术的成功率及患者年龄对成功率的潜在影响（目前还没有比较不同技术成功率的大型对照研究）。

3）本中心具体的生育力保存成功率，因为这些成功率可能与文献发表的数据不同。

4）在特定情况下，该过程引起的心理、社会和道德问题。

（4）目前研究报道的多种生育力保存方案的成功率。

1）癌症患者的胚胎冷冻和冻融胚胎移植活产率为20%～45%。

2）卵母细胞冷冻：对于年龄 ≤ 35 岁的女性，活产率为50%；年龄 > 36 岁的女性，活产率为22.9%。

3）卵巢组织冷冻及移植：根据不同文献报道，活产率为18.2%～40%。

3. 肿瘤患者生育力保存方案的制订和个体化照护，应采用MDT的方式。

MDT 在肿瘤生殖学中的作用：早在 2013 年，ASRM 就提倡利用 MDT 团队来制订生育力保存方案。一个肿瘤生殖学MDT 团队应包括肿瘤内科医生和 / 或血液科医生、妇科医生、生育专家 / 生殖内分泌医生、导诊护士、心理学家、社会心理辅导员和社会工作者。理想的情况是，患者与医生、护士和心理健康专家就个人的生育力保存问题进行多次交谈，这样可以进行更全面的评估，每位患者的需求都可被充分地了解，部分患者可能还需要寻求经济援助。

在肿瘤生殖学的讨论和患者的照护上，应考虑采用 MDT的方法；无论是亲自参加还是通过视频会议的方式，都是一个与所有专家共同就患者生育力开展讨论的绝佳机会；通过这些讨论，专家们可就患者情况作出个体化的决定；专职医疗人员，如护士和心理学家，可以为肿瘤医生和患者提供很多有用的支持。

大多数指南都建议患者应进行心理咨询评估及获得心理学支持。另外，研究表明，在 MDT 中纳入护士会使患者的社会心理需求得到更充分的满足。导诊护士或心理学家有助于协调肿瘤治疗与生育力保存之间的时间，避免延误治疗；也可妥善安排患者的就诊。

大多数情况下，生育力保存需要在很短的时间内完成方案的制订和实施，所以，生育力保存服务要求流程简便、高效。通常需要一个专门从事生殖医学与肿瘤学的护士来扮演生育力保存指导人员的角色，他或她作为一个单一的联系人，负责协调生育力保存的临床路径，尽量缩短生育力保存措施的时间。该名指导人员，需要整合所有的医疗信息，促进多学科沟通，帮助制订癌症患者最终的生育力保存方案。在这个过程中，应紧凑安排患者的所有预约和就诊，避免延误；生育力保存指导护士最重要的任务是为患者提供个性化的咨询和辅导，为患者提供知识和情感上的支持。在专业医疗建议的指导下，生育力保存指导护士对生育力保存患者的照护质量有重要的贡献。

4. 建立生育力保存协作网络，在癌症治疗初始就有意向行生育力保存的患者，在结束癌症治疗后应转诊至生殖中心专家处进行生育功能随访。

（1）建立生育力保存转诊体系和协作网：一旦确诊癌症，应尽快进行生育力保存的转诊，避免延误癌症治疗；肿瘤专家、血液内科专家、外科专家和生殖专家应建立密切的合作关系。建议肿瘤专家及血液内科专家积极地与当地或附近的生殖中心就生育力保存建立合作关系。

1）留存生育力保存转诊中心的地图和电话号码。

2）生育力保存转诊中心应有能力在转诊后 24～48 小时内提供生育力保存专家咨询。

• 笔者也建议内科医生积极寻求各种对生育力保存转诊有帮助的资源，如肿瘤生殖学指南、当地临床协作网、生育力保存计划、患者标准化信息等。

（2）癌症后续治疗：生育功能的随访。

对于有生育意愿的癌症治疗后的患者，也应进行生育力保存的讨论。生殖医学专家应在患者结束癌症治疗后，对患者的生育功能进行长期的随访，可相对地增加患者的妊娠概率。

欧洲临床肿瘤学会（European Society of Medical Oncology，ESMO）指南指出，患者在诊断为癌症后的最佳怀孕时间并没有定论。最佳怀孕时间应综合以下因素考虑：癌症治疗结束的时间、复发的风险、年龄和卵巢功能等。此外，还有患者的意愿。患者可能有与诊断癌症后怀孕的利弊有关的问题，医生需要应对这些问题，让这些问题不会成为患者寻求转诊的障碍。

在疾病最初就对生育力保存感兴趣的患者，无论最终是否接受生育力保存，在癌症治疗结束后或在考虑怀孕的情况下，应将他们转诊给生殖专家。转诊时机根据患者年龄、

卵巢功能、既往治疗情况、完成治疗的时间、复发概率及患者个人生育意愿等综合制订。原则上，复发概率低的患者可推荐转诊。此时转诊也可评估患者身体状况及是否需要激素替代治疗。

应对癌症治疗后拟生育的患者作出以下建议。

1）化疗后的 12 个月内尽快行卵巢功能检测。

2）最后一次癌症治疗与超促排卵或生育力保存之间应至少间隔 6～12 个月。

（陈攀宇　李晶洁）

参考文献

1. QUINN G P, VADAPARAMPIL S T, GWEDE C K. Developing a referral system for fertility preservation among patients with newly diagnosed cancer. J Natl Compr Canc Netw, 2011,9(11):1219-1225.

2. HARADA M, OSUGA Y. Fertility preservation for female cancer patients. Int J Clin Oncol, 2019,24(1):28-33.

3. MELAN K, AMANT F, VERONIQUE-BAUDIN J. Fertility preservation healthcare circuit and networks in cancer patients worldwide: what are the issues? BMC Cancer, 2018,18(1):192.

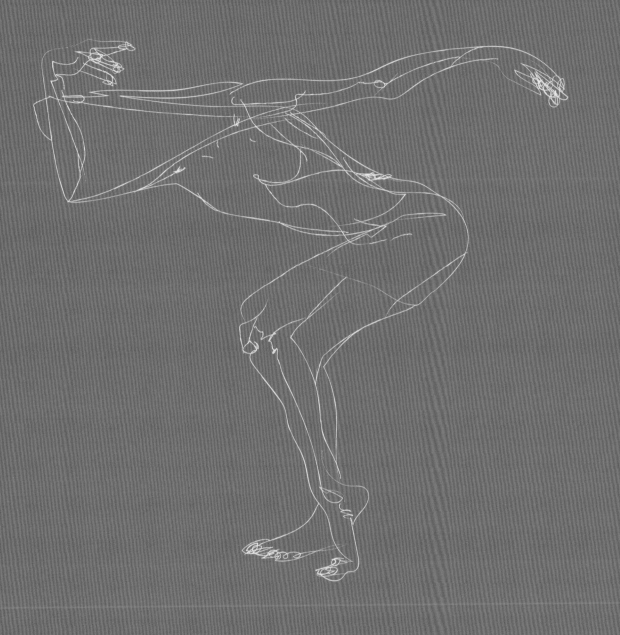

第13章

中医学在生育力保护及保存中的应用

中医学与女性生育力

中医学对女性生育力的认识

中医学在女性生育力保护中的应用

中医学与男性生育力

中医学对男性生育力的认识

中医学在男性生育力保护中的应用
整体观念
辨证论治
治未病

中医学在生育力保护及保存中的应用

目前，生育力保存主要依靠现代实验室技术，在动物精子和卵子的保存中，有些中药制剂、中药提取物或许可以用作冷冻保护剂及改善解冻后配子和组织的质量，但在实际的实验操作中，对中药的应用非常少，仍然缺乏比较可靠的实验数据，也许可以作为以后的研究方向之一，中药中的某些成分可能对精子、睾丸组织、卵子、卵巢组织的保存有积极作用。本章节主要围绕中医学在生育力保护及保存中的应用展开讨论。

中医学与女性生育力

中医学对女性生育力的认识

女性生育力是指能够产生卵母细胞、受精并孕育胎儿的能力。中医并无"女性生育力""卵巢功能"等相关名词，对于女性生育力的认识散见于"不孕""闭经""经水早断""月水先闭""血枯""经断前后诸证"等疾病的记载，但纵观古今，其认识主要集中于不孕症、卵巢早衰方面。

《黄帝内经》最早从生理角度揭示了人衰老至死亡的生理规律。《素问·上古天真论篇》中提到，"女子七岁。肾气盛，齿更发长；二七而天癸至，任脉通，太冲脉盛，月事以时下，故有子；三七，肾气平均，故真牙生而长极；四七，筋骨坚，发长极，身体盛壮；五七，阳明脉衰，面始焦，发始堕；六七，三阳脉衰于上，面皆焦，发始白；七七，任脉虚，太冲脉衰少，天癸竭，地道不通，故形坏而无子也。"这篇记载的内容概述了女性从月经初潮到绝经期的生理规律，这是最早对于女性生育描述的理论基础，并且强调了在女性生育中"肾主生殖"的主导作用。"二七而天癸至……月事以时下，故有子"阐述了女性在14岁左右时便有了生育力。"四七，身体盛壮"，生育力达到最佳时期，与现今的25~35岁为最佳生育年龄大致吻合。"七七，天癸竭，地道不通，故形坏而无子也"也符合女性49岁绝经期后生育力枯竭的生理规律。

隋代巢元方《诸病源候论》记载："此由堕胎之时，血下过少，后余血不尽，将摄未复，而劳伤气力，触冒风冷，风冷搏于血气，故令腹痛；劳损血气不复，则虚乏。而余血不尽，结搏于内，多变成血瘕，亦令月水不通也。"指出女子因早婚多产或者频繁堕胎，致使气血耗伤，肝肾受病而发闭经。这种观点与现代医学认为滑胎及人工流产、药物流产可能导致卵巢功能衰退的观点相似。

宋代陈沂《陈素庵妇科补解·经水不通属七情郁结方论》中指出女性可因七情过激，影响脏腑功能及气血运行进而导致月经"闭绝不行"。该书中还指出房事过度可导致肾虚经血自闭、先天不足致血枯经闭的病机。

月经的生理

月经的产生：肾-天癸-冲任-胞宫轴的作用机制

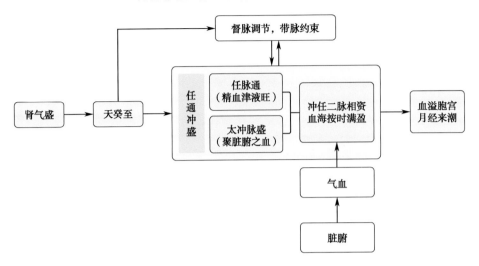

图 13-1-1　月经的生理

清代傅山《傅青主女科》中对于女性孕育有了较为完整、系统的认识，"经本于肾""经水出诸肾"，以肾为主导，脾为根本，肝为女子之用。该书中详细论述了经、带、胎、产 4 个方面的多种病症，把所有妇产科疾病分列在调经、种子、崩漏、带下、妊娠、小产及临产等九类之下。

现代中医学理论认为"肾主生殖"在肾－天癸－冲任－胞宫轴中起到主导作用［图 13-1-1］。肾藏精，肝藏血，经血互滋，乙癸同源，肾有所藏，则肝血充足，肝主疏泄，肾主闭藏，一开一合，藏泄有时，故经水有序。脾为后天之本，化生气血，为生化之源，肾为先天之本，先后天相互资生，方能源远流长。女性以气血为用，气血充盛，方有月经来潮，则正常妊娠。在女性生殖中肾、肝、脾三脏功能缺一不可。环境因素、情志因素、饮食因素、房劳过度及疲劳过度可能是导致卵巢早衰的主要发病因素。

中医学在女性生育力保护中的应用

由于卵巢早衰的病因、病机存在不同观点，中医辨证分型差异较大，目前临床中大约可见到肾阴虚、脾肾阳虚、肝郁气滞、寒凝血瘀、肾阳亏虚、气虚血瘀、阴阳两虚、痰湿阻滞等十余种证型。较为趋同的认识为以下证型。

肝肾阴虚证

此证型临床中最为多见。病因主要有多产、房劳过度、疲劳过度、流产过多，导致肝肾阴血不足，冲任血海匮乏，卵巢失养。

临床表现：闭经或者月经不调，月经量少，不孕，潮热出汗，颧赤盗汗，腰膝酸软，胁隐痛，头晕目涩，齿摇脱发，形体消瘦，口燥咽干，失眠多梦，五心烦热，阴道干涩，带下过少，舌暗红，少苔，脉细。

治法：滋补肝肾，清热养血。

代表方剂：六味地黄丸，可根据具体情况随症加减。如眩晕耳鸣，杞菊地黄丸加减；胁痛者加川楝子、赤芍、郁金；腰膝酸软疼痛者，加杜仲、桑寄生、怀牛膝；若午后潮热，五心烦热者，加知母、鳖甲、龟甲；若见齿衄，加炒山栀、白芍、代赭石；月经先期，加女贞子、墨旱莲；痛经，加香附、郁金、川芎；闭经，加丹参、菟丝子。

脾肾阳虚证

多产、饮食不节、过度劳累等损伤阳气，阳气受损，肾气不足，则任脉不通，冲脉不盛，血海亏虚。

临床表现：闭经或月经不调，月经量少，不孕，畏寒，腰膝酸软，倦怠乏力，面色不泽，四肢不温，精神萎靡，记忆力减退，性欲减退，大便溏薄，小便频数，余沥不尽，或夜尿频多，舌质淡胖有齿痕，苔白滑，脉沉迟细弱。

治法：温补脾肾，养血填精。

代表方剂：金匮肾气丸合小建中汤加减。温肾药物多选择杜仲、菟丝子、续断、桑寄生、蛇床子、益智仁等，既能温肾又可益精，不燥不腻，平补脾肾。不宜过用辛热性猛的补肾壮阳药，药性燥烈，恐有伤阴助火之弊。健脾药常选择太子参、白术、山药、黄精、黄芪、党参等。

心肾不交证

多因思虑劳神太过，或情志抑郁，郁而化火，或虚劳久病，房事不节，心肾阴虚阳亢所致。肾水亏虚，不能上济于心，心火炽盛，不能下交于肾。

临床表现：闭经或者月经不调，月经量少，不孕，心烦失眠，惊悸多梦，头晕，耳鸣，健忘，腰膝酸软，口燥咽干，五心烦热，潮热盗汗，便秘溲赤，舌红少苔，脉细数。

治法：滋阴降火，交通心肾。

代表方剂：六味地黄丸合交泰丸或黄连阿胶汤加减。常用药物为熟地黄、山茱萸、山药、泽泻、茯苓、丹皮、黄连、肉桂。

肾虚肝郁证

多因工作压力大，学习过度紧张，经常熬夜，经常情绪不舒，或遭遇大悲大怒事件，导致肝气郁结，血行不畅，气血失和，冲任失调。

临床表现：闭经或者月经不调，月经量少，不孕，精神抑郁，情绪不宁，烦躁易怒，胸胁胀痛，乳房胀痛，口苦，善太息，或见咽部异物感，不思饮食，精神不振，腰膝酸软，舌淡红，苔薄腻，脉弦。

治法：疏肝理气解郁，补肾滋阴。

代表方剂：柴胡疏肝散合六味地黄丸。疏肝理气药常选择柴胡、陈皮、郁金、香附、夏枯草、佛手、木香、枳壳、乌药、合欢皮、大腹皮、玫瑰花、绿萼梅等。

肾虚血瘀证

久病及肾，久病则虚，致使人体机能受损，脏腑气血虚弱。气血不足，天癸欠充，冲任亏虚且瘀，血海不能满溢则月经早绝。

临床表现：月经后期，量少，色紫暗，或有少量血块，渐至闭经，或伴不孕，腰膝酸软，头晕耳鸣，倦怠乏力，小腹刺痛，精神烦躁，或抑郁不舒，面色晦暗，肌肤甲错，舌紫暗，或有瘀斑瘀点，苔薄白，脉沉涩。

治法：补肾填精，活血调经。

代表方剂：金匮肾气丸合少腹逐瘀汤、桃红四物汤加减。活血化瘀药物不宜破血，补血而化瘀，药力宜平缓。多选用益母草、丹参、茜草、月季花、川芎、桃仁、红花、泽兰、苏木、郁金等。

针灸治疗也对卵巢功能衰退有一定的疗效。临床中常选择肾俞、肝俞、脾俞、命门、腰阳关、八髎、天枢、关元、中极、子宫、卵巢、足三里、三阴交、太冲、涌泉、血海等穴位，辨证取穴。针灸治疗以补肾、疏肝、活血为基本治则。此外对于因恶性肿瘤行放化疗的患者，如有放化疗副作用如恶心、呕吐等，而无法口服药物的患者，可予针灸治疗，在治疗卵巢功能衰退的同时可以缓解放化疗副作用。

卵巢功能衰退是病因复杂的妇科内分泌疾病，常有许多前期病变出现，如月经延期或先期，月经量少或崩漏，潮热出汗，心情烦躁，不孕等表现，应该坚持"上工治未病""不治已病治未病"的中医防病思想，早预防，早发现，早诊断，早治疗，可以采用中药、针灸、耳穴压豆、穴位埋线、中药灌肠、心理调节、食养摄生等综合治疗。

中医对女性生育力的认识历史悠久，具有系统化的认识，同时有多种多样的调控女性生育力的方法，中药、针灸、食疗养生等多方面都对卵巢功能的保护有明显的优势。要博采众长，充分发挥中医药的优势和特色，使祖国医学发扬光大。

（王波　赖鑫　赵鲁刚）

中医学与男性生育力

中医学对男性生育力的认识

生殖功能（性与生育）是人类的一种本能，中医学自诞生以来，就有对人类生殖的深刻认识与思考。

中医学对人体生、长、壮、老、已的认识，就是对人体生育力的发生、发展与衰退的精准且详细的诠释。

《黄帝内经·素问·上古天真论》：

帝曰：人年老而无子者，材力尽耶？将天数然也？

岐伯曰：丈夫八岁，肾气实，发长齿更。

二八，肾气盛，天癸至，精气溢泻，阴阳和，故能有子。

三八，肾气平均，筋骨劲强，故真牙生而长极。

四八，筋骨隆盛，肌肉满壮。

五八，肾气衰，发堕齿槁。

六八，阳气衰竭于上，面焦，发鬓斑白。

七八，肝气衰，筋不能动。

八八，天癸竭，精少，肾脏衰，形体皆极，则齿发去。

释义：男子到了八岁，肾气充实起来，头发开始茂盛，乳牙也更换了；十六岁时，肾气旺盛，天癸（生殖之精）产生，精气充满可以排出，男女交合，可以生育子女；二十四岁时，肾气充满，筋骨强健有力，牙齿长全；三十二岁时，筋骨强壮，肌肉丰满健壮；四十岁时，肾气开始衰退，头发开始脱落，牙齿开始枯萎；四十八岁时，阳气逐渐衰竭，面部憔悴无华，头发和两鬓变得花白；五十六岁时，肝气衰弱，筋骨不再灵活；六十四岁时，生殖之精（睾丸功能）枯竭，精气神不足，肾脏衰退，形体衰老，牙齿头发脱落。

肾者主水，受五脏六腑之精而藏之，故五脏盛，乃能泻。今五脏皆衰，筋骨解堕，天癸尽矣，故发鬓白，身体重，行步不正，而无子耳。

帝曰：有其年已老，而有子者，何也？

岐伯曰：此其天寿过度，气脉常通，而肾气有余也。此虽有子，男子不过尽八八，女子不过尽七七，而天地之精气皆竭矣。

帝曰：夫道者年皆百数，能有子乎？

岐伯曰：夫道者能却老而全形，身年虽寿，能生子也。

……

昔在黄帝，生而神灵，弱而能言，幼而徇齐，长而敦敏，成而登天。乃问于天师曰：余闻上古之人，春秋皆度百岁，而动作不衰；今时之人，年半百而动作皆衰者，时世异耶？人将失之耶？

岐伯对曰：上古之人，其知道者，法于阴阳，和于术数，食饮有节，起居有常，不妄作劳，故能形与神俱，而尽终其天年，度百岁乃去。今时之人不然也，以酒为浆，以妄为常，醉以入房，以欲竭其精，以耗散其真，不知持满，不时御神，务快其心，逆于生乐，起居无节，故半百而衰也。

《黄帝内经》是中医学的四大经典之一，尤其是其中的《上古天真论》和《四气调神大论》，言简意赅，提纲挈领，对人类的生殖功能作了深刻的论述，有着经久不衰的指导意义。中医学理论认为，自然状态下影响人体生育力的最重要因素是年龄，其他相关因素有饮食、作息、运动、情志、外界环境等。虽然年龄是难以逆转的因素，但是做好生活调理对保持、改善及延缓生育力衰退是确切有效的。

《四气调神大论》也提到："是故圣人不治已病，治未病；不治已乱，治未乱，此之谓也。夫病已成而后药之，乱已成而后治之，譬犹渴而穿井，斗而铸锥，不亦晚乎？"

中医学在男性生育力保护中的应用

中医学对男性生育力的保护主要包括 2 个方面——保护男性精子质量和男性性功能。男性生育力的保护，应以下面的基本观念和诊疗方案作为指导。

整体观念

中医学始终把人体作为一个整体对待，并且要兼顾人与自然环境的统一性、人与社会环境的统一性。人体中的局部与局部是互相影响的，自然环境的变化、社会环境的变化都会影响人体的健康状态，影响精子质量。所以，良好的生活习惯和生活环境对男性的生育力保护至关重要，如戒烟戒酒、不熬夜、健康饮食、远离高温高辐射环境、远离有毒有害环境等。另外，有其他疾病的情况下，要同时积

表 13-2-1 少精子症的中医论治

证候	临床表现	治法	方药
肾精亏损证	头晕耳鸣，精神疲惫，记忆减退，舌淡，苔白，脉弱	补肾填精	五子衍宗丸合大补阴丸加减
命门火衰证	腰膝酸软，畏寒肢冷，阳痿早泄，小便清长，夜尿频多，头晕耳鸣，舌质淡胖，脉沉细或沉迟	温肾壮阳，益肾生精	金匮肾气丸合保元汤加减
气血两虚证	面色萎黄，神疲乏力，心悸气短，失眠多梦，爪甲苍白，食少便溏，舌淡胖嫩，脉细而弱	补气养血，健脾，补肾益精	归脾丸合八珍汤加减
湿热下注证	精液黏稠，口苦咽干，胸胁胀满，阴囊潮湿，舌红、苔黄腻、脉濡数或滑数	清热利湿，兼补阴精	龙胆泻肝汤合六味地黄汤加减
气滞血瘀证	面色紫暗，皮肤粗糙，少腹不适，茎中刺痛，舌暗红或有瘀斑，脉弦涩	行气活血，化瘀生精	血府逐瘀汤合柴胡疏肝散加减

极治疗其他疾病，并且要合理用药，避免其他疾病或药物伤害精子质量和性功能，如糖尿病、高血压、痛风性关节炎等。

中医学的整体观念
中医学认为人体是一个有机的整体，各组成部分是相互对立且统一的、不可分割的，功能上相互协调、相互为用，病理上相互影响。既重视人体自身的统一性和完整性，同时又认为人体与自然环境、社会环境是相互影响、密不可分的整体。

辨证论治

辨证论治是中医学诊疗疾病的基本原则。辨证与辨病相结合，才能更好地改善男性精子质量，更好地保护男性生育力。

中医学病、证、症的概念（辨证论治思想）
病：即疾病，是致病邪气作用于人体，人体正气与之抗争而引起的机体阴阳失调、脏腑组织损伤、生理功能失常或心理活动障碍的一个完整的异常生命过程。
证：即证候，是疾病过程中某一阶段或某一类型的病理概括。证候是病机的外在反映；病机是证候的内在本质。如风寒咳嗽、肝阳上亢等。
症：即症状和体征，是疾病过程中表现出的个别、孤立的现象。可以是病人异常的主观感觉或行为表现，如恶寒发热、恶心、烦躁易怒等（称症状）；也可以是医生检查患者时发现的异常征象，如舌苔、脉象等（称体征）。症是判断疾病、辨识证候的主要依据。

少精子症

以补肾益精为治疗原则。根据阴阳、气血的不足及病邪的性质加以辨证论治。

（1）中医论治：见表 13-2-1。

（2）其他治疗

1）中成药治疗
五子衍宗丸：为治疗男性不育症的著名中成药，适用于肾精亏损所致的少精子症。
桂附八味丸：即金匮肾气丸，适用于肾阳虚、命门火衰所致少精子症。
人参养荣丸：适用于气血两虚之少精子症。
龙胆泻肝丸：适用于湿热下注之少精子症。
血府逐瘀丸：适用于气滞血瘀之少精子症。

2）针灸治疗
针法：肾精亏损者，取双侧肾俞、志室、太溪、三阴交；气血不足者，取双侧脾俞、胃俞、肾俞、足三里、三阴交。施针方法为补法，留针30分钟，每天1次，10次为1个疗程。

隔姜灸法：取命门、肾俞、关元、中极等为主穴，隔姜灸，以艾灸3壮为度。有温肾壮阳，益气培元之功。适用于命门火衰之少精子症。

表 13-2-2　弱精子症的中医论治

证候	临床表现	治法	方药
肾阳虚证	阳痿早泄，形寒肢冷，伴见腰膝酸软，小便清长，夜尿频多。舌质淡胖，苔白润，脉沉弱，两尺尤甚，或脉微细	温肾助阳	右归丸加减
肾精亏虚证	腰膝酸软，头昏耳鸣，神疲乏力，健忘多梦。舌淡，苔薄白，脉沉细	补肾益精	五子衍宗丸加减
气血两虚证	神疲乏力，面色萎黄，心悸气短，食少便溏，形体瘦弱，舌质淡胖，边有齿痕，脉弱	气血双补，养阴益精	十全大补汤加减
湿热下注证	精液黏稠色黄，或不液化，两目红赤，小便短赤，大便干结，舌红，苔黄腻，脉弦数	清肝胆，利湿热	龙胆泻肝汤加减

弱精子症

本病的辨证要点是要辨清虚实。肾阳亏虚、命门火衰、肾精不足、气血亏虚均属虚证，治疗上当以扶正为本，以改善精子活力；而湿热内蕴属实证，治宜清热利湿以祛邪，邪去则精自安。

（1）中医论治：见表 13-2-2。

（2）其他治疗

1）中成药治疗：肾阳虚弱、命门火衰者可选用肾气丸、复方玄驹胶囊等；肾精亏损者，可选用紫河车粉、大补阴丸等；气血两虚者，可选用十全大补丸、补中益气丸等；湿热下注者，可选用龙胆泻肝丸治疗；肾虚湿热夹瘀者，可选用萆薢分清丸合肾气丸等。但是需要注意，临床中常常多证合并，用药时必须详细辨证论治，切忌单纯温补或祛邪。

2）针灸治疗：针灸对弱精子症的治疗主要包括以下 2 个方面：①经验穴治疗，把握病因、病机，选用相关经验穴位进行治疗，如会阴穴等；②辨证论治，以补肾为主。何金森等治疗男性不育时选用了关元、大赫、三阴交。贺心云以针灸为主治疗不育症时，选用气海、关元、中极、太溪、命门、肾俞、次髎、足三里、三阴交、百会、神庭等，以上诸穴配合，补充后天以滋养先天，提高对弱精子症的治疗效果。其他相关研究如穴位注射、西药等均提示疗效较好，说明针刺配合其他疗法具有满意的治疗效果。董乾等单纯使用经皮穴位电刺激治疗男性弱精子症的研

究指出，2Hz 和 100Hz 治疗弱精子症均有较好的疗效，而且 2Hz 组疗效优于 100Hz 组。

现在的研究认为，中医针灸治疗弱精子症可能具有较多靶点，主要靶点可能定位在某些基因及生殖道的附属性腺，通过针刺刺激或许可以改变基因的表达水平和附属性腺的分泌功能，调节精浆生化中某些参数的含量，为精子创造一个良好的生存及运动的外环境，从而改善精子的运动能力，达到治疗弱精子症的目的。

畸形精子症

宜以补肾益精、清热利湿解毒为治疗原则，以期改善精子生存的外环境。中医论治见表 13-2-3。

性功能障碍

主要包括阳痿、早泄、射精功能障碍等。排除器质性异常后，临床中的辨证以肾阳虚证、肾气虚证、气滞血瘀证、湿邪困脾证等为主，合理地辨证用药，大多数患者都会有明显的改善，在此不做详细的论述。

治未病

中医学更重视治未病，未病先防、既病防变、病愈防复。中医养生学很好地体现了治未病的学术思想，日常的生活调理尤其重要。在生育力受到损害前或损害加重前，如何

表 13-2-3　畸形精子症的中医论治

证候	临床表现	治法	方药
肾阳虚证	阳痿早泄，畏寒肢冷，腰膝酸软，小便清长，夜尿频多，舌淡胖，苔薄而滑，脉沉细或沉微	温肾助阳	右归丸合赞育丹加减
肾阴不足证	形体消瘦，腰膝酸软，五心烦热，头昏耳鸣，舌红，少苔，脉细而数	滋阴补肾，降火益精	六味地黄丸合五子衍宗丸加减
湿热下注证	精液黏稠或不液化，腰酸，下肢沉重，小腹会阴胀痛不适，身倦乏力，口苦心烦，舌红，苔黄腻，脉沉弦或数	清热利湿，解毒	萆薢分清饮加减

中医学与男性生育力

避免或降低不良因素对生育力可能造成的损害，这一点至关重要。如男性糖尿病患者，患病时间越久，精子质量和性功能损害的程度就会越严重；肿瘤患者，在放化疗开始前或治疗过程中，可以合理地应用中医药，尽量降低对生育力的损害程度。

中医学的治未病理念

阴阳平衡，人才健康，春夏养阳，秋冬养阴。

治未病是中医的健康观，是历代医家在预防和治疗疾病的过程中不断总结和完善的"未病先防、既病防变"的科学思想，是中医学奉献给人类的健康医学模式。

（赵鲁刚）

参考文献

1. 滕秀香. 卵巢早衰治验. 北京:中国中医药出版社, 2016.

2. 余光容, 曾若男, 尹巧芝. 中医药改善女性生育力的研究进展. 辽宁中医杂志, 2020, 47(2):207-209.

3. 刘霞, 谢萍. 浅析卵巢早衰的病机和证治. 江西中医学院学报, 2007, 19(4):18-19.

4. 罗慧慧, 李大剑. 卵巢早衰的中医药治疗近况. 云南中医中药杂志, 2014, 35(10):86-88.

5. 任锦锦, 朱玲. 从名家验案探讨卵巢早衰的中医证治. 中国中医基础医学杂志, 2015, 21(10):1224-1225.

6. 李祖昂, 崔晓萍, 马瑞, 等. 卵巢早衰证候分类学的研究进展. 长春中医药大学学报, 2021, 37(4):920-923.

7. 许栋涵, 罗业浩, 邵颖, 等. 针灸治疗卵巢早衰的临床疗效研究进展. 医学综述, 2021, 22(27):4543-4547.

8. 郑娜, 崔晓萍, 马瑞, 等. 中医药诊治卵巢功能早衰的研究进展. 世界中医药, 2022, 6(17):882-885.

9. 郑娜, 崔晓萍, 马瑞, 等. 中医药诊治早发性卵巢功能不全的研究进展. 世界中医药, 2022, 6(17):879-882.

10. 王玲玲, 彭友晋, 游维, 等. 补肾疏肝方联合激素替代疗法治疗卵巢早衰合并负性情绪患者疗效及对性激素水平的影响. 现代中西医结合杂志, 2022, 31(2):243-245.

11. 王琦. 王琦男科学. 河南:河南科学技术出版社, 2007.

12. 徐福松. 徐福松实用中医男科学. 北京:中国中医药出版社, 2009.

13. 沈坚华, 王峻, 陈铭, 等. 补肾调肝方对少精子症大鼠生精作用及睾酮影响的研究. 新中医, 2003, 35(1):77-78.

14. 赵蔚波, 王雅琦, 严云, 等. 国医大师王琦治疗勃起功能障碍的经验. 中华中医药杂志, 2021, 36(3):1406-1408.

15. 马金辰, 王琦, 郑燕飞, 等. 国医大师王琦治疗少弱精子症病例系列分析. 中华男科学杂志, 2021, 27(2):155-160.

16. 郑军状, 崔云, 吴骏, 等. 从痰瘀浊毒学说探讨男性不育症病因病机与诊治策略. 中医药导报, 2020, 26(10):138-142.

17. 聂晓伟, 谈勇, 徐福松, 等. 中药提取液在大鼠附睾精子冷冻保存中的应用效果. 江苏农业科学, 2014, 42(3):145-147.

18. 王琦. 主病主方论. 中华中医药杂志, 2014, 29(1):9-13.

19. 徐福松. 徐福松实用中医男科学. 北京:中国中医药出版社, 2009.

20. 徐福松. 内肾外肾论. 南京中医药大学学报, 2005, 21(6):16-17.

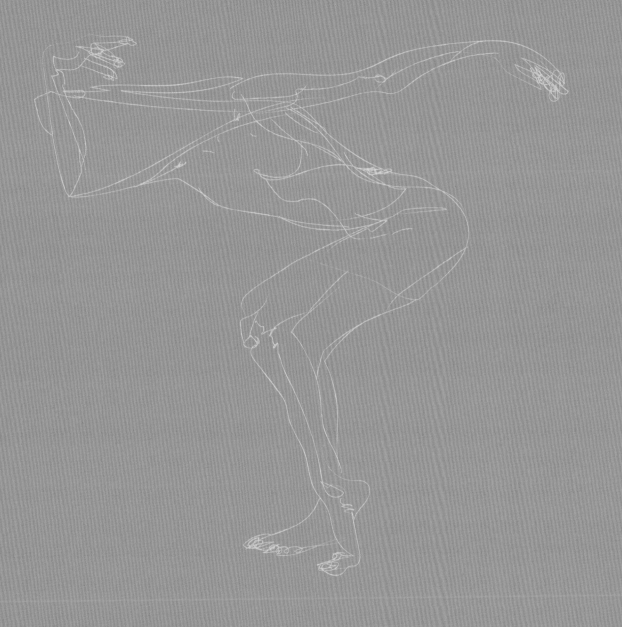

第14章

生育力保存相关的规范及伦理

伦理委员会与伦理监督

生育力保存特殊伦理导向及伦理原则

知情同意

弱势群体的保护

严防商业化

未成年人的知情同意

生育力保存相关的规范及伦理

伦理委员会与伦理监督

伦理委员会遵守的规则

生育力保存需要应用人类辅助生殖技术，其临床应用主要是治疗不孕症的一种医疗手段。基于对生命与人权的尊重，促进生殖医疗服务健全发展，提升医患关系，提高医疗品质，保障患者权益及尊严，安全、有效、合理地实施人类辅助生殖技术，保障个人、家庭以及后代的健康和利益，维护社会公益。伦理委员会遵循的原则包括国际一般准则与本国的法律规定，严格遵守原卫生部制定的《实施人类辅助生殖技术的伦理原则》，也包括《药物临床试验质量管理规范》（GCP）、《涉及人的生物医学研究伦理审查办法（试行）》、《纽伦堡法典》、《赫尔辛基宣言》、医学国际组织理事会及世界卫生组织有关文件等。《赫尔辛基宣言》、伦理委员会审议被认为是保证这些原则受到尊重的关键步骤。伦理委员会必须不受政治、机构、专业及市场的影响，而对研究者、受试者、社会群体的全部利益负责。伦理委员会的工作旨在推动人体生殖系统和生育力保存领域的生物医学生育力保存技术在正确的道路上发展，而不是阻碍其行进。

伦理委员会的职责

伦理委员会应贯彻执行医药卫生法规、辅助生殖技术规范

与伦理原则和临床研究道德规范；制订年度工作计划和预算方案；负责向医院汇报工作情况和重大问题；批准全体会议、临时会议等会务安排；主持召开伦理审批会议或专题会议；审定、签发审批件、意见函和通知书；批准医疗安全调查报告；批准方案或不良事件的整改意见。

伦理委员会的组成

汇聚多学科背景专家，包括医学伦理学、心理学、社会学、法学、生殖医学、护理学等学科专家，医药相关专业人员、非医药专业人员、法律专家，以及独立于研究/生育力保存技术单位之外的人员，并至少有一名女性委员。设置主任委员、副主任委员及委员，总人数为单数，举行审查会议时至少有一名医学专业的成员，至少有一名非医学或非科学专业的成员，并至少有一名外单位的成员以及不同性别的委员出席，他们均拥有投票权。

伦理委员会审查内容

本章探讨人生育力保存相关伦理问题，不再赘述动物伦理。伦理委员会审查内容包括对拟开展的生育力保存技术新项目在开展前进行医学伦理审查；接受患者、家属或从事人类辅助生殖技术工作的医务工作者的咨询，开展对辅助生育技术伦理问题的讨论、分析和论证，及时提出适当的伦理学意见。一般伦理问题，由委员中的伦理专家负责解答，及时提供咨询服务。重大疑难伦理问题，由主任委员召开全体委员会议进行集体讨论和论证，并以伦理委员会名义

做出解答；对重大伦理问题进行讨论决定前，由主任委员指定一名委员为经办人，负责审查病案材料及有关情况，收集有关伦理方面的文件依据，拟出汇报提纲，做好讨论的准备工作，以保证会议的质量和效果，讨论决定重大疑难伦理问题时应至少有 2/3 的委员参加；同时，以宣传栏、自学、组织学习的方式对从事生育力保存工作的医务人员进行医学伦理教育，以宣传栏的方式对患者与公众进行医学伦理原则的宣传。

伦理委员会的伦理监督

对医务人员在人类辅助生殖临床医疗服务中贯彻相关伦理原则的情况开展伦理督查，包括伦理查房及伦理访谈等。

（李婷婷　黄睿）

生育力保存特殊伦理导向及伦理原则

知情同意

1. 生育力保存技术必须在患者自愿同意并签署书面知情同意书后方可实施。

2. 医务人员须使具有适应证的女性了解：实施该技术的必要性、实施程序，可能承受的风险和为降低这些风险所采取的措施，本机构稳定的成功率，每周期大致的总费用，进口、国产药物选择等，以及与患者做出合理选择相关的实质性信息。

3. 接受生育力保存技术的患者在任何时候都有权利提出终止该技术的实施，并且不会影响对其今后的治疗。

4. 医务人员必须告知接受生育力保存技术的患者疾病及后续生育随访的必要性。

5. 明确告知生育力保存技术的实施可以保存肿瘤治愈后的生育机会，并不等同于 100% 的活产。

弱势群体的保护

弱势群体是指那些缺乏能力维护自身利益的人（相对地或绝对地缺乏），即没有足够的权力、财力、力量、智力、教育或其他必需能力来保护其自身利益的群体。学术上一般分为生理性弱势群体（如儿童、精神疾病患者、认知障碍者）和社会性弱势群体（囚犯、雇员、学生等）。弱势群体在生育力保存技术中是否得到必要而有效的保护，是医学伦理所探讨的焦点问题，维护弱势群体在生育力保存技术中的权益，体现的是研究者的道德水平和伦理委员会履行职责的能力。

1. 充分尊重受试者的知情同意权。《赫尔辛基宣言》对有关弱势群体保护的问题进行了多次修正，并在 2013 版的"弱势群体和个人"与"知情同意"这两部分中做出了详尽阐述。第十九条规定，弱势群体需要特别保护，因为他们"特别脆弱，更容易受到胁迫或者额外的伤害"；第二十八条规定，对于那些无法提供知情同意的受试者，必须从其法定代理人处征得知情同意，并且"不能让这些人参加对他们没有获益可能性的研究，除非这项研究是为了促进这些受试者所代表的人群的健康"；第二十九条则针对不能提供知情同意而又有能力进行口头同意的受试者，要求"除了获得法定代理人的同意，还必须获得受试者的口头同意"。因此，需要根据受试者自主能力的不同而采取不同的知情同意方式，如口头知情同意、法定监护人代理知情同意等，以最大限度保障弱势群体的自主选择权。

2. 遵循有益原则，要求必须使参与生育力保存技术的弱势人群的受益高于其所承担的风险。这些受益可能来自生育力保存技术所带来的对个体健康的正面影响，也可能来自通过生育力保存技术得到的知识、方法或经验所带来的对整个社会的积极意义。对生育力保存技术进行合适而正确的风险获益评估对于保护参与生育力保存技术的弱势群体而言显得尤为重要，这些评估应该站在弱势人群的角度进行全面而辩证的审视。

3. 严格按照伦理委员会章程、职责进行伦理审查工作，伦理委员会承担着保护受试者的重要职责，须加强伦理监督。

严防商业化

1. 医疗机构和医务人员对要求实施生育力保存技术的患者，要严格掌握适应证，不能受经济利益驱动而滥用生育力保存技术。

2. 胚胎或卵子只能是自用，禁止买卖，如患者自然妊娠或死亡，保存的卵子和胚胎视为自动废弃。

（李婷婷　黄睿）

时签署知情同意书并注明日期。

（李婷婷　黄睿）

参考文献

1. 于修成. 辅助生殖技术的伦理与管理. 北京: 人民卫生出版社, 2014: 1-21.

2. 李恩昌, 徐玉梅. 社会主义核心价值体系与医学伦理学——中国医学伦理学与生命伦理学发展研究之三.中国医学伦理学, 2012, 25(3):5.

3. 全婷, 曾代文, 杨友松, 等. 临床试验伦理委员会初始审查中的主要问题. 中国医学伦理学, 2015, 1(1): 47-49.

4. 李昌麒. 弱势群体保护法律问题研究——基于经济法与社会法的考察视角. 中国法学, 2004, 2: 82-91.

5. 杨丽然. 世界医学会《赫尔辛基宣言》——涉及人类受试者的医学研究的伦理原则(2008年10月修订). 医学与哲学, 2009, 30(9): 74-75.

6. 于修成. 辅助生殖技术的伦理与管理. 北京: 人民卫生出版社, 2014: 13-19.

7. 吴三兵, 王继年, 胡焱. 药物临床实验中弱势群体权益的保护研究——基于伦理委员会视角. 卫生软科学, 2016, 30(2): 111-113.

8. 隋广崴, 柳萍, 胡洪涛, 等. 伦理委员会针对2020版《药物临床试验质量管理规范》变化的应对措施. 中国医学伦理学, 2021, 34(10): 1296-1301.

9. OLIVEIRA B L, ATAMAN L M, RODRIGUES J K, et al. Restricted access to assisted reproductive technology and fertility preservation: legal and ethical issues. Reprod Biomed Online, 2021, 43(3): 571-576.

未成年人的知情同意

儿童由于存在认知、判断和表达等诸多方面能力的不足，无法有效理解生育力保存技术的各类信息并正确评估风险与获益。此外，从法律角度看，儿童属于未成年人，不具备完全民事行为能力，未达到签署知情同意文件的法定年龄，需要由法定监护人代为签署。当儿童有能力做出同意参加生育力保存技术的决定时，还应当征得其本人同意；当儿童受试者本人不同意生育力保存或者中途决定退出时，即使监护人已经同意参加或者愿意继续，也应当以儿童受试者本人的决定为准。在生育力保存技术实施前，儿童受试者达到了签署知情同意的条件，则需要由本人签署知情同意之后方可继续实施。参考药品 GCP 相关规定以儿童认知能力区分，以8岁为界限，提出未成年人知情同意的实施。

不满8周岁的未成年人：对于受试者为无民事行为能力的，应当取得其监护人或法定代理人的书面知情同意；8周岁以上的未成年人：受试者为限制民事行为能力的人，应当取得本人及其监护人的书面知情同意。当监护人代表受试者知情同意时，应当在受试者可理解的范围内告知受试者生育力保存技术的相关信息，并在受试者能表达自主意愿

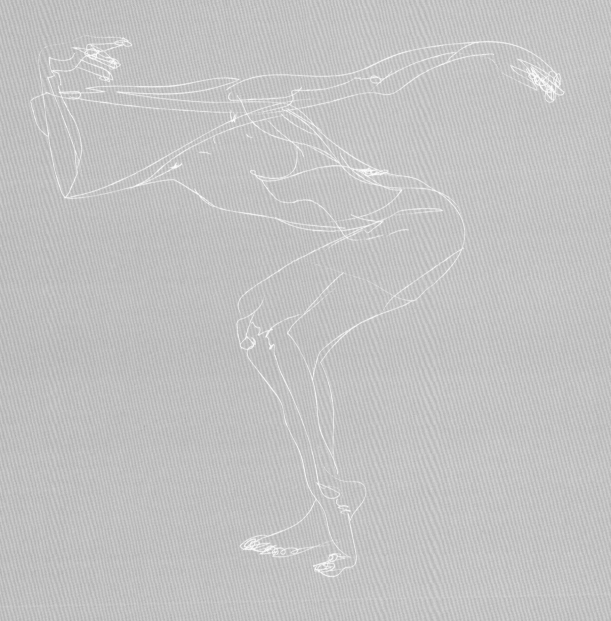

第15章

肿瘤幸存者的生殖健康管理

育龄女性的生育力评估及生殖健康

肿瘤幸存者的卵巢功能评估

肿瘤幸存者放化疗后的卵巢功能变化趋势

肿瘤幸存者的生育时机、子宫大小评估及围产期风险

儿童肿瘤幸存者的健康发育评估及管理

儿童肿瘤幸存者的生育力评估及青春期监测

儿童肿瘤幸存者的生育力评估

儿童肿瘤幸存者的青春期监测

儿童肿瘤幸存者的生育力保护及青春期延迟治疗

激素替代治疗

生长激素治疗

乳腺癌幸存者的健康管理

乳腺癌肿瘤幸存者常见的健康问题
血管舒缩症状
更年期泌尿生殖综合征
情绪变化及认知障碍
骨质疏松（osteoporosis）
肿瘤相关肌肉减少症

乳腺癌幸存者围绝经期症状的健康管理
改善生活方式
中重度症状者的药物治疗

其他肿瘤幸存者的健康管理

肿瘤幸存者的避孕指导

官内节育器

甾体类口服避孕药

皮下埋植避孕药物

屏障法避孕

肿瘤幸存者的生殖健康管理

育龄女性的生育力评估及生殖健康

肿瘤幸存者的卵巢功能评估

随着诊疗技术的进步，肿瘤的生存率稳步提高，尤其是青少年和年轻育龄女性肿瘤幸存者（adolescent and young adult female cancer survivors，AYA），五年生存率可达 80%。这意味着肿瘤幸存者明显增多。但肿瘤治疗也会对女性的生殖能力造成不良影响，如生育力降低，生殖内分泌功能紊乱，以及代谢、心血管和骨健康等诸多方面的问题。因此，在肿瘤幸存者中进行及时的生殖健康管理，如卵巢功能监测和评估、生育指导、激素替代等对提高患者的生活质量具有积极的意义。

卵巢功能评估主要包含性激素［包括卵泡刺激素（FSH）、雌二醇（E_2）、抑制素 B、抗米勒管激素（AMH）］评估和超声下检查基础窦状卵泡计数（AFC）。其中，血清 AMH 和 AFC 反映窦状卵泡数量，在卵巢储备和预测生殖寿命、绝经年龄方面较准确。肿瘤幸存者晚期效应国际协会对女性幸存者的卵巢储备功能的监测提出了以下推荐：对接受烷化剂、环磷酰胺和丙卡巴肼治疗，或盆腹腔、颅脑放射治疗的肿瘤幸存者，应留意卵巢储备功能的评估；对青春期前幸存者，建议监测身高和第二性征的发育和进展；FSH 和 E_2 被推荐用于评估青春期前幸存者的卵巢功能早衰；对于青春期后的

幸存者，建议进行详细的病史和体格检查，特别注意是否有卵巢功能早衰的症状，如闭经和月经周期紊乱等，推荐使用 FSH 和 E_2 来评估；对年龄 ≥ 25 岁、出现月经周期紊乱症状者，推荐 AMH、FSH 和 E_2 联合应用评估卵巢储备功能。对于 13 岁前无青春期第二性征发育迹象、16 岁前原发性闭经的幸存者，建议转诊到儿童内分泌科 / 妇科。对青春期后幸存者，建议转诊至妇科 / 生殖医学科 / 内分泌科协助治疗。

近年来，AMH 已被证明其在评估卵巢储备方面与其他常规激素指标如基础 FSH、LH、抑制素 B 或 E_2 相比的相关性和优越性；与其他指标相比，AMH 是癌症女性卵巢储备的一个更敏感的标志物，在治疗过程中比其他激素标志物变化更迅速。另外，虽然 AMH 和 AFC 作为卵巢储备标志物的功效相当，但相比 AFC 需要在早卵泡期通过阴道 B 超检查，且存在一定的主观性，AMH 可以在月经周期的任何一天测量，更加方便、客观，更方便肿瘤科医生和患者应用。在开始化疗的 3 个月内，AMH 浓度显示出急剧下降（95%），甚至在大多数妇女中检测不到。一项在化疗治疗后超过 5 年的随访研究发现，血清 AMH 水平会在后期有所恢复。多因素分析表明，血清 AMH 是化疗后闭经发生的一个独立预测因素。

病例一：患者，女，37 岁，$G_1P_1A_0$，外院诊断为"非霍奇金淋巴瘤"。为咨询生育力保存就诊我科。AMH 0.93ng/ml，AFC 6 枚。患者最终未行卵巢组织冷冻保存，给予 GnRH 3.75mg，每 28 天注射一次，保护卵巢功能，并定期监测。

患者行 R-CHOP 化疗方案，每 4 周监测 AMH 水平，呈持续下降趋势，监测至第 12 周 AMH 已低至 0.01ng/ml。

病例二：患者，女，14 岁，$G_0P_0A_0$，未婚，外院诊断为"重型 β-地中海贫血"。为咨询生育力保存就诊我科。患者 AMH 5.43ng/ml，基础性激素正常。患者在我中心行生育力保护咨询后，行一侧卵巢组织冷冻，冷冻了 12 片卵巢组织，冷冻卵子 8 枚，随后行造血干细胞移植。造血干细胞移植后于当地查性激素 FSH 69.23IU/L，LH 45.52IU/L，E_2 < 5pg/ml。

肿瘤幸存者放化疗后的卵巢功能变化趋势

癌症治疗后卵巢功能的变化趋势对 AYA 提供生育和避孕决策指导非常重要。在儿童期和 AYA 中，小规模的横断面和前瞻性队列研究显示 AMH 与肿瘤治疗的时间长短呈负相关。在治疗后的前 5 年，随着肿瘤治疗的性腺毒性对卵巢的损伤，AMH 水平显著下降，随后卵巢功能会有所恢复，AMH 稍有上升。AMH 水平也随着癌症治疗药物的性腺毒性增加而降低 [图 15-1-1]。

Irene 等在一项前瞻性队列研究中，为 763 名 18~39 岁的 AYA 自癌症治疗结束后每 6 个月提供一次干血点(dried blood spot，DBS)，持续 18 个月，共收集了 1 905 份 DBS 样本，测定 AMH 水平变化。发现 AMH 水平在接受不同性腺毒性肿瘤治疗(低、中、高)的幸存者之间存在差异($P<0.001$)。在低或中等促性腺激素毒性治疗后，AMH 水平在 2~3 年内上升，在 10~15 年内保持稳定，然后下降。相反，在高促性腺激素毒性治疗后，AMH 水平总体较低，并在 2~3 年达到峰值后不久即开始下降，且在暴露于高性腺毒性治疗的幸存者中未观察到年龄的保护作用。这些发现为临床工作者和肿瘤幸存者提供了新的、更精确的信息来指导生殖决策。

肿瘤幸存者的生育时机、子宫大小评估及围产期风险

肿瘤幸存者肿瘤治疗后最佳的怀孕时机无统一规定，需

个体化地综合考虑患者的身体状况、肿瘤分级、病理特点和肿瘤复发危险度。建议安全度过肿瘤复发高峰年限后再考虑怀孕。对于乳腺癌患者而言，一般认为辅助化疗结束后 2~3 年可以考虑怀孕；对于高风险患者或需要长期辅助内分泌治疗者，建议延长至 5 年或更久。2023 年 5 月 *The New England Journal of Medicine* 正式发表了国际乳腺癌研究协作组 POSITIVE 研究报告，是首次对全球 20 个国家 116 个临床研究中心的前瞻性研究，调查了绝经前早期乳腺癌术后内分泌治疗有效的患者为尝试生育而暂停内分泌治疗对乳腺癌复发风险的影响。共入组 516 例乳腺癌术后患者，中位年龄为 37 岁，确诊乳腺癌至入组中位间隔 29 个月，93.4% 为 I 或 II 期乳腺癌。患者入组前 1 个月内暂停内分泌治疗，3 个月后可开始尝试怀孕，暂停内分泌治疗至多 2 年，用于尝试受孕、妊娠、分娩及哺乳。完成生育后强烈建议重启内分泌治疗，以完成计划的术后 5~10 年内分泌疗程。主要研究终点为随访期间的乳腺癌事件，定义为乳腺浸润癌复发（局部或远处）或新发对侧乳腺浸润癌。497 例女性完成妊娠随访，其中 368 例（74.0%）至少妊娠一次，317 例（63.8%）至少活产一次，共计 365 例婴儿出生。3 年乳腺癌事件发生率，治疗暂停组：外部对照组为 8.9%：9.2%[95% 置信区间：（6.3，11.6）、（7.6，10.8），图 15-1-2]。该研究结果表明，对于有激素受体阳性早期乳腺癌史的特定女性，与外部对照者相比，为尝试生育而暂停内分泌治疗者的乳腺癌事件（包括远处复发）的短期风险并未升高，反而略低。这项高质量 RCT 为乳腺癌幸存者生育指导临床实践提供了信心和指导。

另外，为避免放化疗等抗肿瘤治疗对胎儿发育的影响，建议在终止抗肿瘤治疗 6 个月后再计划妊娠。卵巢组织冷冻的患者若进行卵巢组织的原位移植，可考虑尝试自然妊娠。卵巢组织回移后卵巢功能的恢复程度和卵巢功能维持时间存在个体差异。据报道，卵巢组织回移后恢复生殖内分泌的时间在 6 周至 9 个月，卵巢功能平均维持时间为 4~5 年。因此，卵巢组织回移后若尝试超过 6 个月尚未能妊娠，则建议利用辅助生殖技术帮助患者尽快妊娠。

近年来研究发现，儿童时期接受过盆腔放射治疗的肿瘤幸存者，成年后子宫体积中位数为 41.4ml（18.6~52.8ml），未进行盆腔放射治疗的肿瘤幸存者子宫容积为 48.1ml（35.7~61.8ml），均比对照组普通人群的子宫动脉阻力增加、子宫体积小（中位数 61.3ml）。且儿童时期接受过盆腔放射治疗的肿瘤幸存者在生育期妊娠后，子痫等妊娠

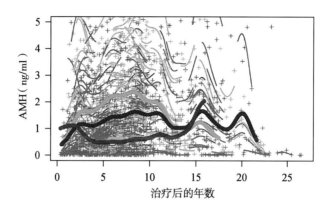

图 15-1-1 肿瘤幸存者 AMH 变化趋势模式图

自癌症治疗以来多年的AMH轨迹(粗体线，绿色表示低性腺毒性治疗组，蓝色表示中等性腺毒性治疗组，红色表示高性腺毒性治疗组)。
当组中剩余的个体参与者人数少于10人时，平均曲线被截断。

[资料来源: SU H I, WAN B K, WHITCOMB B W, et al. Modeling variation in the reproductive lifespan of female adolescent and young adult cancer survivors using AMH. Clin Endocrinol Metab, 2020, 105(8): 2740-2751.]

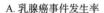

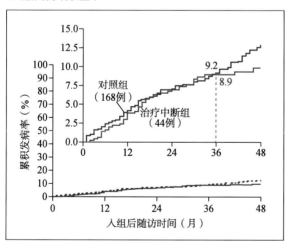
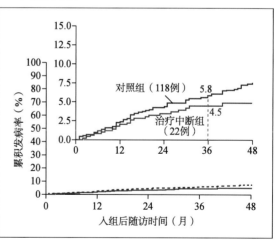

图 15-1-2 乳腺癌幸存者内分泌治疗暂停组与外部对照组 3 年乳腺癌事件发生率对比

[资料来源: PARTRIDGE A H, NIMAN S M, RUGGERI M, et al. Interrupting endocrine therapy to attempt pregnancy after breast cancer. N Engl J Med, 2023, 388(18):1645-1656.]

并发症、早产和低出生体重儿的母胎风险比未接受过盆腔放疗组高，提示在儿童时期子宫暴露于放射线会减少其成人后的子宫体积，并增加妊娠并发症和不良妊娠结局的风险。合并卵巢功能储备下降的肿瘤幸存者接受供卵治疗并妊娠后，早产和先兆子痫的风险显著高于无癌症史的接受供卵治疗组。因此，国际儿童癌症晚期效应指南协调小组建议，对于所有接受蒽环类药物或胸部放射治疗的女性幸存者，在孕前或孕早期进行心肌病的监测是合理的。随着靶向治疗的使用增加，这些药物的长期使用与妊娠相关的心脏毒性之间的关系需要进一步研究。也有研究发现，暴露于颅脑辐射和腹腔镜辐射女性的自然妊娠流产率分别增加 1.4 ~ 6.1 倍和 1.4 ~ 2.8 倍，考虑可能与盆腹腔放疗会损伤子宫内膜、子宫肌层或损伤子宫血管影响血供有关。肿瘤幸存者的剖宫产率比正常对照组高 1.1 ~ 2.6 倍。由于这些潜在的妊娠相关并发症，建议肿瘤幸存者在妊娠前进行孕前咨询，以估计妊娠相关风险，产科医生和肿瘤科医生协同建立监测计划，并制订减少风险的干预措施。

关于肿瘤幸存者分娩子代的安全性，尽管最近发表的关于后代先天畸形风险的研究设计和方法不同，但没有报告显示肿瘤幸存者子代出生缺陷的风险增加。与流行病学研究一致的是，没有证据表明接受过放化疗的肿瘤幸存者在高变位点（辐射引起的人类种系突变标志）上的种系微卫星突变率增加。

（常亚杰　梁晓燕）

关。常见的医源性因素包括手术、放疗和化疗。手术可引起卵巢组织缺损或局部炎症、影响卵巢血液供应而导致早发性卵巢功能不全（POI）。化疗药物可诱导卵母细胞凋亡或破坏颗粒细胞功能，其对卵巢功能的损害与药物种类、剂量及年龄有关，大多数化疗方案使用多种药物，其效果可能是协同作用的。放疗对卵巢功能的损害程度与治疗剂量、照射部位以及患者年龄有关。腹部、盆腔和全身的放疗可能会导致卵巢和子宫的损伤。人类的卵母细胞对辐射极为敏感，估计其半数致死剂量（median lethal dosage, LD50）小于 4Gy。随着年龄的增长，对放疗的耐受性降低，更容易出现 POI。尽管对于青春期前的女孩，可能会采取一些保护卵巢功能的措施，但在接受全身放疗的儿童中，只有不到 2% 的人在成年后能够怀孕。

卵巢对化疗和与颅脑及脊髓照射相关的散射辐射非常敏感。在儿童髓母细胞瘤幸存者中，约有 26% 的人会患有原发性卵巢功能不全。而且，这个比例可能被低估，因为这些患者有可能在未来的几年里出现早期绝经，因此需要更长的时间进行观察。因患有白血病而接受造血干细胞移植治疗的女性儿童肿瘤幸存者面临着极高的卵巢功能早衰风险，其中高达 84% 的人可能会患有卵巢功能不全。大多数接受环磷酰胺和白消安联合治疗的造血干细胞移植患者需要进行长期的性激素替代治疗。此外，这种治疗方案对女性患者卵巢功能的影响主要取决于患者接受治疗时的年龄。在接受治疗的青春期前的女孩中，有 50% 的女孩可能会自然进入青春期，并在正常的年龄开始月经。然而，在 10 岁以后接受治疗的女性儿童肿瘤幸存者中，卵巢功能早衰的情况非常普遍。卵巢组织冷冻保存技术可能有助于保护接受治疗的患者，但其长期效果的证据性数据非常有限。对于接受过联合治疗的女性，其流产率较高，主要是因为这种治疗方式对子宫的体积和 / 或血液供应有显著的负面影响。

儿童肿瘤幸存者的健康发育评估及管理

癌症治疗后，儿童肿瘤幸存者（childhood cancer survivor, CCS）原发性卵巢功能不全的风险增加。性腺功能衰竭可能影响生殖健康的所有方面，包括青春期发育、激素分泌、性功能和生育力。内分泌不足的风险程度与患儿的性别、肿瘤诊断的年龄、肿瘤的位置和特征及治疗方法的性质有

儿童肿瘤幸存者的生育力评估及青春期监测

儿童肿瘤幸存者的生育力评估

建议肿瘤幸存者在青春期后进行生育力评估。子宫受到辐射会增加不孕、流产、早产的发生率，并且降低辅助生殖的成功率。AMH 已经被证明是接受癌症化疗的女性卵巢

储备受损的明确标志物［图15-2-1］。卵巢衰竭可能是可逆的，但更常见的是在不包括放射治疗的治疗方式（如骨肉瘤的治疗）之后。

在女性儿童治疗和康复过程中，需要进行一系列的监测，以确保治疗的效果，及时发现并处理可能出现的问题。首先，需要关注患者的月经周期是否规律，这是评估患者卵巢功能和内分泌状况的重要指标。其次，应定期测定患者的抗米勒管激素、卵泡刺激素和雌二醇水平。这些激素的水平可以反映出患者的卵巢储备功能和卵泡发育情况。为了获得更准确的结果，建议至少进行2次随机化验，并且2次化验的间隔时间应该在1个月以上。此外，还需要关注患者的子宫和卵巢的体积，以及卵泡的数量。这些指标可以帮助医生了解患者的生育力和卵巢功能。在治疗过程中，还需要密切关注患者的骨密度。因为一些治疗方法可能影响患者的骨密度，从而增加患者骨折的风险。最后，还需要定期测定患者的催乳素和甲状腺素水平。这两种激素的水平对于评估患者的内分泌功能和身体状况非常重要。通过这些监测，可以更好地评估患者的卵巢情况，及时发现并处理可能出现的问题，从而更好地保障患者的生育能力。

儿童肿瘤幸存者的青春期监测

青春期延迟（delayed puberty, DP）是最常见的一种儿科内分泌疾病。DP通常指女孩13岁时没有乳房发育或15岁时没有月经初潮。这在女性肿瘤幸存者中非常常见，当女性肿瘤幸存者出现DP后，即需启动青春期诱导［图15-2-2］。

性激素激发及青春期诱导时机

当女性肿瘤幸存儿童在青春期表现出生长速度减慢和相对矮身材，需要到内分泌专业门诊就诊评估。正常儿童性激素的合成、分泌会促进生长激素（growth hormone, GH）分泌增加。因此，在生长落后和DP的患儿中，并无生理性的GH分泌增加，GH激发试验结果提示这些患儿的GH峰值较低。随着青春期的进展，GH激发试验的结果趋向于正常，大多数儿童在青春期结束时复测GH分泌为正常。据此专家提出该现象的主要原因是性激素缺乏，而不是生长激素缺乏症（grown hormone deficiency, GHD），建议这些患儿使用雌激素或睾酮来启动GH激发试验。但使用性激素启动GH激发试验仍然存在争议，目前儿童内分泌专家对此有三种

措施：①不启动。②对青春期发育迟缓的儿童（11~12岁的女孩）进行性激素启动。③对所有围青春期儿童（男孩>9岁、女孩>8岁，按年龄或骨龄）进行性激素启动。

目前尚未达成关于最佳方案的共识，但常见方案是无论男女，都推荐在检测前的48~72小时口服雌激素（如每日2次，雌二醇10~20μg或己烯雌酚1mg）。

骨密度降低及身高发育评估

出现生长速度缓慢和相对身材矮小的儿童应通过双能X骨密度仪（DXA）或定量CT（qCT）骨密度测量手段进行骨密度评估，在进入长期随访后，可根据临床指南(Long-term follow-up guidelines for survivors of childhood, adolescent, and young adult cancers)进行评估。骨密度降低的管理包括健康生活习惯的一般咨询（充足的膳食钙摄入量、定期体育活动、戒烟/减少饮酒），并确保激素缺乏（包括维生素D不足）得到充分筛查和补充。

指南建议对成年身高较矮的高危儿童肿瘤幸存者进行线性生长的前瞻性随访，尤其是在年轻时接受过头颅放疗、颅脊髓照射或全身照射的患者，以及有体重增加不足史或长期需要类固醇治疗的患者。对接受包括脊柱在内的辐射治疗(即全身照射、颅脊髓照射及胸部、腹部或骨盆的辐射)的儿童肿瘤幸存者测量站立高度和坐姿高度。

另一种方法是，从耻骨联合到地板测量，可确定下节段，用高度减去腿长可确定上节段。然后可以计算上、下段比例，但根据使用的方法和种族不同而不同。在临床医生无法测量坐姿高度的情况下，测量臂展并将其与站立高度进行比较，可以估算出由于先前的脊柱放疗而导致的脊柱透视缩短量。

儿童肿瘤幸存者的生育力保护及青春期延迟治疗

激素替代治疗

在儿童时期治疗引起的性腺损伤可能会导致成年期不孕或过早绝经。因此女性儿童肿瘤幸存者，应在青春期前就诊生殖或儿童内分泌门诊，监测青春期的开始和速度，以

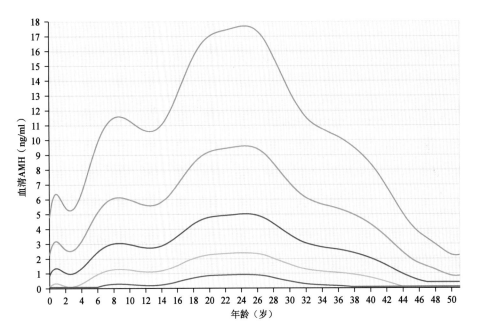

图 15-2-1　生理情况下不同年龄女性的 AMH 水平

红线为血清平均AMH水平；绿线为±1SD；蓝线为±2SD。

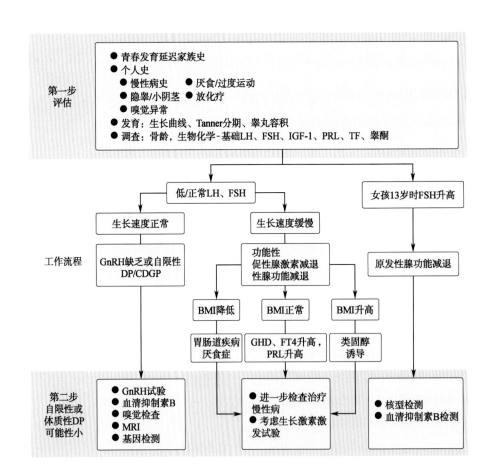

图 15-2-2　评估青春期延迟的流程图

便在需要时尽快开始性类固醇治疗。原发性卵巢功能减低的青少年激素治疗的目标是替代卵巢功能到绝经前水平，完全不同于绝经后激素替代治疗的方案。激素治疗的目的不仅仅是缓解症状，还要维持骨密度、预防心血管疾病及有健康的性生活。所以，原发性卵巢功能减低的年轻女性所需雌激素量高于绝经期女性。乳房未发育或发育欠佳的青少年在应用孕激素之前应启动雌激素并渐渐增加用量，直到乳房完全发育并预防筒状乳房形成。对于尚未进入青春期生长发育的患者，需到专科医生处就诊，给予激素治疗，促进生长发育。对于青春期发育成熟的患者，激素治疗对长期的健康也是至关重要的。

当 POI 发生在青春期前时，患者无内源性雌激素，从青春期开始至成年期间必须进行持续治疗，以利于青春期发育。因大剂量雌激素可加速骨骼成熟，影响身高，建议在符合患者意愿的情况下，从 12 ~ 13 岁开始，从小剂量开始进行雌激素补充。起始剂量可为成人剂量的 1/8 ~ 1/4，模拟正常的青春期发育过程。必要时可联合使用 GH，促进身高的增长。根据骨龄和身高的变化，在 2 ~ 4 年内逐渐增加雌激素剂量，有子宫并出现阴道流血者应开始加用孕激素以保护子宫内膜，无子宫者单用雌激素即可。当身高不再增长时，有子宫的 POI 患者转为标准剂量雌孕激素序贯治疗。治疗期间应监测骨龄和身高的变化，对于骨骺一直未闭合的患者，在达到理想身高后，应增加雌激素剂量，促进骨骺愈合而使身高增长停止。激素替代治疗（hormone replacement therapy，HRT）不仅可以缓解低雌激素症状，而且对心血管疾病和骨质疏松起到一级预防作用。若无禁忌证，POI 患者均应给予 HRT。由于诊断 POI 后仍有妊娠的机会，对有避孕需求者可以考虑 HRT 辅助其他避孕措施，或应用短效复方口服避孕药（combined oral contraceptive，COC）；有生育要求者则应用天然雌激素和孕激素补充治疗。与 COC 相比，HRT 对骨骼及代谢有利的证据更充分。激素治疗应达到正常卵巢的雌激素水平，每日经皮、口服或经阴道给予 100mg 雌激素即可达到生理剂量并可缓解症状，每月后半周期性给予 10 ~ 12 天的孕激素对抗雌激素，预防子宫内膜增生或子宫内膜癌。由于肝脏的首过效应，口服雌激素较经皮雌激素增加了血栓的风险。口服避孕药的雌激素含量高于激素替代所需的雌激素量，所以不推荐口服避孕药用于一线 HRT[表 15-2-1]。

生长激素治疗

基于儿童人群中证实的安全性和有效性，建议为患生长激

素缺乏症的儿童肿瘤幸存者提供生长激素治疗。在恶性疾病治疗完成后，等待患儿无病 1 年，再开始生长激素治疗。对患生长激素缺乏症的儿童肿瘤幸存者采用与非癌症人群中生长激素缺乏症患者相似的生长激素治疗方案。

在开始治疗之前，首先需要测定患儿的胰岛素样生长因子1（insulin like growth factor-1，IGF-1）基线水平，以便于后续治疗参考。在治疗过程中，建议每 3 ~ 6 个月对患儿进行一次 IGF-1 水平监测，并结合患儿的年龄、性别、营养状况、身高和生长速度等因素进行评估。同时，也应该注意监测生长速度、胰岛素样生长因子结合蛋白 3、血糖、肝功能和甲状腺功能等生化指标，全面了解患儿的生长状况和可能的副作用风险，以便更好地评估治疗效果。在解读 IGF-1 监测结果时，需要考虑到青春期、营养水平和肝脏状况等因素，以及患儿的个体差异。

对于被确诊为生长激素缺乏症并正在接受生长激素治疗的患儿，建议在治疗过程中定期监测 IGF-1 水平，并根据以下情况调整剂量。如果发现患儿的 IGF-1 水平异常降低，应结合生长速度、生长激素使用剂量、生长激素注射方法和部位等因素进行评估，然后再制订剂量调整方案。如果发现患儿的 IGF-1 水平持续异常增高（超过同年龄、同性别的儿童 IGF-1 水平均值 +2.5 标准差），应调整生长激素的剂量和治疗方案，以降低副作用的风险。

在开始生长激素治疗之前，医生需要进行全面的临床评估和检查，以确诊生长激素缺乏症。医生还应向患儿及其家庭详细介绍各种生长激素治疗方案的相关信息，包括注射方法、可能的副作用、治疗费用等，并根据患儿及其家庭的具体情况选择最适合的生长激素类型和初始治疗方案。

短效生长激素通常为重组人生长激素（rhGH）。对于未进入青春期的患儿，建议初始剂量为 0.1U/(kg·d)。对于严重的生长激素缺乏症或合并其他内分泌激素缺乏的患儿，可以从更低的剂量 [0.075U/(kg·d)] 开始。对于已进入青春期的患儿，可以适当增加初始剂量至 0.1 ~ 0.15U/(kg·d)。

在长效生长激素中，只有聚乙二醇重组人生长激素在国内获得了批准，适应证包括生长激素缺乏症。其他类型的药物目前都在国外上市或还在临床试验或药物研发阶段。因此，国内对于长效生长激素的临床使用经验主要来自聚乙二醇重组人生长激素。其初始剂量为 0.2mg/(kg·周)，对于严重生长激素缺乏症或合并其他内分泌激素缺乏的

表 15-2-1　用于治疗女性青春期延迟和永久性性腺功能减退的药物

药物	诱导女性青春期发育		不良反应及注意事项
	孤立性青春期延迟	性腺功能减退	
雌激素	13岁之前不推荐使用		
经皮17β-雌二醇	过夜贴片:起始剂量，3.1~6.2μg/d(1/8~1/4的25μg 24小时贴片）；6个月后增加3.1~6.2μg/dª	青春期延迟的起始剂量；增加3.1~6.2μg/d；持续使用1片25μg贴片ᵇ，然后用成人COCP或HRT维持	贴片可能很难使用和脱落，尤其是如果将整个贴片切割成更小的部分，会对剂量反应中的黏附性个体间变化产生反应
口服17β-雌二醇(戊酸雌二醇)	0.5mg隔天或每天5μg/kg；服用后增加至0.5mg或6~12个月10μg/kg	基于青春期延迟的起始剂量，每6~12个月增加5μg/kg，直到1mg/d，然后用成人COC或HRT维持	个体间剂量反应差异
口服炔雌醇	2μg/d，如果需要，6个月后增加到4μg/d	2μg/d，每6个月增加2μg，直至10μg/d，然后用成人COCP或HRT维持	成本高；有肝毒性，增加血浆结合蛋白浓度；潜在的高血压及VTE风险增加；生长状态差
孕激素	不适用	月经初潮或雌激素治疗2年后	
炔诺酮		每天2次，每次5mg	雄性激素增多，痛经风险增加
黄体酮		每天1次，每次200mg	
醋酸甲羟孕酮		每天1次，每次5mg	
组合制剂		雌孕激素皮贴	
GnRH泵治疗	不推荐		需要丰富的经验，大多数生理上的替代形式
hCG（s.c.或i.m.）加重组FSH（s.c.）	不推荐		需要在专业且经验丰富的中心使用

注：a. 可能需要调整根据体重适当切割贴片；b. 一次由隔夜改为全天使用，贴片每周更换2次；COC.复方口服避孕药；HRT.激素替代治疗；VTE.静脉血栓栓塞；hCG.人绒毛膜促性腺激素；FSH.卵泡刺激素；s.c..皮下注射；i.m..肌内注射。

患儿，建议从 0.14mg/(kg·周) 的低剂量开始，后续可以根据个体差异适当调整剂量。

（刘盈莹　常亚杰）

乳腺癌幸存者的健康管理

随着乳腺癌治疗技术的进步，近 20 年来，乳腺癌的死亡率在不断下降，使得乳腺癌患者成为目前最大的肿瘤幸存者群体；没有淋巴结转移的女性 5 年生存率为 99%，淋巴结阳性的女性 5 年生存率为 84%。约 70% 的乳腺癌为激素受体阳性，主要疗法为内分泌治疗。然而，辅助内分泌治疗诱导的体内低雌激素状态也会带来副作用，包括血管舒缩症状、阴道干燥萎缩、性功能障碍、体重增加、肌肉骨骼疾病、骨质疏松、抑郁等。有证据表明，这些副作用长期存在会严重损害患者的生活质量，并降低治疗依从性。此外，乳腺癌患者经历的放化疗可能杀伤卵巢内始基卵泡，同样会导致围绝经期综合征症状。医源性所致的更年期症状通常比自然绝经的更年期症状表现得更加明显，因为卵巢激素产生的突然终止、突发的更年期症状以及恶性肿瘤的治疗会给患者的身体和心理造成一系列的影响。因此，更多的患者需要重视治疗后的生活质量。

乳腺癌肿瘤幸存者常见的健康问题

乳腺癌幸存者的围绝经期症状及严重程度因开始肿瘤治疗、使用治疗药物之前的绝经状态而有所不同。接受化疗的绝经前妇女可能会出现卵巢功能不全而导致的不孕症。接受芳香化酶抑制剂治疗的绝经后妇女因显著抑制的雌激素水平而更容易出现关节痛、骨质疏松性骨折，与服用他莫昔芬的妇女相比，她们经历严重的外阴阴道萎缩、阴道干燥和性交困难的概率也明显更高。具体临床症状表现如下。

血管舒缩症状

血管舒缩症状（vasomotor symptom, VMS）主要表现为潮热、盗汗。潮热是指突然的强烈温暖感，通常始于胸部，随后上升到颈部和面部，并可能伴有皮肤的红色斑点、大量出汗、心悸等。一般持续不到 1 分钟即可缓解，少数可长达 10~20分钟。潮热的女性体温并不比其他女性高，相反，她们有一个狭窄的热中性区，因此当体温以通常的正弦波模式轻微上升和下降时，有潮热的女性更有可能开始出汗或发冷。

更年期泌尿生殖综合征

更年期泌尿生殖综合征（genitourinary syndrome of menopause, GSM）的主要症状包括尿失禁、排尿困难、复发性尿路感染、外阴阴道萎缩（vulvovaginal atrophy, VVA）。外阴阴道萎缩导致的妇科症状包括外阴及阴道干燥、瘙痒、易发感染、性交疼痛（性交困难）。性交困难干扰性亲密关系，降低生活质量。

情绪变化及认知障碍

情绪变化及认知障碍包括睡眠障碍、注意力难以集中、烦躁、易怒、记忆力减退等。女性长期处于低雌激素状态与认知功能的微妙变化有关，特别是言语记忆延迟。记忆力减退可能与潮热、盗汗导致的睡眠中断有关，因为睡眠对于记忆的编码和巩固很重要。由于化疗导致的睾酮水平降低，伴随年龄的增长，可能与认知障碍有关。

骨质疏松（osteoporosis）

雌激素对软骨有保护作用，可维持软骨稳态。正常围绝经期女性前臂远端骨密度每年平均减少约 3%，脊椎和股骨颈绝经后 3 年内平均每年骨密度减少 2%~3%。各种原因导致肿瘤幸存者的低雌激素状态，同样引起骨密度下降、骨质疏松、易发骨折等相关问题。

肿瘤相关肌肉减少症

肿瘤相关肌肉减少症（cancer-related sarcopenia）是一种以进行性、广泛性的骨骼肌含量减少和功能减退为主要特点的综合征，临床上主要表现为机体活动功能障碍，继而增加跌倒、骨折及死亡风险。肿瘤本身的高分解代谢和低合成代谢状态，以及多种方式的肿瘤治疗均影响骨骼肌，手术和放疗作为局部治疗手段可损害治疗区域的骨骼肌强度，而化疗、激素治疗、免疫治疗和靶向治疗作为全身性治疗方式，可对机体组成和肌肉强度产生实质性影响，使肿瘤幸存者肌肉减少症的发生率也较高。由于肌肉是机体代谢和免疫的主要调节因素，肌肉减少可能导致肿瘤患者化疗毒性增加，也与术后并发症和较高的死亡率有关。中国抗癌协会肿瘤营养治疗专业委员会推荐使用简易五项评分问卷（strength, assistance in walking, rise from a chair, climb stairs and falls, SARC-F）或 IshⅡ 筛查工具进行筛查，评价内容包括：①肌肉力量，用握力或起坐试验（5 次坐起）测试；②肌肉数量或质量，采用双能 X线吸收法测量四肢骨骼肌肌量指数（appendicular skeletal muscle mass index, ASMI），或生物电阻抗分析法（bioelectrical impedance analysis, BIA）测量全身骨骼肌肌量（whole-body skeletal muscle mass, SMM），或四肢骨骼肌肌量（appendicular skeletal muscle mass, ASM），或 CT 或 MRI 测量腰椎肌肉横切面面积；③体能，采用步速测量，或简易体能状况量表

表 15-3-1　EWGSOP2 与 AWGS 2019 肌肉减少诊断临界值对比

评估项目	诊断方法	临界值	
		EWGSOP2	AWGS 2019
肌肉力量	握力测试	<27kg（男）或<16kg（女）	<28kg（男）或<18kg（女）
	起坐试验	起立5次>15秒	起立5次>12秒
肌肉数量或质量	ASM	<20kg（男）或<15kg（女）	—
	ASM/身高²	<7.0kg/m²（男）或<5.5kg/m²（女）	DXA：<7.0kg/m²（男）或<5.4kg/m²（女） BIA：<7.0kg/m²（男）或<5.7kg/m²（女）
体能	最大步数	≤0.8m/s	≤1.0m/s
	SPPB①	≤8分	≤9分
	TUG②	≥20s	—
	400m步行试验	不能走完或者≥6分钟完成	—

注：ASM.四肢骨骼肌肌量；SPPB.简易体能状况量表；TUG.起立-行走计时测试；DXA.双能X线吸收法；BIA.生物电阻抗分析法。①SPPB是综合性测试工具，包含重复性椅子站立测试（计算连续完成5组起立-坐下的时间），平衡测试（包含10秒双脚左-右侧方站立、半前后脚站立、前后脚站立测试），步行测试（以常规步行速度通过4m距离的时间），以0～12分表示个体的体能水平，分数越高者体能越好。②TUG测量个体从椅子上起立，完成短距离（3m或10步）往返步行，最后重新坐回椅子上的时间，该测试反映个体平衡能力、步行能力等体能水平，并采用5个等级代表个体的跌倒风险。

表 15-3-2　简易五项评分问卷（SARC-F）

检查项目	询问方式及评分标准
力量	搬运10磅（4.54kg）重物是否困难 无困难计0分，偶尔有计1分，经常或完全不能计2分
行走	步行走过房间是否困难，计分同上
起身	从床上或椅子起身是否困难，计分同上
爬楼梯	爬10层楼梯是否困难，计分同上
跌倒	过去1年跌倒的次数 从未计0分，1～3次计1分，≥4次计2分

注：总分>4分者诊断为肌肉减少症。

（short physical performance battery, SPPB）、起立－行走计时测试（timed up and go test, TUG）、400m 步行试验测量。相关临界值见表 15-3-1。

此外，也可采用自评调查问卷 SARC-F[表 15-3-2] 进行评估筛查。该量表与患者功能状态密切相关，总分 ≥ 4 分为筛查阳性，灵敏度低但特异度较高，可较为准确地识别躯体功能受损，是一种更简单、快速、有效的筛查工具。

乳腺癌幸存者围绝经期症状的健康管理

为提高这部分肿瘤女性幸存者的生存质量，采取必要的措施和指导改善以上因低雌激素状态导致的不良生活状态是非常有必要的。指导的关键原则是确定与雌激素缺乏有关的体征、症状的严重程度和对患者的困扰程度，并根据这些评估制订个性化方案。对于轻微的症状改变生活方式即可，中重度体征或症状通常需要药物治疗。

改善生活方式

增加身体活动、减肥、戒烟和戒酒、优化维生素 D_3 摄入对乳腺癌幸存者很重要。

血管舒缩症状

简单的行为措施，如降低室温、使用便携式风扇、穿易脱的衣服、避免引发潮热的因素（如辛辣食物和压力情境）以及适当的运动，都可能有助于减少潮热的次数。体重控制和饮食干预可能是减少乳腺癌患者血管舒缩症状的重要策略。一项队列研究表明，使用芳香化酶抑制剂或他莫昔芬的女性体重增加与潮热风险独立相关，但他莫昔芬治疗患者饮食干预后的血管舒缩症状减轻程度的差异不具有统计学意义。作为健康饮食干预的一部分，减少 10% 或更多的体重可以显著减少血管收缩症状。此外，中医的观点认为，乳腺癌患者潮热源于气阴两亏，因此可以通过阴阳调和、气血经络来缓解症状。美国临床肿瘤学会也将"可以考虑针灸改善潮热"列为 C 类推荐。

泌尿生殖道症状

对轻度的 GSM 使用润滑剂（水、硅酮或油基）、阴道保湿剂、盆底物理治疗等改善。此外，激光治疗和射频热疗可用于改善绝经期泌尿生殖系统综合征。小剂量射频热疗已被成功地用于治疗产后女性的压力性尿失禁和阴道松弛。CO_2 点阵激光通过微消融作用致组织炎症反应及修复重塑，促进黏膜上皮及其血管内皮增殖、胶原蛋白和弹性纤维合成以及小血管生成增加，改善泌尿生殖系统黏膜萎缩导致的各种症状［图 15-3-1］。一项研究比较了阴道萎缩的绝经后女性行点阵 CO_2 阴道激光治疗和阴道局部雌激素治疗的疗效，结果发现激光治疗是缓解外阴阴道萎缩的有效方法，无论单独使用激光治疗还是联合局部雌激素治疗均有效。尽管初步结果令人鼓舞，但缺乏精心设计的随机试验和长期安全性随访，而且这种治疗的成本很高，限制了更广泛的应用。据报道，局部黏膜内注射富含血小板的自体血浆联合透明质酸可以改善乳腺癌患者的阴道萎缩和性困扰，然而还需要更多证据进行验证。

骨骼肌肉疾病

体育锻炼有益于乳腺癌患者预防骨骼肌肉疾病。3 期 HOPE 试验对 74 例乳腺癌患者的分析发现，12 个月时，运动组的最严重关节疼痛评分下降了 29%，常规护理组则上升了 3%（$P<0.001$）。此外，运动组的疼痛严重程度、

疼痛干扰和其他疼痛评分显著下降，而常规护理组则有所增加。其他运动选择（如越野行走、家庭行走和水上运动）虽然随访时间较短，但也可减轻关节疼痛。Sasso 等针对非恶病质的肿瘤幸存者建议运动心率以达到 50% ~ 75% 最大心率的运动量为目标，每周运动 2 ~ 3 次，每次持续 10 ~ 60 分钟，周期为 12 ~ 15 周。当然，抗阻运动要在保障安全的情况下有效进行，一些在肿瘤疾病基础上合并特殊身体状况的患者需咨询专业医师，并在专业人员的指导和监督下安全有效地进行抗阻运动，确保有效增加肌肉量的同时避免肌肉损伤。此外，强调高蛋白饮食、鱼油及优化维生素 D 水平，以保持骨骼健康。近期的数据表明，维生素 D 水平可能与总生存率相关，将低水平的维生素 D 提高到正常水平是有益的，而将维生素 D 水平提高到 50ng/ml 以上则无益处。补钙目前还存在争议，但绝经后的妇女需要 1 200mg/d 的钙，最好是从饮食中摄取，以保持绝经过渡期的骨骼健康。

中重度症状者的药物治疗

《中国女性乳腺癌筛查与早诊早治指南（2021，北京）》明确表示，乳腺癌发病高峰年龄主要集中在 50 ~ 59 岁，这与围绝经期使用激素替代治疗（HRT）的时间相重叠。围绝经期女性使用 HRT 是否增加其乳腺癌的发病率是临床医生关注的问题。乳腺癌作为一种性激素依赖性肿瘤，HRT 不可避免地会对其有不同程度的影响，因而禁止使用全身性激素治疗，可酌情选用非激素疗法改善低雌激素症状。对 *BRCA1/2* 突变携带者并接受预防性卵巢切除术的乳腺癌幸存者，可于综合评估后选择最低有效剂量，但必须获得患者充分的书面知情同意，并注意所有潜在的风险和益处，密切随访监测。

血管舒缩症状

一些研究分析了抗抑郁药控制潮热的效果，如选择性血清素再摄取抑制剂、血清素 - 去甲肾上腺素再摄取抑制剂。目前研究最多的药物是文拉法辛，多项随机对照试验表明该药物可减少高达 60% 的潮热。研究剂量从 37.5mg 到 150.0mg，较高剂量可显著减少潮热，但也与不良事件相关，如口干、食欲下降、恶心和便秘；其他 5- 羟色胺再摄取抑制剂和 5- 羟色胺 - 去甲肾上腺素再摄取抑制剂，如度洛西汀、艾司西酞普兰、帕罗西汀和舍曲林在控制潮热方面也具有一定效果。一般来说，这些药物可使潮热的次数和严重程度减少 70% ~ 80%。服用他莫昔芬的女性应避免

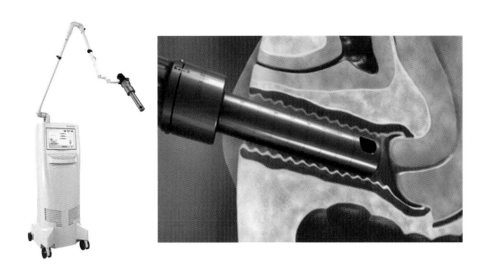

图 15-3-1　CO_2 点阵激光治疗示意图

使用有效的 CYP2D6 抑制剂，因为这些药物会降低活性代谢物内啡肽的水平。对于有夜间血管舒缩症状或睡眠中断者，睡前 1 小时给予单剂量加巴喷丁可减少夜间潮热，并有催眠作用。此药半衰期短，苏醒时副作用少。对于上述药物治疗无效的患者，梅奥诊所建议肌内注射醋酸甲羟孕酮 500mg，间隔 4 ~ 5 个月。虽然该药物已被证明是激素依赖型乳腺癌的有效治疗药物，且目前认为它对乳腺癌幸存者是安全的，但这个结论仍存在争议。非激素药物治疗的选择应由医生和患者共同决定，同时还应考虑合并用药、合并症和安全性，包括潜在的药物相互作用；考虑到大多数疗法在较低剂量下也具有疗效，因此优选低剂量起始并评估治疗情况和耐受性。

泌尿生殖道症状

体内低雌激素带来的中重度阴道干燥、刺激、瘙痒、感染、不适和性交疼痛（性交困难）、尿急、尿痛等泌尿生殖道症状不能通过润滑剂等改善者，可考虑低剂量的阴道雌激素治疗。服用抗雌激素药物他莫昔芬或雷洛昔芬的女性，理论上阴道低剂量雌激素治疗可能比未服用这些药物的女性更安全。一项对使用他莫昔芬的乳腺癌幸存者随访 3.5 年的观察性研究发现，低剂量（7.5mg）阴道雌激素不会增加乳腺癌复发风险。美国妇产科医师学会、美国癌症协会 / 美国临床肿瘤学会、内分泌学会和北美更年期协会推荐对于肿瘤主治医生建议使用雌激素者，应使用最低有效剂量的阴道局部雌激素。此外，2016 年 11 月 FDA 批准阴道内脱氢表雄酮（dehydroepiandrosterone，DHEA）治疗

VVA 继发性性交困难症状。每天晚上在阴道内应用 6.5mg DHEA 可显著改善阴道细胞成熟指数和性交困难症状。由于脱氢表雄酮可以转化为雌激素，理论上这种疗法提供了一个非系统的激素方法。但该疗法目前存在争议，尚未在美国以外获得批准。对于插入疼痛的患者来说，利多卡因可能是一种有用的临时策略。此外，还有研究报告了维生素 D 或维生素 E 阴道栓剂的有益结果，可显著改善阴道成熟指数和阴道症状。

骨骼肌肉疾病

乳腺癌患者骨质流失加速与雌激素缺乏有关，通常骨质疏松初期无明显症状，随着病情进展，患者会出现疼痛、骨骼变形，严重者发生骨质疏松性骨折。对于不适合使用 HRT 的乳腺癌患者而言，2019 年美国内分泌学会发布的《ENDO 绝经后女性骨质疏松症的药物治疗临床实践指南》推荐，初始治疗可选用双膦酸盐类、破骨细胞分化因子抑制剂（地舒单抗）或特立帕肽，以上药品不能耐受或不能获得者也可应用选择性雌激素受体调节剂、降钙素等。双膦酸盐有效抑制骨的重吸收，已被证明可有效预防椎体和髋部骨折。对肌少症患者，除高蛋白饮食、抗阻运动，适当补充 ω-3 多不饱和脂肪酸（ω-3 polyunsaturated fatty acid，ω-3 PUFA）等亦可改善肿瘤相关肌肉减少症。

（常亚杰　杨星　梁晓燕）

其他肿瘤幸存者的健康管理

除乳腺癌外，女性其他常见肿瘤包括肺癌、胃肠道肿瘤、血液系统肿瘤，以及宫颈癌、子宫内膜癌等妇科恶性肿瘤。近几十年来，以上肿瘤在年轻女性中发病率均有所上升，随着医疗诊疗技术的进步，肿瘤幸存者 5 年生存率遵循同样的上升轨迹，如淋巴瘤 5 年生存率超过 80%，白血病超过 60%，白血病患儿 5 年生存率达到 88%。然而，由于化疗、放疗等治疗方案的应用，生育力受损、继发性体内低雌激素带来的围绝经期不适症状成为抗肿瘤治疗常见的远期并发症之一。

环磷酰胺等烷化剂对生殖器官造成血管毒性，并对生长和休眠的细胞造成直接的 DNA 损伤。其他药物如铂类、紫杉烷类、蒽环类和拓扑异构酶抑制剂对卵巢损伤的影响较小，但仍被视为生育力下降、继发性体内低雌激素状态的潜在原因。放射治疗也会增加卵巢功能衰竭的风险，这取决于患者的年龄、治疗前的卵巢储备、总放射剂量和分割方案。颅脑辐射会破坏下丘脑和垂体功能，导致月经稀发和性腺功能减退。卵巢直接暴露于辐射会导致月经不调、卵巢储备功能减退（diminished ovarian reserve, DOR）和早发性卵巢功能不全（premature ovarian insufficiency, POI）。腹盆腔或颅脊椎放疗的散射剂量可导致 50%~70% 的患者出现卵巢功能衰竭。对于患有血液系统恶性肿瘤的儿童和青年，造血干细胞移植前的放化疗导致卵巢衰竭的比率高达 70%~100%。

以上肿瘤治疗药物及方案可导致卵巢功能减退，进而引起体内低雌激素状态，使肿瘤幸存者面临围绝经期的不适症状，如血管舒缩症状、更年期泌尿生殖综合征、情绪变化和认知障碍、骨质疏松、肿瘤相关肌肉减少症等（详见本章第三节乳腺癌幸存者的健康管理）。此外，针对发生于女性生殖系统的妇科恶性肿瘤，根治性手术需要完整切除肿瘤原发灶及存在或潜在的转移灶，生殖系统结构的完整性通常难以保留，甚至全部丧失；放疗和化疗虽然不破坏解剖结构，但会导致生殖器官的功能受到不同程度的损害。恶性肿瘤治疗可从生理、心理两方面对女性造成严重影响，除生育力外，传统的恶性肿瘤根治性治疗方案常可导致一定程度的性功能障碍。据统计，妇科恶性肿瘤术后有 40%~100% 的患者有性功能障碍。目前常用的恶性肿瘤治疗手段（手术、放疗、化疗）都可能影响性功能，并

导致阴道瘢痕、阴道缩短等，从而引起性欲降低、阴道干燥、性交疼痛等问题。

目前国际上最广泛采用的评估围绝经期症状的量表是改良 Kuppermann 评分法（Kuppermann index, KMI）。该量表通过评测围绝经期及绝经后的症状，对病情进行量化，从而判断症状严重程度及其对生活质量的影响，以明确诊断和指导治疗。该量表评估方法同样适用于肿瘤幸存者围绝经期症状的评估，以便指导制订个性化的临床改善方案。

改良 KMI 的评分方法为症状程度乘症状指数，依据该评分方法，将围绝经期症状程度分为 4 级：0 分为无症状；1 分为偶有症状；2 分为症状持续不缓解；3 分为出现的症状影响了日常生活。其中若单项症状程度得分 ≥ 2 分，则判定该症状为中重度。症状指数则是按照不同的症状给出的固定数值，如潮热出汗为 4 分，感觉异常（冷、热、痛、麻木感）、失眠、易激动、性交痛和泌尿系统刺激症状为 2 分，其余各项均为 1 分，总分为 63 分，≥ 15 分即可诊断为围绝经期综合征。按照得分情况，围绝经期综合征的病情程度可分为轻度（15~20 分）、中度（20~35 分）和重度（> 35 分）三个等级 [表 15-4-1]。

为提高肿瘤女性幸存者生存质量，采取必要的措施和指导改善以上因低雌激素状态导致的不良生活状态是非常有必要的。指导的关键原则是确定与雌激素缺乏有关的体征、症状的严重程度和对患者的困扰程度，并根据这些评估制订个性化方案。对于轻微的症状改变生活方式即可，中重度体征或症状通常需要药物治疗。药物治疗包括激素替代治疗（HRT）和非激素对症治疗。生活方式改善及非激素对症治疗参考本章第三节乳腺癌幸存者的健康管理，本节将对其他肿瘤幸存者的 HRT 进行详细阐述。

肿瘤幸存者的 HRT 目标是维持血清正常最低雌激素浓度，不同肿瘤类型、组织学分类、肿瘤分期、生物学特征、患者其他病史等导致 HRT 的益处与风险是不同的，需要进行综合评估，并在获得患者充分的知情理解后进行。

HRT 应遵循的总体原则为缓解血管舒缩症状、改善泌尿生殖系统症状和骨质疏松，并充分考虑治疗风险（包括长期使用雌激素和孕激素结合物增加的肿瘤风险）。最近，Deli 等通过总结最新的研究证据，对 HRT 在肿瘤幸存者中的应用进行了归纳和指导：对于激素依赖性肿瘤幸存者，如乳腺癌、子宫内膜间质肉瘤、脑膜瘤、胶质瘤、激素受

表 15-4-1 改良 Kuppermann 评分法

症状	症状程度				加权分数
	0	1	2	3	
潮热出汗	无	<3次/d	3~9次/d	10次/d	4
感觉异常（冷、热、痛、麻木感）	无	偶尔	经常，能忍受	冷、热、痛感消失	2
失眠	无	偶尔	经常，能忍受	严重，影响工作生活	2
易激动	无	偶尔	经常，能忍受	严重，影响工作生活	2
抑郁、疑心	无	偶尔	经常，能忍受	严重，影响工作生活	1
眩晕	无	偶尔	经常，能忍受	严重，影响工作生活	1
疲乏	无	偶尔	经常，能忍受	严重，影响工作生活	1
骨关节痛、肌肉痛	无	偶尔	经常，能忍受	严重，影响工作生活	1
头痛	无	偶尔	经常，能忍受	严重，影响工作生活	1
心悸	无	偶尔	经常，能忍受	严重，影响工作生活	1
皮肤蚁走感	无	偶尔	经常，能忍受	严重，影响工作生活	1
性生活	正常	性欲下降	性生活困难	性欲丧失	2
泌尿系统症状	无	偶尔	>3次/年，能自愈	>3次/年，需服药	2

体阳性的胃癌和膀胱癌，考虑到雌激素对肿瘤复发的风险，弊大于利，HRT 是禁忌；平滑肌肉瘤、子宫内膜样卵巢肿瘤、脑肿瘤、晚期转移性恶性黑色素瘤、肺癌、激素受体阴性的胃癌和膀胱癌为相对禁忌。对于携带 *BRCA1/2* 突变并接受预防性卵巢切除术的乳腺癌幸存者及 II 型子宫内膜癌、子宫癌肉瘤和腺肉瘤、上皮性 / 透明细胞型卵巢癌、宫颈、阴道和外阴鳞状细胞癌、催乳素瘤、肾癌、胰腺癌、甲状腺癌幸存者，HRT 不会增加肿瘤复发率和死亡率，因此可考虑在严格随访的情况下给予 HRT 治疗。在非子宫切除女性患者中，雌激素治疗应结合适当剂量的孕激素治疗预防子宫内膜增生和癌症。对子宫切除的女性患者可给予单纯雌激素的激素治疗。

HRT 治疗前进行详细的病史（包括患者个人史、家族史、恶性肿瘤类型、组织学分类、肿瘤分期、生物学特征）和综合体征检查是必要的，根据评估进行个体化方案制订，并与患者讨论，获得知情同意。给予定期、严密的随诊也是非常重要的环节。

用法

HRT 可经口服、经皮、经阴道及皮下埋植等多种途径给

予。常用的口服雌激素制剂有结合雌激素、戊酸雌二醇、炔雌醇、尼尔雌醇；常用经皮雌激素制剂有雌二醇贴剂和雌二醇胶剂；常用的阴道内雌激素制剂有雌激素软膏及阴道环等。经皮给药避免了首关代谢口服制剂的胃肠道吸收问题，需要的激素剂量较小，与口服雌激素相比，经皮肤使用雌激素的静脉血栓栓塞风险及引发乳腺癌的风险更低。因此认为经皮肤局部使用雌激素是有效且安全性更高的选择。

剂量

关于非妇科肿瘤幸存妇女的 HRT 研究提示小剂量的激素即可起到补充作用，可明显改善血管舒缩症状和泌尿生殖系统症状，且引起肿瘤复发、静脉血栓栓塞等的概率相对较低。既往针对子宫内膜癌术后患者的研究显示，术后患者每天口服 2mg 屈螺酮及 1mg 炔雌醇不会提高肿瘤的复发率。

时长

目前关于肿瘤幸存者行 HRT 的相关研究中，HRT 的启动时机并不相同，一般在肿瘤治疗后的 2 ~ 12 个月开始使用。目前未见针对不同起始时机的对比性研究，临床上一般需

要根据患者情况来确认开始使用激素的时机，因此无法给出统一建议。因肿瘤治疗导致卵巢储备减退、继发性闭经的女性在无禁忌证的前提下应当在自然绝经年龄前进行 HRT。医源性绝经患者在接受评估后尽早使用 HRT 并持续至自然绝经年龄效果较好，但应用时长需结合患者情况而定。

随访时间及随访内容

HRT 过程中不仅需考虑激素使用的相关风险如深静脉血栓栓塞、卒中等，也要注意肿瘤复发风险。因此，肿瘤幸存者使用 HRT 的随访内容和频率应根据不同恶性肿瘤类型，结合生理性绝经 HRT 的诊治指南和专家共识的建议，以及随访情况而定。通常情况下，应在开始用药后 1 个月、3 个月、6 个月、12 个月，各随访 1 次，了解治疗效果及可能发生的乳房胀痛和非预期出血等不良反应，进行个体化调整方案，鼓励适宜对象坚持治疗，以后每 12 个月随访 1 次，随访内容包括体检、最新病史和家族史、相关的实验室和影像学检查，讨论生活方式和预防 / 减轻慢性病的策略。

总之，对于综合治疗后的肿瘤幸存者而言，应选择合适的个体化治疗方案，并定期随诊，评价用药指征，调整治疗方案，进行规范化的围绝经期管理。

（常亚杰　杨星　梁晓燕）

肿瘤幸存者的避孕指导

育龄期肿瘤幸存者的避孕是一个复杂的易被患者及临床工作者忽视的临床问题。虽然一些癌症治疗如烷基化化疗和盆腔放疗是有性腺毒性的，但许多年轻的肿瘤幸存者在癌症治疗后仍具备生育潜力。一项对年轻的乳腺癌幸存者的研究中发现，经综合治疗后约 67% 的患者卵巢储备处于生育水平。在癌症诊断后的 10 年里，女性怀孕的可能性大约是未罹患癌症女性的一半。但一方面，大多数年轻肿瘤患者把主要精力放在肿瘤治疗上，而忽视了治疗期间以

及治疗后避孕的必要性；另一方面，不少患者认为自己在接受癌症治疗后有不孕的风险。这些对生育潜力的忽视及错误认识，将增加意外怀孕的风险，为肿瘤幸存者带来意外的风险及损害。

一般来说，建议肿瘤患者在化疗或放射治疗期间避免怀孕，因为这些治疗存在胎儿致畸风险。此外，建议患有激素敏感性癌症（如乳腺癌）的女性在肿瘤治疗后 3 年的复发高峰期内避免怀孕。高风险或需要长期辅助内分泌治疗的患者，建议将这一时间延长至 5 年或更长。在治疗后，有生育能力的肿瘤幸存者则可以放心，现有研究表明肿瘤治疗后妊娠并不增加肿瘤复发风险，并且随后的胎儿出生缺陷的风险也不会增加。因此，应该加强这部分人群的避孕意识及避孕措施指导，确保她们在最佳健康时期怀孕，或在其无生育计划时避免意外怀孕对身体的影响。正在接受化疗的患者，即使月经不调或闭经也需要避孕。

目前常用的避孕方法有行为方法、屏障方法、甾体类激素避孕方法、宫内节育器（intrauterine device，IUD）和手术绝育。在避孕方式的选择上，需综合考虑其长期的有效性及降低失败率。肿瘤患者的避孕还需要考虑避孕用药对基础肿瘤疾病的影响，肿瘤治疗中的胃肠道反应对用药的吸收的影响，以及血栓、肝肾功能的影响风险等。对年轻的肿瘤幸存者，主要推荐高效、可逆的避孕方式。

宫内节育器

目前临床最常用的为含铜宫内节育器（copper-containing intrauterine device，Cu-IUD）和左炔诺孕酮宫内缓释节育系统（levonorgestrel-releasing intrauterine system，LNG-IUS），主要通过压迫内膜导致缺氧环境和刺激局部产生炎症反应，影响受精卵的形成和着床。此外，Cu-IUD 中的铜离子通过影响锌酶系统阻碍受精卵着床、抑制胚胎组织正常发育过程；LNG-IUS 主要通过局部高孕酮促使子宫内膜腺体萎缩及改变宫颈黏液形状，不利于精子穿透及受精卵着床，从而达到避孕的目的。宫内节育器避孕是高效、可逆的避孕选择。Cu-IUD 的 5 年避孕失败率为 0.3% ~ 0.6%，LNG-IUS 的 5 年避孕失败率小于 0.5%。放置宫内节育器后的感染风险小，免疫功能低下的妇女也可以安全使用宫内节育器。另外，放置宫内节育器的妇女可以接受各种形式的影像学检查，包括 CT 和 MRI，不影响其在治疗中、治疗后的随访检查。

Cu-IUD 不含激素，这可能使它成为激素敏感性肿瘤（如乳腺癌）幸存女性的首选。铜 T380A 宫内节育器标注使用时间为 10 年，通常耐受性良好，但少数人会出现不规则阴道出血，一般 3 ~ 6 个月后逐渐恢复。

LNG-IUS 的 T 形支架纵管中储存了人工合成的长效孕激素——左炔诺孕酮，每日缓释 20 μg，放置的有效期限通常为 5 年，其主要副作用是月经模式发生变化，表现为早期的不规则阴道出血、经量减少、闭经。因考虑到孕激素对激素敏感性肿瘤复发风险的影响，中国抗癌协会乳腺癌专业委员会建议现患或曾患乳腺癌的女性不应使用含任何激素成分的避孕措施。对于接受他莫昔芬辅助内分泌治疗的乳腺癌幸存者，由于他莫昔芬可导致子宫内膜增生，甚至有子宫内膜癌风险，LNG-IUS 使内膜局部高孕酮，可抑制子宫内膜增生，因此对乳腺癌术后采用他莫昔芬辅助治疗的患者可考虑采用 LNG-IUS 避孕并保护内膜。

但宫内节育器的放置是一种侵入性操作，青少年或合并子宫畸形的年轻女性可能无法接受或不适用，也不适合作为血小板减少、中性粒细胞减少的血液肿瘤青少年患者的紧急避孕方法。以上两点限制了它在部分年轻肿瘤女性患者中的避孕应用。

甾体类口服避孕药

甾体类避孕药是由不同剂量、不同剂型的雌激素和孕激素配伍组成的复方避孕药或者单方甾体激素（包括单纯孕激素制剂、探亲避孕药或紧急避孕药）。用药途径包括单纯口服、经皮肤等。含有 50 mg 炔雌醇（EE）的联合口服避孕药为第一代。第二代联合口服避孕药含有较低剂量的雌二醇（20 mg、30 mg 或 35 mg）和以炔诺酮、左炔诺孕酮为主的孕激素。第三代联合口服避孕药比第二代的雌激素含量更低，孕激素制剂为去氧孕酮、诺孕酯和孕酮。因此，随着制剂中雌激素含量、孕激素种类的调整，口服避孕药的不良反应逐渐下降。甾体类口服避孕药（oral contraceptive, OC）的避孕失败率约为 3%。

关于 OC 对恶性肿瘤风险的影响，不同肿瘤效应不同。目前的研究资料认为，长期 OC 可降低卵巢癌、子宫内膜癌、大肠癌或直肠癌的发生风险。美国疾病控制与预防中心曾对卵巢癌的患者群体及对照组进行比较，在对年龄、不育、经产等因素校正后，发现服用 OC 者患卵巢癌的相对危险性为 0.6，服用超过 5 年后下降到 0.3 ~ 0.4；对无生育史的女性的保护作用更加明显。关于甾体类激素避孕药与子宫内膜癌的关系，现有的相关研究均已证实 OC 对子宫内膜的保护作用，其具体机制可能是 OC 中的高效孕激素可以促进内膜蜕膜化，抑制内膜过度增生，达到保护内膜的作用。关于 OC 与肠癌的关系，meta 分析发现服用 OC 后大肠癌的相对危险度为 0.82，其中结肠癌的 RR 为 0.85，直肠癌的 RR 为 0.80。因此，对卵巢癌、子宫内膜癌、肠癌肿瘤幸存者，OC 可带来避孕以外的保护。

OC 可增加乳腺癌、宫颈癌的风险。2003 年美国国家癌症研究所（National Cancer Institute, NCI）明确指出 OC 可增加乳腺癌的风险。Meta 分析发现，35 岁以下服用 OC 的女性发生乳腺癌的风险增加，相对风险度为 1.24 [95% CI（1.15, 1.33）]，这种风险在停药 10 年后消失。开始口服用药的年龄和用药时间长短可能是重要的影响因素。随着 OC 中雌激素的减少以及孕激素成分的改变，近期研究发现，存在 BRCA1/2 基因突变的女性，若口服 OC 小于 1 年，并不增加乳腺癌的患病风险；但如果服用超过 5 年，乳腺癌的总体风险系数则会增加。根据 2007 年 WHO 发布的乳腺癌避孕方法指南，对确诊患有良性乳腺疾病者、未得到确诊的乳腺包块女性及有乳腺癌家族史者，可使用 OC，但需定期检查和随诊；而对现患或既往患有乳腺癌者应避免使用 OC 避孕。关于 OC 与宫颈癌发病风险的研究结论并不一致，主要因为存在很多混杂因素的干扰，如女性首次性生活的年龄、性伴侣数量、性生活频次、宫颈细胞学筛查的频率、是否吸烟及口服的短效避孕药种类等。2002 年 WHO 收集了多个国际研究机构的资料研究发现，感染人乳头瘤病毒（human papilloma virus, HPV）、服用 OC 时间超过 5 年的女性的宫颈癌患病风险是未服用 OC 者的 2.8 倍，且这种风险在停药后 14 年内仍持续存在。因此，对宫颈癌患者及宫颈癌幸存者不宜选用 OC 避孕。

服用 OC 患者发生肝脏良性肿瘤的风险增加，但发生肝癌的风险尚无定论；目前尚无确凿的证据证明 OC 与肺癌、黑色素瘤、甲状腺癌及其他消化道肿瘤有任何相关性。因此，除乳腺癌、宫颈癌不宜采用口服激素避孕外，其他肿瘤与 OC 的使用无明显相关性，且 OC 对卵巢癌、子宫内膜癌、大肠癌或直肠癌有额外的保护作用。此外，肿瘤治疗中、肿瘤幸存者是否选择 OC 避孕还需要综合其他方面考虑。

（1）放化疗引起的呕吐、腹泻等剧烈胃肠道反应可显著减少 OC 的吸收。呕吐、腹泻后，胃肠道菌群可能发生变化，可使 OC 的有效性降低。对于正在接受放化疗的年轻女性，若预期会有严重的胃肠道副作用，不建议使用 OC 避孕。

（2）血液性疾病本身、放化疗可致血小板减少，引起年轻肿瘤患者月经量异常增多、阴道异常出血。对这部分患者可给予 OC 治疗，促进子宫内膜萎缩、月经量减少，进而减少出血风险。若出现突破性出血，可将 OC 增加到每天最多 4 粒，当出血得到控制时，可以每隔 3 天减少 1 粒。对于可能出现严重和 / 或长时间血小板减少的患者，如果依从性好且没有胃肠道副作用，推荐使用连续单相 OC。

（3）OC 在有深静脉血栓或肺栓塞风险的女性中是禁忌证。对肥胖、手术后、严重呕吐 / 腹泻致血液高凝风险增加的肿瘤患者，应仔细评估与他们相关的具体问题，慎重使用 OC。

（4）放化疗导致严重的肝肾功能异常时，为避免加重脏器负担、影响药物吸收而影响疗效，应避免使用 OC。

（5）注意药物相互作用。癌症患者经常接受多药治疗，如抗酸剂（镁剂、铝剂）可阻碍 OC 的吸收，在使用后至少 3 小时内应避免使用 OC。许多止痛药、抗惊厥药和抗真菌药干扰微粒体酶，可降低 OC 的疗效。同样，OC 可能会降低泼尼松龙、环孢素和其他免疫类药物的清除率，因此同种异体骨髓移植患者应避免使用。

皮下埋植避孕药物

目前临床上使用的皮下埋植避孕剂为单纯孕激素类制剂，长效且可逆，使用者依从性强，适用于需要长时间避孕或合并有雌激素使用禁忌证的育龄期女性。左炔诺孕酮硅胶棒 I（norplant I）为第一代植入式避孕药，由 6 根含有左炔诺孕酮的硅胶棒组成，有效避孕期为 5 年，但其放置、取出操作较为复杂。2006 年获美国 FDA 批准的依托孕烯（implanon）植入剂仅为 1 根，其放置和取出操作更加简便，在哺乳期也可安全使用，使其临床接受度和推广应用更加方便。

依托孕烯植入剂直径约为 2mm，长约 4cm，内含依托孕烯 68mg，避孕时限为 3 年。依托孕烯为去氧孕烯的代谢物，半衰期为 25 小时，主要通过肝脏分解，经肾脏和肠道排泄。药理作用为在植入皮下后的第 4 天血清依托孕烯浓度达最大值，其后孕激素水平略有下降，但血清依托孕烯维持在

0.48nmol/L 左右，达到有效抑制排卵的水平，从而达到避孕效果。植入剂取出后 6 周内女性即可恢复排卵。与其他单纯孕激素制剂一样，其副作用主要为早期不规则阴道出血、闭经、体重增加、痤疮等，一般可耐受。依托孕烯植入剂避孕失败率为 0.05%。由于其有效性及方便性，在年轻肿瘤幸存者中接受度较高。

但在肿瘤患者、肿瘤幸存者使用依托孕烯植入剂时，需对患者进行全面的检查、综合考虑，排除不宜使用的特殊情况，避免相关风险。对有血栓风险、已有血栓形成或有血栓栓塞病史者，已知或可疑乳腺癌或既往有乳腺癌病史的患者，患有或曾经患有孕激素敏感肿瘤者，以及良性或恶性肝脏肿瘤或活动性肝病者，应避免使用。对于接受化疗并预期严重和 / 或长时间血小板减少的患者，植入物引起的月经不规律出血及皮下植入的侵入性操作风险是一个需要关注、慎重选择的问题。对使用依托孕烯植入剂的育龄期女性应加强随访，如出现持续的不规则阴道出血或其他不能耐受的不良反应时应及时取出，警惕严重不良反应的发生。

屏障法避孕

男用或女用一次性避孕套均可直接、有效地预防女性非意愿妊娠，并具有预防性传播疾病的双重保护作用。但通常由于依从性差或不能坚持正确地使用而导致避孕失败率较高，避孕套避孕失败率约为 12%~18%。因此，不推荐将避孕套作为首选的避孕方法。但由于使用方便，无激素副作用，适用于所有肿瘤治疗中、肿瘤治疗后的幸存者，尤其是激素敏感性肿瘤（如乳腺癌）患者。也可考虑与其他高效避孕方式配合使用。

总之，避孕是女性癌症治疗中和肿瘤幸存者群体需要加强认识的一个重要问题。一方面，避免放化疗对胎儿的致畸风险；另一方面，避免意外怀孕对患者身体的双重负担及风险。对于有激素敏感的癌症或胸部放射病史的女性，含铜宫内节育器、避孕套避孕是可供选择的高效、成本效益高、可逆、无激素的方法，应被视为一线方法。正在接受他莫昔芬辅助内分泌治疗者，左炔诺孕酮宫内缓释节育系统可作为首选。短效甾体类口服避孕药禁用于乳腺癌、宫颈癌等激素敏感性肿瘤，但对卵巢癌、子宫内膜癌、肠癌等可带来额外的保护作用。在使用甾体类口服避孕药时，需考虑肿瘤患者的具体身体情况，既要考虑有效吸收率，

又要考虑使用的安全性。皮下埋植避孕药物使用方便、依从性强、可逆性高，但不适用于激素敏感性肿瘤患者；考虑到植入及取出的安全性，有出血风险的肿瘤患者也需要在使用前详细评估。屏障避孕适用于所有肿瘤幸存者，但其使用依从性差、失败率高，不作为首选避孕方式。关于避孕选择的综合咨询应作为肿瘤幸存者综合护理、生活指导的一个重要部分，医护人员需给予充分的指导和关注。

（常亚杰 梁晓燕）

参考文献

1. 谢幸，孔北华，段涛. 妇产科学. 9版. 北京：人民卫生出版社，2018: 16-17

2. 中华医学会妇产科学分会绝经学组. 早发性卵巢功能不全的激素补充治疗专家共识. 中华妇产科杂志，2016, 51(12): 881-886.

3. 阮祥燕. 造血干细胞移植女童患者生育力保护中国专家共识. 中国临床医生杂志，2022, 50(9): 1027-1032.

4. Dattani M T, Brook C G D. Brook临床儿科内分泌学：第7版. 巩纯秀，译. 北京：中国科学技术出版社，2022.

5. 中华医学会儿科学分会内分泌遗传代谢学组. 中国儿童生长激素缺乏症诊治指南. 中华儿科杂志，2024, 62(1): 5-11.

6. 中国抗癌协会肿瘤营养专业委员会. 肿瘤相关性肌肉减少症临床诊断与治疗指南. 肿瘤代谢与营养电子杂志，2022, 9(1): 24-34.

7. MEDICA A C, WHITCOMB B W, SHLIAKHSITSAVA K, et al. Beyond premature ovarian insufficiency: staging reproductive aging in adolescent and young adult cancer survivors. The Journal of Clinical Endocrinology & Metabolism, 2021, 106(2): e1002-e1013.

8. SU H I, KWAN B, WHITCOMB B W, et al. Modeling variation in the reproductive lifespan of female adolescent and young adult cancer survivors using AMH. Clin Endocrinol Metab, 2020, 105(8): 2740-2751.

9. VAN DE LOO L E, VAN DEN BERG M H, OVERBEEK A, et al. Uterine function, pregnancy complications, and pregnancy outcomes among female childhood cancer survivors. Fertility and Sterility, 2019, 111(2): 372-380.

10. VAN DIJK M, VAN LEEUWEN F E, OVERBEEK A, et al. Pregnancy, time to pregnancy and obstetric outcomes among female childhood cancer survivors: results of the DCOG LATER-VEVO study. Journal of Cancer Research and Clinical Oncology, 2020, 146(6): 1451-1462.

11. PARTRIDGE A H, NIMAN S M, RUGGERI M, et al. Interrupting endocrine therapy to attempt pregnancy after breast cancer. N Engl J Med, 2023, 388(18): 1645-1656.

12. LAMBERTINI M, PECCATORI F A, DEMEESTERE I, et al. Fertility preservation and post-treatment pregnancies in post-pubertal cancer patients: ESMO Clinical Practice Guidelines. Annals of Oncology, 2020, 31(12): 1664-1678.

13. RAZETI M G, SOLDATO D, ARECCO L, et al. Approaches to fertility preservation for young women with breast cancer. Clin Breast Cancer, 2023, 23(3): 241-248.

14. MARKLUND A, LUNDBERG F E, ELORANTA S, et al. Reproductive outcomes after breast cancer in women with vs without fertility preservation. JAMA Oncol, 2021, 7(1): 86-91.

15. HONG Y H, PARK C, PAIK H, et al. Fertility preservation in young women with breast cancer: A review. J Breast Cancer, 2023, 26(3): 221-242.

16. UGRAS S K, LAYEEQUR RAHMAN R. Hormone replacement therapy after breast cancer: Yes, No or maybe? Mol Cell Endocrinol, 2021, 525: 111180.

17. POGGIO F, DEL MASTRO L, BRUZZONE M, et al. Safety of systemic hormone replacement therapy in breast cancer survivors: a systematic review and meta-analysis. Breast Cancer Res Treat, 2022, 191(2): 269-275.

18. OKTAY K, HARVEY B E, PARTRIDGE A H, et al. Fertility

preservation in patients with cancer: ASCO clinical practice guideline update. J Clin Oncol, 2018, 36(19): 1994−2001.

19. Early Breast Cancer Trialists' Collaborative Group. Aromatase inhibitors versus tamoxifen in early breast cancer: patient−level meta−analysis of the randomised trials. Lancet, 2015, 386(10001): 1341−1352.

20. XIE M Q, CHEN R, REN M L. Chinese guidelines for menopausal management and menopausal hormone therapy. Chin J Obstet Gynecol, 2018, 9(6): 512−25.

21. European Society for Human Reproduction and Embryology Guideline Group on POI, WEBBER L, DAVIES M, et al. ESHRE guideline: management of women with premature ovarian insufficiency. Hum Reprod, 2016, 31(5):926−937.

22. REES M, ANGIOLI R, COLEMAN R L, et al. European Menopause and Andropause Society (EMAS) and International Gynecologic Cancer Society (IGCS) position statement on managing the menopause after gynecological cancer: focus on menopausal symptoms and osteoporosis. Maturitas, 2020, 134: 56−61.

23. DELI T, OROSZ M, JAKAB A. Hormone replacement therapy in cancer survivors − review of the literature. Pathology & Oncology Research, 2020, 26(1): 63−78.

24. KOHN J R, KATEBI KASHI P, ACOSTA−TORRES S, et al. Fertility−sparing surgery for patients with cervical, endometrial, and ovarian cancers. J Minim Invasive Gynecol, 2021, 28(3): 392−402.

25. LAMBERTINI M, BLONDEAUX E, BRUZZONE M, et al. Pregnancy after breast cancer: a systematic review and meta−analysis. Clin Oncol, 2021, 39(29): 3293−3305.

26. BAHAMONDES L, FERNANDES A, MONTEIRO I, et al. Long−acting reversible contraceptive (LARCs) methods. Best Pract Res Clin Obstet Gynaecol, 2020, 66: 28−40.

27. SIVASANKARAN S, JONNALAGADDA S. Advances in controlled release hormonal technologies for contraception: a review of existing devices, underlying mechanisms, and future directions. J Control Release, 2021, 330: 797−811.

28. ROCCA M L, PALUMBO A R, VISCONTI F, et al. Safety and benefits of contraceptives implants: a systematic review. Pharmaceuticals (Basel), 2021, 14(6): 548.

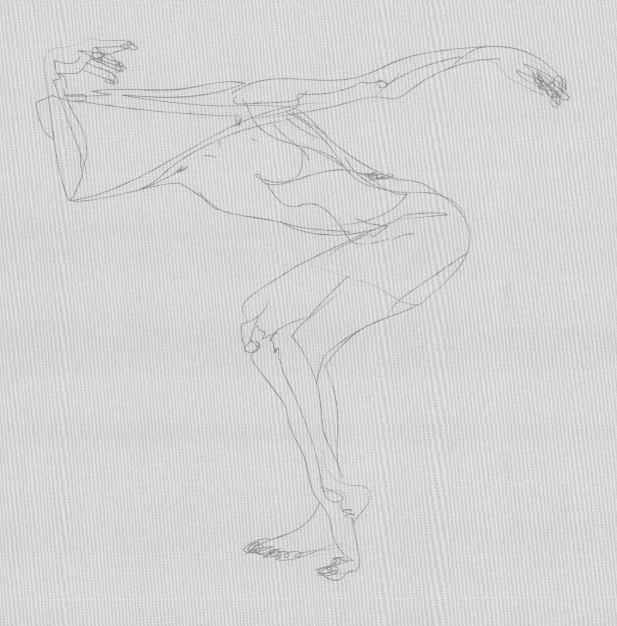

第16章

生育力保护及保存护理

生育力保护与保存术前护理

术前评估
病史
体格检查与辅助检查
心理-社会状况
常见护理问题
护理目标

手术前准备
一般准备与护理
病室准备
心理护理
健康教育

生育力保存手术护理配合

女性生育力保存手术护理配合
生育力保存卵巢组织获取
生育力保存卵巢组织移植

男性生育力保存手术护理配合

生育力保存术后护理

卵巢组织/睾丸组织获取术后护理
一般护理
术后不适的护理
术后并发症的护理
主要疾病的护理
心理护理
健康教育
随访管理

卵巢组织移植术后护理
生命体征的测量
用药指导
疼痛护理
伤口及并发症的处理
健康教育

生育力保护及保存随访管理

生育力保存与保护患者随访的目的

生育力保存随访人群分类

生育力保存与保护随访缺失的原因

生育力保护与保存的随访目标

生育力保护与保存的随访策略

随访团队管理

随访时机及内容
生育力保存咨询后随访
生育力保存手术前随访
术后随访
出院后随访
远期随访

生育力保护及保存护理

生育力保存护理需要生殖科、妇产科、内科、外科、儿科等多学科全面评估、交叉协作，综合制订个体化生育力保护与保存方案。生育力保存护理应以多学科团队方式为患者提供生育力保护与保存护理，作为"衔接员"与"协调员"的护理团队至关重要。护理工作贯穿疾病诊断、生育力保护与保存、原发疾病治疗、生育力恢复全过程，同时关注患者心理健康。治疗恶性肿瘤的常见方法有手术治疗、放疗和化疗，但在治疗的同时也可能对生育功能造成不同程度的损伤，甚至不可逆的生育功能丧失，而生育力保存是保护患者生育功能的重要手段。护理人员在掌握基本的围手术期护理的同时，不仅要对患者疾病的特殊性有全面的了解，还要详细了解患者的整体情况，评估手术风险因素，包括可能影响整个病程的潜在因素，如循环、呼吸、消化、泌尿、内分泌、血液、免疫等系统的功能及营养、心理状态等，才能在实践中充分应用护理程序准确评估患者的手术耐受性，及时发现问题，在术前予以纠正，术后加以防治。同时通过随访，掌握患者病情，根据疾病情况及生育需求提供相关信息支持，为患者提供个性化的整体护理。本章将重点阐述生育力保存的围手术期护理与随访管理。

生育力保护与保存术前护理

女性生育力保护与保存的手段包含辅助生殖技术（胚胎冷冻、卵子冷冻）及手术干预（卵巢移位术、卵巢组织冷冻及移植等）；男性生育力保存包括冻存男性精子（包括精原干细胞）或睾丸组织。而胚胎冷冻、卵子冷冻和冻存男性精子的护理与辅助生殖技术相关护理手段相同，本节不做赘述，重点对手术干预（卵巢移位术、卵巢组织冷冻及移植、睾丸组织冷冻及移植等）护理进行阐述。

术前评估

病史

重点了解与本次疾病有关或可能影响患者手术耐受力及预后的病史。

一般情况

性别、年龄、职业、生活习惯、烟酒嗜好等。

（李俐琳　孙德娟　潘慧玲　段丽丽）

表 16-1-1　主要器官及系统功能状况项目表

序号	成人	儿童
1	血型	血型
2	血液分析	血液分析+C反应蛋白
3	凝血四项	凝血四项
4	生化七项	生化30项
5	肝功能五项	肝功能五项
6	肾功能五项	肾功能五项
7	尿液分析	尿液分析
8	尿人绒毛膜促性腺激素定性	尿人绒毛膜促性腺激素定性
9	乙型肝炎	乙型肝炎
10	丙型肝炎	丙型肝炎
11	梅毒	梅毒
12	人类免疫缺陷病毒	人类免疫缺陷病毒
13	抗米勒管激素	抗米勒管激素
14	–	大便常规+潜血
15	胸部X线片	胸部X线片
16	心电图	心电图

现病史

自患病以来健康问题发生、发展及应对过程。

既往史

如伴随的各系统疾病病史、过敏史、外伤手术史等。

用药史

如抗凝药、抗生素、镇静药、降压药、利尿剂、皮质激素、甾体类化合物（类固醇）等的使用情况及不良反应。

家族史

家庭成员有无同类疾病、遗传病病史等。

个体化评估

（1）女性

1）青春期前女性生育力评估：生长发育（骨龄、骨密度），第二性征发育（乳房和阴毛 Tanner 分期），卵巢功能（性激素六项、AMH 和抑制素 B、超声观察窦状卵泡数量），

甲状腺功能。

2）成年女性：月经、婚育史，包括初潮年龄、月经周期、初婚年龄、婚次、妊娠次数、流产和生产次数等情况，卵巢功能（性激素六项、AMH 和抑制素 B、超声观察窦状卵泡数量）。

（2）男性

1）青春期前男性生育力评估：第二性征发育、性激素、AMH 和抑制素 B。

2）青春期男孩生育力评估：第二性征发育，性激素（包括 FSH、LH、睾酮等），AMH 和抑制素 B。

3）成年期男性生育力评估：体格检查（重点应注意体型及第二性征）、精液分析、生殖内分泌激素检查、生殖系统超声检查、精浆生化检查、男性生殖遗传学检查、精子DNA 完整性检测、睾丸活检。

体格检查与辅助检查

主要器官及系统功能状况，主要检查见表 16-1-1。

心理－社会状况

生育力保存患者往往是在确认恶性肿瘤相关疾病后才进行治疗，患者手术前紧张、恐惧、焦虑等情绪更甚，或对手术及预后有多种顾虑，医护人员应给予鼓励和关怀，耐心解释手术的重要性及可能取得的效果、手术的危险性及可能发生的并发症，使患者以积极的心态配合手术和术后治疗与护理。对于患者可采用焦虑评分量表进行评估，查看患者焦虑程度。除此之外，还要了解家庭成员、朋友、同事等对患者的关心及支持程度；了解家庭的经济承受能力等。对于需进行生育力保存的儿童还应注意评估患儿家长的心理状况，协助患儿及家长建立积极良好的心态，配合手术前后的治疗及护理。

常见护理问题

焦虑与恐惧

与罹患疾病、接受麻醉和手术、担心疾病预后、住院费用高、医院环境陌生等有关。

营养失调

低于机体需要量，与自身疾病消耗、营养摄入不足有关。

睡眠型态紊乱

与疾病导致的不适、环境改变和担忧有关。

知识缺乏

缺乏手术、麻醉相关知识及术前准备知识。

护理目标

（1）患者情绪平稳，患者及家属能积极配合工作人员完成各种检查及治疗，顺利完成术前准备。

（2）患者营养摄入充分，营养状态改善。

（3）患者安静入睡，休息充分。

（4）患者对疾病有充分的认识，能说出治疗及护理的相关知识及配合要点。

手术前准备

生育力保护与保存患者有其特殊性，这就需要护士为其提供专业性指导，使患者术前保持良好的身心状态。

一般准备与护理

饮食和休息

加强饮食指导，鼓励摄入营养丰富、易消化的食物。病情允许者，适当增加白天活动。

适应性训练

①指导患者床上使用便盆，以适应术后床上排尿和排便；②教会患者自行调整卧位和床上翻身，以适应术后体位的变化。

配血和补液

遵医嘱做好血型检查。行血型鉴定和交叉配血试验，备好一定数量的浓缩红细胞或血浆。凡有水、电解质及酸碱平衡失调或贫血、低蛋白血症者，术前予以纠正。对于血液疾病患者，尤其应注意患者血液实验室检查情况，注意是否已纠正贫血等问题。

术前检查

遵医嘱协助患者完成术前各项心、肺、肝、肾功能及凝血时间、凝血酶原时间、血小板计数等检查，必要时监测有关凝血因子。

术前用药

（1）免疫抑制药物：目前卵巢组织移植术应用于自体卵巢组织移植，不需要应用免疫抑制药物。

（2）预防感染：术前应采取措施增强患者的体质，及时处理已知感染灶，避免与其他感染者接触，严格遵循无菌技术原则，遵医嘱合理应用抗生素。

呼吸道准备

①戒烟；②深呼吸运动；③有效咳嗽；④控制感染。

胃肠道准备

禁饮时间为术前 2 小时，禁食时间为术前 6 小时。

手术区皮肤准备

（1）洗浴：术前一天下午或晚上，清洁皮肤。腹腔镜手术者应注意脐部清洁。若皮肤上有油脂或胶布粘贴的残迹，用松节油或 75% 乙醇溶液擦净。

（2）备皮：手术区域若毛发细小，可不必剃毛；若毛发影响手术操作，手术前应予以剃除。手术区皮肤准备范围包括切口周围至少 15cm 的区域。男性生育力保存患者应将阴毛全部剔除干净。

术日晨护理

①术前安全核查，确认术前检查是否完善，确认各项准备工作的落实情况。②测量生命体征，有异常时及时汇报医生。③进入手术室前，指导患者排空膀胱。④根据手术类型，需留置导尿管者按留置导尿管常规护理。目前单纯生育力组织获取患者术前可不必留置导尿管；生育力组织移植患者由于手术时间较长，常规术前留置导尿管。⑤拭去指甲油、口红等化妆品，取下活动性义齿、眼镜、发夹、手表、首饰和其他贵重物品。⑥备好手术需要的病历、特殊用药或物品等，随患者带入手术室。⑦与手术室接诊人员仔细核对患者，做好交接。⑧准备麻醉床，备好床旁用物，如输液架、心电监护仪、吸氧装置等。

病室准备

病室设施

光线充足，通风良好；室内配备空调、中心供氧及负压吸引仪器等。

物品准备

①消毒物品：被套、枕套、大单、中单、患者衣裤和腹带等；②仪器：体温计、血压计、听诊器、监护仪、急救车等。

消毒与隔离

①消毒：术前 1 日和手术当日用空气消毒机或紫外线灯照射等方法进行病房空气消毒。②隔离：生育力保护组织移植患者建议实施保护性隔离，患者单人单病室，并在门口张贴隔离提示；医护人员或患者家属进入移植隔离病房前应洗手，穿戴隔离衣、口罩、帽和鞋套等，防止交叉感染。

心理护理

建立良好的护患关系

了解患者具体病情，通过与患者及家属沟通、访谈等方式获知患者和家属对疾病和生育的担忧及目前的困扰，如未来的生育愿望、生命阶段（如年龄和伴侣状况）、保存生育力选择和费用及治疗对未来后代潜在的长期风险、因保存生育能力而推迟或改变治疗发生的原发疾病相关并发症。通过适当的沟通技巧，取得患者的信任，对待患者态度礼貌温和，尊重患者的权利和人格，为患者营造一个安全舒适的术前环境。在入院前，即开始为患者提供术前指导，让患者了解生育力保存的相关知识，解除思想顾虑，减轻对卵巢、睾丸组织获取或移植的恐惧和不安，增强对手术的信心，以良好的心理状态接受手术。

心理支持和疏导

鼓励患者表达感受，倾听其诉说，帮助患者宣泄恐惧、焦虑等不良情绪；耐心解释手术的必要性，介绍医院技术水平及手术成功病例，增强患者对治疗成功的信心；动员患者的社会支持系统，使其感受到被关心和重视。成立责任制心理护理小组：成员由责任护士、高级责任护士或护理组长、理论基础知识扎实且实践经验丰富的病区护士长组成，建立护理小组 – 患者家属沟通圈，护士与家属共同参与心理关怀指导。在不同的治疗阶段，对患者进行心理关怀指导。

儿童及家长的心理护理

儿童患者的理解力及心理素质比成年人差，在接受手术之前更容易产生焦虑等负面情绪，不仅会对家长的情绪产生负面影响，更会对手术的顺利进行产生阻碍，因此儿童术前的心理状态需引起重视。医护人员采取正确的干预措施，可促进治疗效果进一步提升，减少和避免手术对儿童身心的不利影响，为儿童的健康成长提供保障。因此，对于生育力保存患儿及家长的心理护理尤为重要。护理措施：①OH 卡游戏：一款心理学游戏，也叫"OH Cards 潜意识投射卡"，借助游戏发现孩子潜意识中的恐惧，予以疏导；②手术绘本：阅读含有手术相关知识的立体故事书，为孩子提前讲解，缓解恐惧；③玩偶赋意：将父母或者天使等孩子喜欢的角色赋予玩偶，儿童手术时可将玩偶陪伴身边，缓解焦虑；④麻醉配合引导：宣教前移，术前预先干预，带孩子认识麻醉呼吸面罩，不再恐惧；⑤医护社工查房：联合查房，从医疗、护理、医务社工方面全面对患儿及家长进行宣教与指导，缓解家长及儿童心理压力。

认知干预

帮助患者正确认识病情，将相关知识以文字、图片、视频等方式提供给患者，让患者及家属了解更多疾病相关知识及术后用药的注意事项，引导患者树立正确、客观的健康认知，指导患者提高认知和应对能力，积极配合治疗和护理。

采取医护一体化式沟通模式

医护人员共同耐心、态度和蔼地与患者交流，指引患者收听欢快、舒缓的音乐以营造轻松的氛围；对治疗有消极情绪、态度的患者，医护人员要做到耐心细致地倾听患者诉说，多次以鼓励性的语言进行沟通，采取暗示鼓励的方法使患者树立积极向上的信念。

健康教育

健康教育包括如下内容。

（1）告知患者原发病治疗方式与生育力保存治疗的相关性，根据原发疾病选择生育力保存的方法与方案，相关治疗周期所需时间与费用。

（2）告知麻醉、手术的相关知识及注意事项，使之掌握术前准备的具体内容。

（3）术前加强营养，注意休息和活动，提高抗感染能力。

（4）注意保暖，预防上呼吸道感染。

（5）吸烟者戒烟，早晚刷牙，饭后漱口，保持口腔卫生。

（6）指导患者进行术前适应性锻炼，包括呼吸功能锻炼、床上活动、膀胱肌功能训练等，必要时需进行手术体位训练。

（7）对于男性患者和患儿，指导患者及家属准备紧身内裤，术后避免骑跨等动作。

（李俐琳　段丽丽）

生育力保存手术护理配合

生育力保存包括女性生育力保存和男性生育力保存，其手术内容包含卵巢组织获取术、卵巢组织移植术、睾丸组织获取术，整个手术过程涉及组织获取环节的切取、保护、转运、处理、冷冻及组织移植环节的解冻、移植等。在每个步骤中，手术护理准备的齐全及配合度都尤为重要。

女性生育力保存手术护理配合

卵巢组织获取和卵巢组织移植在生育力保存过程中是非常重要的环节。移植术后卵巢功能恢复程度与卵巢组织片的活性、手术操作及围手术期的准备、配合、术后护理等密切相关，因此护理工作在众多环节中发挥的作用尤为重要，其中包括：①卵巢组织离体后的保护；②卵巢组织转运；③卵巢组织处理；④卵巢组织片解冻后移植前的保护；⑤手术室内低温装置准备；⑥手术器械准备；⑦抗凝冲洗液配制使用；⑧手术耗材准备；⑨电外科设备的操作使用等。

根据患者的病情及治疗方式，卵巢组织获取术分为开腹手术和腹腔镜手术两种术式，随着微创手术技术的发展，大部分患者均采用腹腔镜的方式，其中部分患者采用单孔腹腔镜手术。生育力保存患者年龄跨度大，其中不乏几岁的儿童，其腹壁薄、腹腔容积较小，各脏器还在发育过程中，因此腹腔镜各种参数的调试、器械选择需尤为注意，避免给儿童带来创伤。因此，术前患者的综合情况、检查结果、器械、耗材及手术设备调试使用也存在差异。

生育力保存卵巢组织获取

生育力保存卵巢组织获取手术术前准备

（1）器械、设备、耗材准备：见表16-2-1。

（2）离体卵巢保护耗材准备：见表16-2-2。

（3）冰盅制作：将圆筒形不锈钢盅加满水，在盅内正中位置，悬空将一根直径为5cm的塑料广口瓶固定于盅内，放入-20℃冰箱冷冻，待盅内水结冰后，形成一个内有直径为5cm的同心圆柱形空洞的冰容器，即为冰盅，存放在-20℃冰箱备用［图16-2-1］。

（4）低温转运箱准备：将低温转运箱内第1、4块冷冻模块置于-20℃冰箱内，第2、3块冷冻模块放在4℃冰箱内。术前一日晚或术日晨接收器官保存液后放置于4℃冰箱保存。手术开始前，巡回护士将低温转运箱冷冻模块及器官保存液装载妥善，带入手术室备用。

（5）卵巢组织处理器械准备：见表16-2-3。

生育力保存卵巢组织获取手术护理配合

由于女性生育力保存患者的病情及年龄差异大，因此需详细了解患者病种、年龄、术式等详细信息，针对性地准备相应的手术器械、设备及耗材，确认相关参数，同时手术过程中的护理要求更加精准化、精细化。在消毒液及敷料的选择、各种监护设备的固定使用、管道管理等方面，成人及儿童都是有差别的；关注温度管理，如手术间室内温度调试、手术床加温毯的使用，消毒液、静脉液体及腹腔冲洗液的温度，皮肤遮盖保温等体温管理措施等。按照开腹及腔镜手术护理常规进行手术配合，术中配合需特别注意，所有的卵巢获取术均使用冷刀或超声刀。

（1）物品准备：手术开始前将所有物品备好待用［表16-2-1、表16-2-2］。

（2）术前卵巢组织接取准备：洗手护士及巡回护士提前准备无菌台，冰盅外套无菌密封袋，排气密封后，在冰盅的中间塑型形成一个有同心圆形空洞的冷冻盛器，将无菌离心管放入冰盅同心圆空洞内，温度控制在2~8℃［图16-2-2］，无菌冰盅放入无菌盆中备用。巡回护士填写标

本贴2张，包含患者姓名、住院号、手术日期、标本名称等信息，并在转运小程序中填写患者基本信息。手术医生切皮时，使用50ml注射器抽取转运液装入无菌离心管中，加盖备用。洗手护士关注手术进度，准备接取卵巢组织。手术间内不允许使用、存放甲醛溶液。

（3）卵巢组织离体后的盛装：卵巢组织离体后，洗手护士判断卵巢情况做好处理准备：①获取的为一侧完整卵巢，且表面有较多血渍等，需做简单冲洗后装入离心管；②获取单侧卵巢体积过大，使用双层小无菌密封袋进行盛装，添加4℃器官保存液后密封；③获取部分卵巢，且表面有血渍、巧克力囊肿液等，需要冲洗，冲洗后的液体回收，一起转运至胚胎实验室。卵巢组织盛装好后拧紧离心管盖子，用封口胶封口，装入无菌密封袋中密封，并在密封袋上贴标本帖（完善标本帖上的相关信息）。将密封好的卵巢组织放入低温转运箱2片4℃冷冻模块凹槽处［图16-2-3］。

（4）卵巢组织转运：将盛装密封好的卵巢组织装入低温转运箱，低温转运箱内有4块低温模块，从上至下第1、4片为-20℃，第2、3片为4℃，盛装好的卵巢组织放在第2、3片冷冻模块之间的凹槽内［图16-2-4］，内置专用的温度计，以监控凹槽内温度。使用尼龙密码锁扣上锁后拍照。洗手护士将患者姓名、住院号、手术日期、诊断、手术开始时间、卵巢组织取材部位、组织离体时间、组织放入器官保存液的时间、标本数量、低温转运箱尼龙密码锁照片、手术室门口交接时间填入电子表格中，将转运箱及卵巢组织处理器械交接给转运人员，请其在转运交接电子表格中手写电子签名后专车转运。该表各岗位的参与人员均可实时查看，根据具体情况密切配合准备。笔者中心转运要求组织离体后1小时内到达胚胎实验室。

生育力保存卵巢组织移植

卵巢组织移植根据位置的不同可分为原位移植和异位移植，原位移植分为卵巢原位移植（有卵巢侧）和卵巢附近"腹膜窝"原位移植，术式分为开腹手术和腹腔镜手术，不同术式对手术器械、耗材及设备的要求均不相同［表16-2-4］，具体手术配合与常规开腹及腹腔镜手术相同。

生育力保存卵巢组织移植手术术前准备

（1）器械、耗材准备：见表16-2-4。

表 16-2-1　成人与儿童腹腔镜下卵巢获取术器械、设备、耗材参数

序号	名称	成人	儿童
1	腹腔镜镜头	10mm	5mm
2	气腹压力	12～14mmHg	8～10mmHg
3	CO_2人工气腹	15L/min	由小到大，1.0～2.5L/min
4	双极电凝（备选）	30～35W	30～35W
5	超声刀	36cm	23cm
6	腹腔镜常规器械	5mm分离钳、5mm无损伤钳	3mm分离钳、3mm无损伤钳
7	穿刺器（套管针）	一次性多通道单孔腹腔镜穿刺器1个	3mm、5mm、12mm穿刺器各1个

表 16-2-2　离体卵巢保护耗材清单

序号	名称	数量
1	无菌密封袋	1大、3小
2	注射器	50ml
3	无菌离心管（50ml）	1个
4	尼龙密码锁扣	2个

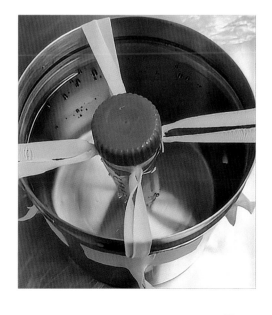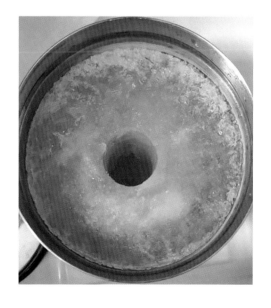

图 16-2-1　冰盅制作

表 16-2-3　卵巢组织处理器械清单

序号	名称	数量
1	显微平镊	3把
2	眼科剪	2把
3	无菌不锈钢尺	1把

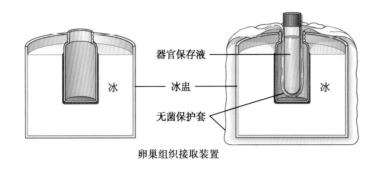

图 16-2-2　冰盅无菌化示意图（卵巢组织接取装置）

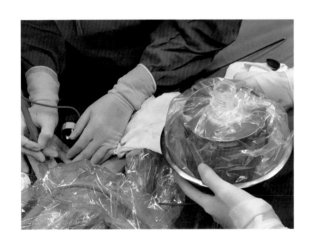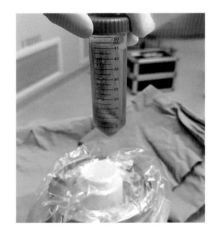

图 16-2-3　卵巢组织保护

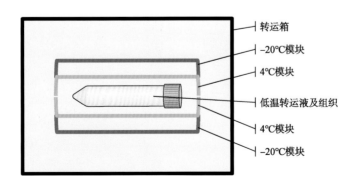

图 16-2-4　冷冻模块摆放示意图

表 16-2-4　开腹及腹腔镜下卵巢移植准备器械清单

序号	开腹卵巢组织移植准备		腹腔镜下卵巢组织移植准备	
	名称	准备要点	名称	准备要点
1	低温无菌台	保存解冻后的卵巢组织	低温无菌台	保存解冻后的卵巢组织
2	抗凝冲洗液	0.9% 生理盐水（4℃） 肝素钠 0.5 万 U/L	腹腔镜器械一套	分离钳尖端精细
3	冲洗器	冲洗器接头使用 22G 留置针头	小标本袋	
4	可吸收缝线	5-0 ~ 9-0	双极电凝	功率 30 ~ 35W 由低到高逐渐增加
5	显微持针钳	根据缝线型号选择相应的显微持针钳	气腹压力设置	成人：12 ~ 14mmHg 儿童：8 ~ 10mmHg
6	显微双极电凝镊	功率 5 ~ 6W 由低到高逐渐增加	超声刀	36cm
7	显微手术专用拉钩			
8	一次性使用开创保护器			
9	角膜剪			
10	显微镊（有钩/无钩）			

（2）低温无菌台的准备：卵巢组织对热损伤较为敏感，因此解冻后、移植到患者体内前，需要设置低温无菌台将组织片保存在低温环境中。制作方法：将塑料包装的无菌生理盐水放置在 −20℃ 冰箱冷冻后，用棉布包裹保护，敲击使冰块成为冰屑后再次放入冰箱内冷冻，反复循环 4 次，直至塑料包装内的无菌冰完全成为碎冰，保存备用。手术日医生铺消毒铺巾时，护士开始铺设低温无菌台。在无菌台上摆放无菌托盘，将准备好的无菌冰倒入无菌托盘后，使用无菌手术贴膜将托盘及周边的无菌敷料覆盖 2 层，确保冰盘及周围敷料完全覆盖、无破损、无菌[图 16-2-5]。向治疗碗中注入操作液，卵巢解冻后放入操作液保存在冰盘上。以保证组织片处于约 4 ~ 8℃ 的低温环境中。因为准备时间长且烦琐，经研究设计改进后已获得专利[图 16-2-6]。

生育力保存卵巢组织移植手术配合要点

（1）抗凝冲洗液的配制使用：开腹卵巢组织移植手术，术中持续冲洗对预防微血肿的形成及减少术后盆腔粘连至关重要，助手使用 20ml 冲洗器接 22G 留置针头[图 16-2-7]，持续抽吸低温抗凝冲洗液做脉冲式冲洗。低温抗凝冲洗液的配制方法为 4℃ 0.9% 氯化钠注射液 1L 中添加 0.5 万 U 肝素钠。

（2）手术器械的使用：腹腔镜下卵巢组织移植手术器械按常规生殖外科手术准备，注意腔镜分离钳的尖端应较为精细。为了提高组织片移植的精细度，开腹卵巢原位移植术除了常规的开腹器械外，建议使用显微器械[图 16-2-8]，手术医生可根据实际情况决定是否在显微镜下完成局部止血及组织片的缝合操作。

（3）电外科设备的使用：术中电外科设备的使用也存在差异。开腹卵巢组织移植术中，为了减少微小血栓的形成，需使用显微双极电凝镊精细止血[图 16-2-9]，术中功率设置从低于常用功率的 3 ~ 5W 逐渐增加，不宜过高，过高时会产生大范围的热辐射，对卵巢及周围组织产生损伤，功率以 5 ~ 6W 为宜（每种电外科设备的功率设置略有差异）；腹腔镜下通常使用超声刀分离卵巢，其他操作如需使用双极电凝，建议功率以 30 ~ 35W 为宜。生育力保存手术尽量减少电外科设备的使用。

（4）耗材的使用：卵巢原位移植时，组织片缝合的缝线种类和型号选择结合组织片及术中情况而定，缝线尽量细且可吸收、表面顺滑摩擦力小，不易产生卵巢组织片的切割、破碎。术中使用防粘连贴膜（interceed）防止盆腔粘连。

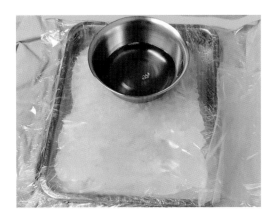

图 16-2-5　无菌冰盘

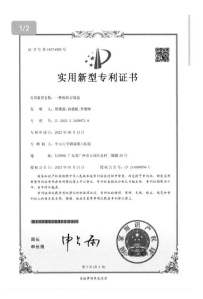

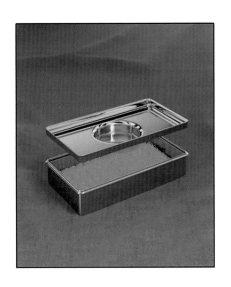

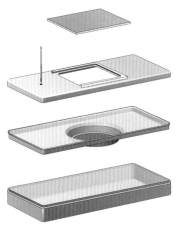

组织存放盒示意图

图 16-2-6　专利证书及效果图

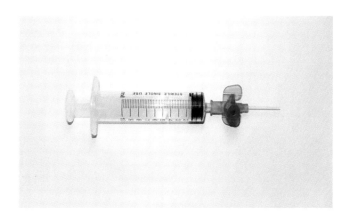

图 16-2-7　自制冲洗器

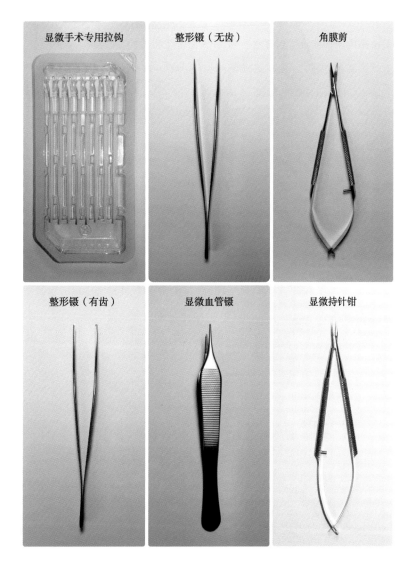

图 16-2-8　显微器械

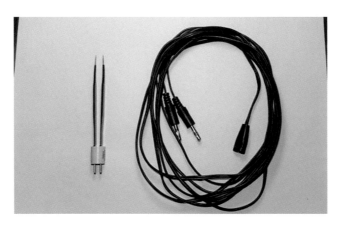

图 16-2-9　显微双极电凝镊

（5）手术室准备及配合：术中严格遵守无菌操作，控制手术室内人员数量，手术室范围内严禁存放甲醛溶液。整个手术过程中护士应迅速、严密配合，协助医生尽快将解冻后的卵巢组织送达移植部位、迅速建立组织间接触。

男性生育力保存手术护理配合

男性生育力保存主要包括精子冷冻和睾丸组织冷冻，睾丸组织冷冻是通过手术切取患者一侧睾丸组织的 30%，低温转运到实验室进行处理、冷冻的过程，包括睾丸的切取、保护、转运、处理、冷冻五个环节。待患者完成疾病治疗，达到移植标准或有生育意愿后，将睾丸组织移植回体内，以恢复其内分泌功能，从而获得生育子代的希望。

生育力保存睾丸组织获取手术术前物品准备

（1）手术器械、耗材准备：见表 16-2-5。

（2）冰盅制作：将圆筒形不锈钢盅加满水，在盅内正中位置，悬空将一根直径为 20mm 的离心管用扎带固定于盅内，放入 -20℃ 冰箱冷冻，待盅内水结冰后，解开扎带，取出标本管，形成一个内有直径为 20mm 的同心圆柱形空洞的冰容器，即为冰盅，存放在 -20℃ 冰箱备用 [图 16-2-1]。该冰盅已经设计申请专利 [图 16-2-10]。

（3）低温转运箱准备：将低温转运箱内第 1、4 块冷冻模块置于 -20℃ 冰箱内，第 2、3 块冷冻模块放在 4℃ 冰箱内。术前一日晚或术日晨接收器官保存液后放置于 4℃ 冰箱保存。手术开始前，巡回护士将低温转运箱冷冻模块及器官保存液装载妥善，带入手术室备用。

（4）睾丸组织处理器械准备：见表 16-2-6。

生育力保存睾丸组织获取手术护理配合

由于获取组织的体积为一侧睾丸组织的 30% 左右，为了避免组织遗失、污染及可能存在的精子丢失，离体的睾丸组织不做任何冲洗处理、容器更换及远距离转移，切取后立即存放至低温培养液试管中密封转运，因此男性生育力保存睾丸组织的切取、保护、转运、处理等环节均需要护士的严密配合，包括物品准备、睾丸组织离体后的低温保护及转运、记录等工作。

（1）物品准备（详见"生育力保存睾丸组织获取手术术前物品准备"）。

（2）无菌冰盅准备：手术医生开始消毒时，洗手护士将冰盅用无菌密封袋密封，冰盅正中同心圆形空洞中用 10ml 无菌试管轻压无菌密封袋塑形，然后在保存组织的无菌试管中加入 8ml 预冷的器官保存液，放入冰盅的同心圆形空洞内 [图 16-2-11]，存放在无菌台面等待接收睾丸组织。试管内液体过多会导致组织投放时的液体外溢或组

表 16-2-5　睾丸组织获取术器械、耗材准备清单

序号	名称	准备要点
1	低温无菌冰盅	保存离体后的睾丸组织
2	低温冲洗液	0.9%生理盐水，4℃
3	冲洗器	冲洗器接头安装22G留置针头
4	可吸收缝线	5-0
5	显微持针钳	
6	显微双极电凝镊	功率5~6W，由低到高逐渐增加
7	显微镊（有钩/无钩）	
8	显微蚊式钳	
9	无菌密封袋	
10	注射器	10ml
11	无菌试管	10ml
12	尼龙密码锁扣	2个

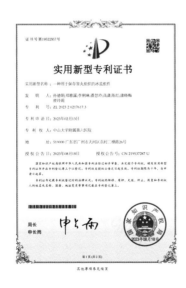
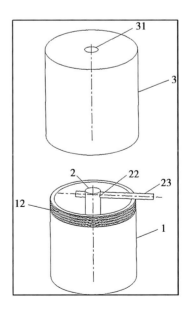

图 16-2-10　冰盅专利及示意图

表 16-2-6　睾丸组织处理器械清单

序号	名称	数量
1	显微平镊	3把
2	眼科剪	2把
3	无菌软尺	1把

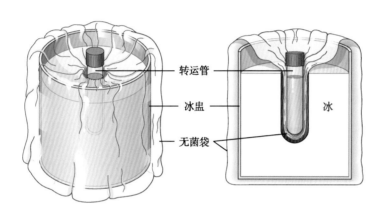

图 16-2-11　无菌冰盅制作示意图

织掉落，过少则导致组织贴附器械时接触不到器官保存液，不利于组织投放。

睾丸组织切取配合

睾丸充分暴露后，准备 5 - 0 可吸收缝线进行悬吊，11 号刀片做楔形切除后，立即夹取组织投放至器官保存液试管中。如为肿瘤患者，洗手护士要注意配合医生做好无瘤处理，夹取睾丸组织时严禁使用术中使用的器械，也不可将用过的器械使用乙醇处理后夹取组织，应用未使用过的器械，以避免污染或残留的乙醇对睾丸组织及精子产生影响。术中电外科设备选择双极电凝镊精细止血，功率以 5 ~ 6W 为宜，从低于常规使用功率的 3 ~ 5W 逐渐

增加，达到止血效果后立即停止功率增加。

睾丸组织的接取保护

手术医生准备切取睾丸组织时，洗手护士将备好低温器官保存液试管的无菌冰盅放置在切口附近，组织离体直接放入转运液中，剪除悬吊缝线，根据术者操作及患者情况，一般会切取 1 ~ 3 块组织，洗手护士与主刀医生确认睾丸组织切取完毕，立即将无菌冰盅转移至无菌台进行后续处理 [图 16-2-12]。

组织密封保存

组织接取后，试管内加满器官保存液，避免试管中残存空气、

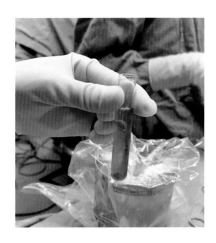
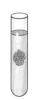

图 16-2-12　存放入器官保存液中的睾丸组织

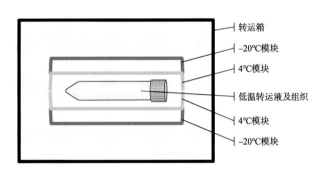

图 16-2-13　冷冻模块摆放示意图

运输过程中试管内液体震荡，同时避免组织漂浮于液面导致保护不充分，然后加盖拧紧，检查确认试管内无空气、试管无渗漏后，封口胶封口，装入无菌密封袋后放入低温转运箱两片 4℃冷冻模块中间的凹槽处［图 16-2-13］。

组织转运

密封好的组织装入低温转运箱后，需使用尼龙密码锁扣上锁后拍照。洗手护士将患者姓名、住院号、手术日期、诊断、手术开始时间、睾丸组织取材部位、睾丸组织离体时间、睾丸组织放入器官保存液的时间、标本数量、低温转运箱尼龙密码锁照片、手术室门口交接时间填入电子表格中，将转运箱及睾丸组织处理器械交接给转运人员，请其在转运交接电子表格中手写电子签名后专车转运。该表各岗位的参与人员均可实时查看，根据具体

情况密切配合准备。笔者中心转运要求组织离体后 1 小时内送达胚胎实验室。

（李俐琳　孙德娟　郑雅露）

生育力保存术后护理

卵巢组织 / 睾丸组织获取术后护理

一般护理

体位

按全身麻醉体位护理，患者未清醒时，取平卧位，头偏向一侧，使口腔分泌物或呕吐物易于流出，避免误吸。患者清醒后，取低半坐卧位或斜坡卧位，以减少腹部张力。

病情观察

术后使用心电监护 4 小时，每 30 分钟监测患者心率、呼吸、血压，并做好记录。术后 4 小时，患者生命体征平稳，可以停用心电监护。

静脉补液

遵医嘱使用静脉输液，根据患者情况决定输注速度。

饮食护理

患者需禁食禁饮 6 小时，待肠道功能恢复，肛门排气后，可以食用粥、馄饨、面条等易消化的食物。术后第 2 天，可以恢复普通饮食。

休息与活动

术后应早期进行床上活动，麻醉清醒后可以在床上翻身，活动四肢。争取短期内下床活动。

手术伤口的护理

了解患者术后伤口部位及敷料情况，观察敷料是否有渗血、渗液，伤口周围皮肤是否有发红，伤口的愈合情况，保持伤口敷料清洁干燥。检查患者全身皮肤情况，特别是骶尾部等容易形成压疮的部位是否有红肿等情况。

男性患者和患儿术后穿紧身内裤，避免骑跨等动作。

术后不适的护理

疼痛

麻醉作用消失后，患者开始感觉切口疼痛，部分患者会肩部疼痛。观察患者疼痛的时间、部位、性质和规律。鼓励患者表达疼痛的感受。可以用协助体位、分散注意力等方式减轻患者疼痛等不适感。

发热

术后患者出现发热，要加强对患者体温的监测，遵医嘱使用退热药物或物理降温。检查患者伤口部位是否有红、肿、热、痛或波动感。必要时遵医嘱寻找病因并针对性治疗。

恶心、呕吐

麻醉反应可能会引起患者恶心、呕吐，呕吐时，头偏向一侧，遵医嘱使用止吐药物。持续呕吐者，需要查明原因。

腹胀

协助患者多翻身，尽早下床活动。腹胀严重时，遵医嘱进行胃肠减压、肛管排气，或使用促进肠蠕动的药物。若有腹腔内感染或机械性肠梗阻导致的腹胀，非手术治疗不能改善者，需做好再次手术的准备。

术后并发症的护理

术后出血

可发生于手术切口、空腔脏器及体腔内。患者出现心动过速、血压下降、尿量减少、外周血管收缩等休克或休克代偿期的表现。需严密观察患者的生命体征、手术切口，若切口敷料被血液渗湿，可怀疑为手术切口出血，应打开敷料检查切口以明确出血状况和原因。可通过密切临床观察，评估有无低血容量性休克的早期表现，如烦躁、心率增快（常先于血压下降）、尿量少，特别是在输入足够的液体和血液后，休克征象仍未改善或加重、好转后又恶化，都提示有术后出血。腹部手术后腹腔内出血，早期临床表现不明显，只有通过密切的临床观察，必要时行腹腔穿刺，才能明确诊断。少量出血时，一般经更换切口敷料、加压包扎或全身使用止血剂即可止血；

出血量大时，应加快输液速度，遵医嘱输全血或血浆，做好再次手术止血的准备。

切口并发症

（1）切口裂开：指手术切口的任何一层或全层裂开。腹壁全层裂开常有腹腔内脏器膨出。对营养状况差、估计伤口愈合不良者加强营养支持；延迟拆线时间；及时处理和消除慢性腹内压增高的因素；一旦发生大出血，立即平卧，稳定患者情绪，告知患者勿咳嗽和饮食；凡肠管脱出者，切勿将其直接回纳腹腔，以免引起腹腔感染，用无菌生理盐水纱布覆盖切口，用腹带轻轻包扎，与医师联系，立即送往手术室重新缝合。

（2）切口感染：术后 3 ~ 4 天，切口疼痛加重，切口局部有红、肿、热、压痛或波动感等，伴或不伴体温升高、脉率加快和白细胞计数升高，可怀疑为切口感染。遵医嘱使用抗生素。化脓切开，拆除部分缝线，充分敞开切口，清理切口后，放置油纱条引流浓液，定期更换敷料，争取二期愈合。若需二期缝合，则做好术前准备。

主要疾病的护理

生育力保存患者，除了腹腔镜下行卵巢组织切除及冷冻，还应关注患者其他学科的疾病。做好其他学科疾病的专科护理。儿童患者需要联合儿科专科护理。

心理护理

多巡视患者，增加护患沟通的机会，了解患者的心理状态。给患者提供术后康复方面的知识，帮助患者建立疾病康复的信心。为患者提供成功的案例，增加患者对生活的信心。鼓励患者听音乐、看书等，通过转移注意力，缓解紧张、焦虑的情绪。

健康教育

饮食与活动

加强营养，多食高蛋白、高维生素、高热量、低脂肪等清淡、易消化的食物，多食富含膳食纤维的各种营养素，以增强机体抵抗力。

保持心情舒畅

肿瘤患者应保持良好的心态，避免情绪激动。
患儿手术后，需对患儿及患儿家长进行健康宣教，并关注患儿家属的心理护理。

随访管理

为患者保存卵巢 / 睾丸组织，满足了患者的生育需求，从而提高患者的治疗信心。生育力保存后患者的随访至关重要，通过定期门诊复诊、电话随访、微信随访等方式，可以了解患者现有的卵巢功能，了解患者疾病的治愈情况，可以提前判断是否需要进行卵巢组织移植及移植的时机。

卵巢组织移植术后护理

卵巢组织移植术后患者的护理按照手术患者护理常规进行，但术后活动因术式的不同而存在差异。开腹卵巢组织移植的患者，是以缝合的方式进行卵巢组织移植，所以术后鼓励患者早下床、早活动，促进机体恢复；而腹腔镜下卵巢组织移植如果采用组织片贴合在腹膜窝的方式，为了避免卵巢组织片移位，需避免大幅度运动，术后 4 天内以床上活动为主，术后 1 周内避免剧烈运动。对于睾丸组织移植的案例，目前世界上暂无报道。

生命体征的测量

术后心电监护 4 小时，每 30 分钟监测患者心率、呼吸、血压，并做好记录。术后 4 小时，若患者生命体征平稳，可以停用心电监护。

用药指导

遵医嘱使用静脉输液，根据患者情况决定输注速度。

疼痛护理

麻醉作用消失后，患者开始感觉切口疼痛，部分患者会有肩部疼痛。观察患者疼痛的时间、部位、性质和规律。鼓励患者表达疼痛的感受。可以用协助体位、分散注意力等方式来减轻患者疼痛等不适感。

伤口及并发症的处理

同卵巢组织/睾丸组织获取术后并发症的护理。

健康教育

快速康复

卵巢组织片移植后 48 小时内，新生血管尚未建立，需避免组织片移位。术后 48 小时内指导患者卧床完成缓慢翻身、踝泵运动、握拳运动、各关节及小肌群运动等。可于康复科医生指导下联合护理。

运动

术后 1 周内不做剧烈运动、走路、起床、翻身缓慢，运动以散步为宜，每天散步和进行简单的肢体活动，可以促进机体康复。

饮食

加强营养，多食高蛋白、高维生素、高热量、低脂肪等清淡、易消化的食物，多食富含膳食纤维的各种营养素，如肠内营养粉剂，以增强机体抵抗力。

生活指导

避免接触有毒、有放射性等有害物质。

心理护理

用专业及通俗易懂相结合的语言耐心地向患者解释注意事项。告知患者该手术的先进性、安全性和国内外的成功案例，增加患者和患者家属治疗的信心及配合度。护士可以成为患者和患者家属的倾诉对象，并给予恰当的指引，减轻患者的心理压力。建立良好的护患关系，取得患者及家属的信任与合作。提供良好的就医环境，消除患者的不良

情绪。保持心情愉悦和充足的睡眠。

术后随访

卵巢移植术后需定期复诊进行卵巢功能的监测，抽血查 E_2、LH、FSH、AMH，B 超观察卵巢窦状卵泡情况，关注患者的月经情况。根据患者的情况，必要时对有生育要求的患者进行辅助生殖治疗。

（李俐琳　孙德娟　陈伟熙）

生育力保护及保存随访管理

随着肿瘤发病率日趋增高，年轻肿瘤患者的数量也在显著上升，但早期检测和医疗技术的发展，使肿瘤患者的存活率大大提高。肿瘤患者治疗后长期生存，使得生育力保存的需求日益增加，生育力保存技术也日臻完善。生育力保存是一项长期且具有挑战性的工作，中国每年需要生育力保护与保存的女性患者超过 200 万，为这些患者提供及时的生育力保存随访管理非常重要，可为患者提供生育力保存信息支持，满足患者的生育需求，从而提高患者的治疗信心。

生育力保存与保护患者随访的目的

1. 生育力保存患者因为原发病（大部分是肿瘤患者或血液疾病患者），以及经济和其他疾病因素可能对是否进行生育力保存有所犹豫，通过接受生育力保存前的门诊咨询后的随访，可以对患者进行心理辅导，提高患者转诊效率。

2. 接受生育力保存治疗中的患者，通常需要专科医院与生

殖中心双向就诊，治疗流程可能存在冲突，通过随访给予患者就诊指导，帮助患者解决就诊问题。

3. 生育力保存后的随访尤为重要，因为原发病治疗后不一定会导致患者卵巢功能完全丧失，需要患者复诊，再次评估卵巢功能，告知后续生殖健康管理的安排。如果是卵巢组织移植术后的患者，卵巢组织一般需要 4 ~ 5 个月发挥作用，因此需要每月随访，避免错过重要的观察时间点。同时，随访者需要对患者进行生育指导，如果患者无法自然妊娠，需要尽快行辅助生殖技术，以免移植卵巢再次衰竭。

4. 随访者根据每次随访收集的信息、数据进行整理和总结，有利于临床及科研工作。

生育力保存随访人群分类

肿瘤患者

生育力保存前需要了解患者的生育意愿，是否具有生育力保存的条件，了解患者身体的一般情况、治疗方案、是否有较好的预后；生育力保存后每年都需要随访患者原发病的治疗转归，并需要患者提供生殖内分泌的检查报告，对需要调节内分泌的患者进行指引，根据其专科疾病的治疗阶段提供生育力保存信息支持。患者需要根据疾病分级、分期及手术情况，针对性地定期随访、复诊、监测，不同的指南对相关疾病的随访时间、频率和内容均有详细的规定，随访复查以影像学、专科检查及肿瘤标志物检测为主，经过一段时间监测，病情稳定后方可尽快受孕。

儿童青少年患者

对于青春期以前的儿童需要评估生长发育及营养状态，如果发现患儿出现明显的生长发育迟缓或营养不良，建议患儿及家属前往儿科生长发育门诊进行专业评估。对于已进入青春期的青少年，不仅要关注于生长发育情况，也要关注患儿的青春期发育情况。指导患儿家属每 6 个月记录孩子的身高、体重、第二性征发育及月经情况，并反馈给医师进行专业评估，必要时通知患儿及家属返院。

女性患者

卵巢组织冷冻患者需要随访其专科疾病的治疗效果，还

需要随访其内分泌情况、妇科 B 超结果、骨密度等；卵巢组织移植后每个月随访月经周期、内分泌、妇科 B 超，需要随访到患者体内激素水平稳定后，改为每 6 个月随访一次。

男性患者

首选存储精液，告知患者其保存精子的使用范围，定期复查精子活力，根据其专科疾病的治疗阶段提供生育相关信息。

生育力保存与保护随访缺失的原因

进行生育力保存后的患者需进行原发病的治疗，均不以近期妊娠为目的，一般在原发病治愈后 3 ~ 7 年再评估是否合适行辅助生殖治疗或卵巢组织移植，该人群具有生育力保存时间长、未来变故大的特点，因而随访周期长且随访内容具有个性化，患者依从性低、异地随访、经济负担重、患者死亡等均可导致随访缺失。

患者随访依从性低

随访依从性受很多因素的影响，如患者对疾病的认知、经济压力、心理状态等，患者配合随访，按时复诊监测生殖内分泌情况，可有效提高治疗效果。

异地患者随访

患者常规随访包括体格检查、影像学检查、实验室检查等内容，异地患者无法及时返院检查，或未在当地医院按时检查，都会造成随访内容不全，以致影响生殖内分泌功能的评估。

患者经济负担重

原发病的治疗会给患者带来一定程度的经济负担，而生育力保存术后的定期复诊检查也会产生费用，导致部分患者拒绝复诊及随访。

患者死亡

患者死亡后家属拒绝配合随访，对冻存的胚胎、卵子、卵巢组织、精子与睾丸组织不予处理。

生育力保护与保存的随访目标

1. 在原发病确诊后，患者得到全面的生育力保护与保存信息，患者充分认识到生育力保护与保存的必要性与及时性。

2. 患者了解生育力保存的手术流程、手术风险、术前术中注意事项等，手术效果及护理质量得到保证。

3. 指导患者及家属掌握出院后特殊健康问题的识别和处理、监测原发疾病转归，开展系统规范的生殖内分泌监测，为患者提供以家庭为中心的生育力保存照护和早期干预培训支持。

4. 综合管理以改善患者近期、远期生殖内分泌功能，给予患者最佳的生育力保存方案为目标。

5. 对评估正常的儿童，促进其生殖内分泌生长发育以获得良好的结局；对于生殖内分泌发育异常的儿童，早发现、早干预，使其尽早回归正常发育水平。

生育力保护与保存的随访策略

1. 建立随访团队，临床医生与患者详细沟通病情，在知情同意环节加强患者教育，保证患者有较高的随访依从性。随访护士协助医师开展随访工作、患者健康宣教、随访信息填报，定期进行数据统计及汇报。

2. 制订随访管理表格、建立随访档案是整个随访过程不可缺少的环节，应详细记录患者的一般资料、治疗过程、治疗效果、出院恢复情况等重要信息，作为随访的基础支持性文件，在后续长期随访中需详细记录患者的随访时间、定期随访的各类检查指标、随访后的意见反馈等。

3. 加强随访者培训管理，随访者接受专科知识培训并通过考核，不断加强生育力保护与保存及相关专业知识的学习，了解学科发展的最新动态，从而提高解决疑难问题的能力。

4. 随访者掌握沟通技巧，加强与患者的沟通，建立良好的护患关系，增加患者对医务人员的信任，从而提高患者随

访的配合度。

5. 引入信息化的随访管理系统，可以保证生育力保护与保存患者随访的连贯性与完整性，通过随访数据收集，提高随访率与医疗服务质量。

6. 明确职责分工，随访护士协助建立并整理患者随访档案，随访医师、高年资责任护士负责联系患者随访及专科技能知识解答。

7. 加强患者教育，向患者提供更多关于肿瘤生殖学的标准化的书面信息，使其了解生育力保护与保存随访的重要性与必要性，通过随访可以为其提供个性化的咨询和辅导，提供知识和情感上的支持，从而保证患者得到高质量的生殖生育照护。

随访团队管理

1. 建立多学科随访管理团队，随访前接受专科知识培训和规范化管理培训。提高随访小组护士的专业能力，是高效随访的基础。

2. 规范化管理，明确生育力保存患者随访的目的及意义。建立随访管理质量评价方法，每季度对随访的效果进行汇总，并分析讨论持续随访质量改进的方法。

3. 多元化随访方式的建立。建立电话、居家访视、短信咨询、网络互动平台等多元化的随访途径。

4. 创建患者档案，一对一随访宣教；建立网络咨询服务，专人负责；建立随访登记系统。

随访时机及内容

生育力保存咨询后随访

因患者获取生育力保存信息的时机不同，化疗前、化疗

中或化疗结束阶段选择生育力保存的措施亦不同。通过随访能够为患者提供全面的生育力保存信息支持，让患者了解到生育力保存的必要性与及时性，从而提高转诊率。

随访医师

ASRM 提倡利用 MDT 团队来制订生育力保存方案。随访医师需要根据多专科会诊意见，向患者详细说明生育力保存的必要性，耐心解答患者存在的问题，根据患者卵巢储备状态、年龄以及肿瘤治疗所需时间，提供生育咨询服务。

随访护士

生育力保存需要在很短时间内完成方案的制订和实施，护士作为生育力保存指导员，负责协调生育力保存的临床路径，尽量缩短生育力保存实施的时间。随访护士需要整合所有的医疗信息，促进多学科的沟通，帮助制订肿瘤患者最终的生育力保存方案，同时向患者提供生育力保存就诊流程，讲解就诊注意事项，为患者提供知识和情感上的支持。

生育力保存手术前随访

手术是一种创伤性的治疗方式，术前患者易出现恐惧、害怕、担忧等负性情绪，术前随访有助于帮助患者正确认识手术过程，缓解其术前负性情绪，降低因手术而产生的生理、心理应激反应，进而提高手术依从性，优化手术效果。

随访前准备

患者病历档案、手术通知单、随访记录单、手术宣传册。

了解病史

了解患者既往病史、用药过敏史及有无特殊病史。

心理评估

加强患者心理评估，采取科学、有效的护理方式帮助患者建立积极的手术心态。

健康宣教

详细告知患者手术流程、手术风险、术前术中注意事项，提高患者对手术的重视。

个体化护理

对存在特殊病史的患者，术前与其详细讨论，制订针对性的防护方案。

术后随访

术后随访能及时了解患者的恢复情况并及时进行指导和调整，减少患者的不良反应及并发症，从而保证护理质量及手术效果。

生命体征

了解患者血压、心率、血氧饱和度等生命体征的变化情况。

疼痛程度

准确评估患者疼痛的程度，帮助其缓解疼痛。

并发症监测

加强患者伤口及并发症监测，发现异常情况，及时通知医生并处理。

用药指导

指导患者正确的用药方式，并告知用药注意事项。用药后加强不良反应监测。

生活指导

了解患者的饮食、活动、睡眠等情况并给予相应的指导。

心理指导

了解患者的心理并进行及时的疏导，消除患者焦虑、担忧的情绪，增加患者康复的信心。

出院后随访

出院后随访需采取患者及家属方便、乐于接受的方式，如电话、微信等。随访内容包括康复监测、饮食、运动、心理（患者及家属）。

卵巢、睾丸组织冷冻的患者出院后 1 周、1 个月、3 个月、6 个月随访一次，1 年后每年随访一次。重点随访原发病的治疗情况与转归，指导患者进行相应的生殖内分泌检查，如性激素、AMH、抑制素 B 等，根据检查报告给予患者生殖内分泌专科的建议。对于青春期前生育力保存的患者需要同时关注其体型、第二性征等发育情况。

卵巢组织移植患者需每个月进行性激素六项、AMH、骨密度及超声等检查，待患者月经来潮，体内激素水平稳定后则每 6 个月监测一次，以了解患者及卵巢组织存活情况。

远期随访

患者健在

康复情况、心理状态、婚育情况、生育意愿、是否行辅助生殖技术。

患者死亡

冷冻胚胎归属及处置；冷冻卵子、卵巢组织归属及处置；冷冻精子、睾丸组织归属及处置。

生育力保存随访管理能够以最高效、最简化和最智能化的方式实现医护患之间的无障碍沟通，有利于提高患者参与疾病康复、生育力管理的主动性和积极性，提高康复管理效率。同时可以提高生育力保存护理服务质量，形成规范化的生育力保存护理体系，使生殖健康水平得到全面提升。

（李俐琳　潘慧玲）

参考文献

1. 李乐之，路潜．外科护理学．北京：人民卫生出版社，2021.

2. 安力彬，陆虹．妇产科护理学．北京：人民卫生出版社，2022:268-273.

3. 谷牧青，POOJA D，阮祥燕．女性生育力保护/保存进展．实用妇产科杂志，2021, 37(10):721-723.

4. 梁晓燕，方丛，李晶洁，等．中国女性肿瘤患者生育力保护及保存专家共识．中国肿瘤临床，2020,47(5):217-221.

5. 中华医学会外科学分会，中华医学会麻醉学分会．中国加速康复外科临床实践指南 (2021 版)．中国实用外科杂志，2021,41(9):961-992.

6. 谢倩，杨敏，陈俐，等．我国医院手术室术前访视的现状及展望．中华护理杂志，2003(10):60-62.

7. 阮祥燕，程姣姣，杜娟，等．卵巢组织冻存移植保护女性生育力的临床应用．中国实用妇科与产科杂志，2022,38(6):599-604.

8. 阮祥燕，杜娟，卢丹，等．中国自体卵巢组织冻存移植后成功妊娠首例报道．中国临床医生杂志，2021,49(3):375-378.

9. 中华医学会生殖医学分会．生育力保存中国专家共识．生殖医学杂志，2021,30(9):1129-1134.

10. RUAN X. Chinese Society of Gynecological Endocrinology affiliated to the International Society of Gynecological Endocrinology Guideline for ovarian tissue cryopreservation and transplantation. Gynecol Endocrinol, 2018,34(12): 1005-1010.

11. SCHERMERHORN S M V, ROSEN M P, BLEVINS E M, et al. Regional air transportation of ovarian tissue for cryopreservation in a prepubertal female with cancer. Pediatr Blood Cancer,2021,68(9): e29107.

12. AMONKAR D D B, GENOVESE V, DE GREGORIO V, et al. Impact of prepubertal bovine ovarian tissue pre-freeze holding duration on follicle quality. Reprod Biol,2023,23(3): 100794.

13. VALLI-PULASKI H, PETERS K A, GASSEI K, et al. Testicular tissue cryopreservation: 8 years of experience from a coordinated network of academic centers. Hum Reprod,2019,34(6): 966-977.

参考文献

14. NAJAFI A, ASADI E, BENSON J D. Ovarian tissue cryopreservation and transplantation: a review on reactive oxygen species generation and antioxidant therapy. Cell Tissue Res,2023,393(3): 401−423.

15. RODRIGUES A Q, SILVA I M, GOULART J T, et al. Effects of erythropoietin on ischaemia−reperfusion when administered before and after ovarian tissue transplantation in mice. Reprod Biomed Online, 2023,47(4): 103234.

16. DD MANAVELLA, L CACCIOTTOLA, S POMMÉ, et al. Two−step transplantation with adiposetissue−derived stem cells increases follicle survival by enhancing vascularization in xenografted frozen−thawed human ovarian tissue. Human Reproduction,2018, 33(6):1107−1116.

17. SUNG H, FERLAY J, SIEGEL R L, et al. Global Cancer Statistics 2020: GLOBOCAN estimates of incidence and mortality worldwide for 36 cancers in 185 countries. CA Cancer J Clin, 2021, 71(3) : 209−249.

18. American Society for Reproductive Medicine. Fertility preservation in patients undergoing gonadotoxic therapy or gonadectomy: a committee opinion. Fertility and Sterility, 2019, 112(6):1022−1033.

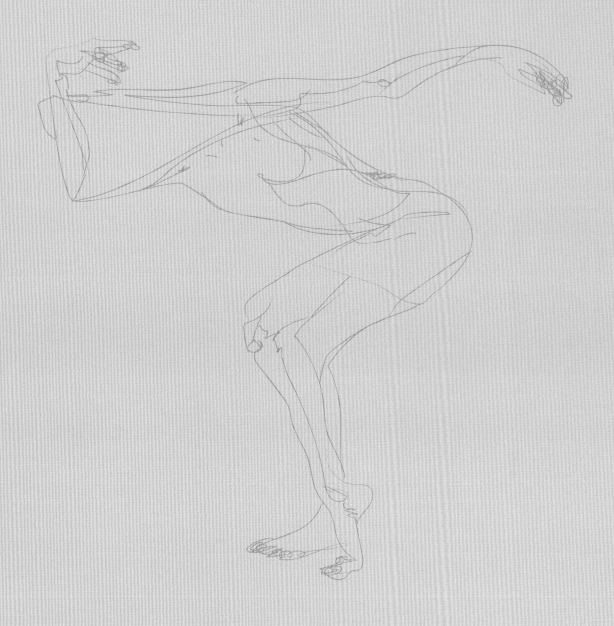

第 17 章

中国生育力保护及保存的
现状与展望

中国患癌现状

胚胎冷冻及卵母细胞冷冻

卵巢组织冷冻

生育力保存库

生育力保存协作网络与多学科会诊平台

生育力保存展望

· 第17章　中国生育力保护及保存的现状与展望

中国生育力保护及保存的
现状与展望

中国患癌现状

随着肿瘤诊疗技术的进步，恶性肿瘤患者的预后得到了很大改善，目前年轻女性恶性肿瘤治疗后的 5 年生存率可达 80% 以上。乳腺癌是中国及全世界女性最常见的恶性肿瘤，近年来发病率呈现上升趋势。相比欧美国家，中国女性乳腺癌发病年龄更加年轻，主要集中于 45 ~ 49 岁，其中年轻乳腺癌患者（发病年龄 ≤ 35 岁）占全部乳腺癌患者的 10% 以上，极年轻乳腺癌患者（发病年龄 ≤ 25 岁）占全部乳腺癌患者的 0.5%。近年来，随着乳腺癌筛查的推广和综合治疗的开展，乳腺癌治愈率得到显著提高，在世界范围内高达 90%，中国也达到了 83.2%。

女性的卵巢对于化学治疗与放射治疗十分敏感，经历肿瘤治疗后多数患者因卵巢功能严重受损而失去生育能力。在诊断为癌症的女性中，45 岁以下女性占 10% ~ 18%，通过放化疗或骨髓移植，大部分患者可达到临床缓解或治愈，但也可能导致 POI，因此生育力保存变得越发重要，一个新的学科——肿瘤生殖学（Oncofertility）应运而生。肿瘤生殖学是肿瘤学与生殖学交叉领域的一门新兴学科，指使用手术、药物或实验室技术对存在不育风险的各年龄段女性或男性提供帮助，保护和保存其产生遗传学后代的能力。肿瘤生殖学最早于 2006 年由美国著名妇产科学教授 Teresa K. Woodruff 提出，旨在为即将接受影响生育力的抗肿瘤治疗的恶性肿瘤患者提供保存、保护生育力的方法与途径，为育龄患者提供更多的生育机会。

Gargus 等综述 36 项研究发现，儿童、青少年和年轻女性在接受烷基化疗药物和盆腹腔放射治疗后发生 POI 的比率从 2.1% 到 82.2% 不等，其性腺毒性与化疗药物和剂量、放射治疗量、患者年龄和自身的卵巢储备功能等有关，而在性腺毒性治疗前通过保存成熟的卵母细胞、胚胎和卵巢组织来为患者保留生育能力已经成为标准疗法。

胚胎冷冻及卵母细胞冷冻

冻融胚胎移植技术在我国已开展 30 余年，是已婚育龄女性进行生育力保存的推荐方法之一。而卵母细胞冷冻保存在我国开展也接近 20 年，与胚胎冷冻保存一样，均为生育力保存的一线治疗方案，主要针对无配偶的未婚育龄女性。

玻璃化冷冻已经基本代替了程序冷冻法，是我国胚胎冷冻和卵母细胞冷冻的主流冷冻方法。研究表明，冻融胚胎移植与新鲜胚胎移植相比妊娠率无明显差别。女性卵母细胞冷冻时的年龄与活产率密切相关，年轻女性（< 35 岁）冷冻卵母细胞的活产率随着冷冻卵母细胞数增多而持续增高，而高龄女性冷冻卵母细胞的活产率累计到 20 枚时将不再增加。对于安全性而言，除文献报道的冻融胚胎移植周期可能出现新生儿体重高于新鲜胚胎移植外，围产期母婴并发症及新生儿出生缺陷并没有明显增加。目前也无证据表明长期保存玻璃化冷冻卵母细胞存在安全问题。

卵巢组织冷冻

卵巢组织冷冻是对青春期前儿童唯一推荐的生育力保存方式，也是需要接受紧急生育力保存患者的推荐方案之一。对于已接受化疗的患者，相较于胚胎冷冻与卵母细胞冷冻而言，更推荐选择卵巢组织冷冻。其原因是化疗对于分裂活跃的细胞具有更加明显的毒性作用，而对始基卵泡相对不敏感，因此，卵巢组织冷冻有可能保留具有发育潜能的始基卵泡从而保存女性的生育能力。2003 年，Donnez 教授团队将一位年轻的比利时女性手术切除并冷冻保存 6 年的卵巢组织再次移植回体内，该女子于手术后成功自然受孕并分娩，成为世界上第一例冷冻卵巢组织移植受孕者。2012 年，中山大学梁晓燕教授团队完成国内首例同卵双胎姐妹间新鲜卵巢组织移植手术。2018 年，梁晓燕教授团队完成华南地区第一例肿瘤患者冻融卵巢组织移植手术［图 17-0-1］。

2019 年，李文教授团队完成国内首例自体冻融卵巢移植获得活产病例。基于一项欧洲大样本多中心卵巢组织冷冻及移植病例数据，自体冻融卵巢组织移植（包括自然妊娠及辅助生殖助孕）的平均妊娠率为 38%。卵巢组织冷冻不再是一种试验性方法，而是一项有效的生育力保存技术手段。相较于胚胎冷冻及卵母细胞冷冻，卵巢组织冷冻及自体移植既可保存患者的生育力，又可恢复患者的生殖内分泌功能。

对于卵巢功能衰竭的儿童而言，自体移植部分卵巢皮质对于诱导儿童的青春期发育具有极其重要的临床意义。目前，通过卵巢皮质诱导青春期发育的病例报告较少，主要包括 2012 年 Poirot 教授团队对镰状细胞贫血患儿冻融自体卵巢组织移植的报道、Andersen 教授团队对尤因肉瘤患儿冻融自体卵巢组织移植的报道。2022 年，中山大学附属第六医院生殖医学中心梁晓燕教授团队开展国内首例重型地中海贫血患儿自体移植卵巢组织，并诱导青春期发育成功［图 17-0-2、表 17-0-1］。

中山大学附属第六医院生殖医学中心梁晓燕教授团队为提高生育力保存效率，在获取卵巢组织后体外获取不成熟卵母细胞行卵母细胞体外成熟，同时保存卵巢组织及卵母细胞。在国家科技部重大专项——"建立有效的人卵母细胞体外成熟优化体系及其临床应用的安全性研究"项目的支撑下，开发了全新的、有效的人卵母细胞体外成熟优化体系。团队所开发的培养液在临床上已取得了稳定的体外卵母细胞成熟率，达到 60% ~ 70%。团队同时优化卵巢组织冷冻操作方案，解决了材料及试剂长期依赖于进口且费用昂贵的问题，探索最大限度地保存卵泡、获得最佳冷冻效果的操作方案。团队自主研发了卵巢组织分离皿、卵巢组织分离的低温保湿工作站及国内首个卵巢组织冷冻支架。通过猪卵巢冷冻实验，在卵巢形态学、凋亡、增殖等评价指标上对于团队研发的支架进行评价，认为其已达到优于进口卵巢组织冷冻支架的效果。另外，卵巢组织冷冻保存的时间较久，有的患者甚至要保存 5 ~ 20 年，团队改进卵巢组织片的储存模式，组织冷冻后迅速置于创新改进的贮存盒中，弥补了国内冷冻卵巢组织片储存技术的空白，并降低了曾经完全依赖进口材料而产生的高昂费用［图 17-0-3］。

生育力保存库

随着辅助生殖低温冷冻技术的日益成熟以及我国高龄生育比例增加、人口老龄化、新生儿出生率显著下降的现状，生育力保存库在我国应运而生。生育力保存库即用低温冷冻技术储存精子、卵母细胞、胚胎或卵巢皮质，以供未来借助体外受精胚胎移植技术获得生育而建立的医疗服务机构。近年来欧美国家通过"卵子库"实现卵母细胞捐赠、生育力保存、卵母细胞冷冻的周期在辅助生殖中的占比逐年升高。在欧美国家，约 90% 的生殖中心提供卵母细胞捐赠服务，"卵子库"和"胚胎库"的捐赠周期约占总辅助生殖技术周期的 36%。我国目前已先后在北京、广州、上海、武汉、成都建立了生育力保存中心。中山大学附属第六医院生殖医学中心于 2016 年建立了华南地区第一家也是目前唯一一家生育力保存库，该生育力保存库目前完成生育力保存病例 400 余例，服务辐射整个华南地区乃至全国。

人类精子库以治疗不育症及预防遗传病和提供生殖保险等为目的，利用超低温冷冻技术，采集、检测、保存和提供精子并进行相关研究的公益性机构。1981 年，由湖南医学院卢光琇教授创建我国第一家人类精子库，用于供精人工授精治疗。至今，全国有 24 个省、自治区、直辖市共成立了 27 家人类精子库，按照国家的规划，每个省都将建立本省的人类精子库。

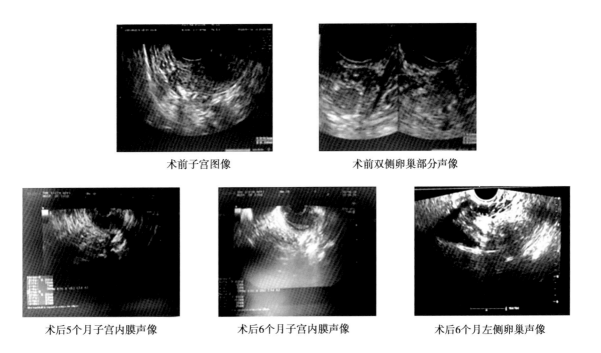

术前子宫图像　　　　　　　　　　术前双侧卵巢部分声像

术后5个月子宫内膜声像　　　　　术后6个月子宫内膜声像　　　　　术后6个月左侧卵巢声像

图 17-0-1　梁晓燕教授团队完成的华南地区第一例肿瘤患者冻融卵巢组织移植手术

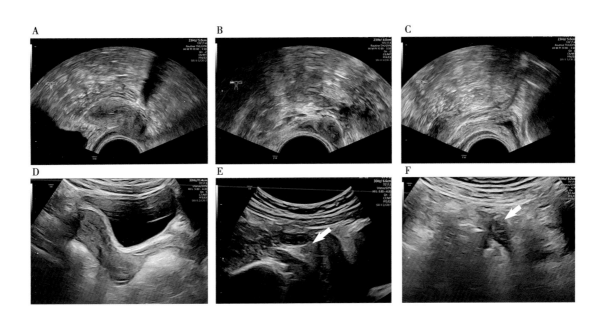

图 17-0-2　患者卵巢移植前后的超声影像

A ~ C. 卵巢移植前盆腔超声影像；A. 子宫区；B. 右侧附件区；C. 左侧附件区。D ~ F. 卵巢移植后 5 个月盆腔超声影像；

D. 子宫；E. 盆腔右侧移植部位及髂血管走行区域；F. 盆腔左侧移植部位及髂血管走行区域。

表 17-0-1 患者卵巢移植前后性激素水平变化

日期	时间点	AMH/ （ng·ml⁻¹）	FSH/ （U·L⁻¹）	LH/ （U·L⁻¹）	E₂/(pg·ml⁻¹)	P/(ng·ml⁻¹)
2019-11-27	初诊（14岁）	5.43	6.72	6.57	36.4	0.10
2019-12-12	左侧卵巢切除术后	3.11	5.06	2.42	21.6	0.05
2022-01-17	卵巢组织移植术前（16岁）	0.01	65.98	26.56	5.0	0.05
2022-03-06	卵巢移植术后1月余	0.01	79.44	35.03	5.0	0.07
2022-05-01	卵巢移植术后3月余	0.01	71.22	44.21	5.0	0.08
2022-06-26	卵巢移植术后5月余	0.02	14.42	6.79	134.2	1.31
2022-07-07	卵巢移植术后5月余	0.02	9.71	2.47	51.1	0.05
2022-7-16	卵巢移植术后6个月	0.09	6.61	1.15	125.9	0.05

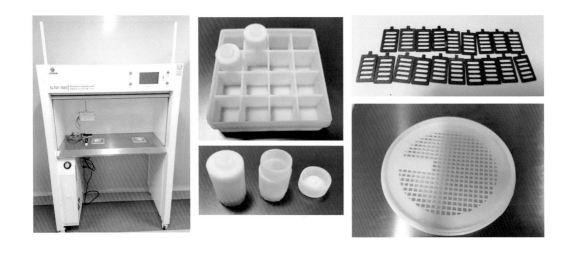

图 17-0-3 梁晓燕教授团队自主研发卵巢组织冷冻设备

生育力保存协作网络与多学科会诊平台

因肿瘤年轻化趋势及生存期延长，罹患肿瘤的育龄患者对生育的需求日益增长，因此十余年前一个新的学科——肿瘤生殖学应运而生。肿瘤生殖学的诞生为育龄患者提供了更多的生育机会和选择，但目前医务人员对肿瘤生殖学的认知度仍不尽如人意。一项对国内四家三级甲等医院从事肿瘤诊疗相关工作的医师进行的问卷调查显示，96.4%的医师明确知道放射治疗和化学治疗会造成患者生育力损伤，并且85.1%的医师认为应该向患者及家属介绍生育力保存的措施，但实际工作中只有28.1%的医师进行了相关生育力保存推荐。有63.3%的医师知道男性生育力保存，但只有37.9%和21.2%的医师了解确切的保存方法和地点；在65.1%的自称了解女性生育力保存的医师中，仅有49.9%和24.5%的医师明确知道确切的保存方法和地点。当前我国肿瘤诊治医师仍缺乏对于肿瘤患者进行生育力保存推荐的意识和知识背景，这需要规范化培训以提高其认识水平。

多学科会诊（multidisciplinary team，MDT）模式在肿瘤治疗、疑难病例会诊中已得到广泛的应用，这种诊疗模式可以打破学科之间的沟通屏障，极大提高会诊的效率及质量（详见第十二章生育力保存协作网络）。虽然设立生育力保存 MDT 工作平台已成为国内外权威机构的共识，但相较可能有生育力保存需求的患者人数，目前已建立的 MDT 团队数目仍远远不足。我国尚无全国性的生育力保存网络或 MDT 平台，目前多是以生殖中心为基础的区域性生育力保存中心模式，为患者提供卵母细胞冷冻、胚胎冷冻、卵巢组织冷冻、精子冷冻等生育力保存技术，同时联合肿瘤科、血液科等临床科室，构建生育力保存中心，实现肿瘤患者的转诊。但截至目前，绝大部分医疗机构的肿瘤患者、肿瘤科医生并不了解生育力保存的转诊途径；另外，相关知识宣传不足也使肿瘤患者错失在肿瘤治疗前接触到生育力保存咨询或技术服务的机会。中山大学附属第六医院生殖医学中心依托中国医师协会生殖医学专业委员会生育力保护学组及广东省健康管理学会生育力保护专业委员会联合全国的妇产、生殖专科医生及广东省内肿瘤科、妇产科、血液科、风湿免疫科专科医生建立了广东省生育力保存协作平台，并建立了全国第一个生育力保存网站。网站不仅有针对专科医生及患者的丰富教育资源，也为患者提供了问诊平台，为各学科医师建立了 MDT 平台，以便远程完成 MDT。

生育力保存展望

生育力保存在我国虽然起步较晚，但发展迅速。因我国人口基数庞大，符合生育力保存医学指征并具有生育力保存需求的患者人数众多，为这些患者提供好的生育力保存医疗服务，不断地推荐和完善生育力保存技术是医务工作者的追求和使命。生育力保存技术发展至今，已开始向亚专科精细化的方向发展，以期为不同的患者选择个性化的最佳生育力保存方案。在生育力保存技术领域，卵泡培养、卵母细胞体外成熟体系的优化为提高生育力保存的成功率提供了新的方法及思路。

（梁晓燕　李晶洁　李玉洁　郭映纯）

参考文献

1. 全松，黄国宁，孙海翔，等. 冷冻胚胎保存时限的中国专家共识. 生殖医学杂志, 2018, 27(10): 925-931.

2. 李晶洁，方丛，李满超，等. 造血干细胞移植术后的重度 β 地中海贫血患者自体移植冻融卵巢组织诱导青春期发育成功病例 1 例并文献复习. 中华生殖与避孕杂志, 2022, 42(11):1187-1191.

3. 中华医学会生殖医学分会. 生育力保存中国专家共识. 生殖医学杂志, 2021, 30(9): 1129-1134.

4. 梁晓燕，方丛，李满超，等. 单合子双胎间部分卵巢组织原位移植及冷冻保存. 中山大学学报 (医学科学版), 2013, 34(5): 718-721.

5. 李晶洁，方丛，曾海涛，等. 鼻咽癌放化疗后卵巢组织冷冻及自体原位移植成功 1 例. 实用妇产科杂志, 2020, 36(9): 714-716.

6. 张园，刁飞扬，刘嘉茵. 人类"卵子库"建设述评. 中华生殖与避孕杂志, 2022, 42(03): 219-224.

7. HUO Y, YUAN P, QIN Q, et al. Effects of vitrification and cryostorage duration on single-cell RNA-Seq profiling of vitrified-thawed human metaphase Ⅱ oocytes. Front Med, 2021, 15(1): 144-154.

8. COBO A, GARCÍA-VELASCO J, DOMINGO J, et al. Elective and onco-fertility preservation: factors related to IVF outcomes. Hum Reprod, 2018, 33(12): 2222-2231.

9. DONNEZ J, DOLMANS M M, DEMYLLE D, et al. Livebirth after orthotopic transplantation of cryopreserved ovarian tissue. Lancet, 2004, 364(9443): 1405-1410.

10. OKTAY K, HARVEY B E, PARTRIDGE A H, et al. Fertility preservation in patients with cancer: ASCO clinical practice guideline update. J Clin Oncol, 2018, 36(19): 1994-2001.

11. KELVIN J F, THOM B, BENEDICT C, et al. Cancer and fertility program improves patient satisfaction with information received. J Clin Oncol, 2016, 34(15): 1780-1786.

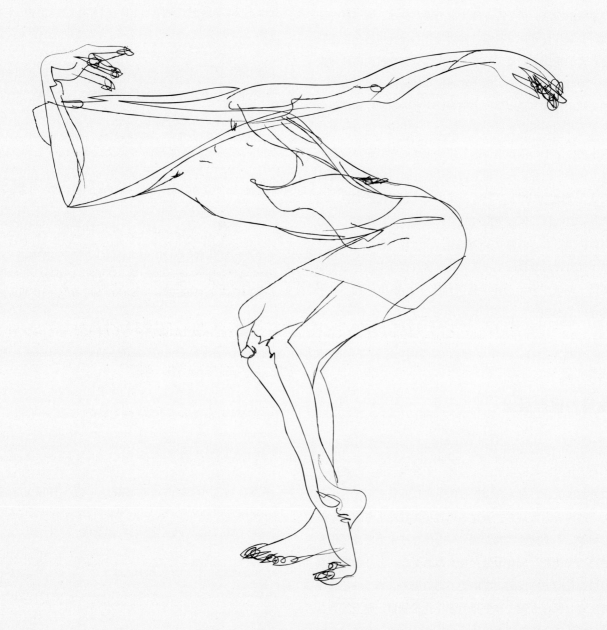

Clinical
Techniques
for fertility protection and preservation

致 谢

在《生育力保护及保存临床技术》一书的编写过程中，我们深怀特别的感激之情。这本书的完成，不仅是我们对生育力保护及保存技术研究的一次汇总，更是一次团队合作与智慧分享的精彩展现。在此，我们特别感谢中山大学附属第六医院生殖医学中心的所有成员及小儿外科王德娟教授团队，他们的专业知识、辛勤工作和无私奉献，为本书的编写提供了宝贵的支持和帮助。

我们要特别感谢参与本书编写的研究生们——谢芸、王禹彤、郭嘉仪、马朦惠及刘子钰。他们不仅是中山大学附属第六医院生殖医学中心的优秀研究生，更是本书不可或缺的重要贡献者。在编写过程中，他们展示了出色的研究能力和对生育力保护领域的深刻理解。他们的努力和奉献使得本书的内容更加丰富、准确和前沿。他们的勤奋和专业为本书的科学性和实践指导性提供了坚实的基础。

此外，我们还要感谢所有参与本书审稿、提供建议和支持的专家学者和同事们。没有他们的悉心指导和无私帮助，本书无法达到如此高的学术和实用水平。感谢生物医学插画师文革老师，为本书制作了风格统一、清新简洁的插图100余幅。感谢陈博涵老师、杨哲兹老师和魏智鹏老师，为本书设计了可读性与故事性相结合的版式。

最后，我们要感谢我们的家人和朋友们，他们的理解和支持是我们完成这项艰巨任务的不竭动力。

我们希望《生育力保护及保存临床技术》能够为广大医生、研究人员和生育力保护领域的从业者提供有价值的参考和指导，同时也为广大患者带来希望和帮助。我们期待本书能够对生育力保护和保存技术的发展作出一份贡献，助力更多人实现生育梦想。

再次感谢所有为本书付出努力和心血的人们，是你们让这本书成为可能。

编者 敬上

2024年8月